全国重点院校人力资源和社会保障专业核心课程系列教材

医疗保障

YILIAO BAOZHANG

仇雨临　主编

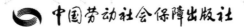中国劳动社会保障出版社

图书在版编目（CIP）数据

医疗保障/仇雨临主编. -- 北京：中国劳动社会保障出版社，2022

全国重点院校人力资源和社会保障专业核心课程系列教材

ISBN 978-7-5167-5241-8

Ⅰ.①医…　Ⅱ.①仇…　Ⅲ.①医疗保障-高等学校-教材　Ⅳ.①R197.1

中国版本图书馆 CIP 数据核字（2022）第 037918 号

中国劳动社会保障出版社出版发行

（北京市惠新东街 1 号　邮政编码：100029）

*

保定市中画美凯印刷有限公司印刷装订　新华书店经销

787 毫米×1092 毫米　16 开本　25.5 印张　457 千字

2022 年 4 月第 1 版　2022 年 4 月第 1 次印刷

定价：78.00 元

读者服务部电话：（010）64929211/84209101/64921644

营销中心电话：（010）64962347

出版社网址：http://www.class.com.cn

前　　言

本教材是在 2008 年中国劳动社会保障出版社出版的《医疗保险》基础上进行的延续和拓展。

自 2008 年至今已经过去 13 年了，这 13 年医疗保障制度发展日新月异，注定会在中国社会保障改革和发展史上留下浓墨重彩的篇章。2009 年中共中央、国务院《关于深化医药卫生体制改革的意见》颁布，启动"新医改"。该文件提出，到 2011 年，基本医疗保障制度全面覆盖城乡居民，到 2020 年，普遍建立比较健全的医疗保障体系，这为医疗保障制度改革指明了方向和道路。随后，2011 年起基本医疗保险实现全民覆盖，2015 年国务院办公厅《关于全面实施城乡居民大病保险的意见》出台，进一步提高了城乡居民医疗保障待遇水平，有效减少了"因病致贫"和"因病返贫"现象发生。2016 年国务院印发《关于整合城乡居民基本医疗保险制度的意见》，将新型农村合作医疗和城镇居民基本医疗保险合并，建立统一的城乡居民基本医疗保险制度，极大提升了城乡居民医保的公平性和效率。2016 年中共中央、国务院发布了《"健康中国 2030"规划纲要》，明确了"共建共享、全民健康"是建设健康中国的战略主题，并提出完善医疗保障制度改革的一系列目标。2018 年国家医疗保障局成立后，将过去分散在人力资源社会保障部、国家发展改革委、国家卫生健康委和民政部的管理职能整合到国家医疗保障局，理顺了医疗保障管理的体制机制，提高了经办效能，同时也扩充了医疗保障的职能范围。2020 年中共中央、国务院《关于深化医疗保障制度改革的意见》提出"到 2030 年，全面建成以基本医疗保险为主体，医疗救助为托底，补充医疗保险、商业健康保险、慈善捐赠、医疗互助共同发展的医疗保障制度体系，待遇保障公平适度，基金运行稳健持续，管理服务优化便捷，医保治理现代化水平显著提升，实现更好保障病有所医的目标"。这是自 1998 年国务院《关于建立城镇职工基本医疗保险制度的决定》发布，确定建立中国医疗保障制度以来级别最高的医保文件，表明医疗保障制度进入高质量发展阶段。

医疗保障的不断改革和快速发展，迫切要求对已有专业教材进行更新和扩充。本教材正是顺应时代的需要应运而生的，编写者力图将医疗保障理论与国内外制度实践融为一体，同时立足于全新的"三医"联动视角和健康中国的宏观目标，以国家一系列医疗保障法律和政策为指导，从医疗保障的发展历史、制度体系、运行机制、待遇水平、基金管理、支付方式等组成要素深入介绍、分析医疗保障制度，并在此基础上扩展至国际的历史实践、前沿改革和发展趋势，为学生和读者提供一个全面、系统、深入学习和了解医疗保障的工具。

本书有四大特色。

一是视角扩展。"三医"联动已经成为深化医疗保障制度和医药卫生体制改革的重要路径，健康中国建设是当前重要的战略目标。特别是 2018 年国家医疗保障局成立后，使医疗保障的范围延伸到医疗和医药相关领域。本书融入了有关"三医"联动和健康中国的理论和具体实践的内容，是对我国医保制度改革进程的及时反映，也是本教材最突出的特色。

二是结构完整。既有医疗保障的理论阐释（第一章到第八章），又有医疗保障的实践活动（第九章到第十五章）；既有国内的最新实践介绍，也有国际上的前沿动态。使学生通过本书的学习，可以系统掌握医疗保障的基本知识和研究技能，培养国内外交流的全球化视野。

三是内容全面。基于医疗保障制度扩充发展的现实，在 2008 年版《医疗保险》教材的基础上，增加了医疗服务、药品市场和医疗救助等方面的内容，体现研究视角上的"三医"联动和多层次医疗保障体系建设的发展方向。教材的篇幅也从十二章增补到现在这版的十五章。

四是与时俱进。2009 年以后医疗保障制度改革突飞猛进，新政频出。而在医疗保障之外，社会主要矛盾的转变、对不平衡不充分问题的回应、共同富裕等新阶段发展目标的陆续提出，更是给医疗保障提供了新时代的发展环境。

　　本书共有十五章，第一章到第八章是医疗保障基础理论部分，包括医疗保障导论、医疗保障历史、医疗保障机理、医疗保障机制、医疗保障制度、医疗保障基金、医疗保障待遇、医疗保险费用支付方式；第九章到第十五章是医疗保障制度实践活动部分，包括世界医疗保障制度的主要模式、中国医疗保障制度体系、中国医疗保障法制、政策与管理、中国医疗医药服务管理、中国医疗保障基金监管、全球医疗保障改革与发展、中国医疗保障制度改革与发展。通过理论部分的学习，有助于掌握医疗保障的基本知识；通过实践部分的学习，有助于了解医保制度国内外运行的实际状况，学会用理论解释和分析现实问题的本领。

　　仇雨临担任本书主编，负责全书写作大纲的拟定和统稿工作。全书由多位作者合作完成，具体分工如下：第一章由黄国武撰写，第二章由万谊娜撰写，第三章由陈姗撰写，第四章由翟绍果撰写，第五章由冉晓醒撰写，第六章由袁涛撰写，第七章和第十一章由王昭茜撰写，第八章由吴伟撰写，第九章和第十章由仇雨临撰写，第十一章由赵莹撰写，第十三章由杜倩撰写，第十四章由庄琦撰写，第十五章由翟绍果和黄国武撰写。此外，西北大学的张星、陈兴怡、李金格、丁一卓，江西财经大学的考亦娜、周婧，贵州财经大学的范静等多位研究生参与了本书的资料收集、整理和编写工作。本书凝结了编写者们的心血和智慧，是编写者们精诚合作、努力工作的劳动成果。但我们深知书中一定还有不足或不妥之处，希望得到读者的指教，以便修改和完善。

仇雨临

2021 年 8 月

作者简介

仇雨临，经济学博士，中国人民大学劳动人事学院教授、博士生导师。于 1983 年在北京大学经济学系获得经济学学士学位，1986 年在北京大学社会学系获得法学硕士学位，2003 年从中国人民大学劳动人事学院获得经济学博士学位。

仇雨临教授曾经担任国务院城镇居民基本医疗保险试点工作评估专家，现任中国社会保障学会常务理事、中国社会保障学会医疗保险专业委员会副主任委员、人力资源社会保障部社会保障研究所客座研究员、中国医疗保险研究会特约研究员、北京市社会保险监督委员会委员、山东省医疗保障专家指导委员会委员、疾病诊断相关分组（DRG）付费国家试点专家组专家等。

仇雨临教授在《社会学研究》《中国软科学》《中国人民大学学报》和《经济管理》等权威学术期刊上发表学术论文百余篇，其中 20 余篇被《新华文摘》《中国社会科学文摘》《人大复印报刊资料》等全文转载。分别主持国家社会科学基金项目、教育部人文社科规划基金项目、中国人民大学科研基金重大项目，以及人力资源社会保障部、中国医疗保险研究会、云南省财政厅、国家医疗保障局、加拿大外交部和强生（上海）医疗器材有限公司、辉瑞制药等部门和企业委托的重要项目和课题。先后出版《社会调查研究方法》《医疗保险》《加拿大社会保障制度的选择及其对中国的启示》《员工福利概论》《职业福利概论》《城乡医疗保障制度统筹发展研究》《基本医疗保险关系转移接续路径研究——基于典型地区试点运行的实证调查》等著作。

目 录

Contents

第一章　医疗保障导论 /1

■学习要点 /1

■关键概念 /1

第一节　健康及其决定因素 /2

第二节　疾病及其风险因素 /7

第三节　保险与疾病风险分担 /15

■本章小结 /23

■复习思考题 /23

第二章　医疗保障历史 /24

■学习要点 /24

■关键概念 /24

第一节　早期的保障形式：医疗慈善与救助 /25

第二节　风险分摊的兴起：互助医疗与商业健康保险 /33

第三节　正式的制度安排：医疗保险 /39

■本章小结 /43

■复习思考题 /43

第三章　医疗保障机理 /44

■学习要点 /44

■关键概念 /44

第一节　医疗服务需求 /45

第二节　医疗服务市场 /56

第三节　医疗保险产品 /66

■本章小结 /73

■复习思考题 /73

第四章　医疗保障机制 /75

■学习要点 /75

■关键概念 /75

第一节　医疗服务价格机制 /76

第二节　医疗保险谈判机制 /82

第三节　医保费用支付机制 /92

第四节　医疗保障监管机制 /101

■本章小结 /111

■复习思考题 /112

第五章　医疗保障制度 /113

■学习要点 /113

■关键概念 /113

第一节　基本医疗保险制度 /114

第二节　补充医疗保险制度 /123

第三节　医疗救助制度 /131

■本章小结 /139

■复习思考题 /139

第六章　医疗保障基金 /140

■学习要点 /140

■关键概念 /140

第一节　医疗保障基金概述 /140

第二节　医疗保障基金筹集 /145

第三节　医疗保障基金支付 /152

第四节　医疗保障基金财务管理 /155

第五节　医疗保障基金风险及应对 /159

■本章小结 /162

■复习思考题 /163

第七章　医疗保障待遇 /164

■学习要点 /164

■关键概念 /164

第一节　医疗保障待遇概述 /164

第二节　医疗保障待遇范围 /167

第三节　医疗保障待遇水平 /170

第四节　医疗保障待遇的发展方向 /174

■本章小结 /178

■复习思考题 /178

第八章　医疗保险费用支付方式 /179

■学习要点 /179

■关键概念 /179

第一节　医疗保险费用支付概述 /179

第二节　参保人的支付方式 /186

第三节　对医疗服务供方的支付方式 /189

■本章小结 /213

■复习思考题 /214

第九章　世界医疗保障制度的主要模式 /215

■学习要点 /215

■关键概念 /215

第一节　国民健康服务体系 /215

第二节　社会医疗保险模式 /222

第三节　商业健康保险主导模式 /229

第四节　储蓄医疗保险主导模式 /235

第五节　医疗保障模式的比较与评价 /241

■本章小结 /245

■复习思考题 /245

第十章 中国医疗保障制度体系 /246

■学习要点 /246

■关键概念 /246

第一节 计划经济时期的医疗保障制度 /247

第二节 城镇职工基本医疗保险制度 /251

第三节 城乡居民基本医疗保险制度 /255

第四节 其他医疗保险制度 /258

第五节 城乡居民医疗救助制度 /263

第六节 我国医疗保障体系的发展趋势 /266

■本章小结 /267

■复习思考题 /268

第十一章 中国医疗保障法制、政策与管理 /269

■学习要点 /269

■关键概念 /269

第一节 医疗保障法律和政策体系 /269

第二节 医疗保障管理体制 /278

第三节 医疗保障经办管理 /284

第四节 医疗保障信息管理 /287

■本章小结 /292

■复习思考题 /293

第十二章 中国医疗医药服务管理 /294

■学习要点 /294

■关键概念 /294

第一节 医疗服务的协议管理 /295

第二节 医疗服务价格管理 /302

第三节 药品与器械价格管理 /311

第四节 医疗机构的支付管理 /321

■本章小结 /325

■复习思考题 /325

第十三章　中国医疗保障基金监管 /326

　■学习要点 /326

　■关键概念 /326

　第一节　医疗保障基金监管体制 /327

　第二节　医疗保障基金监管方式 /336

　第三节　医保欺诈骗保行为的监管 /340

　■本章小结 /345

　■复习思考题 /345

第十四章　全球医疗保障改革与发展 /346

　■学习要点 /346

　■关键概念 /346

　第一节　医疗保障制度面临的风险与挑战 /346

　第二节　医疗保障制度改革 /350

　第三节　医疗保障制度发展趋势 /359

　■本章小结 /364

　■复习思考题 /365

第十五章　中国医疗保障制度改革与发展 /366

　■学习要点 /366

　■关键概念 /366

　第一节　中国医疗保障制度面临的风险、挑战与新要求 /366

　第二节　中国医疗保障制度高质量发展 /376

　第三节　从病有所医到健康中国 /381

　■本章小结 /395

　■复习思考题 /395

第一章
医疗保障导论

>> **学习要点**

通过本章学习，重点掌握健康的内涵、外延、特征和决定因素；熟悉疾病概念与疾病风险的特征；了解保险的产生和发展历史及风险分担机制。

>> **关键概念**

健康　健康中国　疾病　疾病风险　保险　医疗保障

健康是人类美好的追求，是每一个人最基本的人权。对于个人来说，健康是幸福人生的基石，是促进人的全面发展的必然要求；对于国家来说，健康是社会经济发展、民族兴旺发达和国家富强的重要标志。1946 年，世界卫生组织（WHO）在其章程中就明确指出："实现每一个民族的健康目标是赢得全世界和平与安宁的最基本的保证。"在今日飞速变化发展的世界，人类对健康的认识也越来越深刻，从最初单纯的生理层面的"无疾病或不虚弱"，到"身体上、精神上和社会适应上的完好状态"这样一个整体健康观。[①] 习近平总书记在 2016 年全国卫生与健康大会上强调，没有全民健康，就没有全面小康。要把人民健康放在优先发展的战略地位……加快推进健康中国建设，

---

① 龚幼龙. 社会医学［M］. 北京：人民卫生出版社，2001.

努力全方位、全周期保障人民健康，为实现"两个一百年"奋斗目标，实现中华民族伟大复兴的中国梦打下坚实健康基础。

第一节　健康及其决定因素

随着社会经济的发展，健康成为越来越重要的议题。人们在关注生命的长度（预期寿命）的同时，也要求生命的宽度（生命质量），即实现健康长寿。这不仅需要政府进一步完善医疗卫生体系，增加公共卫生服务和资金投入，也需要全社会营造积极的社会氛围，还要求每一位公民树立良好的卫生习惯，培养健康的生活方式等，等。只有这样，才能实现人人享有健康长寿的目标。同时越来越多的人也认识到，政治、经济、文化、医疗、环境、行为以及生物因素等都影响着个人、国家乃至全球的健康水平。

一、健康的界定

（一）健康的内涵

健康是人类孜孜不倦的追求，是最基本的人权。对于个体来说，健康是创造幸福人生的基础；对于国家来说，健康是社会经济发展、民族兴旺发达的重要保障。[①] 随着人类经济、社会和科技的发展，健康的内涵和外延也不断丰富和完善。从最初要求身体上的无疾病、无疼痛、无损伤等，发展到要求身体、精神、社会生活都达到完好的状态，再到 1989 年世界卫生组织又将"道德健康"纳入健康概念，形成了身体、精神、社会生活、道德四维度完好状态的全方位的健康概念。

（二）健康的外延

随着世界发展进步，人们对健康的认识逐渐从健康本身发展到健康权，进而发展到政府责任，并成为世界性社会目标。1966 年联合国通过的《经济、社会和文化权利国际公约》第 12 条指出，"健康权是指人人享有可能达到身体健康和精神健康的最高标准的权利"。1978 年在阿拉木图召开的国际初级卫生保健大会上发布了《阿拉木图宣言》，重申健康不仅是疾病与体虚的匿迹，而是身心健康社会幸福的总体状态，是基本人权，达到尽可能高的健康水平是世界范围的一项最重要的社会目标，而其实现，

---

① 仇雨临. 医疗保险 [M]. 北京：中国劳动社会保障出版社，2008：2.

则要求卫生部门及其他多个社会及经济部门的行动；强调政府在健康促进中的重要作用，并进一步把健康上升到世界性社会目标，加强国际合作，共同维护和促进人类健康。1986 年世界卫生组织在《渥太华宪章》中又提出了健康促进的策略，如制定健康的公共政策。健康促进超越了保健范畴，它把健康问题提到了各个部门、各级领导的议事日程上，使他们了解其决策对健康后果的影响并承担健康的责任。"将健康融入所有政策"，是我国卫生与健康工作方针的重要内容，是推进"健康中国"建设，实现全民健康的重要手段之一。

（三）健康的特征

健康与每个人息息相关，也是全球关注度最高的问题之一。健康具有以下四个方面的特征：一是从健康的目的来说，具有充沛的精力能承担起具有一定挑战性和繁重性的工作；二是具有积极乐观的态度和精神，做好社会角色，承担社会责任；三是面对外部变化具有较强的应变能力，逐渐适应新形势新变化的要求；四是合理的营养状况，基本的体格完好，如体重、身材、眼睛、牙齿、肌肉等状态正常。关于健康具体的表现，世界卫生组织在 1999 年提出健康新概念的"五快"和"三良好"。五快是指吃得快、拉得快、走得快、说得快、睡得快。"三良好"是指良好的个性人格、良好的处世能力、良好的人际关系。总之，健康不仅仅是生命的长度（预期寿命），也要求生命的宽度（生活质量），即健康的长寿才是真正意义上的长寿。

二、健康的决定因素

健康的影响因素非常多，其中加拿大高级研究所的研究结果显示，影响人们健康的因素主要有以下几个部分：生物学和基因遗传（15%），物质环境（10%），社会和经济环境（50%），医疗体系（25%）。[①] 由此可见影响健康的因素是多方面的，包括自然因素、社会因素及生活方式等。其中，自然因素如地震、海啸、洪涝、干旱等，社会因素如种族歧视、社会不公平、医疗资源分配不均、贫困等，生活方式如吸烟、酗酒、熬夜、缺少锻炼和滥用药物等。同时，从健康四维度可以列举以下几类决定因素。

（一）生理因素

生理因素是人类最早认识健康的出发点。人的生理包括外显的躯体如四肢，内隐的肝心脾肺肾，以及身体内外各部分之间协同和整体功能。身体健康一般可以通过基

---

① 董维真. 公共健康学 [M]. 北京：中国人民大学出版社，2009：8.

本参数来衡量，标准值范围来源于群体的一般状况，并通过一定的计算方法得出一个标准范围，如体温、心跳、血压、血糖、视力等。生理的疾病或者疼痛，有来自遗传、基因的原因，包括先天性的疾病如先天性聋哑、白化病、血友病、唐氏综合征等；也有出生后由于外部因素导致，如机械性致病原因包括运动性创伤、交通事故致伤，物理性致病如烧伤、冻伤，化学性致伤如毒气、农药，生物性致病如病毒、传染病等。生理的不健康往往更加直接、直观和具体，消除不健康需要"对症下药"。

（二）心理因素

人具有丰富的情感，对外界的各种刺激会有不同的情绪反应，而这些情绪变化又对人的健康有相应的影响，尤其是过度的情绪变化会对健康产生负面影响。传统中医很早就认识到心理与健康的关系，中医强调七情不调会引起阴阳不调、气血不和、经络阻塞、脏腑功能失常。《黄帝内经·素问》阴阳应象大论篇中指出"怒伤肝、喜伤心、忧伤肺、思伤脾、恐伤肾"，阐明了人心理变化对健康的影响。进入工业社会，生产、生活的节奏加快，压力日益增加，人们由心理导致的健康问题日益成为社会关注的重要问题。调节好个人的心理因素，成为促进健康的一种有效方式。心理健康需要具备以下两个基本条件：一是对外部变化能保持相对的稳定和协调一致；二是保持认知、情感、意识、行为等心理活动的协同统一。

（三）社会经济因素

经济基础决定上层建筑，经济社会的发展在一定程度上带来健康的改善。从工业社会发展整体来看，随着一国 GDP 尤其是人均 GDP 的增长，相应的该国国民健康水平会持续上升。国内外的大量研究也表明，在经济发展的过程中，一国测量健康水平的指标也在不断提高。以我国为例，人均 GDP 从 1981 年的 489 元，上升到 2019 年的 7 万元，相应我国人均预期寿命从 1981 年的 67.9 岁上升到 2019 年 77.3 岁[①]，呈现了经济社会与健康水平的整体正向关系。同时健康作为劳动力人力资本和劳动潜能的重要基础，反过来又能促进经济的发展。进入 21 世纪后，随着疾病谱从传染性疾病向非传染性疾病转变，慢性病逐渐成为致死的主要原因，甚至不少癌症属于行为癌症，是由于个人不恰当生活方式和行为习惯所导致。社会中人与人的关系、社会结构、社会分层、收入分配、社会制度等都会直接或者间接地影响人的健康。

---

① 数据来自相关年份的《中国统计年鉴》《中国卫生统计年鉴》，以及"2019 年我国卫生健康事业发展统计公报"。

（四）自然环境因素

工业社会以前人类发展和自然环境之间处于相对均衡状态，进入工业社会后，随着科技快速发展，人类改造、作用自然的能力显著提升。人类对社会自然环境的影响超过了生态环境自我循环的能力后，反过来又会影响人的健康。例如，1952 年伦敦"烟雾事件"，就是工业严重污染导致的 20 世纪重大环境灾害事件。由于高浓度的二氧化硫和烟雾颗粒危害国民健康，进入人的呼吸系统后诱发支气管炎、肺炎、心脏病，直接或间接造成英国上万人因此而丧生。同时由于人类活动扩张到自然环境的原始纵深处，自然界中的疾病从动物传导到人类的风险急剧上升。世界卫生组织早在《2007 年世界卫生报告》中就警告世界各国，传染病比历史任何时候传播的速度都要快，新病种出现的速度也超过了过去的任何时期，对人类生存最严重的危险可能突然袭来。随后全球暴发了几次严重的传染病，如甲型流感病毒、中东呼吸综合征冠状病毒、埃博拉病毒以及近期的新型冠状病毒等都给人类带来了巨大的灾难，这些严重的疾病与自然环境和野生动物有直接或间接的关系，保护自然环境成为全球可持续发展和维护人类健康的基本共识。

（五）医疗卫生因素

消费者对医疗卫生的需求实质上是对健康的需求，医疗卫生既可以看成是消费品也可以看成是一种投资品。一方面医疗卫生可以在一定程度上减少或者消除人们身体上的不舒适；另一方面医疗卫生被需要是因为它增加了人们可以健康生活工作的天数，从而提高个人现在或者未来的生产效率，获得更高的收入。[①] 随着经济社会发展和人民对健康的日益重视，人们在医疗卫生上的投入也不断增加，但是随着医疗卫生投入总量的增加，其健康产出边际效益逐渐下降。并且从全球来看，医疗卫生支出与健康虽然有密切关系，但是一国的医疗卫生支出总量并不完全与该国的健康水平高低呈一一对应关系。例如，2019 年美国医疗卫生支出占 GDP 比重约为 17%，全球第一，远高于日本的 11.1%，但是人均预期寿命美国仅为 78.8 岁，低于日本 84.2 岁。[②] 医疗卫生及其技术的进步带来医疗费用的快速上升，日益成为一国医疗卫生体系发展的负担，因此全球医疗卫生改革不得不思考在有限的资源约束下提高医疗卫生资源配置效率，从而改变仅仅依靠增加医疗卫生投入来改善健康水平的传统做法，通过采取综合健康促

---

① 舍曼·富兰德等. 卫生经济学（第六版）[M]. 北京：中国人民大学出版社，2011：138.

② 经济合作与发展组织官网. https://stats.oecd.org/viewhtml.aspx? datasetcode = SHA&lang = en. 2020 - 08 - 01.

进的方式提高一国整体健康水平。

三、健康保障

(一)健康公平与健康权

由于健康对国家、民族、家庭和个人的重大意义,世界卫生组织把维护和促进健康作为政府责任和发展目标。大多数国家都把健康权作为人的基本权利,通过各种制度和非制度安排来满足个人基本健康需求。各级政府都采取积极行动来保障健康公平,使社会成员在个人发展和进步中得到充分的健康支撑。在我国尤其是新中国成立后,改善医疗卫生、提高健康水平一直是党和国家建设的重点任务。《中华人民共和国宪法》第四十五条规定,"中华人民共和国公民在年老、疾病或者丧失劳动能力的情况下,有从国家和社会获得物质帮助的权利。国家发展为公民享受这些权利所需要的社会保险、社会救济和医疗卫生事业"。《中华人民共和国社会保险法》(以下简称《社会保险法》)第二条再一次明确,"国家建立基本养老保险、基本医疗保险、工伤保险、失业保险、生育保险等社会保险制度,保障公民在年老、疾病、工伤、失业、生育等情况下依法从国家和社会获得物质帮助的权利"。除了法律法规的明确规定外,我国政府采取了一系列的行动提高国民健康水平,从全民爱国卫生运动、除四害运动、农村合作医疗,到全民医保、新医改、健康扶贫等,都极大提升了国民健康水平,我国人均预期寿命从新中国成立前的 35 岁上升到 2019 年的 77.3 岁。

(二)健康保障概念与特征

健康保障是促进健康公平、实现健康权的制度安排集合。关于健康保障的内涵,不同学者从不同的角度进行了诠释。健康保障涵盖了对健康状态与疾病状态的全生命周期的保障覆盖。对于健康状态的保障主要通过疾病预防和健康教育等方式,利用主观和客观手段规避危害健康的因素,可以理解为狭义的健康保障。[①] 广义健康保障制度的目标是维护和提高健康水平,其内涵包括疾病预防、健康促进等,而不仅仅是医疗。从保障制度的基本内涵进行解读,健康保障制度是指在政府的管理之下,以国家为主体,依据一定的法律和规定,通过国民收入再分配,以保障基金为依托,对国民在特定情况下给予物质或资金帮助,用以保障国民健康层面的基本权益。健康保障制度是民生保障体系中的重要组成部分,是更高水平、更综合的保障,是一个体系,不是一

---

① 董克用,郭珉江,赵斌. 健康中国目标下完善我国多层次医疗保障体系的探讨 [J]. 中国卫生政策研究,2019 (1):2-8.

个制度。① 从宏观层面上看，健康保障是政府将人民健康放在优先发展的战略地位，为实现全民健康保障目标，有效整合体制机制和可用的资源所采取的政策组合。因此，全民健康保障的健康政策，应该具备以下四个特点：健康融入所有政策、全体国民覆盖、全生命周期、全民参与。② 可见，健康保障相比于医疗保险有了更为丰富的内涵，同时注重对全域、全面、全生命周期、全方位的保障。从医疗保险制度走向健康保障制度成为进一步提升保障效果、确保人人享有健康的必经之路。

（三）健康中国及其行动

健康中国战略的提出可以追溯到 2012 年中国卫生论坛卫生部发布的《"健康中国 2020"战略研究报告》。健康中国战略是一项旨在全面提高全民健康水平的国家战略，是在准确判断世界和中国卫生改革发展大势的基础上，在深化医药卫生体制改革实践中形成的一项需求牵引型的国民健康发展战略。该战略构建了卫生发展综合目标体系，将总体目标分解为可操作、可测量的 10 个具体目标和 95 个分目标。③ 2016 年 10 月中共中央、国务院印发的《"健康中国 2030"规划纲要》，确定了健康生活、健康服务、健康保障、健康环境、健康产业等五个方面的建设内容，并从体制机制、人力资源、科技创新、信息化、法治、国际交流、组织领导等方面提供全面的支撑和保障。2017年 6 月由国家卫生健康委负责制定的《健康中国行动（2019—2030 年）》，确定了 15 项重大行动，构建了 124 个具体的指标，每一项指标都有近期（2022 年）和中长期（2030 年）目标值；同年 7 月国务院成立健康中国行动推进委员会，负责统筹推进《健康中国行动（2019—2030 年）》的组织实施、监测和考核相关工作；同年 10 月党的十九大报告提出实施健康中国战略，为人民提供全方位全周期健康服务。健康中国及其行动是我国适应国内外经济社会发展及人民日益增长的健康需求，把健康融入所有政策并优先发展的国家战略，使我国健康事业发展进入新的阶段。

第二节　疾病及其风险因素

从古至今，从出生到死亡，疾病无时无刻无处不存在，生物的疾病历史比人类文明历史更久远。人的生老病死常常受到疾病的影响，历史上疾病尤其是流行性疾病、

---

① 张研，张亮. 健康中国背景下医疗保障制度向健康保障制度转型探索 [J]. 中国卫生政策研究，2018（1）：2-5.
② 李玲. 全面健康保障研究 [J]. 社会保障评论，2017（1）：53-62.
③ 中央人民政府官网. http://www.gov.cn/gzdt/2012-08/17/content_2205978.htm.

瘟疫还会影响战争胜负、改变国家发展命运和历史①，甚至关系到族群存亡。远古时代，由于人类认识有限，往往把疾病与鬼神联系在一起，从而产生了通过迷信方式来应对疾病的行为。在农业社会及封建社会，世界各国开始从疾病自身发展的一般规律探寻治疗疾病的方式方法，相应的传统医学逐渐得到发展，如中国、古埃及等。进入工业社会后，随着科学技术进步，现代医学对疾病的认识和了解有了长足的发展，尤其是19世纪后半叶，细菌学研究的快速发展，确立了疾病的微生物理论，便于研制用于免疫的疫苗，人类与疾病的关系进入新的阶段，但是并不意味着人类在疾病面前取得了完全的主导权。② 进入21世纪后，大部分国家疾病谱发生改变，与生活习惯相关的疾病成为人类致死的主因，并且交加着各种新发传染疾病，人类在疾病面前的脆弱性再一次凸显。因此我们需要改变传统上对疾病的认识、态度、理念、行为，重新思考人类与疾病的关系，做到理性认识疾病、全民预防疾病、科学治疗疾病。

一、疾病的界定

（一）疾病的内涵

从汉字分解来看，"疾"有表示快、急速的意思。而依《说文解字》分析，"病，疾加也，从疒，丙声"。"疾加"意味着疾加重，由此可以理解疾病具有突发性、不可预测，同时具有相对严重程度的状态，这既概括了疾病产生的一般规律，也显示了感知疾病的一种状态。这从古代人民经济社会水平以及医疗服务使用来看，也表明人们往往只有在病情具有显性特征或相对较严重时才会感知或认为自己有疾病，并从外部获得医治。疾病是指主体感受到或者他人察觉与测量到的不同于正常水平的一种状态。

疾病是机体在一定病因的损害性作用下，因自稳调节紊乱而发生的异常生命活动过程。多数疾病是机体对病因所引起的损害而发生的一系列抗损害的反应。自稳调节的紊乱、损害和抗损害反应，表现为疾病过程中各种复杂的机能、代谢和形态结构的异常变化，而这些变化又可使机体各器官系统之间，以及机体与外界环境之间的协调关系发生障碍，从而引起各种症状、体征和行为异常，特别是对环境的适应能力和劳动能力的减弱甚至丧失。疾病是一个极其复杂的过程，许多情况下，从健康到疾病是一个由量变到质变的过程。当外界致病因素作用于细胞达到一定强度或持续一定时间，

---

① 弗雷德里克·F.卡特赖特，迈克尔·比迪斯. 疾病改变历史 [M]. 陈仲丹，译. 北京：华夏出版社，2018：5-10.

② 威廉·考克汉姆. 医学社会学（第11版）[M]. 高永平，杨渤彦，译. 北京：中国人民大学出版社，2012：9.

也就是说，致病因素有了一定量的积累就会引起细胞的损伤，这个被损伤的细胞出现功能、代谢、形态结构紊乱。

疾病是非健康状态的一种类型，或者说是一种较为严重的非健康状态。疾病与健康相互伴随，是一对矛盾。从生理或生物医学的观点看，疾病是一种医学概念，表明身体的某一部分或系统在功能上的缺失；从生态学的观点看，疾病是人与生态之间关系不适应和不协调的结果；从社会学观点看，疾病是个体偏离了正常的身体或行为的状态；从保险学的观点看，疾病是人民不期望发生的非正常状态或损失，它的发生存在不确定性，由此形成疾病风险。①

（二）疾病的外延

从疾病的内涵可知，感知疾病时身体状况一般已经发展到具备临床诊断疾病标准的基本特征或者明显临床症状和体征。当被诊断或被临床认定为疾病后，表明我们身体内的细胞、组织或者器官等已经遭受一定程度损害，相应的身体某种运行功能受到较明显的影响，身体已经能够明显感觉到整体或者部分系统运行的异常，如疼痛、精神不振等，通过现代设备检查的结果也会显示身体的某些指标偏离正常水平及其标准范围。当我们感觉到明显疾病时，说明疾病通过量的积累实现从隐性到显性的病理转换，从现实来看，人们感受到疾病时常常滞后于疾病的始发，尤其是癌症、慢性疾病等。② 疾病发生后对个人和家庭带来两方面的损失，一方面治疗疾病恢复健康需要支付医疗费用，另一方面由于疾病导致收入暂时中断带来的家庭收入减少。这两个方面都是疾病带来的风险，严重的疾病不仅造成较大的医疗负担，甚至出现因病致贫或者因病返贫的现象。如果疾病对家庭劳动力造成损害，又会长期影响家庭收入，甚至产生贫病相互作用的恶性循环，使家庭长期陷入贫困中。

（三）疾病的特征

疾病是生命活动中与健康相对应的一种特殊表象，是机体动态平衡的失调与破坏；疾病包括躯体、精神、心理方面的异常；疾病的发展会经历缓解、痊愈、伤残或死亡的全过程。疾病的冰山现象，是指在人群中能发现的某种疾病或健康问题的典型患者仅占该疾病或健康问题所有形式的很少一部分的现象。

疾病发生有可追溯的原因或病因。虽然疾病具有不确定性，但是疾病发生总有其内在或外在的原因，或者发生的条件和环境，或者某种因素的长期作用导致了疾病突

---

① 王双苗. 社会医疗保险 [M]. 北京：中国医药科技出版社，2006：1-2.
② 陈励阳. 社会医疗保险保健指南 [M]. 南京：东南大学出版社，2005：45.

破临界点而显现出来。虽然有些疾病的原因短时间或者在现有的医疗技术水平下还没有寻找出来，但随着医学科学的发展，未知的病因将逐渐得到解答，某些疾病的原因事实上是存在的，只是被发现、被阐明还需要一定的时间。现实中疾病也不是由单一致病因子直接作用的结果，它与机体的反应特征和诱发疾病的条件也有密切关系，因此研究疾病发生需要从致病因子、条件、机体反应性等多维度来分析。

疾病发生、发展和变化具有一定的规律性。虽然不同疾病有不同的发展路径，也会产生不同的结果，但疾病发生过程本身具有一般的规律特征。美国学者哈维·戴蒙德所著的《健康生活新开始》中把疾病发展分为七个阶段：乏力、发烧、过敏、炎症、溃疡、硬化、癌。疾病在其发展的不同阶段又有不同的变化，这些变化之间往往有一定的因果联系，这与人体自身应对疾病有密切关系。掌握了疾病发生发展变化的规律，不仅可以了解当时所发生的变化，而且可以预计它可能的发展和转化，进而及早采取有效的预防和治疗措施或改变不良生活习惯，促进身体尽快恢复。

疾病是生物系统整体反应链。虽然不同的疾病作用在不同的部位或者器官中，表现也是具体的某个局部特征，但是疾病局部与生物体整体具有密切关联。且局部的变化往往受神经和体液因素调节的影响，同时又通过神经和体液因素而影响到全身，引起全身功能和代谢变化。内科系统疾病整体性更加凸显。例如，中医学以阴阳五行作为理论基础，将人体看成是气、形、神的统一体，从整体观念出发，辩证地处理疾病过程中局部和全身的相互关系，在治疗中强调整体性和系统性。虽然目前西医占据主导地位，但是中医等传统医学对疾病认识的深远性和整体性逐渐被世界认可和推崇，2018年世界卫生组织首次将中医纳入其具有全球影响力的医学纲要。

疾病具有外显的影响性。一方面疾病会影响生物体内部各系统的平衡，另一方面疾病还会对个体或者家庭生产生活带来影响。疾病本身体现了对现行机体内部系统平衡和外部系统平衡的冲击。从社会角色来看，疾病产生的病人角色是以往角色无法履行而产生的新角色。在病人角色之前的义务可以在一定程度上豁免，但需履行新的义务，如尽快恢复健康。从经济学角度，疾病需要花费家庭一定收入去治疗，还可能造成支出型贫困；疾病尤其是严重疾病可能造成个体劳动能力暂时丧失、部分丧失甚至永久丧失，从而使个体或者家庭劳动生产率下降，家庭收入减少，进而陷入收入型贫困。由于这两方面的影响，所以全球绝大部分国家都建立了应对疾病的保障体系，虽然各国保障模式存在较大差异，但是人人享有基本医疗卫生，以更好地应对疾病成为全球基本共识。

（四）疾病的分类

根据不同的标准，疾病有不同的分类方式。从医学角度看，全球范围内达成基本共识的标准是世界卫生组织每十年修订一次的《国际疾病分类》。2018 年已经修订到第 11 版，它是调查全球医疗健康发展趋势和卫生健康统计数字的基础，也是报告疾病和健康状况的国际标准，还是所有临床和研究的诊断分类标准。最新版的《国际疾病分类》共有 28 个章节，包含了 5.5 万个与损伤、疾病以及死因有关的独特代码，章节结构反映了疾病与健康多个方面，包括疾病、障碍、综合征、症状、体征、损伤、影响健康状况的因素以及传统医学等。[①]

从疾病的传染性角度看，疾病可以分为传染性疾病和非传染性疾病。传染性疾病在《中华人民共和国传染病防治法》中又可以分为甲类、乙类和丙类，其中甲类有鼠疫和霍乱，乙类有传染性非典型肺炎、艾滋病、病毒性肝炎等，丙类有流行性感冒、流行性腮腺炎、风疹等。非传染性疾病俗称慢性病，包括很多常见的疾病，如心血管病、癌症、慢性呼吸道疾病、糖尿病和其他非传染性的疾病，这类疾病导致了全球大量患者的死亡。《柳叶刀》杂志发表的报告显示，2017 年非传染性疾病占全球所有死亡人数的 73.4%。[②]

从医疗费用负担角度看，疾病还可以分为大病和小病，基本医疗保险重点"保大病还是保小病"一直是学术界争论的焦点。小病一般是指医疗费用负担较轻或者支出较小的疾病，大病一般指医疗费用较高，给个人和家庭带来一定的压力的疾病，因此不是一个纯粹的医学概念，也不是特指某种疾病。由于医疗费用与家庭承受力之间的关系是一个相对概念，由此引发了理论与实务的诸多研究和讨论，国际上把灾难性医疗支出的概念作为衡量医疗费用超过家庭承受力的风险阈值，即家庭和个人一个年度内医疗费用支出超过家庭非食品支出的 40%，则这个家庭遭受了灾难性医疗支出。如果医疗费用支出进一步超过 50%，那么这个家庭可能陷入因病致贫或返贫的困境。因此发达国家尤其是采取医疗保险方式的国家，一般都会在制度设计上建立防止灾难性医疗支出的机制，如自付封顶。

疾病还有很多的分类标准：根据治疗方式分为内科系统疾病（如高血压）和外科系统疾病（如阑尾炎），根据疾病持续的时间长短分为急性疾病和慢性疾病，根据疾病原因分为身体疾病和心理疾病。总之人们对疾病的分类是为了更好地认识疾病和治疗疾病，并不会影响疾病本身作用的机理。

---

① 世界卫生组织官网. https://www.who.int/classifications/icd/en/. 2020-08-03.

② Gregory A. Roth, ect. Global, Regional and National Age-sex-specific Mortality for 282 Causes of Death in 195 countries and territories (1980-2017): a systematic analysis for the Global Burden of Disease Study 2017 [J]. Lancet, 2018 (392): 1736-1788.

二、风险及其特征

（一）风险的概念

风险的存在是保险产生的前提，对风险的识别与估测是保险费率测算的基础。因而风险与保险之间存在着密切的联系，即所谓的"无风险，无保险"。"风险"一词的由来，最为普遍的一种说法是，在远古时期，以打鱼捕捞为生的渔民们每次出海前都要祈祷，祈求神灵保佑自己能够平安归来，他们在长期的捕捞实践中体会到"风"给他们带来的无法预测、无法确定的危险，因此有了"风险"一词的由来。经过200多年的演绎，"风险"一词越来越被概念化，随着人类活动的复杂性和深刻性而逐步深化，并被赋予了从哲学、经济学、社会学、统计学甚至文化艺术领域的更广泛、更深层次的含义，且与人类的决策和行为后果联系越来越紧密。在研究与保险有关的风险中，较常见的一种是将风险定义为：在一定的客观条件下、在特定的期间内，不幸事件发生的可能性或潜在损失发生的可能性。

（二）风险的特征

1. 风险存在的客观性

风险是一种客观存在，即从整体上看，无论人们是否意识到风险的存在，它总是存在且是必然会发生的，通常不以人们的意志为转移，是独立于人的意识之外的客观事实。虽然人类一直希望认识风险的客观规律并有效控制风险，但直到现在也只能在有限的时间和空间内改变风险存在和发生的条件，降低其发生的频率和减少损失程度，不能也不可能完全消灭风险。

2. 风险存在的普遍性

人类面临着各种各样的风险，如自然灾害、意外事故、疾病、死亡等。人类为了生存与发展，不得不和各种各样的风险进行斗争。结果虽然一些风险得到了控制或抑制，但同时又会产生新的风险。尽管人类与风险的斗争促进了生产力的提高以及社会的进步，但随着科学技术的发展，在一定意义上风险不是减少了，而是增加了，风险所造成的损失也越来越大。如今，风险已渗入社会和个人生活的方方面面。例如，企业面临着自然风险、市场风险、技术风险和破产风险，个人面临着失业、意外事故、疾病和死亡等风险。风险无时不在、无处不有。

3. 风险发生的损失性

损失是指价值的减少或消失。风险是与损失密切相联系的，不幸事件一旦发生，都会或多或少地给人们带来损失，如火灾带来的财产损失、意外事故带来的人身伤亡、患病就医带来的经济损失等。通常所涉及的损失大部分是经济损失，但也存在一些无法用经济方法计算或表示的损失，如患病以后给人带来的躯体上的痛苦或精神上的损害等均无法用货币的形式来表示。在保险中所涉及的损失通常是经济损失。

4. 风险发生的不确定性

风险虽然客观存在，但风险是一种随机现象。就某一具体风险或对某一个体来说，它的发生是偶然的，风险发生后造成的损失也是不确定的，人们无法准确预测出某一具体风险或对某一个体的风险何时会发生，以及发生后所带来的后果。风险发生的不确定性意味着在时间上具有突发性，在后果上具有不可预料的灾难性，从而给人们在心理上和精神上带来了忧虑和恐惧，这是人们参加保险的主要原因。

5. 大量风险发生的规律性

虽然风险相对于个体来说具有不确定性，但根据大数法则，大量由个体构成的总体中，其风险发生率却相对稳定，即从整体上看，风险的发生是具有一定规律的。如果对许多个体的风险事件进行统计学处理，则可以比较准确地反映风险发生的规律，进而对风险的发生进行预测，这也是保险费率测算的基础。

三、疾病风险

（一）疾病风险的概念

疾病风险（disease risk）指人类在社会经济生产生活中由于患病和意外导致健康损害的不确定性。一方面，疾病风险具有客观性、损失性、不确定性、可测性和发展性等风险的共性特征；另一方面，疾病风险还具有有别于其他风险的特殊性。

（二）疾病风险的共性特征

1. 疾病风险的客观性

疾病风险在一定程度上可以被认识、管理和控制，但不能完全排除，总是以其自身的规律发生和存在。

2. 疾病风险的损失性

疾病风险会给个人、家庭以及社会造成损失和伤害，包括躯体、精神、经济等诸多方面的损害。

3. 个体疾病的不确定性

从纵向看，人的一生中总会患有这样或那样的疾病；从横向看，人与人之间由于个体差异的存在、环境的不同，会遭受各种各样的疾病风险，因此难以对个体疾病发生的具体时间、空间、类型、严重程度进行准确预测。

4. 某些群体疾病风险的可测性

就人群总体而言，有些疾病风险是一种随机现象，服从概率分布。根据数理统计的原理，可以对特定时期人群疾病风险的频率和损失等进行推测。

5. 疾病风险的发展性

疾病风险的发展性包含了两个方向的变化：一方面，随着医疗技术水平的提高，某些疾病的风险被大大降低甚至消除；另一方面，随着政治、经济、文化、自然环境和人类生活方式的改变，会出现新的疾病风险，人类疾病谱也会发生变化。

（三）疾病风险的特殊性

1. 疾病风险影响因素的复杂性

与其他风险相比，影响疾病风险的因素不仅类型多样，而且类型之间存在交互作用；疾病风险的发生不仅与个体生理、心理和生活方式有关，而且受自然、社会、政治和经济等多种因素的影响。

2. 疾病风险的外部性和社会性

疾病风险不仅直接危害个体健康，同时由于疾病的外部性会导致对他人和社会的整体利益的损害。例如，某些流行病的暴发，这种疾病风险的社会性危害远大于个人疾病风险。

3. 疾病风险补偿数额的不确定性和补偿方式的多样性

其他风险（如财产风险）在出险后可以采取经济上定额补偿的办法，减轻和消除风险的损失；疾病风险危害的对象是人，在出险后不能采取定额补偿的办法。原因有二：一是健康的损失难以用货币来衡量；二是在发生疾病风险后每个人的损失主要是在治疗过程中所花费的医疗费用，而费用的发生由于个体差异和疾病的不同存在很大的不确定性。因此，为了避免道德风险，降低医疗费用支出，医疗风险的补偿方式与其他风险相比更为复杂。

根据疾病风险的特点，降低疾病风险需要个人和社会的共同努力，需要卫生健康部门到社会保障部门等多部门共同配合。从医学的角度看，健康的生活方式、积极的预防保健和及时的治疗康复是降低和消除疾病风险的最根本措施。从社会保障的角度看，要想将社会人群的疾病风险降到最低水平，必须建立完善的社会医疗保险体系，保障人群的基本医疗需求，降低疾病损失。从全局的角度看，降低疾病风险要具备两个基本前提：一是要拥有充足的提供预防保健和医疗康复的卫生服务机构和卫生资源，这是必需的物质技术供给条件；二是卫生服务的需要者拥有获得这些物质技术的能力，这是必需的物质技术需求条件。历史的经验和各国的实践表明，医疗保险制度是满足这两个条件的有效制度，它可以实现从供给到需求的均衡结合，优化卫生资源配置；可以有效地依靠国家、单位和个人的经济力量，筹集卫生费用；可以积极发展各类卫生保健事业，加强重大疾病的防治，降低疾病风险。

第三节　保险与疾病风险分担

保险是指通过保险人与被保险人（投保人）签订保险合同，依据有关法令收取保险费，建立保险基金，当被保险人遭遇保险合同中约定的赔付风险，如人身伤亡、疾病或丧失能力等，保险人（保险公司）根据损失支付被保险人一定的保险金的行为。即保险是一种对风险所造成的意外损失的经济补偿方法。从法律角度保险也有明确的定义，规定了双方的权利和义务。根据《中华人民共和国保险法》第二条，该法所称保险，是指投保人根据合同约定，向保险人支付保险费，保险人对于合同约定的可能发生的事故因其发生所造成的财产损失承担赔偿保险金责任，或者当被保险人死亡、伤残、疾病或者达到合同约定的年龄、期限等条件时承担给付保险金责任的商业保险行为。

一、保险相关知识

（一）保险起源与发展

1. 保险的发展渊源

保险是转移、分散风险的一种有效方式。风险自古就有，应对风险的方式也多种多样。人类建立各种仓储制度应对饥荒的风险，盈余储备、灾荒赈济，实现风险的时间轴平衡；或通过征收税金等方式，专项建立税金应对灾害风险导致的损失；或基于业缘、地缘建立互助组织，如古埃及的石匠组织、古希腊的工匠协会、我国传统的同乡会等，当参加者或其家庭遭受不幸时，由互助组织用筹集的资金给予救济。我国古代的镖局也是一种风险转移的方式，即镖局收取委托方一定费用，同时承担运输中的风险；或针对风险来源建立的化解机制，如在早期海上贸易中，多个商船主采取相互存放货物的方式，避免某次风险导致损失全部。随着早期资本主义海上贸易的快速发展，通过收取一定费用建立风险池，等出现风险事故后，由风险池提供补偿，这种化解风险的模式逐渐形成了现代保险，并在全球贸易中得到迅速推广。

2. 现代保险在我国的发展

保险一词是从英文 insurance 翻译而来，据考证，先由日本人意译为保险，后来我国借用了这个译名。1805 年，英国人在广东开设了第一家保险公司后，当地人民习惯称保险为"燕梳"（音译）或"烟苏"。① 1865 年，义和公司保险行在上海成立，它是中国第一家民族保险公司。至 1939 年，华商先后开办了 53 家保险公司，实际存留下来的有 38 家。1949 年 10 月 20 日，中国人民保险公司成立。② 截至 2019 年年底，我国已经在中国银保监会注册，并且有相关信息公开的正规保险机构共有 240 家。其中，保险控股公司 14 家、财产保险公司 88 家、人寿保险公司 74 家，另外还有养老保险公司、健康险公司、外资保险公司、再保险公司、资产管理公司等类型的保险公司。2020 年原保险保费收入为 5 万亿元，其中健康险 8 173 亿元；原保险赔付支出 1.4 万亿元，其中健康险 2 921 亿元。③

（二）保险的特征

一是以合同的形式约定风险事故或风险事件，约定保险费和保险责任等事项。所以，保险人与投保人之间的关系实际上是平等民商合同关系。即按照保险一般规律在合同约定下实现特定风险从被保险人转移到保险人。

二是同一种保险针对同一类型风险进行保障。实质是相同风险群体的集合，从而实现个体风险向群体风险的转换，利用大数法则，从该群体中收取保费，建立保险基金，并按照约定进行补偿和给付。

三是保费的确定和赔付需要经过科学合理的测算。严格意义上保险需要充分利用精算平衡，基于以往数据和信息把某种保险的风险概率与风险损失测算出来，并按照以支定收反向测算保费大小，从而建立收支平衡，实现某种保险的可持续发展。

四是保险具有分担性。保险体现"我为人人，人人为我"的互助共济性特点，使个体不确定损失变成群体可预测损失，并实现风险在社会群体中的分散，避免了重大风险对单个主体、家庭、企业等带来的毁灭性打击，有利于社会经济的稳定和发展。

（三）保险的分类

根据不同的标准，可以将保险分为不同种类，主要分类有以下几种。④

---

① 彭喜锋. 保险学原理 [M]. 上海：复旦大学出版社，2000：13.
② 程晓明等. 医疗保险学 [M]. 上海：复旦大学出版社，2003：4.
③ 中国银行保险监督管理委员会. 2020 年 12 月保险业务经营情况表. 2021-01-28.
④ 姚海明，段昆. 保险学（第 3 版）[M]. 上海：复旦大学出版社，2012：31-32.

1. 财产保险、人身保险、责任保险和信用保险

这是根据保险标的不同来划分的。财产保险是以各种物资财产及其相关利益为保险标的的保险；人身保险是以人的生命或身体为保险标的的保险；责任保险是以被保险人的民事赔偿责任为保险标的的保险；信用保险是以信用关系为保险标的的保险。

2. 强制保险与自愿保险

这是根据参与方式不同划分的。强制保险又称法定保险，是由国家通过立法强制要求被保险人参加的一种保险，如社会医疗保险；自愿保险根据市场主体在公平自愿的原则下，投保人和保险人在平等协商后，通过订立保险合同而实现的保险。大部分的保险以自愿保险为主。

3. 原保险与再保险

这是根据风险转移的层次不同来划分的。原保险是指保险人对被保险人因保险事故所致的损失承担直接的、原始的赔偿责任的保险；再保险是原保险人以其所承保的风险，再向其他保险人进行投保，与之共担风险的保险。再保险的标体通常较大，由于被保险人的复杂性，可实现保险公司之间风险的进一步分担。

4. 商业保险与社会保险

这是根据是否以营利为目的来划分的。商业保险是以营利为目的的保险，目前各保险公司开办的大多数保险业务都是商业保险；社会保险不以营利为目的，是通过国家立法的形式，以劳动者（或者全体国民）为保障对象，以劳动者（或者全体国民）的年老、疾病、伤残、失业等特殊事件为保障内容，由政府强制实施的一种社会保障制度。

二、疾病风险分担

（一）风险分担基本要求

从广义上讲，风险分担指可以利用风险管理技术来分散、减轻和转移风险；而从狭义上看，则仅指只能通过保险方式来处理的风险。只有纯粹风险才可能是可保风险，作为可保风险应满足以下四项要求。

1. 风险的发生应具有随机性和非故意

随机性指风险发生与否，时间、地点、原因和造成的破坏程度都具有不确定性；非故意是风险损失不是被保险人的故意行为，或是不采取合理防止措施所引起的。

2. 风险发生的低概率性和高损失性

从理论上说，某种风险发生的频率和损失程度之间的关系有四种：（1）发生频率

高、损失程度大，如非洲某些国家的艾滋病病毒感染；（2）发生频率高、损失程度小，如患感冒；（3）发生频率低、损失程度大，如意外事故、患病住院；（4）发生频率低、损失程度小，如皮肤的小伤口。对于损失不大的风险，被保险人购买保险并不经济，保险人也不会提供这类保险，完全可以通过风险自留来解决；对于损失较大的风险，如果发生频率很高，如80%的人都需要住院，则保险人不愿意提供这类保险，因为大多数人都发生风险，就不可能将由风险带来的经济损失分摊给其他人。因此，通常发生频率不高，但损失程度较大的风险才是可保风险，如医疗保险中的住院保险或大病保险。[①]

3. 风险损失测定的货币性

如果风险不能够用货币来衡量，如精神伤害，则保险人无法承保这类风险。所以虽然风险具有抽象性，但是保险通过现实损失的测算，把损失货币化，从而有利于实现权利和义务的统一。

4. 大数法则

保险是以大数法则作为保险人建立保险基金的数理基础，只有大量的统计和观察才能使保险人有可能估计出比较精确的损失概率并作为制定保险费率的依据。

（二）疾病风险分担模式

按照疾病风险或者疾病费用分担机制，全球医疗保险可以分为国民健康保障、社会医疗保险、商业健康保险、储蓄医疗保险四种主要的模式。从世界范围看，化解疾病风险不能完全依靠一种方式，一般都是多种方式的混合，如德国以社会医疗保险为主，但是也存在高收入人群的自愿商业健康保险；英国以国民健康保障为主，但也存在较高层次的健康保险；美国虽然以商业健康保险为主，但是也存在政府提供的针对穷人的免费医疗服务，也有针对老人多方筹资的医疗保障。这部分内容详见本书第九章世界医疗保障制度的主要模式。

（三）医疗保险与医疗保障

1. 医疗保险的概念

医疗保险是针对疾病风险造成经济损失的一种补偿方式，利用保险的基本原理，通过事先缴费筹资建立基金池，为参保患者的医疗费用支出提供补偿的保险制度。

从医疗保险所保的范围来看，可以分为广义的医疗保险和狭义的医疗保险。国际

---

① 吴明. 医疗保障原理与政策 [M]. 北京：北京大学出版社，2003.

上一般将"医疗保险"称为"health insurance",即"健康保险",它是人身保险的一个组成部分,所包含的内容要比医疗保险广,包括死亡、人身伤害、疾病。发达国家的健康保险不仅补偿由于疾病带来的医疗费用等直接经济损失,也补偿由疾病导致的收入下降等间接经济损失,有些国家的健康保险还包含了预防保健、健康促进等方面的内容。狭义的医疗保险单纯指对疾病和意外伤害发生后所导致的医疗费用的补偿,称为"medical insurance"。然而广义的和狭义的医疗保险概念之间并无严格的界限,只是保险范围和程度的差异。从我国的现状来看,医疗保险主要是狭义的概念,而广义医疗保险中的疾病预防等内容在我国定位为国家和地方政府所提供的公共卫生服务。

本书的医疗保险是指以社会保险形式建立的,为公民提供因疾病所需医疗费用资助的一种保险制度;是通过国家立法,强制性由国家、单位、个人集资建立医疗保险基金,当个人因病获得必需的医疗服务时,由医疗保险机构提供医疗费用补偿的一种社会医疗保险。对超出上述范围以外的医疗保险,称为补充医疗保险。医疗保险与其他相关概念的关系见图1-1。

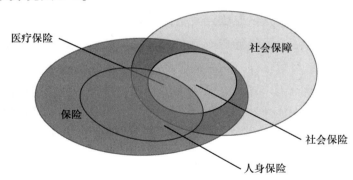

图1-1 医疗保险与其他相关概念的关系

2. 医疗保险的性质

(1)强制性。医疗保险是通过国家立法的方式建立的疾病风险化解机制,在我国《社会保险法》第三章基本医疗保险中明确规定了职工应当参加职工基本医疗保险,这属于国家强制性规定,个人是不能自主决定不参加的。

(2)福利性。例如,我国城乡居民基本医疗保险除了个人缴费部分外,政府还进行了相应的补贴;同时,基金管理运行不以营利为目的,在我国,政府还为其运行提供必要的资金保障。《社会保险法》第七十二条明确规定了社会保险经办机构的人员经费和经办社会保险发生的基本运行费用、管理费用,由同级财政按照国家规定予以保障。

(3)公平性。医疗保险的最大特点是互助共济,低风险人群帮助高风险人群,健康人群帮助生病人群。在我国，城镇职工基本医疗保险参保人均按照一定的比例缴费，即高收入者缴费相对较高，但是医疗费用补偿按照统一的标准，缴费少的并不会降低报销比例，所以权利义务并不是严格的——对等，这体现了对不同缴费群体之间的制度公平。

（4）经济性和补偿性。医疗保险主要针对疾病风险造成的经济损失的弥补，补偿的数额是参保患者实际发生的医疗费用，可以具体计算得到，并且总金额不超过治愈疾病的医疗费用。为防止过度医疗或者浪费，医疗保险一般都设置了一定的免赔额、共付比，使个人承担一定责任来约束医疗保险中的道德风险。

3. 医疗保险的原则

根据医疗保险的性质和特征，它在实施中必须遵循以下八项基本原则。

（1）社会化原则。在传统农业经济社会，医疗保障以家庭为主体。但现代社会化大生产中的劳动者不仅是家庭的劳动力，更是社会劳动力。劳动者的身体状况和家庭经济状况直接影响着劳动力再生产，而劳动力再生产又是社会再生产的重要条件之一。因此，劳动力的修复，也应该依靠社会力量，仅靠个人、家族或小型团体难以抵御重大疾病风险，只有依靠社会筹集的雄厚资金才可以化解部分人的巨额疾病损失。在现代社会，企业的规模、经营状况、职工健康状况等都存在差异，企业的医疗费用负担轻重不一，通过医疗保险可以加强企业间共济互助，减轻企业负担，使现代化的企业能将更多力量集中在生产管理创新领域。

（2）广泛覆盖、强制参保原则。从经济学的角度看，医疗保险如果采用自愿参保的方式难以避免"逆向选择"难题，即风险越大的人员越希望参加保险，从而导致赔付率过高，出现经营风险。为了解决这个难题，最简单的途径是采用广泛覆盖、强制参保的原则。采用这项原则可以避免逆向选择难题，同时参保人员越多，风险池越大，抵御风险的能力越强。

从我国现行的医疗保险政策看，它有三层含义：一是无论单位性质、经济状况，凡是政策规定的用人单位都必须参保；二是所有职工和居民都必须参保，用工形式（正式工、固定工、临时工、离退休人员等）和户口类型（常住户口、蓝印户日、临时户口等）都不应该成为划分是否参保的根据；三是无论身体状况和年龄，凡是规定的职工和居民都必须参保，即无论是病人还是健康人，老年人还是年轻人，都必须参加医疗保险。

（3）保障基本医疗需求原则。基本医疗是指个体为了挽救生命、延长寿命、提高生存质量从而使个人效用最大化所最需要的、最优先利用的医疗服务或医疗措施。对于某个社会来说，基本医疗是指对改善全体公民健康、提高国民素质、推动社会发展贡献最大，最应该为全体公民所享受的医疗服务或医疗措施。

基本医疗对于医疗服务供方来说，应该是有能力提供的；对医疗服务需方（患者）来说，它应该是必需的；对保险方来说，它应该是有能力支付的。从政策的执行层面看，基本医疗的界定主要体现在政策规定的基本用药、基本诊疗技术、基本设施和基本服务上。但是在不同经济状况或不同时期，基本医疗的标准会随着社会的发展而改变，它与经济和社会发展水平相适应。

（4）公平和效率相结合的原则。这是制定医疗保险各项制度的基本原则。医疗保险既要体现效率，又要兼顾公平。公平可以理解为：参保人无论年龄、职业、职位以及身体状况都按相同比例缴纳医保费用，并享有同等保险待遇。效率主要体现在医疗保险的筹集、使用和对卫生服务的利用等方面。参保单位和个人缴纳医疗保险费的积极性越高，筹集医疗保险基金的效率越高；医疗机构执行因病施治、合理检查、合理用药、合理治疗等原则越严格，医疗保险基金使用的效率越高。公平和效率相结合，是要求在保证公平的前提下，提高效率。

（5）财政专户管理、专款专用原则。这是我国医疗保险基金管理的重要原则。基本医疗保险基金纳入财政专户管理，实行"收支两条线"，基金的收支必须经过财政预算的编制、审批、执行、检查等过程，严格审核基金的预算执行情况。

（6）费用三方分担原则。这是我国城镇职工基本医疗保险筹资的基本原则，即国家、单位、个人三方共同筹资。其原因在于：第一，医疗费用的迅速上涨，医疗保健支出成为居民生活开支的重要方面，单由某一方（国家、单位或个人）难以承担医疗费用；第二，有利于扩大保险基金的筹集渠道；第三，有助于培养患者的费用意识，个人参与筹资，对减少不合理医疗消费有一定抑制作用。

（7）权利与义务均衡原则。权利与义务均衡是贯穿医疗保险的一条主线，谁参加了医疗保险，谁就享受相应的医疗保险待遇。谁缴费谁受益，早参保早享受，这是权利与义务相对应的充分体现。权利与义务需要从四个方面对应：一是缴费和收益；二是缴费水平和统筹待遇；三是筹资基数与筹资比例；四是在职时缴费基数与退休后划拨个人账户基数。

（8）属地化管理原则。这是医疗保险管理的重要原则，它将医疗保险由单位自管转化为社会管理。根据法律或政策规定，单位及其职工必须参加所在统筹地区的基本医疗保险，执行统一的政策，实行基金的统一筹集、使用和管理。

医疗保险属地化管理的作用。首先，明确了政府和单位对职工医疗保障所承担的责任，有利于保证基金及时足额给付。其次，避免了行业统筹的弊端，减轻了用人单位负担。过去养老保险实行行业统筹，没有减轻困难企业负担，反而使共济能力削弱了。有些效益好的单位参加行业统筹而不参加地方保险，主要原因是其收入水平和医疗消费水平普遍高于其他行业，如参加地方社会统筹，必然要增加支出，降低待遇水平。而困难企业筹集的资金数额少且不稳定，难以化解疾病风险。只有在统筹地区实行统一筹集、使用和管理基本医疗保险基金，才能保证基本医疗保险广覆盖，均衡所有企业的负担，提高基金的共济能力。最后，有利于加强统筹区域内劳动者就医管理，方便就近就医。①

（四）医疗保障及其作用

医疗保障是化解疾病风险，免除人民疾病恐惧，由政府、社会、个人等多方参与的政策、制度、行动的集合，一般包括多个层次保障：医疗救助、医疗保险、商业健康保险、社会慈善等。其中，医疗保险是主体，发挥核心作用；医疗救助发挥政府兜底保障作用；商业健康保险满足多元化、个性化、高层次的需求；社会慈善发挥社会主体积极性，弥补现实中制度保障不足的情况。

医疗保障有利于维持社会稳定。随着经济社会发展，个人和家庭基于自身能力应对工业社会风险的水平不断下降，医疗保险通过疾病风险的社会互助共济，尤其是对中低收入群体的保障，可以有效降低因病致贫和返贫风险，增强个人和家庭应对疾病风险的能力，避免陷入贫困恶性循环。

医疗保障有利于劳动力的自由流动。社会统筹的医疗保险制度，能够消除劳动力在市场中流动的制度障碍，能够更好根据劳动生产效率和价值进行市场配置，从而提高劳动者的收入，促进国家经济社会发展。

医疗保障有利于促进公平正义和共建共享的发展。医疗保险尤其是职工基本医疗保险，根据其特点可知，在筹资中一般具有横向调节作用，即高收入群体整体缴费较高，中低收入群体缴费相对较少，虽然缩小收入差距的作用很小，但是体现了不同收入群体之间的横向调节。当个人和家庭遭受疾病风险后，医疗保险基金通过费用补偿方式，起到了再分配的作用，增强了中低收入群体应对疾病风险的能力，防止因病致贫返贫。同时，医疗保险互助共济的特征具有明显的共建共享本质属性，在现代社会治理中，充分有效发挥互助共济的功能有利于人民形成集体主义、利他主义的理念，有利于国家治理现代化发展。

---

① 卢祖洵. 社会医疗保险学［M］. 北京：人民卫生出版社，2003.

本章小结

　　本章作为全书的开篇，首先，从健康、疾病和保险入手，使读者对医疗保障有一个基本了解；系统而详细地介绍了健康及其决定因素、疾病及其风险、医疗保险及医疗保障相关概念。其次，分析了医疗保险与这些相关概念的相互关系；分析了健康和疾病的内涵、外延、特征等，并对健康决定因素如生理、心理、社会经济、自然环境、医疗卫生和化解疾病风险方式和模式进行了全面论述。最后，对医疗保险的概念、性质、原则和医疗保障概念及其作用进行了综合分析。本章是全书的引子，是对医疗保障的一个概括性的说明，通过本章的学习力争使读者对整本教材有一个初步的了解和把握。

 复习思考题

1. 什么是健康？决定健康的影响因素有哪些？
2. 什么是疾病风险？疾病风险与其他风险的特殊性表现在哪些方面？
3. 保险的特征与分类有哪些？
4. 我国医疗保险的性质及其建立的原则是什么？

第二章
医疗保障历史

>> **学习要点**

通过本章的学习，应该全面理解医疗保障在发展历程中先后出现的三种主要形式——医疗慈善与救助、互助医疗与商业健康保险、医疗保险，以及这三种形式之间的联系。熟悉这三种形式产生的思想渊源与时代背景，并掌握这三种形式在西方与中国建立与发展的全部过程。

>> **关键概念**

医疗慈善与救助　风险分摊　互助医疗　商业健康保险　医疗保险

疾病是人类生存繁衍的最大威胁之一。在与疾病的长期斗争中，人类逐渐认识到，单独的个体通常都没有足够的能力去应对疾病风险，只有发挥集体与社会的力量，才能保障人们获得必要的医疗服务，人类才能健康地生存。早期的医疗保障没有正式的制度安排，主要通过民间医疗慈善与官方医疗救助来为贫苦的人群免费治疗疾病。随着风险分摊思想的兴起，更多的人群通过互助医疗或是商业保险的方式共同分担治疗疾病所造成的经济损失。互助医疗与商业保险最初只是民间的自发行为，但在社会化大生产的推动下，健康的劳动力逐渐成为工业经济发展的重要生产要素，因此近代以来世界各国纷纷兴办国家医疗计划，在全社会范围内进行健康风险的分摊，民间的互助医疗或商业保险逐步演进为社会保险，成为正式的医疗保障制度安排。从此，医疗保险成为世界上许多国家民众享有的一项基本社会保障制度。

第一节　早期的保障形式：医疗慈善与救助

早期的医疗保障主要包括民间医疗慈善与官方医疗救助，是一种以社会救济为主要表现形式的非正式制度安排。医疗慈善与救助是世界早期社会救济体系的重要组成部分，它深受当时慈善济贫思想的影响，并随时代的变迁而发展。

一、医疗慈善与救助思想

（一）中国早期的医疗慈善与救助思想

慈善救助是中国传统思想文化的瑰宝之一，它主要蕴涵在儒、道、释的教义以及诸子百家的执政哲学中，对历代统治者与民间社会开展医疗慈善救助活动产生了深远的影响。

儒家的慈善救助思想以"仁爱"为中心展开，早在春秋时期就提出了救济弱势群体的主张。在社会道德上，它追求讲信修睦、相互关爱，使社会弱势群体都能够安定地生活。如《礼记·礼运·大同》中提到，"……故人不独亲其亲，不独子其子，使老有所终，壮有所用，幼有所长，矜寡孤独废疾者，皆有所养"，认为应该对疾病困难者给予救助，保障其基本的生活。《周礼·地官司徒·大司徒》曰，"以保息六养万民，一曰慈幼，二曰养老，三曰振穷，四曰恤贫，五曰宽疾，六曰安富"，其中的宽疾也是对患疾病者给予救助的思想。儒家的慈善救助思想与历代君主专制统治者维护其封建统治的策略息息相关，其倡导的"民本"始终影响着我国历代统治者救助的理念与行为。

在先秦诸子百家的思想中，关于"民"的思想已经逐步成为主要内容。孔子主张仁者爱人，反对苛政；"敬事而信，节用而爱人，使民以时"[①]；主张用平均的方法来安定社会秩序。孟子认为，"得天下有道：得其民，斯得其天下矣。得其民有道：得其心，斯得民矣。得其心有道：所欲与之聚之，所恶勿施，尔也"[②]。墨子认为，民众最需要的就是解决日常问题，君主应该保证他们的基本生活，主张遵守天道，解决贫富悬殊。先秦各家学派的思想主张虽然不同，但是却不约而同地重视对人民的关怀，先

---

① 《论语·学而》。

② 《孟子·离娄上》。

秦时候的思想主张为后来各朝代君主的统治提供了帮助，关心人民、爱护人民、以人为本也就是从这里引发出来的。

道教的慈善思想以"善恶报应"和"承负说"为思想源头。道教经籍《太上感应篇》列出了种种善举恶行，作为人们趋善避恶的标准。其善举主要是指符合人伦的行为，诸如"不履邪径，不欺暗室。积德累功，慈心于物。忠孝友悌，正己化人，矜孤恤寡，敬老怀幼""积善天必降福，行恶天必降祸"。《太上感应篇》借助神道说教来扬善止恶，它的"施恩不求报"的思想更是蕴涵了慈善事业自愿性和利他性的理念。

佛家讲求慈悲为怀，鼓励人们多做善事，其教义中蕴涵的功德观、善恶观和因果报应说对后世影响深远，是慈善救助思想的重要理论来源。例如，"种福田"被认为是行善的基本方法。在佛教教义中，福田是一个比喻性的词语，犹如农夫播种于田，有秋收之意，行善布施撒下利人救济的种子，亦能受诸福报于后。福田包括敬田和悲田。敬田即护持佛教，尊重人伦师道；悲田是对病者、贫穷、孤老以及动物的爱护与布施救济。"福田说"劝导世人多行善举、多积功德，这成为佛教教义中最有影响力的慈善思想内容。①

（二）西方早期的医疗慈善与救助思想

西方早期的医疗慈善与救助思想主要来源于宗教，尤其是基督教的教义影响最大。基督教强调爱人如己，将行善作为《圣经》规定的基本内容来约束教徒。基督教有一项基本精神，叫作"罪感"，在基督徒看来，每一个人生来都是有罪的，而每一个罪孽深重的人在"审判日"到来时都会受到永劫之苦，而慈善活动正是赎罪的一项途径。基督教以博爱为名、以赎罪为义、以慈善为本，在上帝的指引下为人处世。这样一种慈善行为也可以看作是基督徒们对信仰所践行的慈善品质。

此外，柔和与谦卑也是西方慈善思想的体现，据《马太福音》中记载，耶稣的心是柔和谦卑的，换句话说，他能容忍别人，经得起沉浮和羞辱。中国的道家思想常说的"善莫如水""上善若水"，也是这个道理。基督徒认为，要时刻怀有一颗谦卑之心、柔和之心去为人处事与行善，而且做善事应当是不求回报的，这样善行才能持之以恒。善也是不分大小的，每一个人要从一点一滴做起，不以善小而不为。另外，谦卑之心还警醒着人们不弄虚作假、不欺骗和诡诈，因为伪善是可恶的，如果一个人在行善中骄傲自满，善就失去了其本义和价值，这样的善不能称之为真正的善。在这种精神的影响下，许多宗教机构举办各种慈善事业，如施医助药、救灾、济贫等，为穷困贫病

---

① 刘华平. 社会救助与社会福利新论［M］. 陕西：陕西人民出版社，2010：48-50.

的人群提供了基本的生活保障。

二、中国慈善医疗救助的实践

（一）民间医疗慈善

民间的医疗慈善在保障平民的健康方面起着举足轻重的作用。宗族、宗教以及自发性的志愿组织是中国民间医疗慈善的主要提供主体。

发源于北宋"吕氏乡约"的"乡约制度"，以邻里互助共济的形式有力地保障着人们的身体健康。乡约制度经朱熹修改后迅速推广到全国各地，明清之时又得到了进一步发展。由地主阶级经管的"族田"也在一定程度上承担着医疗保障的功能。族田，又称祠田、祭田，是中国古代农村强势群体以宗族的名义占有的土地。其地租收入除用作祭祀外，还用于救助本族中因疾病等原因而陷于困境的成员。范仲淹于皇祐占元年（1049 年）在苏州创立义庄，其中设有"养疴室"，专门用来收容本族中的疾病患者。不过，应该强调的是，大凡这种"族性保护"都是以族员对本族强者的人身依附为前提的。①

当然，除了宗族的保护，中国历史上还存在一些非族性的志愿组织，为保障平民的健康做出了积极的贡献。例如，在敦煌文书中有较多记载的"社邑"就是一个非族性公益组织，它经常"遇危则相扶，难则相救"。互助互济、共度包括疾病在内的各种急难是社邑创立的重要宗旨。在清代推动和办理慈善事业的主要社会力量是士商和他们筹建的同业、同乡、同志、慈善等志愿组织。这些组织通过向士商、官僚和一般民众募捐集资的模式来筹集经费。提供慈善服务的志愿组织多拥有集会的场所并且主要由士商自己轮流管理、营运，而提供疾病诊断、医治，研究病理、药物等工作则已经大部分转移给专业的医者。

到了近代，具有一定规模性的民间慈善志愿组织开始出现。1910 年 2 月，广西成立第一个红十字会——梧州红十字会。② 此后，全国越来越多的地方建立了红十字会的分会。作为社会慈善机构，红十字会在战乱和自然灾害发生时提供人道主义救援，具体包括医疗救助、掩埋尸体、救助难民和调停战火等慈善救助活动。除了临时性的战时救护和赈灾外，在平时，红十字会还积极为公众提供日常医疗、时疫治疗、施种牛痘（每年秋季）、交通事故救护等多种医疗慈善服务。随着大量慈善服务的推行，红十字会成为近代中国社会比较有影响力的民间慈善组织。

---

① 张钟汝，范明林. 城市社会保障 [M]. 上海：上海大学出版社，2002：67.
② 钟霞，甘庆华. 近代广西慈善事业 [J]. 广西社会科学，2003，（1）：148-150.

在民间的医疗慈善中，宗教组织所起的巨大作用也是不容忽视的。早在南北朝时，寺院就开始兴办包括"赠医施药"等在内的公益慈善事业。在唐代，寺院在独立兴办善事的同时，还积极协助朝廷做救病扶弱的工作。在宋代的寺院里，普遍设立了"药局"以行善救人。当时的丹阳普宁寺的药院名噪四方，"其寓于医药者，皆慈悲之为而非利之归"，深受老百姓的好评。中国古代宗教组织举办的慈善事业主要表现出以下几个特征：第一，面向民众的慈善救济的经济来源主要来自寺院，服务大多是免费的；第二，寺院僧侣直接参与并提供管理、救荒和治病的服务，也参与研究疾病和医药；第三，治疗和提供救济的场所多在寺院或者附设在寺院之下。近代以来，基督教对中国社会的影响逐渐扩大，他们开办教会医院，在公共防疫、疫病治疗以及战争救助中发挥了积极的救济作用，主要表现在以下几个方面：一是对一般病人收费较少，向高级病房收取较高的费用；二是对贫困病人免费救治；三是实行定期的免费施诊活动；四是合办社会服务机构；五是对军人实行义诊。如1920年，川滇黔地区军阀混战，军队伤亡惨重。为此，美道会的教会医生对受伤士兵开展了为期三个月的护理工作。在这些慈善医疗的服务中，对穷人实施免费门诊是最为主要的内容。[①] 关于此类免费给穷人治病的记载，多散落于各地方志中。据《蓬安县县志》记载，教会医生曾免费治愈穷人受伤的恶疮。虽然，古今各类宗教组织提供医疗慈善服务有较强的传教意味，但不可否认的是，这类慈善服务为保障民众健康起了十分积极的作用。而且，宗教组织在治病救人方面所做的努力，对于今天促进社会力量参与医疗保障服务的提供也是富有启发意义的。

（二）官方医疗救助

中国的官方医疗救助在春秋时期就有记载。春秋战国时期，出现了"疠迁所"。据1975年湖北省云梦睡虎地出土秦简记载，当时规定凡经医生检查后发现有鼻梁塌陷、手上无汗毛、声音沙哑、刺激鼻腔不打喷嚏等症状者，一律送至疠迁所隔离治疗。[②] 这说明中国古代很早就有应对传染性疾病的公共预防和治疗措施，并且是得力有效的。

汉代为了控制流民疫情，在疫病大流行期间设立临时医院，收治患病的流民，这种临时公共医疗机构设置在当时已较为普及。

到了北魏，朝廷就设立了"别坊"。据《北史·魏纪三》记载，别坊的功能是"穷困无以自疗者，皆於别坊，遣医救护"。朝廷还召集当时的一流医疗专家，选择医方精华，汇编成30卷医疗手册公开免费派送，供基层医务人员和患者参考。南北朝

---

① 秦和平. 四川基督教资料辑要［M］，成都：巴蜀书社，2008：89-93.
② 谢明谷. 古代公共医疗慈善机构述略［J］. 文史杂志，2016（3）：46-48.

时，出现了由朝廷主办的慈善救济机构"六疾馆"和"孤独园"。① 这种慈善机构专门收容穷苦病患、医人治病，对疾病贫困者给予救助。

隋唐时期，疠迁所更名为"疠人坊"。《续高僧传》记载，疠人坊专门收养患者，男女分居，四时供承，务令周给。② 唐代的京城及各地设有"病坊"，性质类似平民医院。唐代在各州郡设立"悲田坊"和"养病坊"，前者为佛教徒私人组织，后者为政府设立，专门收容贫困的病患，给予免费的治疗。

宋代的官方医疗救助机构较为完备，不仅设置齐全、分类明确，而且管理周密。宋代设立了以治病为主的"安济坊"和以施药为主的"惠民药局"。安济坊最初是由苏轼在杭州太守任上创设的病坊发展起来的，后由宋徽宗赐名，其主要功能是"养民之贫病者""处民之有疾病而无告者"。坊内设有专职郎中，并置有"手历"，记载诊疗情况，至南宋改称"安养院"。类似的还有"养济院""利济院""广惠坊"等。《宋史》记载："宋之为治，一本于仁厚，凡振贫恤患之意，视前代尤为切至。"宋仁宗在位期间，颁"庆历善救方"，并在东京设置惠民药局。惠民药局是出售或施舍医药的专门慈善机构，依处方制药施给贫病之民，多建于城郭关厢，后推广至各府州县，均"官为给钱和药予民"。

惠民药局在元、明时期得以继续推行。元、明时期，全国普遍设立惠民药局，凡军民之贫病者，给之医药。惠民药局在解决贫困人口治疗疾病、促进民众健康方面做出了巨大的贡献。此外，元代还设有广济提举司"掌修合药饵，以施贫民"③。

明代除设有惠民药局外，还设立了养济院，收养鳏寡孤独贫病无依者，工匠、军人及其他老弱残者，都是收养对象，院中有医官担任治疗。《明史》记载："初，太祖设养济院收无告者，月给粮。设漏泽园葬贫民……养济院穷民各注籍，无籍者收养蜡烛、幡竿二寺"，所需物资由所在府、州、县按时供给。

清代救助贫病人口的机构主要有"施医局""栖流所"。清后期，综合性善堂大量涌现，它们经常举办施诊施药的活动。施诊施药多是在夏秋进行，因为夏秋之际时疫颇盛，贫病无力就医者甚多。善堂还发放各类丸散以防时疫。

民国时期，医疗救助事业得到较大的发展。以重庆为例，1938 年，重庆市卫生局成立，卫生局成立后即明确公共卫生的目的是降低死亡率与疾病率，推进环境卫生改善、建设医药防疫设施、促进大众健康、普及健康教育等。重庆大轰炸期间，市卫生局成立了流动医疗队，为近郊疏散区的民众提供免费的救护防疫服务。同时，为了救

---

① （梁）萧子显等. 南齐书·文惠太子传 [M]. 上海：中华书局，1999：50-61.

② （唐）道宣. 续高僧传 [M]. 上海：中华书局，2014.

③ （明）宋濂等. 元史·百官志 [M]. 上海：中华书局，1999：68.

治患病的难民，卫生局定期派遣医护人员到各难民所巡诊。赈委会为了帮助贫病难民，专门与市民医院约定对难民开展免费门诊，由市民医院发放免费门诊证。直属赈委会的重庆各临时施诊所，在 1939 年 9 月到 1940 年 2 月的半年时间，共医治难民 12.6 万余人次。①

三、西方慈善医疗救助的实践

（一）民间医疗慈善

在英国 1601 年的旧济贫法颁布之前，欧洲民间的医疗慈善主要由教会来提供。教会的慈善举措也成为后来英国官方救助制度诞生的基础。中世纪时期，修道院是当时的救济之所和避难之所；教区负责救济病人、老年人、精神病人和丧失劳动能力的人，以及看护病者和埋葬死者。这些宗教性慈善组织还组建有由志愿者和医学院实习生参加的医疗队，他们在各地建立慈善诊所，对病人进行巡诊并传授卫生保健常识，为穷人提供医疗与健康方面的服务。

欧洲西部最早的慈善机构出现在 6 世纪，在法兰克王国统治时期，很多主教会议的记录中都有医院和其他的慈善援助机构的内容。这些记录的内容主要是要求教职人员救济有需要的朝圣者和穷人。专门为朝圣者提供慈善援助的机构在十字军东征时期才开始出现。当遇到陷入困境的朝圣者时，各地慈善机构就会给予他们救援。慈善机构有很多类型，医院是最主要的机构，设施相对健全，面积和规模也是最大的。第一个用以救济朝圣者的医院是由主教赛泽尔于公元 503 年在法国南部建立的阿尔勒医院。这家医院为朝圣者提供医疗救助和疾病治疗，而且为朝圣者和穷人准备了专门的病房。此后，在欧洲许多国家都建立了此类慈善医院。例如，建立于公元 1040 年左右的意大利佛罗伦萨施洗约翰医院，是当地最早的一所慈善医院，它为朝圣者和穷人提供了大量的医疗救助和治疗的服务。② 圣灵修会是经过教皇英诺森承认的两个修会之一，有较大的影响力。由于圣灵修会医院提供的救助服务规模较大，后来逐步成为 12 世纪后期欧洲典型的救济院。除直接由教会组织提供的慈善护理与救助外，在欧洲近代社会中还存在着在基督教教义感召下的个人自发的慈善组织和慈善活动。例如，乡绅妇女经常会把自制的药品以低廉的价格卖给或免费送给患病的穷人；民间自愿捐资和自发修建的志愿医院为底层劳动群体提供医疗救助和健康服务，等等。

---

① 重庆市卫生志编撰委员会. 重庆市卫生志 1840—1985. 1994：58.
② Richard Krautheimer. Rome：Profile of a City（312 - 1308）［M］. Princeton, N. J.：Princeton University Press, 1980：252.

西方民间慈善组织除了为朝圣者和穷人提供医疗救治外，救助战争中的伤员与平民也是他们服务的重要内容之一。19 世纪拿破仑战争期间，法国入侵德国，在爱国主义情绪的影响下，德国妇女慈善组织开始出现，以帮助战乱中需要救济的平民。1811 年法国治下莱茵河沿岸城市的"慈母会"主要为贫困的孕妇或子女年幼的妇女提供粮食、衣物以及医疗帮助。1813—1815 年，德国涌现大量的女性慈善团体，这些妇女在本地建立了战地医疗所，照料伤者，帮助有伤亡人员的家庭和战争孤儿。①

在美国，慈善组织也同样发挥着重要的作用。1861 年美国内战爆发，南北双方展开了一场旷日持久的战争。与战争形成鲜明对比的是，战争一开始，南北双方的民众积极参与各种慈善救助活动，特别是妇女开始走向社会，这在以前从未出现过。内战期间，由于战争带来的伤残以及恶化的卫生条件，双方军队需要大量的医疗设施和医疗卫生工作志愿者，因此，许多慈善组织开始以此为关注重点，慈善事业逐渐转向医疗和公共卫生领域。到内战结束时，北方大约成立了 15 000 个妇女援助协会，主要从事医疗卫生工作。其中，最著名的是由多萝西娅·迪克斯（Dorothea Dix）创立的"联邦军护士救助站"，招募了 320 名护士志愿者为联邦军队服务。② 在多萝西娅·迪克斯的带领下，联邦军和邦联军的伤员都得到了及时有效的救治。与北方相同的是，南方也建立了数百个妇女援助协会，主要担任南方邦联军的医疗救治工作。她们协助邦联政府成立了医疗救治小组，全力做好人员、药品和物资储备工作，力求最大限度避免伤员死亡，共同为改善军队的医疗卫生条件而努力。内战期间，这些妇女援助组织在提高军医院管理水平、促进医疗制度改革方面发挥了非常重要的作用，不仅给军队提供了急需的医疗物资，还鼓舞了军队的士气，增强了必胜的信念。

（二）官方医疗救助

从 16—17 世纪开始，欧洲国家特别是英国的医疗救助已经纳入政府有组织的行政运作，在一定意义上成为国家制度性建设的一部分。而在此之前，欧洲国家对穷困人口的医疗救助大多是以教会自发的慈善形式来进行的。

英国是欧洲最早实施官方医疗救助的国家，也是救助政策最完善的国家。在旧济贫法时代③的初期，劳动救助是英国济贫的重要内容，医疗救助的力度较小，这是因为英国医生人数很少，并且主要为富人服务。虽然《伊丽莎白济贫法》（即"旧济贫

---

① Rita Huber-Sperl. Organized Women and the Strong State：The Beginnings of Female Assoication Activity in Germany，1810-1840［J］. Journal of Women's History，2002（13）：80-82.

② Mark Dowie. American Foundations：An Investigative History［M］. Massachusetts：MIT Press，2001：46.

③ 从 1601 年《伊丽莎白济贫法》的颁布至 1834 年《济贫法修正案》通过前，这段时期是旧济贫法时代。

法"）规定应按教区向贫民提供医疗救助，但是在教区执事记录上，只有零星的向医生支付诊疗费用的记录。

随着工业革命的发展，贫困人口增加，环境恶化，贫民的医疗救助问题显得越来越迫切，英国开始向贫民提供更多的医疗救助服务。例如，教区济贫监督官会向他们教区的贫困居民、处于危机状态的贫民，以及其他患有慢性病、残疾或者将要死去的人提供医疗服务。17 世纪，英国天花、斑疹伤寒、猩红热等传染病不断在穷人中肆虐，为了降低医疗开支，英国开始重视卫生防疫，为贫民接种疫苗，并设立传染病医院和隔离医院，专门收治被感染的穷人。在 1665 年的大瘟疫中，英国议会曾下令已发现疫情的两大教区圣吉勒斯与圣马丁通过征税的方式自行建立隔离机构；伦敦市长也发布命令，建立传染病医院，收治感染瘟疫的穷人，防止瘟疫在城中及其郊区蔓延。①

18 世纪，英国医疗救助待遇水平逐渐提高，救助的范围也逐渐扩大。但是在不同地区和教区，其医疗救助方式也不同。主要的救助方式有：为贫民支付医疗费，建立济贫院病房（workhouse ward）、济贫院医院（workhouse infirmary）以及医务室（dispensary）等。为贫民支付医疗费的具体做法是，当贫民患病求医时，教区委员会向医生支付诊金及药费，这笔费用来自该教区纳税人所缴纳的济贫税。有的教区可能为每个病人向不同的医生支付费用，还有的教区可能会任命一个教区医生为贫民病患者服务，每年向其支付其一年工作所有的账单。教区医疗救济支付的费用还包括购买食物、燃料、衣服和床褥，以及一些基本设施建设的费用等。在医疗机构的设置方面，多数教区的医院是由救助场所的一间房屋改造而来，即济贫院病房。18 世纪设立了很多济贫院病房，得到这种救助的程序比较简单，只需要本人递交申请，待济贫官审核之后就可以得到医院的收治和护理，不必等待床位。除了济贫院病房外，1697 年医师学院在伦敦建立了医务室，不提供住院服务，只免费为无力支付医生诊疗费用的穷人进行诊断，提供免费或优惠药物。医务室仅有门诊，但也可以上门进行诊治，每周开放六天，由内科、外科医生和药剂师坐诊。18 世纪末，每年约有五万人得到了救治。医疗救助首要考虑的是较易恢复且治疗难度较低的外伤以及接生，其次是各种内外科疾病、传染病等。普通医院并不接收精神病人，精神病人往往会被送至教区的救济院中，偶尔会被教区济贫官员送入私人精神病院或伦敦的贝特莱姆医院。教区会为病人提供护理或临终关怀服务，提供服务者往往也是教区内的穷人，如萨福克郡的克拉特菲尔德村庄，将照顾病人、清理死者遗体的工作分配给教区内的穷人。

1834 年，《济贫法修正案》（即"新济贫法"）颁布，它开创了在济贫院中设置医

---

① 邹翔. 近代早期英国政府医疗救助问题探析 [J]. 齐鲁学刊，2007（6）：54—59.

疗官的制度。新济贫法规定任何教区如设有济贫院，就必须有一位合格的医务人员为该院服务。不论有无济贫院，教区都必须以"公平而便宜的方法，给生病的贫民以医疗照顾和生活的安适"为准则，鼓励教区资助疗养院、施药所和救济院。按照规定，济贫院医务人员每天要在规定的时间内在济贫院中工作，需要对其接手的每一病例进行检查、实施疫苗接种、对病人分类进行外科手术、通报住房卫生管理中存在的问题，以及编制年度病人名册。此外，他们还必须从自己的工资收入中拿出一部分钱为病人购买药品和其他医疗药品等。尽管济贫院所属的医疗机构非常简陋，对病人管理也非常严格，但由于其免费或半免费的性质，这类医疗机构往往是众多贫困患者的唯一选择。

此外，英国政府还开始制定和颁布相关健康立法，希望凭借法律的手段促进民众身体健康并改进卫生状况。进入 19 世纪后，政府进一步加强了健康方面的立法和相关职能机构的建设工作，成立了地方政府事务部，负责公共健康及济贫法的管理工作。1875 年，英国政府再次颁布《公共健康法》[①]，由于该法在有关公共健康方面所作出的具有重大变革性的规定，英国大多数社会史学者都认为它是英国"健康革命的基础，并把不列颠带进了近代社会"。

第二节　风险分摊的兴起：互助医疗与商业健康保险

无论是民间的医疗慈善还是官方的医疗救助，都是以单向的福利给予为行为基础的，国家、慈善组织或慈善个人是单一的施救主体，救助对象处于被动的受救济的状态。当某种风险经常发生，或是当风险造成的损失极为严重时，就会给施救主体带来沉重的负担，影响其救济的水平。因此，由人们共同分摊风险、共同承担损失的互助医疗以及医疗保险，成为医疗慈善与救助之外又一种重要的保障形式。

一、风险分摊思想

中国是一个自然灾害频发的国家，因此风险分摊的思想自古就有。《逸周书·周书序》中提到，周文王曾在遭遇严重自然灾害的时候，召集文武百官商讨"救患分灾"的对策。这里的"分灾"是指分散灾害的损失，这表明商周时期的人们就有了分散风险和管理风险的观念了。约公元前 1700 年开始，我国在长江从事货物水运的商人们为了避免在贩运货物过程中因意外事故的出现使货物全部遭受损失，采取了将一批货物

---

①　郑春荣. 英国社会保障制度［M］. 上海：上海人民出版社，2012：39.

分装于几条船上的做法。这样，若一条船发生意外，则货主只受到一部分损失，而不至于全部货物受损。这种做法实质上体现了风险分散和损失分摊的风险管理思想。

古巴比伦、古埃及、古希腊和古罗马等文明古国也很早就有互助互济、损失补偿的风险分摊思想和做法。早在公元前4500年的古埃及，许多石匠在大规模修建金字塔的工程中死于各种人身伤亡事故。为了在伤亡事故发生后获得一定的补偿和保障，石匠之间组织了应对人身风险的原始互助团体。参加互助团体的石匠需要订立契约，每个石匠交付一定数额的互助会费用以支付石匠死亡、受伤所需的各种费用支出或抚恤其遗属。约在公元前1776年古巴比伦的《汉谟拉比法典》中，就对火灾救济基金的收集及货物运输中的风险转移做了相应规定。公元前916年，在地中海的罗德岛上，国王为了保证海上贸易的正常进行，制定了《罗地安海商法》，规定"为了全体利益，减轻船只载重而抛弃船上货物，其损失由全体受益方来分摊"。《罗马法典》中也提到共同海损必须在船舶获救的情况下才能进行损失分摊。这一规定一直沿袭下来，称为"共同海损"的基本原则。共同海损原则的沿袭是对公元前2000年以来一直流行的这种海上风险分摊思想的肯定。在公元前2世纪，古罗马还出现过丧葬互助会，交付会费后，会员一旦死亡，互助会负担柴火费及建坟墓的费用，后来还会向遗属发放救济金。

虽然上述朴素的风险分摊思想的萌芽主要来源于灾害救助与海上损失补偿的实践，但是它所蕴涵的互助共济与损失共担的精神，却对后世互助医疗与医疗保险的发展产生了深远的影响，并成为这两种医疗保障形式共同的思想基础。

二、互助医疗的起源与发展

（一）互助医疗的起源

13—16世纪，随着社会分工的细化，欧洲行业组织日臻成熟。在风险分摊思想的影响下，行业组织加强了成员之间的交流合作，也深化了成员之间互助扶持的行为。这些组织不再仅仅局限于某一特定行业或团体成员，而是逐步发展成为面向全社会的互助性组织，保障的范围也扩展到死亡、疾病、盗窃、火灾、海运等包含人身和财产多方面的事故风险。

近代商业兴起后，互助保险组织形态不断多样化，经营模式更加丰富，制度也趋于成熟。例如，英国的"友谊社"（friendly society）、公平人寿保险社、德国汉堡养老协会等。其中，友谊社是现代互助医疗组织的前身。友谊社主要通过两种形式来实现其互助的功能。第一种是与医生签订医疗合同。每个友谊社或其分支机构雇用一位或多位医疗官，友谊社同医疗官签订医疗合同，由医疗官对友谊社会员的医疗服务包干。第二种是建立医疗机构。19世纪六七十年代，英国各地的友谊社建立医疗机构，雇用全职医生来为会员服务。①

友谊社是一种组织良好的社团，以成员持续向社团缴纳会费取得的成员身份为前提，友谊社在其成员生病、遭遇事故或年迈虚弱之时，会从共同基金中为其发放疾病津贴；当其成员本人及其家人生病时，友谊社的签约医生会为其提供价廉质优的医疗照顾和药品；友谊社还会向会员的家属发放死亡抚恤金。同慈善组织所提供的注重对受助者进行道德考核的"层级救助"（hierarchical relief）相比，友谊社向其成员提供的医疗保障服务是一种建立在权利与义务相匹配基础之上的"互惠性救助"（reciprocal relief）。

（二）互助医疗在西方国家的发展历程

1. 迅速发展时期（18世纪至20世纪中期）

早期的互助社虽然被称为社团（society），但其呈现的并不是成熟稳定的组织体，而是成员基于互帮互助的理念，在工业大发展背景下发展的分摊风险的松散联合。由于缺乏科学的精算技术，许多互助社面临着破产、过早解散、管理不善及欺诈的指控。因此，在18世纪至19世纪中后期，互助社经常性的失败也引起了公众的关注。1762年在伦敦成立的公平人寿保险社，首次将生命表运用到计算人寿保险的费率上，获得了巨大成功，成为现代意义上第一家互助保险社。这一示范效应让欧洲相继出现了现代意义的互助保险组织。

为了规范互助保险组织的运行，英国从1825年开始陆续出台法规要求互助社进行登记。1875年英国互助社法案的通过，代表法律层面开始对互助社进行全面的监督。1850—1900年，有关互助组织的法律条款开始被大部分的欧洲国家引入。"互助保险企业"作为一个基于团结与民主自治原则的特殊法律实体，出现在部分国家的民法典或者特别法的规定之中。

20世纪以来，工人间的互助保障与政府机制的社会保障相互补充、相互促进、共同发展。在这个过程中，工会在雇员与雇主、政府之间起了重要的组织与协调作用。由于工人间的互助保障得到了政府和企业主的支持，因此大量的雇员间的互助基金会迅速建立起来。如法国1947年由工会和企业雇主签订的全国性集体协议，为全国管理人员建立了互助保险计划。其后，工会和雇主又于1961年为非管理人员达成了全国性

---

① 郭家宏，许若潇. 19世纪英国"友谊会"医疗救助体系探析［J］. 学术研究，2018（12）：126-132.

的、跨职业的互助补充保险协议，为企业雇员开展互助创造了条件。19 世纪后期的美国，合作社非常盛行，如最著名的"互助共济会"。到 20 世纪 20 年代，超过 1/3 的成年男性从互助共济会中领取疾病、意外伤害、死亡保险金。随着合作社的进一步扩展，行业疾病基金开始崭露头角，并逐渐发展成 19 世纪末到 20 世纪初最大的行业组织。行业疾病基金主要为同一家企业的雇员提供保障，一般由员工通过雇主或工会来组织实施，提供了包括因病离职等在内的补偿，是美国团体健康保险的萌芽形态。根据美国劳工委员会 1908 年的一项调查，铁路基金是当时美国最大的行业疾病基金，全国共有31 个铁路基金，覆盖成员达到 262 747 名。

由此可以看出，19 世纪至 20 世纪上半叶，是互助医疗保险的快速发展阶段。在商业保险发展的初期，坚守传统互助共济模式的互助保险公司，与股份制保险公司相比，在安全性、保障性、稳定性等多个方面更具优势。

2. 去互助化时期（20 世纪中期至 2007 年）

然而，到了 20 世纪中期以后，在保险业监管体系逐步完善、消费者需求转向、金融市场快速发展等多种因素综合作用下，互助保险组织的发展进入瓶颈期，在快速融资、公司并购等方面的短板愈发凸显。同时，互助保险组织的资本运营模式也受到偿付能力监管的冲击。为应对外部环境改变带来的挑战，一些大型互助保险公司先后转型为股份制保险公司。在这一时期，互助保险公司数量骤减，在全球保险市场中的份额也逐步下降。

3. 再互助化时期（2007 年以后）

2007 年以后，以客户利益为核心的经营原则让互助保险再次获得市场认可。一方面，由于没有上市，大部分互助保险公司在国际金融危机期间所受影响较小；另一方面，大量股份制保险公司退保人员成为互助保险公司的客户。此外，一些发达国家保险市场较为成熟，对保单融资的需求下降，也提高了互助保险公司的市场竞争力。2007—2013 年，全球互助保险增长 32.4%，年均复合增长率 4.8%，快于全球保险行业的增长速度，市场份额也从 2007 年占全球的 23.8% 提升至 27.3%，增长 3.5 个百分点。根据 2013 年国际合作和互助保险联盟（ICMIF）对各国保险市场中互助保险市场份额的统计，澳大利亚互助保险的市场份额最高，超过 60%，荷兰、丹麦、法国、日本等国家的互助保险市场份额高于 40%，而美国的互助保险市场份额也占到 36% 左右。①

---

① 王佳林. 全球相互保险市场发展趋向及对我国的启示 [J]. 南方金融，2019（8）：85-90.

三、商业健康保险的起源与发展

（一）商业健康保险的起源

现代意义上的商业健康保险起源于 19 世纪的欧洲，更确切地说，是源自英国，迄今已有约 170 余年的历史。商业健康保险的前身是意外伤害保险。19 世纪中叶，以蒸汽机车为标志的英国工业革命使生产力水平得到长足发展，但是频繁发生的事故影响了铁路部门的运输能力。为此，英国铁路运输部门于 1848 年成立伦敦铁路旅客保险公司，第一次对铁路运输意外伤害提供保险，其保单附在车票票根上，以保护在运输期间发生的严重伤害和意外死亡。随后英国，甚至美国的其他公司也相继开展了这样的保险。不过在意外伤害保险出现的同时，美国马萨诸塞州波士顿健康保险公司开办了疾病保险，第一份疾病保单是在 19 世纪中叶签发的。它不仅补偿医疗费用，而且对不能工作的失能人员给予补偿，因此这种疾病保险包含了护理保险的部分内容。但是，疾病保险由于保障范围较小，直到 1890 年，也没有像意外伤害保险那样广泛开展起来。

（二）西方商业健康保险的发展历程

随着保险业的发展，意外伤害险中的医疗费用补偿范围越来越大。1900 年，美国纽约州的优良意外保险公司把建立在年金基础上的意外伤害和疾病保险引进英国，并且很快普及开来，这种保险尤其受到个体经营者的欢迎。1900 年英国有 50 余家保险公司经营伤害保险。1915 年，英国的伤害保险给付已经包括了住院、内外科治疗和看护费用。在这一时期，医疗保险并不是独立的险种，而是在人身保险中包含有某些医疗风险责任，实际上是一种附加性质的医疗保险。

1886 年，瑞士一家保险公司开始对重大疾病进行承保。瑞士推出的重大疾病险以急性传染病为主，因此它承担的保险责任是对由于急性传染性疾病而导致的死亡进行赔付。该产品根据被保险人年龄计算出的保费要比标准寿险保费低 65%～80%，而且保险公司不用核保就可以直接承保。

早期的商业健康保险主要是个人险，第一份健康团体保单是 1911 年伦敦保证和意外保险公司给美国蒙哥马利·伍德公司（montgomery ward company）的员工签发的。这份保单旨在为因疾病和意外伤害不能工作的员工每周发放报酬。此后，许多大公司开始为雇主和组织提供团体健康保险。随着经济的繁荣和发展，团体健康保险在美国被迅速推广。

在美国最初的健康保险中，通常采取固定金额的形式进行赔付。但随着医疗技术的进步，这一赔付方式与医疗服务费用日益增长的矛盾愈发凸显。1929年，位于德克萨斯州达拉斯市的贝勒医院开发了"预付制住院保障计划"（prepaid hospital coverage），该计划覆盖了贝勒大学全体教师。每位教师每月向贝勒医院支付50美分的保费，在未来的12个月内，每位教师都有资格接受共计21天的半私人化的住院服务（包括手术室的使用和其他附属服务，如麻醉剂、实验室检验等）。在这项计划中，我们可以看到"管理式医疗"的雏形：对患者不是直接给付现金，而是提供相应的医疗服务。贝勒医院模式后来被发展为"蓝十字"计划，以贝勒医院模式为代表的预付制健康保险是美国团体健康保险的主要形式，但真正将企业与健康保险计划牢牢地捆绑在一起则是政府的税收政策。第二次世界大战后，美国政府面临的最大的宏观经济困难就是日益增长的通货膨胀。联邦政府为了降低通货膨胀，所采取的政策措施之一就是对工资和价格实施管控。为了稳定劳动力队伍，企业就不得不开始尝试其他方法为员工提供福利，由雇主提供的健康保险就是很多雇主选择提供的员工福利之一。针对由雇主发起设立的健康保险，政府出台了相应的税收政策。美国税务局（IRS）在1954年规定，由雇主提供的作为福利的健康保险可以不纳税。对个人客户而言，即使能以同样的费率水平直接从健康保险公司购买健康保险产品，个人还是更倾向于参加由雇主提供的具有同样保障水平的团体健康保险计划。

进入20世纪后，商业健康保险与医疗保险并行发展。各国关于商业健康保险和医疗保险的责任划分各不相同。从市场角色来看，商业健康保险大致可以分为补充型、服务补足型、费用补足型与替代型四类（见表2-1）。从全世界范围看，真正把医疗保险按一般商业性保险原理来经营的只有美国等少数国家，大多数国家的商业健康保险虽加入了全民医保计划，但仅仅是作为补充保险的一个组成部分。

表2-1　　　　　　　　　　商业健康保险的市场角色类型

市场角色	市场范围	代表国家
补充型	提供更多、更快的保险服务	爱尔兰、瑞典、英国、澳大利亚、加拿大
服务补足型	覆盖医疗保险计划外的服务	丹麦、匈牙利
费用补足型	覆盖医疗保险需要自负的费用	法国、斯洛文尼亚、韩国
替代型	覆盖被医疗保险排除在外或可以选择退出的群体	德国、美国、荷兰

资料来源：Thomson S., Mossialos E. Funding Health Care from Private Sources：What Are the Implications for Equity, Efficiency, Cost Containment and Choice in Western European Health Systems［R］. World Health Organization Regional Office for Europe, 2004.

第三节　正式的制度安排：医疗保险

工业革命后，社会化大生产带来的社会风险使人们特别是工人阶级对风险分摊有了更高的需要，并引发了激烈的抗争行动；同时，资产阶级为了工业生产的顺利进行，也希望能够通过风险分摊的形式来保证健康劳动力的充分供给。然而当时的互助医疗与商业保险保障水平较低，且保障的人群十分有限。在这种情况下，旨在为全社会的劳动力提供充分医疗保障的正式制度安排——医疗保险就应运而生了。

一、医疗保险思想

与互助医疗以及商业保险一样，医疗保险也是建立在风险分摊的思想基础上的，不过作为正式制度安排，医疗保险还强调政府在福利提供中的作用，这一思想主要蕴涵在以下理论与著作中。

（一）以德国新历史学派为代表的福利国家理论

19 世纪末，在资本主义社会矛盾日益尖锐、工人阶级反对资产阶级的斗争日益高涨的形势下，社会改良思潮兴起。德国新历史学派的施穆勒（Gustave Schmoller）、布伦坦诺（Franz Brentano）等人提出了福利国家理论，对传统的经济学理论进行了修正。传统经济学理论认为，国家的职责就是维护社会秩序和国家安全，而不是干预经济活动。新历史学派则强调国家的经济作用，认为国家除了维护社会秩序和国家安全之外，还有一个"文化和福利的目的"，并且主张由国家兴办一些公共设施来改善国民的生活，例如，实行社会保险、发展公共教育、改善卫生服务等。

（二）以英国经济学家庇古为代表的福利经济学

1912 年起，英国经济学家庇古（Arthur Cecil Pigou）撰写了《财富和福利》《福利经济学》等专著，系统论述了福利经济学理论，其基本观点之一就是收入均等化。他认为，一个人收入越多，货币收入的边际效用就越少；反之，收入越少，货币收入的边际效用就越大。他还认为，收入转移的途径就是由政府向富人征税，补贴给穷人。补贴的方法可以采取建立各种社会服务设施、养老金、免费教育、失业保险、医疗保险、房屋供给等。庇古的福利经济学理论为"福利国家"提供了新的理论依据。此后，福利经济学和福利国家理论几经演变并广为流传，为社会保障制度的建立奠定了理论基础。

（三）凯恩斯主义

20 世纪 30 年代，暴发了席卷资本主义世界的经济危机。西方主要资本主义国家工业凋敝、失业剧增、社会矛盾激化。在这种形式下，传统的古典经济学的地位受到挑战。英国经济学家凯恩斯（John Maynard Keynes）在其代表作《就业、利息和货币通论》一书中指出，通过国家干预、扩大公共福利支出和公共基础设施建设等措施刺激需求增长，实现充分就业；同时他还提出，建立累进税制和最低工资制等观点。这成为第二次世界大战后西方国家制定经济政策和重建社会保障制度的理论基础。

（四）贝弗里奇报告

1942 年英国经济学家贝弗里奇（William Beveridge）撰写了《社会保险和相关服务》的报告，制定了一整套对英国全体国民实行福利制度的指导原则，设计了"从摇篮到坟墓"的福利措施。报告建议社会保障应包括：社会保险——满足居民的基本需要；社会救济——满足居民在特殊情况下的需要；自愿保险——满足那些较高收入的居民的需要。报告还提出六条原则：基本生活资料补贴标准一致的原则；保险费标准一致的原则；补助必须充分的原则；全民和普遍性原则，即社会保障应覆盖全体国民并包括他们不同的保障需要；管理责任统一的原则；区别对待的原则。第二次世界大战以后，英国在贝弗里奇计划的基础上，建立了覆盖全体国民、内容广泛的高福利制度，其中包括更为完善的医疗保险制度。①

二、医疗保险的起源

在推行医疗保险之前，德国于 1839 年在《产业工人工资收入法》中提出，建立疾病、死亡救济基金，并授权地方当局对工人实行疾病保险，保险费由雇主和工人双方负担，工人负担 2/3，雇主缴纳 1/3，该项规定纳入 1845 年的《工业法典》，并推广到所有工业领域。1854 年德国进一步立法规定，矿山、冶炼和盐场雇员必须建立强制性储蓄互助基金组织，该基金组织由雇主和雇员双方的代表共同管理，资金来源由雇主与雇员共同筹集，其中雇主负担 1/3。1861 年，德国《商业法典》规定，店员一年内连续生病 3 个月，其间工资照发。据统计，1874 年，全德国的疾病互助组织已达 5 000 个，会员约 80 万人。1876 年，德国法律规定政府为这些互助组织提供疾病和丧葬方面的资金补助。② 由此可见，雇主提供的疾病保险以及行业互助保险为医疗保险制度的建

---

① 仇雨临. 医疗保险［M］. 北京：中国劳动社会保障出版社，2008：25-35.
② 谢圣远. 社会保障发展史［M］. 北京：经济管理出版社，2007：76.

立积累了丰富的组织资源。

1883 年德国颁布《工人健康保险法》，其中规定某些行业中工资少于限额的工人应强制加入医疗保险基金会，基金会强制性征收工人和雇主应缴纳的基金。这一法令标志着医疗保险作为一种强制性社会保险制度的诞生。《工人健康保险法》以及德国另外两项关于工伤与养老保险法令的实施，成为社会保障史上划时代的里程碑事件。从此，社会保险作为正式的制度安排登上了历史的舞台。

三、医疗保险的发展

（一）国外医疗保险的发展历程

国外社会保险制度的建立，大多是从医疗保险起步的。这项制度从德国走向整个欧洲，并向全世界更广阔的地区扩张。总体来说，经历了以下几个发展阶段。

1. 早期扩张阶段（19 世纪末至 20 世纪 20 年代）

德国率先实行医疗保险后，英国、奥地利、挪威、美国、法国等不少国家都相继有了医疗保险的立法。

英国是医疗保险发展较快的国家，这与其政治背景密切相关。19 世纪下半叶，受政治改革、社会结构变革以及工人力量发展壮大的影响，英国国内政治生活逐步民主化，公民在议会和政界频频发出社会保障改革的呼吁。为了适应改革的形势，执政的保守党或自由党相继推出各种社会改革提案。1875 年、1905 年保守党先后主持通过了《公共健康法》和《失业工人法》，特别是 1911 年颁布的《国民保险法》是当时最重要的一个立法，它表明劳动机会和劳保福利不再是统治者和富人的恩赐与施舍，而是劳动者的合法权益。与此同时，加拿大、瑞典、日本和意大利等国的医疗保险也得到了发展。1914 年加拿大在萨斯喀彻温省创立了第一个医疗保险组织——都市医疗计划，为投保人提供疾病保险服务。1928 年，意大利建立了国民医疗保健服务体系。医疗保险由欧洲发展到其他国家是从 1922 年开始的，亚洲的日本在当年出台了《健康保险法》，建立了欧洲式的强制性医疗保险。1924 年，南美洲的智利第一个采取了与欧洲不同的做法。由于缺医少药，智利没有像欧洲其他国家那样向私人医生缴费，而是为参保人提供医疗和急救设施，雇用医生并向他们支付报酬。1927 年国际劳工组织通过的第 24 号公约《工商业工人及家庭佣工疾病保险公约》和第 25 号公约《农业工人疾病保险公约》，分别要求在工商业和农业实行强制疾病保险制度，对各国进一步完善政策和立法具有指导意义。

2. 全面立法阶段（20 世纪 30 年代至 40 年代前期）

1929—1933 年世界经济危机后，医疗保险进入全面立法时期。这个时期的立法，不仅规定了医疗保险的对象、范围、待遇项目，而且对与医疗保险相关的医疗服务也进行了立法规范。其中，英国颁布的《国民健康法》是这一制度全面发展的典型，并为美、德、法等国家所效仿。20世纪30年代，瑞典社会民主党开始执政时，提出"人民之家"的保障计划，颁布了一系列的社会保障法案，其中就包括疾病保险。1938年日本颁布了《国民健康保险法》，规定所有居民都必须参加医疗保险，并按不同职业分别纳入不同的医疗保险组织，此后日本进入了全民医保的时代。

3. 蓬勃发展阶段（20世纪40年代后期至1973年）

1944年，国际劳工组织在第69号建议书《医疗保健建议书》中，呼吁各国政府满足公民对医疗服务和设施的需要，以便恢复健康，预防疾病进一步恶化，并减轻疾病所带来的痛苦。这项建议表达的医疗保险的新观念——综合普遍地保护健康，被许多国家采纳，并通过立法付诸实践；同时，受《贝弗里奇报告》的影响，医疗保险制度蓬勃发展达到鼎盛状态。到20世纪70年代，近80个国家建立了医疗保险制度，其中一半是工业化国家。这些国家有90%以上的人参加了医疗保险；另一半是发展中国家，虽然这些国家医疗保险的覆盖人群不到30%，但保险范围正在不断扩大。国际劳工组织1963年通过的《医疗护理与疾病津贴公约》和1969年通过的《医疗照顾与疾病津贴建议书》，进一步扩大了疾病保险的适用范围。在这两大文件的指导下，各国不仅扩大了医疗保险的范围，而且提高了医疗保险标准，并放宽了享受条件。

4. 调整与改革阶段（1974年至今）

20世纪70年代的石油危机引发了世界范围内的经济衰退，医疗保险经过几十年的高速发展后进入了调整与改革时期。这是因为：一方面长期以来医疗保险范围的持续扩张以及保障水平的不断提高，使医保支出的增幅高于经济增长水平，当经济进入衰退期后，隐蔽甚深的福利危机便凸显出来。于是迫使各国政府采取了一系列福利紧缩政策，放慢了医疗保险的发展步伐，并对待遇结构与水平进行了一系列的调整。另一方面，人口老龄化的趋势日益严峻，老龄人口的急剧增长与医疗技术的不断进步都加速了医疗费用的上涨。为了抑制这一趋势，各国不得不设法提高医疗保险基金的使用效率，于是围绕医保筹资、医保支付方式、医疗保险基金监管等几个主要方面进行了深入而持久的改革。

（二）中国医疗保险的发展历程

中国医疗保险制度起步较晚，在德国医疗保险建立111年后的1994年，中国才在江西九江与江苏镇江两地开始试点城镇职工医疗保险。在此之前，中国在城市实行的是劳保医疗与公费医疗制度，在农村实行的则是合作医疗制度。这三项制度虽然不是真正意义上的医疗保险，却为城市职工与农村居民提供了基本的医疗保障，并且体现了风险共担以及国家干预的医疗保险思想。尤其是劳保医疗，它是以职工保险的形式出现的（虽然其内核是职工福利），并且是城镇职工医疗保险的前身。随着经济社会的发展，特别是社会主义市场经济体制的建立和改革开放的深入，中国逐步建立了城镇职工和城乡居民的基本医疗保险制度。这部分的详细内容参见本书第十章中国医疗保障制度体系。

本章小结

　　本章系统地介绍了世界医疗保障的发展史。早期的医疗保障主要包括民间医疗慈善与官方医疗救助，是一种以社会救济为主要表现形式的非正式制度安排。医疗慈善与救助是世界早期社会救济体系的重要组成部分。随着风险分摊思想的兴起，更多的人群通过互助医疗或是商业保险的方式共同分担治疗疾病所造成的经济损失。工业革命后，社会化大生产带来的社会风险使人们对风险分摊有了更高的需要，然而当时的互助医疗与商业保险保障水平较低，且保障的人群十分有限，因此近代以来世界各国纷纷兴办国家医疗保险计划，在全社会范围内进行健康风险的分摊，医疗保险成为正式的医疗保障制度安排。

复习思考题 ▶▶▶▶▶▶▶▶▶▶▶▶▶▶▶▶▶▶▶▶

1. 试述宗教组织在民间医疗慈善中发挥的作用。
2. 互助医疗与商业健康保险的区别是什么？
3. 现代医疗保险制度为何首先出现在德国？
4. 简述医疗保险制度的思想基础。

第三章
医疗保障机理

>> 学习要点

　　通过本章的学习，应当理解医疗服务及医疗服务市场的特殊性，掌握医疗保险产品的属性与特点，把握医疗服务市场的失灵以及政府对医疗服务市场干预的意义。

>> 关键概念

　　医疗服务　医疗服务需求　外部性　医疗服务市场　医疗保险信息不对称　不确定性　逆向选择　道德风险　诱导需求　市场失灵　政府干预

　　根据世界卫生组织（WHO）的定义，医疗保障体系的三大目标包括改善人们的健康状况、为人们就医提供资金保障以及满足人们对医疗和健康的期望。[①] 医疗保障是服务型保障，它的核心功能是解决"病有所医"这一民生保障问题，通过提供医疗服务来实现保障功能。由此可以看出，医疗保障体系的核心是医疗服务。

　　医疗服务是医疗机构提供给市场的、用于满足人们医疗保健需要的、以服务形式存在的消费品，属于无形产品。患者到医院就医、获得治疗，同时医院或医生得到服

---

① ［美］贝内迪克特·克莱门茨等. 医保改革的经济学分析 ［M］. 北京：商务印书馆，2017：7.

务的相应回报。从这一交换关系看，医疗服务可以被视作私有产品。

在医疗服务市场中主要存在三个要素：一是医疗卫生服务，通常包括医疗服务、预防服务、保健服务和康复服务等；二是医疗服务的需方，包括患者及其他被服务者；三是医疗服务的供方，包括各级各类卫生服务机构、团体和医生（个人）。本章从卫生经济学的供求分析入手，剖析医疗服务的特殊性，揭示医疗保障机理，为后续章节搭建分析框架。

第一节　医疗服务需求

一、医疗服务需求的产生

（一）医疗服务

1. 内涵与外延

医疗服务是维持生命健康最基本、最重要的消费，具有刚性和不可替代性，这是人的生命价值体现。医疗服务需求的刚性源于健康的价值，人们总会把以消除病痛、恢复健康为目的的医疗服务消费置于重要地位，即便暂时不具备就医条件，医疗服务需求也会因其不可替代性而一直处于隐性状态，不会转移和消失。

医疗服务可以分为基本医疗服务和特需医疗服务。基本医疗服务又包括两大部分：一是公共卫生服务范围，包括疾病预防控制、计划免疫、健康教育、卫生监督、妇幼保健、精神卫生、卫生应急、急救、采血服务以及食品安全、职业病防治和安全饮水12个领域；二是基本医疗范围，即采用基本药物、使用适宜技术，按照规范诊疗程序提供的急慢性疾病的诊断、治疗和康复等医疗服务。[①]

2. 特点

医疗服务与其他行业服务相比存在着差异，具有不可选择性、不可逆转性和信息不对称性，而且医疗消费具有或然性，医疗服务具有外部性。

（1）医疗服务的不可选择性。针对消费者（患者或患者的亲属）而言，医疗服务即为医疗消费。在一般商品和服务性消费中，消费者可以依据市场供求情况和自己的需求欲望、经济状况，理性选择适合自己的消费时间段或具体的消费时间。该时间段或时间一般要做到价格、需求欲望与经济承受能力的平衡。尽管需求欲望强烈，但经

---

① 杨燕绥等. 健康保险与医疗体制改革［M］. 北京：中国财政经济出版社，2018.

济上承受不了，消费者会压抑自己的消费冲动，延迟到合适的时间消费或选择价格低廉的替代性消费品。

在医疗消费中，消费者对消费的时间和替代性消费品的选择空间较小，有时基本上没有选择空间，此即为医疗服务的不可选择性。医疗消费"基本上可以看成是人的生理需求，只要生了病就必须得到满足，没有选择的余地"①。这又加重了医疗卫生服务市场的卖方市场特性，而进一步弱化了消费者的地位。同时致使医疗服务市场的价格发现机制扭曲，医疗消费的价格弹性较小，单靠市场机制很难形成医疗服务市场中较为公平的价格机制。

（2）医疗服务的不可逆转性。对于一般商品与消费性服务，消费者具有主导权，不满意可以按照合同约定要求退（换）货或重新提供服务，具有明显的可逆转性。而医疗服务过程与生产过程不可分离，消费者不能试用，消费者一旦接受了医疗服务，就要承担治疗后果；即使消费者发现没有得到满意的治疗而更换医生或医院，但是治疗时机或原先的治疗的结果已不可恢复，此乃医疗消费的不可逆转性。

为降低机会成本，消费者或潜在的消费者都会背离一般商品与服务消费的"市场需求与市场供给的层次性对应规律"②，而在生病时大都会尽力选择最优与最安全的治疗。源于医疗服务的技术性，医疗服务市场的准入门槛较高，程序较为烦琐，医疗卫生服务的供给是有限的，而最优医院与最优医生的供给就更为有限。可见，完全竞争情况下医疗市场必然形成畸高的均衡价格，并且最优供给永远处于拥挤状态。无疑，人们在选择医院和医生时，会特别在意医院和医生的质量。这样，医疗资源极易发生错配，即最有经验的医生分配给了最有购买力的富人，可能治疗的是最简单的病；而最没有经验的医生却分配给了最没有购买力的穷人，需要面对的可能是最复杂的病。

（3）医疗服务的信息不对称性。在一般商品与服务消费中，提供者与消费者之间地位的差异性主要表现之一即为信息的不对称性。鉴于信息收集与传递需要成本，加之信息的拥有者为了维持自己的信息优势可能会人为封闭信息，可以说信息不对称是任何市场的常态，也是任何商品与服务消费中的常态，只能尽量消减信息的不对称程度，而不能完全消除。在医疗知识的艰深性导致很多消费者对医疗服务的相关信息知之甚少，加之医患双方委托代理关系的特点与疾病发生、疾病治疗的不确定性，服务的提供者与消费者间信息的不对称程度远远超过一般商品与服务消费。

（4）公私物品的边界模糊。由于存在非排他性和非竞争性典型特征，大多数卫生服务产品具有公共产品属性。公共卫生服务是一类不适宜私人占有或提供的服务，因

---

① ② 杜仕林. 医改的抉择：政府主导还是市场化 [J]. 河北法学，2007（5）.

而通常由公众共同占有、使用、消费和生产。因此，公共卫生服务的供给不能以追求最大化利润为市场取向，而应把追求社会效益最大化放在首位，谋求社会效益和经济效益的统一。

一些存在外部正效应的医疗服务，如预防保健，由于社会效益大于卫生机构效益也大于消费者私人效益，不仅消费需求价格弹性大，而且卫生机构的产量决策往往只根据机构利益，因而医疗服务的市场化会使卫生机构不愿意或较少生产供给这类医疗服务，使这类医疗服务少于社会需要量或最优产量；医疗服务市场的外部性是市场机制本身难以解决或不能解决的问题，需要强有力的公共干预。

（二）医疗服务需求

1. 内涵与外延

医疗服务需求是指一定时期内和价格水平下，居民总体意愿且有能力购买的医疗服务及其数量。医疗服务需求构成有两个条件：一是居民购买服务的愿望；二是居民购买服务的支付能力，包括个人支付和社会互济。从结构角度看，包括个人需求和社会总需求。

医疗服务需求分为基本医疗服务需求、特殊医疗服务需求和个性化医疗服务需求。基本医疗服务作为健康保障的公共品和准公共品覆盖全体居民，需要国家依法建立合理的补偿制度。特殊医疗服务需求主要面向荣誉国民和贫困家庭，也需要国家依法建立补偿制度。个性化医疗服务需求由个人和家庭自理。[1]

2. 医疗服务需求的派生性

贝克尔（Becker）[2] 博士在 1965 年所提出的家庭生产函数，区分从市场上直接购买到的物品（marker goods）与消费品（consumption commodities）两种不同的概念，在家庭生产函数模型下，消费者从市场上购买各种物品，并结合自己的时间，生产可获得效用的消费品。因此，消费者购买医疗服务的目的，并不是需要医疗服务本身，而是需要健康。医疗服务是消费者用于生产健康的投入要素，因此，医疗服务需求是消费者对健康需求的派生需求（derived demand）。

格罗斯曼（Grossman）博士利用 Becker 博士所提出的人力资本概念，将个人健康视为随着年龄增长而折旧的资本存量，初始存量的质量一部分是先天的，另一部分则是后天的，健康是能提高消费和满足程度的资本存量。这一理论模型指出，至少在一定年龄之后，年龄的增加意味着健康资本折旧率的提高，使消费者必须增加投资来补

---

① 杨燕绥等. 健康保险与医疗体制改革 [M]. 北京：中国财政经济出版社，2018.

② Becker·Gary S., Michael Grossman and Kevin M. Murphy. Rational Addiction and the Price on Consumption [J]. American Economic Review，1991（81）：237-241.

充健康资本存量的不足。因此，消费者对医疗服务的需求会随着健康资本折旧率（年龄）的提高而增加。对人力资本总投资可以分为获取和维护成本，一个人如果要维持或提高健康存量就必须投资生产健康的相关要素，如医疗服务。[①]

二、影响医疗服务需求的因素

图 3-1 中的生产可能性曲线描述了消费者对健康投资和家庭商品的不同选择组合，无差异曲线 U^* 和 U^{**} 提供了不同的消费者的时间偏好率，当无差异曲线与生产可能性曲线相切时，切点是不同的家庭物品和健康投资的最优数量。

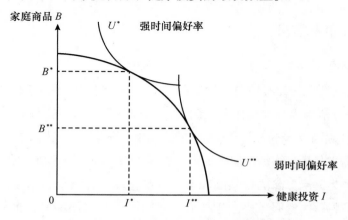

图 3-1　健康需求决定家庭物品和健康投资的最优数量

资料来源：［美］舍曼·富兰德等. 卫生经济学（第六版）［M］. 北京：中国人民大学出版社，2011.

如果消费者有较强的时间偏好率，他将选择高的当前消费 B^* 和相对较低的健康投资 I^*；如果消费者有较弱的时间偏好率，他将选择相对低的当前消费 B^{**} 和高的健康投资 I^{**}。人们的收入可以分配到健康投资或家庭商品，在购买医疗保健所带来的效用和购买其他商品所带来的效用之间存在替代关系，这样构成的消费者标准预算约束理论，是讨论医疗服务需求的基础。

（一）对标准预算约束模型的分析

1. 消费者均衡

卫生经济学利用标准预算约束模型来解释医疗服务需求，在预算约束下消费者

① Michael Grossman. The Demand for Health：A Theoretical and Empirical Investigation ［M］. New York：Columbia University Press，1972a.

选择的无差异曲线有严格的假设：消费者是理性的，有完全的信息并对未来没有不确定性，即重要决策都是在未来确定的条件下作出的。从经济理论上说，消费者选择的逻辑是直接的，即消费者可能选择任何可负担的组合或"一篮子"商品。如果把真实世界的众多商品抽象成仅有的两种商品：一是医疗服务商品，如就诊（visits）；二是其他商品（other Goods）。不同的无差异曲线描述消费者的偏好，向下倾斜的预算线描述消费者的预算约束，无差异曲线与预算线的切点则是消费者选择的最优组合。

每个均衡点 E 上，无差异曲线的斜率与预算线的斜率相等。无差异曲线的斜率也成为边际替代率，它表示消费者愿意用其他商品来替代医疗服务商品的比率（Marginal Rate of Substitution，MRS）；预算线的斜率是价格比的相反数，它表示在现有市场价格下消费者能够用其他商品来交换医疗服务商品的比率。在这个均衡点 E 上，购买同额度其他商品和同额度医疗服务的效用相等。

当固定收入不变，而市场上其他商品和医疗服务价格发生变化时，预算约束线的斜率相应变化，如图 3-2 所示，将产生新的均衡点 E_1、E_2、E_3。从 E_1 向 E_3 的变化中，在最高价格 P_{V^1}，均衡点为 E_1，购买了 V_1 的医疗服务；而在最低价格 P_{V^3}，均衡点 E_3，医疗服务的次数上升了，因为医疗服务相对于其他商品变得便宜了。

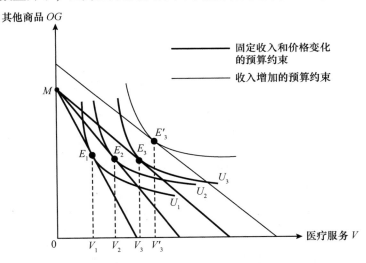

图 3-2　医疗服务费用和/或收入变化导致医疗服务次数的改变

资料来源：［美］舍曼·富兰德等. 卫生经济学（第六版）［M］. 北京：中国人民大学出版社，2011.

图 3-3 是将图 3-2 中的 P_{V^n} 与 V_n 不同组合构成了点 A、B、C，表示消费者对价格变化的反应。

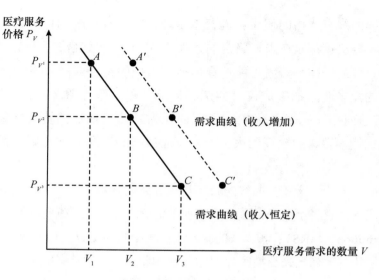

图 3-3　医疗服务需求的数量

资料来源：［美］舍曼·富兰德等. 卫生经济学（第六版）［M］. 北京：中国人民大学出版社，2011.

消费者需求对价格的敏感度由价格弹性衡量。价格弹性 E_P 是数量变化的百分比与价格变化的百分比的比值。

$$价格弹性 = E_P = \frac{(\Delta Q / Q)}{(\Delta P / P)} = \left(\frac{\Delta Q}{\Delta P}\right)\left(\frac{P}{Q}\right)$$

因为需求曲线的斜率为负数，$\left(\dfrac{\Delta Q}{\Delta P}\right)$ 总是为负数，价格上涨需求减少，价格下跌需求增多。弹性绝对值越高（从图上看，离原点越远），消费者对价格变化越敏感。价格弹性是医疗服务需求弹性的核心，实验数据得到的大多数价格弹性在缺乏弹性的范围内，即（-1，0），说明消费者对价格的敏感度不是很高。例如，医疗服务的价格弹性是（-0.2，-0.8），那么医疗服务价格提高 10%，需求量降低 0.8%~2%。而且，总体来看，对医疗服务的需求要比对单个医生的服务的需求更没有弹性，因为，医疗服务几乎没有替代品，而单个医生却有替代品。

需求对价格变化的敏感度也可以由收入弹性来衡量。收入弹性 E_Y 是需求数量变化的百分比与收入变化百分比的比值

$$收入弹性 = E_Y = \frac{(\Delta Q / Q)}{(\Delta Y / Y)} = \left(\frac{\Delta Q}{\Delta Y}\right)\left(\frac{Y}{Q}\right)$$

当收入增长，需求曲线外移，离原点越远，A、B、C 会随之变化为 A'、B'、C'。经济理论显示，对绝大多数商品而言，收入的上升将带来更多的购买。对于正常品医

疗服务而言，需求弹性为正数，$\left(\dfrac{\Delta Q}{\Delta Y}\right)$ 总是正数，收入上涨需求增加，收入下跌需求降低。根据研究数据显示，医疗服务的收入弹性是（0，1），意味着收入敏感度相对较低，医疗服务是缺乏弹性的"必需品"。

最后，尽管简化限定条件下，二维的无差异曲线不能很好地适应更多的替代品和互补品的研究，但是其他商品价格变化的影响仍可以被分析出来：医疗服务替代品（如去其他医疗机构就诊）的价格上涨会使得医疗服务的需求上升；互补品（如诊疗费）价格的上升会降低医疗服务的需求。

2. 健康状况和需求

图 3-4 表示消费者在不同健康状况下的选择。假设两个时间内，除了健康状况，其他的经济状况与市场状况均相同。在时间段 1（均衡点 E），消费者是健康的，对其他商品的偏好高于医疗服务；而在时间段 2（均衡点 E'），消费者的健康状况差了许多，更加偏好医疗服务。

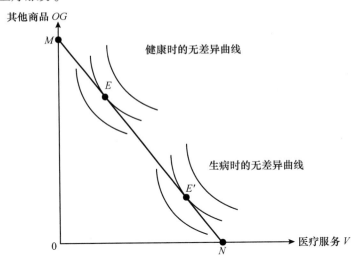

图 3-4　疾病影响偏好

资料来源：［美］舍曼·富兰德等. 卫生经济学（第六版）［M］. 北京：中国人民大学出版社，2011.

根据标准预算约束模型的分析，价格、收入水平、偏好、健康状况和其他环境因素都对医疗服务的消费产生影响。

（二）等候时间

在获取服务、办理手续以及等待就医方面，医疗服务需要耗费时间。研究发现，消费者对时间的偏好，会将时间视作机会成本。如果只考虑医疗服务的货币成本，那么就会发生成本核算的偏差。以服务价格低、患者共付低但时间的机会成本高为例，经济成本（含时间成本）与货币成本会产生较大的差异。一般情况下，经济学家将时间换算成价格来计算机会成本，例如，1 小时值 10 美元，那么时间就有了价格弹性，可以用标准预算约束模型来进行分析。

假定穷人比富人有一个更低的时间机会成本，我们可以预计，他们可能更能忍受在私人诊所或门诊大厅中长时间的等待。时间价格弹性对医疗服务需求会产生显著的影响，例如，英国的国家卫生服务免去了绝大部分医疗保健资源使用的收费，等待时间的价格仍是一个配给因素。

（三）共付保险率

对保险的研究显示，共付保险是医疗服务需求的影响因素，它是通过影响有效价格起作用。当保险公司支付了消费者医疗费用的一部分后，余下的由消费者自付的比例被称为共付保险率（r），假设如果有更多的保险，r 可以进一步降低。

第一种验证方式：在共付保险下的需求量可以从直接支付费用的需求曲线上得出。假设消费者没有医疗保险，那么他需要自付所有医疗费用，即图 3-5 的 D_0 的需求曲线在市场价格 P_1 下，需求量为 Q_1。假设在不改变其他因素的情况下，消费者购买医疗保险，保险公司支付医疗费用的 50%，则共付保险率 $r=0.5$。市场价格 P_1 已不再是有效价格，有效价格变成 $0.5P_1 = P'_1$，代入需求曲线 D_0 可以得出需求量变为 Q'_1。这就完成了第一种验证。

第二种验证方式："旋转地移动"在市场价格下的需求曲线。当消费者的 50% 医疗费由保险公司支付，P_1 对应 D_0 的需求曲线上 Q_1 就会转变成 Q'_1，用 $P_1Q'_1$ 可以绘制新需求曲线的 D_1 均衡点 E，由于购买保险，医疗服务需求曲线会以 B 为中心点由 D_0 转向 D_1。因而得出结论：购买保险会使消费者的需求增加，需求弹性降低。

对于个体消费者而言，共付保险率提升了医疗服务需求，但个人只是价格接受者，单独的个体行为不能影响市场价格。如果市场中众多消费者的共付保险率是变化的，那么市场的供给曲线可能是向右上方倾斜的，价格越高，生产者将提供更多的市场供给。

图 3-6 显示一条向右上方倾斜的供给曲线中的均衡价格和数量，原先的市场均衡价格是 P_0，均衡数量是 V_0，由于共付保险率的降低，则增加的市场需求会使市场需求量上升至 V_1，市场价格上升至 P_1，总的医疗费用从 P_0V_0 上升到 P_1V_1。

美国的兰德医疗保险曾开展过一个覆盖 6 000 名参与者的实验。人们被随机分配到

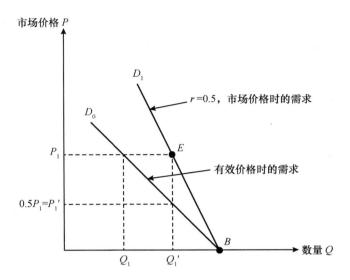

图 3-5　共付保险率对卫生保健需求的影响

资料来源：［美］舍曼·富兰德等. 卫生经济学（第六版）［M］. 北京：中国人民大学出版社，2011.

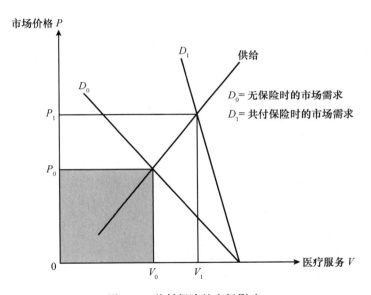

图 3-6　共付保险的市场影响

资料来源：［美］舍曼·富兰德等. 卫生经济学（第六版）［M］. 北京：中国人民大学出版社，2011.

不同的消费者成本共担（cost-sharing）方案组中，每个人都有商业健康保险，但不同的实验组的商业健康保险会因不同自付比例而有所不同。个人自付部分分别为 0、

25%、50%或95%，最高自付额为1 000美元（1970年）。实际上，大约有1/3的家庭达到了最高自付限额（止损点），具有较强的约束力。实验证明，消费者个人自付部分越高，医疗支出越低；当消费者需要支付较高比例的自付成本时，实际上他们花费更少。随机对照实验的证据表明，当人们拥有医疗保险时，会倾向于消费更多的医疗服务，医疗保障水平越高，医疗服务消费越多。[①]

（四）其他因素

1. 民族和性别

在其他因素不变的情况下，一些美国研究发现，黑人倾向于消费较少的卫生保健。差异可能部分源自社会原因，如黑人或其他民族可能不愿意消费卫生保健，或可能被白人医生区别对待；部分源自地理因素，如西部人较少去医院看医生，或者中北部常年冰雪的地区家庭医疗护理的使用率更高。世界范围内，研究人员在继续探索不同民族、文化群落、肤色等因素对医疗服务需求波动的影响，未来可以解释更多的医疗服务需求问题。如果在中国进行类似的研究，56个民族与东、中、西部地区的交叉作用，应该也能得出比较丰富有趣的研究结论。

性别是人口社会学因素中考察个人特征的基本变量。研究显示，女性对医疗服务的需求高于男性。在青少年时期，男性和女性在医疗上的花费大致相同。在成年时期，女性在育龄阶段医疗花费大约要比男性多50%；但是当男性住院时，他们住院的时间超过女性的50%。男性因为生活方式的选择，如喝酒、吸烟和暴饮暴食，容易遭受更多的健康损失。但从目前的经济发展来看，越来越多的女性进入劳动力市场，在生活方式选择上与男性的差别正在缩小。相对于男性，女性的期望寿命更长，在高龄的阶段，女性特殊生理特点会引发高患病率，女性老年患者对医疗的利用率较高。2018年全国第六次卫生服务统计调查数据显示，女性老年人的慢性病患病率（61.5%）高于男性（56.8%）。[②]

2. 居住区域

有研究表明，卫生保健的差异源于居住地状况，在美国，乡村居民使用更少的医疗，可能是因为适应乡村生活的人们有不同的偏好、健康状况或对医生的态度，正如前面提到美国西部人对医疗服务的需求少，可以理解为西部地区乡村面积较大。对医疗服务需求的研究，也涵盖地理形式的研究，必须考虑乡村到医院的路途，时间也有

---

① 谢明明等. 道德风险还是医疗需求释放—医疗保险与医疗费用增长［J］. 保险研究，2016（1）.
② 国家卫生健康委统计信息中心. 全国第六次卫生服务统计调查专题报告（第二辑）［M］. 北京：中国协和医科大学出版社，2021：38-40.

机会成本，影响了乡村居民寻求医疗服务的总经济成本。

关于中国农村医疗需求影响的研究越来越多，逐渐成为研究医疗需求的重点之一。新农合时期，"低保费、高共付率"的机制，使贫困农民与非贫困农民的收益产生区别，亟须针对贫困农民的医疗服务利用进行适度倾斜。部分研究认为，在中国农村贫困地区，经济困难是制约农民医疗服务需求的瓶颈；为应对农民医疗服务需求，注重细分不同人群的健康需求以及提高补偿比例等措施应成为今后重点考量的政策选择。

3. 教育程度

大部分经济学家认为，教育能改善一个人对卫生和家庭物品投资的效率。更高的效率包括遵医嘱和掌握更多对吸烟、酗酒、吸毒等会危害健康的知识和处理能力。因此，教育与更好的健康状况是相关的。研究发现，教育有助于提高个体健康意识，有助于个体掌握利用医疗服务的必要信息，因此较高的教育水平会使个体利用更多的医疗服务。实证研究表明，教育对医疗服务需求的影响较难预测，问题的复杂性在于教育可能和收入产生复合的影响作用，大概率上，受过教育的人可以赚取更高的收入，那么就必须单独讨论教育、收入如何分别影响健康生命。

4. 年龄、健康状况与不确定性

个人对医疗服务的需求通常是疾病引致的。研究表明，老年人更容易患病，因而对健康的需求会随着年龄的增加而增加，老年人医疗服务的消费是年轻人的3~4倍。

健康状况与医疗服务使用之间存在较为复杂的关系，假如消费者已经开始寻求医疗服务，而医疗服务的消费量并不能直接决定健康状况。这给研究带来了许多挑战。老年人的健康状况与医疗服务需求的价格弹性之间的关系也是研究重点之一，尽管还没有明确的理论解释，但健康状况越差对医疗服务的价格越不敏感。[①]

不确定性也会影响医疗服务的需求，保持健康的愿望会增加预防性需求（precautionary demand）。老年患者的风险承受能力较差，为了长期内的均衡效用，可能会选择提早购买保险，以避免福利的突然下降和对自己产生不利影响。

标准预算约束模型及其拓展分析中，经济学家假设消费者是理性的，有完全信息，并对未来没有不确定性，即重要决策都是在未来确定的条件下作出的。但卫生经济学却是非常独特的，作为一门独立学科的出现一般可以追溯到肯尼思·阿罗（Kenneth Arrow）的重要论文《不确定性和医疗服务的经济学》（《uncertainty and the welfare economics of medical care》）。阿罗强调了信息不充分和不确定性的作用，他认为与其他商品不同，医疗服务具有不确定性、道德风险、逆向选择和供给诱导需求等特点。

---

① 张蕾. 个体医疗需求及其影响因素综述［J］. 卫生经济研究，2012（2）.

阿罗认为医疗服务需求在以下方面存在不确定性：一是医疗服务的需求存在不确定性和不可预见性，这是由疾病发生的不确定性决定的；二是医疗服务的过程与结果存在不确定性，并非接受了医疗服务就一定能达到预期结果；三是医疗服务的需求会因为医生出于私利的诱导产生偏差；四是医疗服务的需求与医疗保险交叉作用时，产生了道德风险和逆向选择问题。我们将在本章第二节中逐步展开不确定性对医疗服务市场以及供求关系的影响分析。①

第二节　医疗服务市场

相对于医疗服务的需方，医疗服务的供方对医疗服务市场的影响更为显著，供方包括各级各类卫生服务机构、团体和医生（个人）。本节将对医疗服务的供方展开全面的分析。

一、医疗服务的属性

医疗服务供给是有限的，具有专业性和技术性等特点；医疗服务供需存在费用支付多源、信息不对称、供需边界模糊等现象。在某种意义上，医疗服务是一种"信任物品"，医疗服务供方与需方之间在一定程度上首先是救助与被救助的信任关系，其次才是服务与被服务的交换关系，这是医疗服务供给需求与一般商品市场供给需求的重要区别。

（一）医疗服务供给的专业性、技术性和有限性

医疗服务作用的对象是具有异质性的、宝贵的人体，而且医疗服务消费具有不可逆转性。鉴于医疗服务的高风险性，医疗服务行业必须具有较高的知识、技术进入门槛，只有接受过正规医学专业教育多年并获得行医资格的人以及具有完备设施和准入资质的医院，才有资格提供医疗服务。在一定的时间内，医生的供给是有限的，医院的总供给量也是有限的，而拥有高超医术的医生、先进诊疗设备和高效管理方法的优秀医院的供给更为有限，因而医疗服务的供给量难以在短时期内有较大幅度的改变。而且医疗服务供给还要受到社会经济发展水平的制约，因此相对于日益增长的医疗服务需求而言，医疗服务社会总供给量不足。具有公共产品性质的医疗服务，如对空气和水污染的控制、控制疾病传播的生物媒介和健康教育等，在消费上具有非竞争性和

---

① ［美］舍曼·富兰德等. 卫生经济学（第六版）［M］. 北京：中国人民大学出版社，2011.

非排他性，不付费的人可以"搭便车"，致使医疗服务供方因无利可图而缺乏提供的动因，造成市场无法提供。①

（二）医疗服务供需边界的模糊性

由于在医疗服务的利用选择上，医生处于主导地位，他们是患者的代理人，利用专业知识和经验作出各种需求决策。因此，医疗服务的选择是否合理通常取决于医疗服务供方。这样，医疗服务供方同时扮演了服务需求决定者的角色，供需双方边界有所重叠，难以准确划分。在这种对供方有利的情况下，医疗服务供方可能会出于利益动机而依靠其掌握的知识鼓励过度消费，或者相反，根据适用的激励制度拒绝使用某些费用，而患者因缺乏专业知识和经验处于被动地位，难以质疑医疗服务供方的建议。

从医疗服务的供给和需求特点可以看出消费过程中供方的强势地位。当前我国"看病难"主要表现为部分人群的医疗服务可及性差和大医院就医难。前者是由于医疗服务供给的结构不均衡，卫生资源配置集中于经济发达地区、城市和部分医疗机构；后者是由于医疗供给的有限性，尤其是高质量的医疗服务供给更为有限，具有明显"质量偏好"且又缺乏足够信息的患者在寻求医疗服务时追逐大医院和有名的医生，造成医疗服务消费拥挤。

二、医疗服务市场的特殊性

医疗服务市场是医疗服务产品交换的场所或领域的总称，是各相关经济主体之间全部交换关系的总和，更是一种卫生经济资源配置的调节机制或手段。无论从市场构成或运行机制看，医疗服务市场具备一般商品市场的共性。同时，由于医疗服务产品不同于一般的商品或服务，使得医疗服务市场是一个不完全的市场，有其本身的特殊性。

（一）医疗服务市场与一般商品市场的比较

经济学效用理论表明，在一般产品及服务市场环境下，消费者可以根据自己的知识、经验，按照自己的意愿有针对性地购买产品或服务，从而获得最大效用。但是，这种情形并不能简单移植到医疗服务市场中。经济学家斯蒂格利茨（Stiglitz J. E.）把医疗服务市场和一般商品市场进行比较后，发现医疗服务市场具有较强的特殊性，认为信息不对称是医疗服务市场的主要特征之一，将医疗服务市场的特殊性归纳为信息、供给、产品、目标和费用五个方面，具体如表3-1所示。

---

① 唐芸霞. 论我国医疗服务市场的失灵及对策［J］. 理论月刊，2007，5.

表3-1 医疗服务市场与一般商品市场的属性比较

	一般商品市场	医疗服务市场
信息	需求方信息比较充分	需求方信息不充分，高度不对称
供给	存在很多供给方	医院数量受到限制
产品	具有同质性	具有异质性
目标	利润最大化	大多数医院是非营利医院
费用	消费者支付	消费者可能仅支付一部分费用

表来源：Stiglitz J. E. Economics of the Public Sector（2nd edition）[J]. New York：W. W. Norton& Company, Inc. 1998：290.

（二）医疗服务市场的非完全市场化

1. 医疗服务产品的特殊性

医疗服务产品的不确定性可能比其他任何商品都要显著。疾病的发生与疾病的治疗效果一样不可预测，并且很难从他人的间接经验中进行学习。对于一个已经患病的人来说，有两个主要的不确定性：一方面，他对医疗效果存在不确定；另一方面，由于信息不对称，他自己的不确定性与他的医生所判断的不确定性可能大不相同。医患之间的信息不对称，扭曲了彼此的关系。

2. 医疗服务的公平性要求

生命权和健康权是人的基本权利，而医疗服务为这种基本权利提供保障。如果缺乏公共干预，医疗服务完全市场化，则会形成社会收入状况的差距决定卫生服务利用的差距，相应地决定健康水平差距的情况，并由此决定收入状况差距的耦合共生关系。市场竞争的结果必然是收入分配的两极化，而收入分配的两极化又必然造成严重的卫生服务、健康乃至社会公平问题。

3. 医疗服务供求效益的外部性

对存在外部正效应的医疗服务，如预防保健，由于社会效益大于卫生机构效益也大于消费者私人效益，不仅消费需求价格弹性大，而且卫生机构的产量决策只根据机构利益，因而医疗服务的市场化会使卫生机构不愿意或较少生产供给这类医疗服务，使这类医疗服务少于社会需要量或最优产量。医疗服务市场的外部性是市场机制本身难以解决或不能解决的问题，需要强有力的公共干预。

（三）医疗服务市场的非完全竞争性

市场竞争完全性或称充分性，既表现为市场主体数量的充足性和结构的多元性，又表现为市场主体间的充分、自由竞争的实现。在西方经济学中，从亚当·斯密"看不见的手"的原理一直到目前的完全竞争模型，都在强调竞争的有益作用。但是，卫生经济学表明，医疗服务市场与一般商品市场有明显不同，它不是完全竞争的行业。在医疗服务市场中，因为医疗卫生行业的进入门槛较高，加之配套性优惠政策、措施的缺乏，投资回报率低，社会资本进入医疗服务市场有障碍，很难形成与公立医院相抗衡的民营医院，市场主体数量上不充足，结构上较为单一，满足不了医疗服务需求，因此带有明显的卖方市场特色。卖方与卖方之间的良性竞争机制基本没有形成，大多是借助行政性权力而形成行政垄断。公立医院在经济上既享有政府的投入和"政策性优惠"，又在营利性医疗服务中与私立医院进行"不平等的市场竞争"。从某种角度看，医疗服务市场的竞争仅仅限于买方与买方间的竞争。由买方与买方之间的竞争结果必然是形成卖方垄断市场和价格畸高，而导致富人排斥穷人，最后只能是穷人看不起病。①

（四）医疗服务市场的非普遍性

市场的不普遍主要表现为价格机制的缺位。在医疗服务市场中，医院越多、价格越高，似乎竞争引来的不是医疗服务价格的下降而是价格的持续上扬。这就是医疗服务市场的特殊性所导致的价格形成机制的缺失。医疗服务的高科技性，加之医患双方的委托人与代理人的关系特点，反映到医疗服务市场就表现为信息的严重不对称性。通常，由于消费者具备的医疗服务信息不完全，对医疗服务需求的数量、种类、质量、服务乃至价格缺乏了解，很难事先作出正确判断和理性选择，使消费的盲目性和选择成本增加。同时，由于供方拥有足够信息从而居于主导地位，并以需方"代理人"和"服务提供者"的身份对服务作出需求选择，并可能创造需求或诱导需求，使医疗服务需求存在明显的被动性和求助性。另外，由于医疗服务产品是非物质产品，医疗服务的生产与消费过程具有时空同一性，从而决定了医疗服务产品的生产既不能提前进行，也不能运输或储存，增加了消费者的选择成本和被动性。

在政府投入不足的情形下，医院与医生容易结为创收共同体，医院形成内部人控制，对医生增加患方医疗成本的行为"不闻不问"，甚至通过给医生或科室下达创收指标，迫使医生进行权力寻租。在我国现行医院管理体制中，公立医院是由卫生行政管理部门代表政府出资，并由其监督管理，使得一些公立医院存在乱收费等违法违规行

---

① 杜仕林. 医改的抉择：政府主导还是市场化——基于医疗卫生服务及其市场特殊性的分析 [J]. 河北法学，2007（5）.

为。以上众多因素不难解释医疗服务市场价格畸高、价格形成机制缺失的原因。①

三、市场失灵与政府干预

（一）市场失灵

医疗服务供给和需求的特点以及诱导需求的供需规律，决定了医疗服务市场与一般商品市场相去甚远，存在着严重的市场失灵，即通过市场机制不能实现资源配置的优化，社会需要不能得到充分的满足，资源不能得到有效的利用。医疗服务市场失灵的主要原因包括信息不对称、公共产品的外部性、医疗服务产品的同质性差、市场垄断以及不公平性等。

在医疗服务市场上，由于医院或医生与病人之间存在着信息不对称，导致医生不一定是从病人的角度着想，而可能会从自身利益出发，诱导病人进行过度消费。正是由于医疗服务市场中存在的信息不对称，以及公共产品的外部性，导致了医疗服务市场的不完全，存在着道德风险、逆选择和诱导需求等市场失灵情况，具体表现为如下五点。

1. 卫生垄断降低了医疗服务效率，使卫生技术进步缓慢、疾病经济负担增加

由于医疗服务产品不能满足"商品同质性"要求，增加了患者的选择成本，限制了患者的选择范围，弱化了卫生机构之间的竞争环境；再加上医疗服务市场存在较高的准入门槛以及卫生机构规模经济、医患代理关系等原因，使医药集团处于垄断地位。同时，不同卫生服务产品的可替代性和竞争性不同，使卫生机构即便在低质、低效、低量的前提下运行，也能获得超额垄断利润，从而限制了市场竞争的作用，降低了市场配置资源的效率和卫生福利水平，致使市场竞争失效，需要政府的干预。

2. 信息不对称影响卫生资源利用效率的提高

因为卫生服务供求间存在显著的信息不对称，医患之间不仅存在"委托代理关系"，也存在医患双方"激励"不相容的市场缺陷，容易出现服务提供者诱导需求等现象，使卫生服务费用不合理上涨，并使稀缺的卫生资源浪费或低效，也降低了卫生服务的可及性与可得性。同时，卫生服务需方与筹资机构之间，以及卫生服务供方和管制者之间均存在鲜明的信息不对称现象，影响了卫生资源的配置和使用效率。显然，要提高卫生资源的配置效率和公平性，卫生服务的强有力监管是政府不容推卸的责任。

---

① 杜仕林. 医改的抉择：政府主导还是市场化——基于医疗卫生服务及其市场特殊性的分析 [J]. 河北法学，2007 (5).

3. 效益的外部性影响市场调节对卫生服务供给和资源最优配置的效力

由于居民对公共卫生服务的"需求不足"，以及公共产品具有边际收益递增的特性和自然垄断倾向，私人市场的竞争不能提高供给效率。卫生服务的市场化和政府职能弱化，易于造成具有正外部性的卫生产品（如公共预防）供给不足，而具有负外部性的卫生产品（如抗生素的大量使用）过度供给，导致卫生资源配置的扭曲和效率的低下。根据 2020 年统计数据，运用地理集聚度、人口集聚度和经济集聚度对我国各省份近年来的卫生资源配置进行合理性分析，我国各地区卫生资源配置合理性差异较大。[①]在农村，不仅计划免疫控制以外的某些传染病、地方病等在很多地方还没有得到有效控制，同时，绝大多数地区缺乏有计划地开展慢性非传染病的防治工作，以至于一些西部农村的基本医疗保健服务指标难以达到国家规划的最低限标准，从而使农村地方病、传染病、妇幼疾病大有蔓延扩张之势，需要政府强有力的公共支持。[②]

4. 市场竞争会导致卫生服务利用与健康状况的"不平等"，会形成收入不平等的恶性循环

卫生服务市场是以支付意愿和支付能力为基础配置卫生资源的，卫生服务的分配取决于消费者的收入水平。高收入者由于具有高购买能力而对卫生服务具有高需求、高利用，从而具有高健康存量，并形成高水准的人力资本，由此获得高收入而形成良性循环。对低收入者而言，卫生服务只能是高需要、低需求、低利用，容易导致低健康，影响生产能力，从而影响收入水平，形成恶性循环。这两种循环会导致卫生服务分配的不公平扩大，健康公平问题突出。另外，卫生服务的市场化，必然出现寡头垄断，加上地理可及性以及医疗服务的价格和收入弹性因素，不断加剧卫生服务的公平分配问题。人人享有获得基本卫生服务的权利，而公共财政支持与政府干预是实现公平的医疗卫生保障和健康公平的有力保证。

5. 市场调节不能解决宏观卫生资源的配置效率与总量平衡问题

现行的卫生服务体系存在"重医疗、轻预防"的问题；公立医疗机构普遍存在医疗资源的配置效率和技术效率低的问题，而且缺乏质量和竞争意识。同时，许多乡村医疗机构存在生存问题：在农民未就诊率、未住院率居高的同时，卫生机构重叠与卫生资源闲置浪费并存，有限的卫生资源不能有效利用。因此，宏观卫生资源的配置效率与总量平衡只有依靠政府制定与实施区域卫生规划，通过全行业系统管理来实现。在经济转型中，无论采取哪种改革模式，都不可能在短期内创造出统一、开放、竞争、有序和完善的卫生服务市场体系。市场机制不仅本身存在缺陷，而且由于我国的市场

---

① 臧慧等. 基于集聚度的我国卫生资源配置合理性分析［J］. 卫生软科学，2021（10）.
② 李涛. 中国卫生发展绿皮书（2015 年）［M］. 北京：人民卫生出版社，2015：302-304.

体制还处在转型中，因而存在功能不足，特别是目前的卫生服务市场更多地表现为缺乏竞争、缺乏统一和秩序，需要政府主导下的改革促进。

（二）政府干预医疗服务市场的目的和手段

1. 解决医疗产品的外部性并提供公共产品

政府应如何解决医疗产品的外部性和公共产品问题呢？至少，政府应该为相关的有成本效益的活动提供资金。对任何政府来说，唯一符合经济学逻辑的选择是对优先公共卫生项目提供全额资助。对我国来说，这就意味着政府必然加大对公共卫生的投入。从边际效用最大化的角度来说，政府希望用最少的纳税人的钱，提供适度的、质量适宜的公共卫生活动。政府对于"个人"公共卫生服务，例如，免疫和其他针对特定个人的干预活动，可能要依据事先商定且确实符合实际的价格，向医疗机构支付服务费用，同时要建立核定服务和质量控制机制。国际经验表明，可以安排初级保健机构和医院提供公共卫生服务。对于面向普通人群的公共卫生服务，例如，并非针对特定个人的监测与监督项目，政府可以与服务供方或其代理机构（这些医疗机构或其代理机构可能是专职公共卫生机构）签订协议。政府补贴的支付水平要与各种绩效指标的完成程度挂钩，并禁止机构获得政府补贴以外的其他收入。

2. 应对医疗服务市场的信息不对称

医生与患者之间的信息不对称是政府干预卫生领域的另一个理由。医生相对于患者的信息优势使医生有机会滥用职权，提供不必要或不适当但有利可图的服务，或降低服务质量。解决这个问题政府要设置各种机制，如规制私人医疗机构，包括给医师颁发执照，建立质量保证过程，建立患者寻求赔偿的机制、诉求的渠道以及其他措施等。但是，这种最少干预的方式实施起来可能既困难成本又高。因此有些国家选择"软化"医疗机构的利益驱动或者创造条件建立非营利性医疗机构，或者通过公立医疗机构提供服务（如济困医院、平价医院等）。在弱化利益动机的同时，增强医疗机构的成本意识。规制公共卫生系统，包括审批和颁发执照，制定行业标准，通过医疗机构组织促进自我规制，以及监督和控制药品的处方权和价格、销售，可削弱医疗机构利用其信息优势为己牟利的动因。

3. 向弱势群体提供医疗救助

政府干预医疗服务市场的另外一个手段是向弱势群体提供医疗救助。对弱势群体提供医疗救助的方式各国有所不同，如美国以商业健康保险为主要保险方式，政府只为少数特殊群体提供医疗保险，其中 Medicaid 就是为贫困者提供的医疗救助制度，通过财政收入对无法参加老年人和残疾人医疗保险（Medicare）的人提供医疗救助制度，符合条件的申请者可以获得免费的医疗服务；在实施医疗保险制度的国家，由于参加医疗保险要求个人缴费，同时就医个人也要承担一部分医疗费用开支，这对于贫困者来说经济上有困难，所以实行医疗保险制度的国家会制定政策对贫困人口减免缴费或者免除个人负担的医疗费用支出。

四、政府干预医疗服务市场路径

几乎任何经济活动都无法摆脱政府干预，市场竞争机制在资源配置方面的失灵，是公共部门介入市场的直接理由。对于医疗服务市场而言，由于医患双方信息的不对称、医疗服务产品的外部性、医疗服务产品的异质性、市场垄断以及不公平性等原因，导致医疗服务市场也存在道德风险、逆选择、诱导需求以及供给不足等市场失灵现象，同时医疗服务的需方承担医疗风险的能力比较低，所以政府必须干预医疗服务市场，提供医疗服务的供给、干预再分配以及进行管制。[①]

政府干预医疗服务市场的目的在于促进公平，最大限度地接近帕累托最优状态。政府在选择干预医疗服务市场的手段时，需要权衡干预成本（包括对政府支出所带来的影响）与收益情况（某项政策在多大程度上缓解了它所针对的市场失灵）。

（一）直接控制医疗资源的供给总量和供给结构

政府实施的供给约束旨在对医疗保障体系的投入和产出进行数量管制。对投入的管制包括对医院进行直接资本投资、依据区域卫生规划确定医疗资源配置标准，以及对医疗资源投入的总量和结构进行引导和控制。

1. 对医院进行直接资本投资

政府通过建立公立医院提供了大量卫生保健服务，对医院的公共支持建立在再分配动机的基础上。公立医院是指国家出资和政府管理的、提供基本医疗服务的非营利性医院，采取收支两条线、非公司化方式运行。

20 世纪 40 年代，英国是举办公立医院的标杆，旨在解决精神病患者和诸如肺结核等传染性疾病的患者带来的负外部性问题。1946 年，美国通过《希尔—伯顿法案》（Hill—Burton Act），旨在通过对非营利机构提供配套资金来改善农村的卫生设施，该法案对 1947—1970 年人均医院床位数的增加做出了重要的贡献。

经过 20 世纪 60 年代到 80 年代的改革，世界卫生组织提出的按政府 30%、社会互济 50%、个人支付 20% 的比例筹资建立公益（非营利）医院模式逐步被认可。公立医

---

① ［美］保罗·萨缪尔森，威廉·诺德豪斯. 微观经济学（第十七版）［M］. 萧琛，主译. 北京：人民邮电出版社，2004：173.

院的服务范围逐步扩大，患者的支付和保险成为许多公立医院的基本资金来源。

在中国，财政的直接投入是公立医院建设发展的有力保障，是公立医院实现公益性的前提条件。政府要落实公立医院资源配置规划和投入责任，落实符合规划的基本建设、设备购置等方面投入，加大重点学科建设、人员培训的力度，明确政策性亏损范围比例等。同时，确保公共卫生任务和紧急救治、支边、支农等公共服务任务补助足额到位。

2. 数量审批与医院供给能力控制

依据区域卫生规划确定的医疗资源配置标准进行间接的数量控制，出台与医院投资审核制度相关的法律，政府部门有权对医院的资本投入进行审批，以防止不必要的医疗设备投资推高医疗支出。例如，荷兰颁布的《医院设备条例》对每千人床位、医生与人口比率、各类机构建设标准都有明确的规定。

美国的《希尔—伯顿法案》要求各州"评估其对医院的需求，以制定一项全州范围的公共医院和保健中心的建设计划，并最终建成必需的医院和保健中心"。20 世纪60 年代后期，随着政府对成本问题的日益重视，所设立的卫生规划部门转向对资本支出的控制以及限制医院的增加和成本的上涨方面。医院投资审核制度（CON）的诞生，是向管制更严的卫生保健系统转变的一个重要标志。

3. 对医疗资源的总量和结构进行引导和控制

医疗资源总量指标包括：卫生机构床位数、医师护士人数、基层医疗机构数量、医科学校学生数量、家庭医生数量以及药店数量。医疗资源结构指标包括：基层医疗机构分布以及家庭医生与服务人数配比等。以国务院办公厅印发的《全国医疗卫生服务体系规划纲要（2015—2020 年)》为例，规划纲要对全国 2020 年医疗卫生资源总量标准与结构标准进行了详细的指标设定。

（二）控制供方的目标收入和获得目标收入的手段

供给诱导需求理论告诉我们，医生、医院会背离他们的中介职责，为了自身利益而不是患者利益提供医疗服务。政府介入卫生领域的重要作用是遏制医疗卫生费用的过快上涨，那么控制供方的目标收入以及获得目标收入的手段尤为重要。

1. 控制医生的目标收入

在医疗服务供给中，医生是最重要的人力要素，同时也在卫生系统中扮演关键角色。作为患者的中介，医生很大程度上控制并引导医疗投入的使用，医生的决策深刻地影响卫生保健制度的数量、质量和成本，因此医生有意愿和能力获得高收入。政府的干预，通过医疗保险对医院和医生的协议管理和付费机制，控制医生和医院的不合理收入,如总额预算、按疾病诊断相关分组(DRG)付费以及按人头付费等。

2. 管理医院的竞争手段

医疗机构已经成为政府进行收入管制的主要对象,具体管制措施体现在价格、数量和质量方面。政府对医疗服务价格进行控制的方式有两种:一是直接定价,即制定医疗机构医疗服务价格,如诊疗费、检查费、护理费等;二是间接管制,即政府通过立法由第三方机构通过协商谈判等措施对医疗服务价格进行间接管理。以德国为例,由利益相关者按比例组成的联邦共同委员会依据医疗服务质量和效率研究制定参考定价。

政府对医疗服务数量和质量进行管控的主要形式包括:一是审查管理,在不影响患者健康的前提下,对住院人数、住院时间、常规住院服务以及辅助性服务进行审查;二是利用处方、诊断等数据对医生的临床活动进行监测;三是对患者利用医疗服务进行前、中、后(以临床路径为依据)的管理。

(三)医疗服务市场的竞争管理

成熟的医疗服务市场,需要一个有为的政府和一个有效运行的市场之间的配合。卫生经济学家认为,当市场存在过度的竞争压力时,往往需要进行管制,具体管制措施涉及竞争对象、供给、目标收入、竞争手段以及竞争机制。

1. 对市场竞争对象的管理

对市场竞争对象的管理主要从政府职责与鼓励竞争两方面入手。一方面,明确政府的办医职责,对固定资本的补偿主要通过财政筹资等方式实现,包括但不限于在职人员补助、离退休人员补助、基本建设、设备购置、重点学科发展、人才培养、政策性亏损、公共卫生以及公共服务等以保持医院的公益性;另一方面,鼓励医疗机构提高自身服务质量,通过竞争获得社会医疗保险、商业健康保险以及患者自付的市场收入。

2. 对供给实行控制

医院是凭许可证经营的,同时也要遵守国家和地方政府的管制法规。政府需要对医疗资源配置进行宏观调控,在经济发达地区实施进入控制,在经济欠发达地区加大投入,缓解医疗资源配置不均衡的问题。实行区域规划指导下的竞争,统筹考虑公立医院与基层医疗卫生机构的协调发展(分级诊疗)问题,既发挥公立医院在提升医疗服务体系整体能力的带动作用,又引导病人在适当的医疗机构就医。

3. 对目标收入的管理

政府通过调整医疗服务价格引导和规范服务行为,从而对医院的目标收入进行科学管理。医疗服务价格改革,通过取消药品耗材加成,腾空间、调结构,优化收入构成。由于医疗市场的卖方市场特性,对于信息极度不对称性的消减,仅仅借助于医疗服务提供者的自律是极其有限的，需要政府通过立法加强医疗服务提供者的信息传递义务，强制医院将医疗服务单项价格、单病种所需检查与费用、医疗方案选择等直接涉及患方利益的信息公开，使公众了解医疗机构的收入情况，对其进行有效监督。政府的干预，通过医疗保险对医院的协议管理和付费机制来控制医院的不合理收入，进一步理顺医疗服务价格关系，促使医院收入结构朝着更优化的方向发展。

4. 在医院中引入以绩效管理为重点的竞争机制

对不同医院管理重点不同，实行分类指导政策。基于公立医院经济管理规范性、科学性和有效性等要求，以公立医院实现公益性、有效运行、可持续发展和员工满意等为基本导向，从全面预算管理、医药费用控制、内部业绩管理、节能降耗、财务风险控制、综合满意度等方面系统组织实施公立医院经济管理绩效考评，提升公立医院经济管理意识和能力。①

（四）遏制供方诱导需求

供方诱导需求（Supplier Induced Demand，SID）源自医疗服务的特殊性，从博弈论的代理视角对其定义，即在经济激励下，医生无法做到完美代理，容易提供额外的医疗服务或不恰当的医疗服务。② SID 产生的根源是医患双方的信息不对称，遏制 SID 的措施包括：一是从医疗供方入手，从绩效管理与激励机制破除供方的逐利动机；二是从医疗资源的供给配置入手，优化资源配置，推动空间和结构布局的均衡发展；三是降低医患沟通成本，破除信息障碍，通过互联网手段，为患者提供更多疾病知识，拓宽医疗选择权；四是充分利用医疗保险制度的调节作用，改变按项目付费的医保制度，减弱供方的诱导激励，组合运用多种支付方式，从医保制度层面遏制 SID，推动医、患、保三方的和谐发展。

第三节　医疗保险产品

医疗服务需求的不确定性使得每个社会成员都可能面临难以预测的重大疾病风险。在本书第一章医疗保障导论中，已经介绍了保险是分担疾病风险的最适当的机制。出于规避财务风险的考虑，大多数人都愿意支付医疗保险，将自己的医疗保险费用与其他医疗保险购买者支付的费用集中在一起，以此抵御患病时可能出现的财务风险。此

---

① 梁万年. 中国医改发展报告（2020）[M]. 北京：社会科学文献出版社，2020.

② Stano M. An Analysis of the Evidence on Competition in the Physician Services Markets [J]. Journal of health economics，1985，4（3）：197-211.

外，为了使社会成员能够获得基本的医疗服务以及解决贫困人口医疗服务可及性较低的问题，政府和一些社会组织也会在医疗服务上有所投入。因此，医疗服务费用是由政府、社会、保险和个人共同支付的。医疗服务费用支付的多源性，改变了医疗服务消费者的消费行为以及医疗服务供方的供给行为，最终带来的是医疗服务需求数量、质量和医疗费用等方面的变化。[①] 在应对疾病风险的保险制度中，商业健康保险的产生早于社会医疗保险，至今仍然发挥着重要的疾病和健康保险功能。

一、医疗保险的需求与供给[②]

（一）医疗保险需求的概念

医疗保险需求是指在一定时期内、一定价格水平上消费者愿意并且能够购买的医疗保险服务量，即医疗保险机构所提供的一定价格条件下的经济保障需要量，用货币计量单位表示即为医疗保险金额。医疗保险需求的主体即医疗保险消费者，也是医疗保险的参保人，参保人既是医疗保险市场中的买方，又是医疗服务的消费对象。

（二）医疗保险需求形成的条件

这里说的需求是指有效需求。消费者对医疗保险的需求必须具备三个基本条件。[③]

1. 医疗保险消费意愿

人们对医疗保险的需求，是源于对自己生命安全和健康保障的需要，因此，医疗需求是由健康需求派生的。当无法预料的突然疾病和意外事故发生时，会给人们造成身心伤害，带来经济损失，影响人们的正常生活。这就会使人们在心理上产生一种对患病的担忧和恐惧，会寻找某种手段来避免、应付或减少疾病发生时所造成的损失。医疗保险需求源于购买医疗保险以求平安且减轻医疗费用负担的愿望，这种消费意愿成为购买医疗保险的首要因素。

2. 医疗保险支付能力

在商品经济条件下，保险机构与参保人之间也是一种商品经济交换关系。人们要想获得保险，必须支付一定的保险费。人们对医疗保险需要的满足，受其货币支付能力的限制。因此，医疗保险需求就是人们在一定的保险费率（premium rate）条件下由货币支付能力决定的对医疗保险的需要量。

①　陈凯，汪晓帆. 市场导向理论在医疗服务领域的适用性研究［J］. 当代经济管理，2007（3）.

②　此部分内容的医疗保险是泛指，不以保险供给主体来区分商业医疗保险或社会医疗保险。

③　卢祖洵. 社会医疗保险学［M］. 北京：人民卫生出版社，2003：35.

3. 医疗保险需方所投保的标的物与医疗保险机构的产品相符合

参保人想投保的医疗保险险种和保险机构设计的险种相吻合，这是构成医疗保险需求的必备条件。如果需方所投保的标的，是保险机构在技术上难以做到的，也不能构成有效的医疗保险需求。

总之，缺少上述任何一个条件，人们想得到的医疗保险需要就不能或难以转化为真正有效的医疗保险需求。

（三）医疗保险供给的概念

医疗保险供给是指在一定时期内、一定价格水平上医疗保险机构愿意并且有能力提供的医疗保险产品的数量。购买医疗保险的人，可以从医疗保险机构得到一种支付承诺。一旦患病，医疗保险机构就要根据这种承诺，支付参保人就医所花费的部分或全部医疗费用。严格地讲，医疗保险供给是指在一定的社会经济条件下，从事医疗保险经营的机构或组织愿意并且有能力提供的医疗保险服务的总量。

（四）医疗保险供给的形式

在市场经济条件下，医疗保险供方的行为与其他产品供方行为是一致的，其目标都是追求利润的最大化。

就一般产品而言，供方的利润是总收入与总成本的差额，而总收入取决于产品销售量和产品价格，总成本取决于生产要素投入量和要素价格，因此供方的经济行为就是在各种限制条件下为追求利润最大化而采取的行动。由于保险产品的特点，保险供方在追求利润极大化的过程中表现出的特有经济行为有如下四点。[①]

第一，在保险产品生产成本中，除用于生产的要素量和要素价格之外，很大一部分是用于补偿投保人的医疗保险费用的，即纯保费。保险供方可以通过"风险选择"的方式，即尽量吸收收入高、支付能力强且健康状况好的人群参保，扩大保费收入与医疗费用补偿之间的差额，获取更大的利润。

第二，在医疗保健系统中，医疗保险市场与医疗服务市场是不可分割的整体。保险成本中最重要的部分，即医疗费用补偿金，主要取决于医疗服务的运作情况。医疗服务市场的介入，使得医疗保险与服务市场变为医、保、患三角形关系。在这种模式下，医疗服务供需双方的成本意识下降，而保险机构的成本上升。为此，医疗保险机构会采取多种形式提高医疗服务供需双方的成本意识，如对需方采取多种费用分担机

---

① 仇雨临. 医疗保险 [M]. 北京：中国人民大学出版社，2001：44-46.

制和对供方采取多种费用支付方式。

第三，由于人们对医疗服务的需求不断增长，医疗服务手段不断进步，现有资源无法满足向人们提供所有的医疗服务。因此，保险机构往往对承保内容加以限制。

第四，保险机构除了具有组织经济补偿职能外，还有其他融通资金的金融职能。因此，保险机构还表现出金融机构的行为，把积累的暂时不需要偿付的保险基金用于短期贷款、流动性较强的投资和一部分中长期投资，以此来降低保险机构积累的保险基金的机会成本，增加盈利，同时也为降低保险费提供物质条件。

二、商业健康保险市场的特性

信息不对称是商业健康保险市场的最重要特征，交易的其中一方比另一方掌握更多信息。交易中，知情者是代理人，不知情者是委托人；知情者的私人信息（行动或知识）影响不知情者的利益，或者说，不知情者不得不为知情者的行为承担风险。信息不对称将引发逆向选择与道德风险问题。因为医疗服务的知识壁垒高，医生通过多年的专业化训练，掌握了比普通大众更多的医学专业知识，需方（患者）通常不能完全了解供方（医生）向其提供的产品和服务。医生是患者出钱雇用的代理人，应当向患者提供适当的医疗诊治方案。但实际上，医生由于种种原因存在不能称职地履行代理人职能的现象。

在商业健康保险市场中，具有显著影响的委托代理关系有两层：第一层是投保人与保险公司构成的，保险公司是委托人，投保人是代理人；第二层是患者与医疗服务机构构成的，患者是委托人，医疗机构是代理人，保险公司成为委托代理关系的中介。

以委托合同的签订时间为界限，信息的不对称性将医疗保险划分为发生在签约之前的逆向选择问题以及签约之后的道德风险问题。逆向选择反映的是签约之前投保人对自身真实医疗支出的隐瞒，导致保险公司必须制定相对较高的保险价格。隐藏信息的道德风险模型反映的是签约之后代理人隐瞒与委托人密切相关的信息，对委托人利益造成损害；隐藏行动的道德风险模型反映的是签约之后代理人没有作出对委托人最有利的行动，对委托人利益造成损害（见表3-2）。[①]

（一）逆向选择

1. 逆向选择的含义

逆向选择即保险对医疗服务利用率高于平均水平的投保人更有吸引力的现象，是

---

① 张维迎. 博弈论与信息经济学［M］. 上海：上海人民出版社，2012.

表 3-2 信息不对称的分类

模型	委托人	代理人	风险行为
逆向选择	保险公司	投保人	隐瞒真实医疗支出的信息
	患者	医疗服务机构	因健康状况筛选患者
隐藏信息的道德风险模型	保险公司	投保人	可接受医疗服务量与价格超过最优水平
	患者	医疗服务机构	药品效果、价格、用量等相关信息
隐藏行动的道德风险模型	保险公司	投保人	就医频率变高
	患者	医疗服务机构	医院的供方诱导需求

信息不对称的后果之一。经济学家认为，与保险公司相比，一个潜在的投保人拥有对他们的健康状况以及对卫生服务的预期需求更充分的信息。因此，保费水平对高健康风险患者来说，实际的作用是降低医疗服务价格，鼓励了这部分投保人的过度投保；而低健康风险患者则相反。逆向选择降低了医疗保险市场的效率，然而却实现了收入从低健康风险者向高健康风险者转移的再分配。

2. 逆向选择的低效率与经验费率

风险是保险的主要原因。如果低健康风险者和高健康风险者被划归为一组并支付同样的保险费，那么低健康风险者会因为面对一个不利的价格而不投保，导致保险公司保费收入不能覆盖医疗费用支出，面临经济损失；相反，高健康风险者将面对一个有利的价格并因此过度投保，这也是低效率的。

如果信息不对称导致了低效率甚至在某些情况下导致了有效率市场的消失，那么亟须其他方法以帮助解决低效率问题。团体保险是降低逆向选择的有效机制。团体保险由于参保人比较多，可以将高风险与低风险进行混合，使保险公司可以实行一个平均的费率，这样可以限制投保人利用他们的信息优势进行投保，从而作出对保险公司不利的行为。

（二）道德风险

斯蒂格利茨认为医疗保险市场存在多重信息问题：医生不知道患者的病情如何，患者不知道医生的治疗方案是否可靠，保险公司对两者都不了解。这涉及了三方道德风险问题。目前较为可信的研究多利用自然实验或准实验，为道德风险的存在提供证据支持，如美国的俄勒冈实验和兰德实验。

1. 需方的道德风险

医疗保险中，参保人比保险供方对于自身的健康状况更具备信息优势，按"隐藏行为"和"隐藏信息"的差异可将需方道德风险分为"事前道德风险"（ex ante moral hazard）和"事后道德风险"（ex post moral hazard）两类。事前道德风险指的是参保人会不注意保护自己避免疾病；事后道德风险指当卫生服务的成本因共付保险费率下降时，参保人对服务的使用需求增加。

为了应对需方道德风险，建立需方（患者）成本分担机制是必要的，即患者应承担一部分医疗利用的结果。参保人的保费包括两个部分：第一部分是为规避疾病风险而付出的保险费；第二部分是附加保费，针对潜在高健康风险人群制定较高的保费以弥补成本。[①]

2. 供方的道德风险

有大量证据表明存在供方道德风险，在医疗保险支付的三方关系中，医疗服务供方在谋求自身利益最大化的趋利主义倾向下，利用供方所拥有的信息优势，影响需求。

医疗服务市场有需求被动和供方垄断的特殊性，供方医生对卫生服务的利用具有决定性作用，能左右需方的选择。在这种患者对医学知识缺乏，而医生具有自身经济利益的服务中，医生既是服务的决定者又是服务的提供者，因此可以创造额外需求，即供方诱导需求。加拿大和美国经济学家的一些实证研究结果证明，这种供给决定需求的供求规律在加拿大和美国普遍存在，实践中医生密度越高的地区，医生价格越高。[②]

三、商业健康保险市场的局限性

由于存在信息不对称、价格不透明、垄断与合谋等现象，商业健康保险市场具有以下四点局限性。

（一）覆盖面窄

医疗保险市场的重要特征是大数法则，具体实现依赖于商业健康保险的覆盖面。在既定的保费下，保险公司排除有潜在高医疗支出的投保人，有利于其获得最大利润。并且有很多的技术可以帮助保险公司进行风险选择，如医疗病史的审查，可以很容易地拒绝有严重疾病的投保人。同时保险公司会通过各种签约前的调查，如利用投保人选择自付额的情况，识别有医疗需求倾向的投保人，并拒绝他们投保，从而使保险市场失灵。

（二）信息极度缺乏

由于商业健康保险提供的数量和质量很复杂，很难理解、评估和比较，用书面的

---

① ［美］艾米·芬克尔斯坦等. 医疗保险中的道德风险［M］. 北京：中信出版集团，2019.
② 毛中正. 中国城市医疗服务系统的现状与变化趋势［J］. 卫生经济研究，2000，2.

合同语言清晰地确定保险内容非常困难，导致保险公司与被保险人之间对保险责任的理解容易出现歧义。

另外医疗服务市场的价格信息不透明，投保人对医疗服务的价格不了解，而且商业健康保险机构和单个医疗服务机构之间的议价是保密的，这也加剧了投保人的信息弱势。例如，美国的医生收费多达 9 000 多项，而医院收费项目更是超过 20 000 项，通常投保人是不了解上述价格信息的。

由于没有充分的信息来比较保险计划，投保人无法选择满意的保险，往往被不同项目之间的信息成本所困扰而不能作出最优选择。

（三）交易费用过高

考察保险公司的经营成本，通常必须关注销售成本，即佣金和购置成本。保险的销售价格将远远高于其精算得出的价格，不同的保险之间存在巨大的价格差别。2003年美国医疗费总支出共 16 605 亿美元，管理费最少花了 3 994 亿美元，据测算，医疗保健管理费用足以支付美国未被医疗保险覆盖人员的全部费用[①]，同时由于商业健康保险较高的成本和诉讼风险，存在大量不必要的检查和服务，造成资源浪费，导致效率的损失。

（四）特定人群无法购买

在自由市场的情况下，保险公司会拒绝患有慢性病的投保人、老年投保人以及有家族疾病史的投保人购买保险，或者提高这类人群的保费，这样就会导致最需要保险的人得不到保险的不公平现象；过度市场化也会导致部分国民，尤其中低收入者买不起保险，甚至出现因病致贫、因病返贫的问题，严重影响社会公平。

四、社会医疗保险的必要性

由于以上局限性，商业健康保险不可能为所有国民特别是经济困难的群体提供医疗保障，因此如果要让全体国民享受医疗保险，就必须建立社会医疗保险。社会医疗保险具有强制性、普遍性、公平性等特点，由于商业健康保险系统存在的问题以及医疗服务市场失灵现象的存在，政府在医疗保险体系中的作用显得尤其突出。不少国家实施以社会医疗保险为主、商业健康保险为补充的多层次医疗保险制度体系。

---

① 李筱蕾. 2003 年美国医疗保健管理成本问题［J］. 国外医学（卫生经济分册），2005，22（2）：3.

本章小结

　　医疗保障是服务型保障，它的核心功能是解决"病有所医"这一民生保障问题，通过提供医疗服务来实现保障功能。医疗服务是维持生命健康最基本、最重要的消费，具有刚性和不可替代性，这是人的生命价值体现。在医疗服务市场中主要存在三个要素，一是医疗卫生服务，通常包括医疗服务、预防服务、保健服务和康复服务等；二是医疗服务的需方，包括患者及其他被服务者；三是医疗服务的供方，包括各级各类卫生服务机构、团体和医生（个人）。

　　医疗服务与其他行业服务相比存在着差异，具有不可选择性、不可逆转性和信息不对称性，而且医疗消费具有或然性，公共卫生服务具有外部性。

　　医疗服务需求是指在一定时期内和价格下，居民总体意愿且有能力购买的医疗服务及其数量。医疗服务需求的影响因素主要有：健康状况和需求、等候时间、共付保险率，以及民族和性别、居住区域、教育程度、年龄等不确定因素。

　　相对于医疗服务的需方，医疗服务的供方对医疗服务市场的影响更为显著，供方包括各级各类卫生服务机构、团体和医生（个人）。医疗服务供给的特性包括：专业性、技术性、有限性以及供需边界的模糊性，供方处于主导地位。

　　医疗服务供给和需求的特点以及诱导需求的供需规律决定了医疗服务市场与一般商品市场相去甚远，存在着严重的市场失灵，即通过市场机制不能实现资源配置的优化，社会需要不能得到充分的满足，资源不能得到有效的利用。医疗服务市场失灵的主要原因包括信息不对称、公共产品的外部性、医疗服务产品的同质性差、市场垄断以及不公平性等。

　　医疗服务市场存在道德风险、逆选择、诱导需求以及供给不足等市场失灵现象，同时医疗服务的需方承担医疗风险的能力比较低，政府必须干预医疗服务市场，提供医疗服务的供给、干预再分配以及进行管制。政府干预医疗服务市场的目的在于促进公平，最大限度地接近帕累托最优状态，政府在选择干预医疗服务市场的手段时，需要权衡干预成本（包括对政府支出所带来的影响）与收益情况（某项政策在多大程度上缓解了它所针对的市场失灵）。

复习思考题 〉〉〉〉〉〉〉〉〉〉〉〉〉〉〉〉〉〉〉

1. 如何理解医疗服务供给和需求的特点？

2. 医疗服务及其市场的特殊性表现在哪些方面？

3. 医疗服务市场失灵的原因、表现及对策是什么？

4. 政府为什么有必要干预医疗服务市场以及干预路径是什么？

5. 如何理解保险市场的逆向选择与道德风险？

第四章
医疗保障机制

>> 学习要点

通过本章的学习，应当从理论上了解医疗保障运行所依靠的四个机制，即价格机制、谈判机制、支付机制和监管机制；理解医疗保障制度正是通过这四个机制发生作用的，也是通过这四个机制与医疗、医药服务联结在一起从而形成"三医"联动格局的。

>> 关键概念

价格机制　谈判机制　支付机制　监管机制

自医疗保险制度建立以来，医疗、医保、医药（"三医"）就已经联结在一起，不能分开了。医院和医生作为供方为参保患者提供医疗服务；医药（包括药品、器械、耗材、设备等）是实现医疗服务所使用的工具和产品；而医保作为需方的代理人为患者消耗的医疗费用买单，包括补偿医院的支出和为患者报销费用。[①] 医保作为联结医疗卫生服务供方与需方的重要纽带，通过一系列的关联机制，即价格机制、谈判机制、支付机制和监管机制来实现与医疗和医药的联动（"三医"联动），进而实现医疗保障

---

① 仇雨临. 医保的基础性作用离不开"三医"联动 [J]. 中国医疗保险，2017（1）：14-15.

的功能。四个机制构成了医疗保障制度运作的方式。本章将从制度的理论或机理层面认识医疗保障制度。

第一节　医疗服务价格机制

一、医疗服务价格机制

（一）医疗服务价格形成机制

由于医疗服务市场兼具私人产品性和社会公益性特征，医疗服务价格形成机制也需要在政府引导把控、市场主导配置的模式下完成。对医疗服务价格形成机制来说，首先要尊重其私人产品特征，以市场配置资源为基础，继而佐以政府宏观调控手段进行有效规制，建立适应社会需要和产业发展的完备的市场定价体制。影响医疗服务价格形成的因素主要有医疗服务的商品价值、货币价值、供求关系、卫生健康政策以及国际价格等。

1. 商品价值

价值是决定其价格的基础因素，商品价值与价格呈正比关系。商品的价值决定价格，医疗服务价值越高其价格就越高，价值越低则价格越低，而医疗服务的商品价值取决于其社会必要劳动时间，社会必要劳动时间越长，医疗服务的价值量越高。例如，治疗癌症的分子靶向药物治疗服务就要比治疗普通感冒的输液服务价格更高。

2. 货币价值

价格是商品价值的货币表现，货币是衡量商品价值的标尺，货币作为用于交换的劳动产品本身就具有价值。在其他条件不变的前提下，货币的价值越高，商品的价格越低；货币的价值越低，则商品的价格越高。在市场经济下，医疗服务价格也受到货币价值的影响，随着物价水平的变动而变动，医疗服务的价格与货币价值呈反比关系。

3. 供求关系

供求关系是影响医疗服务价格的另一重要因素，主要体现在供不应求则价格上涨，供过于求则价格下降，这体现了医疗服务资源的稀缺程度对医疗服务价格的显著影响。

4. 卫生健康政策

医疗服务的公益性特征要求国家政策发挥监管作用，在市场经济大环境中兼顾社会公平。国家的税收政策、货币政策等经济制度都会影响市场定价机制的运行，对医疗服务来说，以医疗保障制度体系为代表的卫生健康政策直接影响医疗服务的价格。

5. 国际价格

随着经济全球化加强，国际经济形势以及价格体系也影响着本国的商品价格，尤其在出现全球性经济震荡时，国际价格的波动会直接牵连国内商品价格。对医疗服务来说，这种影响更是会波及国民健康水平和社会稳定。

总的来说，医疗服务价格形成机制如下式所示。

$$医疗服务价格（P）= \frac{单位医疗服务价值}{单位货币价值}$$

医疗服务的价值与医疗服务价格呈正比，货币价值与医疗服务价格呈反比。同时，国家卫生健康政策以及国际价格等因素会通过影响医疗服务的供求关系来影响医疗服务的定价。

（二）医疗服务价格定价机制

在市场经济条件下，企业定价方法一般有三种：成本导向定价法（Cost-Oriented Pricing，COP）、需求导向定价法（Demand-Oriented Pricing，DOP）和竞争导向定价法（Competition-Based Pricing，CBP）。由于具有公益性，决定了医疗服务竞争的不充分性，这就说明竞争导向定价法不太适宜作为医疗服务价格的制定依据。实际上，医疗服务领域更多的是以产品（或服务）的成本作为定价的参考依据。[①]

成本导向定价法是指以产品成本为中心的生产方导向定价思路，其目标是在不亏本的情况下获得尽可能高的利润。具体定价方法有三种。

（1）成本加成定价法（Cost-Plus Pricing），该方法操作简单，以获得预期利润为定价目标，在医疗服务领域的药品加成中应用较广。其公式为：

$$医疗服务价格（P）= 单位产品成本（C）×(1+加成率)$$

（2）目标利润定价法（Target-Return Pricing），指企业根据总成本和预期销售量确定期望目标收益率，进而确定价格。该方法适用于需求价格弹性较小、市场占有率较高的企业，也适用于公用事业单位。其公式为：

$$价格或服务价格（P）=（总成本+目标利润)÷预期销售量$$
$$目标利润=总成本×目标成本利润率$$

（3）边际成本定价法（Marginal Cost Pricing），该方法主要考虑变动成本，而不是固定成本因素。由于边际成本指每增减单位产品所造成的单位总成本变化量，所以边

---

① 蒋帅. 我国医疗服务价格形成机制及定价模型研究［D］. 武汉：华中科技大学，2018.

际成本近似变动成本。该方法比较适用于不受固定成本限制、竞争激烈的环境，因此可以运营在竞争比较充分的、个性化的医疗服务定价中。其公式为：

$$单位产品价格或服务价格（P）=单位变动成本+边际贡献$$

$$边际贡献=预期收入-变动成本收益$$

（三）医疗服务价格调整机制

随着医疗技术进步和健康需求的增长，对医疗服务价格的合理性和科学性要求越来越高。医疗服务支出的上升是进行医疗服务价格调整的初始点。

医疗费用支出公式为：

$$E=P \cdot Q$$

其中，E 表示医疗费用支出，P 表示医疗服务价格，Q 表示医疗服务数量。

市场竞争程度降低、物价水平提高以及现代医疗服务系统中昂贵的新技术等因素会导致医疗服务价格上升，而人口老龄化、人们收入水平的提高、医疗保障能力的不断完善等则会导致医疗服务需求量的增加。医疗服务价格和医疗服务数量的提高是时代发展的必然趋势，也必然导致医疗费用支出的增加，人们维持健康水平的成本也不断提升，要确保医疗费用支出增加与社会发展水平相适应，就需要对医疗服务价格进行调整。

国外医疗服务价格动态调整机制建设相对完善，医疗服务价格调整周期集中在一至两年，主要是采用对医疗服务项目进行标准化赋值，根据外部因素进行调整，形成影响医疗行业的价格调整机制。例如，美国医疗服务项目价格形成以成本核算为基础，建立相对点值体系，每年发布新的医疗服务价格目录，每五年对医疗服务价格目录进行一次全面修订，以反映新增项目和需要调整的项目；澳大利亚则会确定医疗服务的全国指导价格及每个服务项目的加权因子，全国指导价格是以当年公立医院服务平均成本为基础计算得来，加权因子反映医院所提供服务的临床复杂程度。澳大利亚每年更新并发布公立医院服务定价框架指南，明确该财政年度内的定价原则、政策及方法等。

我国医疗服务价格定价长期实行从低定价政策，医疗服务价格持续低于实际价值。这一方面适应了我国民众对健康和就医的要求，确保人人都能享受医疗服务；另一方面也为我国现阶段医疗服务机构和医疗保障制度体系带来了运营压力。因此，在我国医改中设置"门诊诊疗费"或者"医事服务费"，替代门诊药品加成，下调检查、化验类项目的收费价格，提高医生劳务费价格，如手术费、护理费等，通过一系列的价格调整进一步理顺医疗服务价格。[①]

二、药品价格形成机制

药品价格形成机制（formation mechanism of drug prices）是指以药品市场配置资源为基础，完善有效的政府宏观调控为手段，通过建立有利于产业结构优化、行业可持续发展的价格指数，完整的成本核算框架，完备的市场交易体制，引导药品生产、流通和消费的价格制定与调整的制度安排。由于药品价格与医疗卫生体系息息相关，因此药品价格形成机制是一种特殊的定价机制。

（一）药品利益相关者

药品价格主要牵涉五个主体的核心利益：药品生产企业、药品流通企业、医保部门、医疗机构以及患者。建立一种引导所有利益相关者合作共赢、激励相容的良性机制，是药品价格形成机制的主要目标。[②]

1. 药品生产企业

药品生产企业以企业效益为目标，通过稳定的市场需求促进扩大生产，进而获得可观的利润。部分研发能力较强的企业，还希望通过大量资金及人力资源投入，取得技术突破，研制出具有特效或可以攻克疑难杂症的药品，增强企业核心竞争力。这不仅可以提升企业形象，还可以获得难以替代的市场份额。

2. 药品流通企业

药品流通企业主要依赖药品配送过程中每一环节的固定加价比例来维持运作，其核心诉求是确保药品需求与利润的稳定。

3. 医保部门

医保部门的首要任务是为国民健康提供支付保障，承担社会风险托底功能，为提高国民健康水平提供有力支持。由于医保部门与药品市场之间的信息不对称、医保政策的不完善，会存在发生道德风险和逆向选择的风险，最终会降低服务的质量和配送效率。

4. 医疗机构

医疗机构的核心功能在于为需要救治的患者提供及时有效的治疗、为健康风险提供预防建议。药品使用也在医疗服务的过程中，因此，一方面医疗机构需要向患者提

---

① 徐力新，梁允萍. 探索医疗服务价格体系调整的新思路：医疗服务价格与医疗费用的关系剖析［J］. 中国卫生经济，2009，28（12）：20-22.

② 许光建，苏泠然. 新时代药价形成机制研究［J］. 价格理论与实践，2019（11）：4-10.

供合理适度的处方，另一方面也需要通过开具药品获取利益。

5. 患者

病患的核心目的是通过治疗恢复健康，通过预防规避疾病。药品是患者进行医疗活动过程的必需品。由于不具备专业医学、药学知识，患者用药几乎完全依赖医生的诊疗用药建议，因此处于药品消费弱势地位。

（二）药品价格及其影响因素

1. 药物价值

药物价值决定药品价格，药物价值主要表现在临床安全性、有效性和质量可控性等方面，药物价值的大小直接影响药品价格水平的高低和市场垄断程度。在价值导向的定价机制中，药品同其他商品一样由其价值量决定价格。

2. 市场竞争

药品虽然具有一定的特殊性，但在市场经济条件下，药品市场也具有较为充分的竞争性。例如，临床同类药品之间，或者具有相同的有效成分而剂型、规格或包装不同的药品之间具有明显的替代性。药品相关企业会根据各种市场因素，在由价值和政策因素确定的价格区间内，确定最终的市场价格水平。

3. 政府行为

政府相关部门的行政行为也会影响药品价格形成。政府的干预行为大致可分为两类：一种是修正偏离药物价值的价格，使其回归价值本位；另一种是调整反映真实价值的价格，以更好地规范和引导市场行为。

药品销售是联结医疗服务供需双方、医药企业等一系列大健康产业参与者的重要环节，药品价格形成是由多重影响因素共同作用的结果。国内外学者普遍认为，影响药品价格的要素不仅包括生产和销售成本，还包括治疗成本和效果等价值因素，以及竞争对手数量、销售渠道等市场因素。此外，相关政策导向也会对其产生明显影响。[①]

综上所述，药品的价格取决于其药物价值的高低，药物价值越高则药品定价越高，药物价值越低则药品定价越低。在市场经济条件下，竞争激烈的药品市场还受替代品的竞争影响，随着制药技术的创新发展，药品的社会劳动生产率会提高，从而导致药品价格的下降。政府的管控行为是影响药品价格的另一个重要因素，药品价格的高低会直接影响医疗保障体系运行效率以及社会稳定，因此政府会对药品定价严加干预，修正市场中扭曲的药品价格。

---

① 宋燕. 新医改后药品价格形成及其影响因素研究［J］. 价格理论与实践，2019（2）：41-44.

（三）药品定价典型模式

药品定价是世界各国共同关注的焦点，目前存在多种定价模式，其中具有典型性的有利润控制模式、药品目录模式及参考价格模式等。[①]

1. 利润控制模式

在英国，由药品价格规制制度来间接控制卫生服务的药品价格。英国对药品价格进行分类规制，将药品分为被国家卫生服务体系所覆盖的处方药和通用处方药两类。国家对处方药采取控制药企利润的间接规制手段，对通用处方药实行多方谈判下的最高限价规制。英国在药品价格形成之初就将多方利益相关者纳入药品价格规制过程，更加有助于产生共识并提高各方遵从度。

2. 药品目录模式

作为高收入、高福利国家，法国医保覆盖率高达100%，个人卫生支出自付比例低于13%。在高水平医疗服务之下，法国政府通过对药品价格的积极干预来控制卫生医疗费用的过快增长。任何药品在上市之前都须通过法国或欧盟的上市许可，药品在进入医保目录前也必须向透明委员会提交申请，须在透明委员会及医学专家对药品使用疗效进行充分评估后，给出该药品属于一般治疗药物还是保健药物的结论。除此之外，医保药品目录和报销比例也定期根据市场和新药研发情况进行相应调整。

3. 参考价格模式

为使药品市场价格机制更加有效，德国政府在1989年制定了《医疗市场改革法案》，在医保体系中引入参考定价制度，将其划分为参考定价药品范围制定、固定价格组别制定、固定价格制定以及参考价格信息公布等四个部分。参考价格模式根据一定标准对药品进行归类，对每一类药品规定固定的可由政府或保险公司报销的价格。如果病人所用药品高于同类药品的参考价格，其差额由病人负担；如低于参考价格，则按实际价格报销。参考价格制度力图通过减少对高价药品的需求、刺激药品生产者主动降价两方面来降低所涉及的药品价格。

---

① 许光建，苏泠然. 新时代药价形成机制研究［J］. 价格理论与实践，2019（11）：4-10.

第二节　医疗保险谈判机制

一、医疗保险谈判机制的理论基础

（一）机制设计理论

机制设计理论关注的是在自由选择、自愿交换、信息不完全及决策分散化的条件下，能否设计一套机制（规则或制度）来达到既定目标。作为一套激励和约束性的规则体系，资源配置、信息效率和激励相容是机制设计理论研究的核心内容。（1）资源配置，机制设计者（委托人）将资源帕累托最优配置或社会福利最大化作为追求的目标，希望提高资源利用效率；（2）信息效率，从信息论的视角出发，机制可被认为是一种信息交换和调整的过程，任何机制的设计和执行都需要信息传递，从而产生不同的信息成本，良好的机制是在尽可能少的信息传递成本基础上实现目标；（3）激励相容，机制设计的另一个目标是使理性经济人的逐利行为与组织目标相契合。[1]

（二）交易契约理论

契约是交易双方达成的一种约束双方交易的制度安排，可以简单理解为在一个合法的双边交易中，双方就某些相互义务达成的协议。[2] 契约在拟订及执行过程中会受到交易各方的信息不对称和资产专用性的影响[3]，导致现实条件下的契约具有不完备性和不确定性[4]，需要通过一套有关联的机制来执行和管理这些契约[5]，于是契约治理便应运而生。按照科斯的思想[6]，交易中的产权度量、市场搜寻、议价缔约和监督实施过程都会产生交易费用。"合约人"的行为特征不同于"经济人"的理性行为[7]，会表现出

---

① 付强，孙萍. 政府基本医疗服务供方补偿的机制设计理论审视 [J]. 现代医院管理，2011（1）：4-8.
② ［美］菲吕博顿，［德］瑞切特. 新制度经济学 [M]. 孙经纬，译. 上海：上海财经大学出版社，1998：25.
③ ［美］埃里克·弗鲁博顿，［德］鲁道夫·芮切特. 新制度经济学：一个交易费用分析范式 [M]. 姜建强等，译. 上海：上海人民出版社，2006：191.
④ ［德］柯武刚，史漫飞. 制度经济学：社会秩序与公共政策 [M]. 韩朝华，译. 北京：商务印书馆，2000：232.
⑤ ［美］科斯，诺斯，威廉姆森等. 制度、契约与组织：从新制度经济学角度的透视 [M]. 刘刚等，译. 北京：经济科学出版社，2003：279.
⑥ ［美］科斯. 论生存的制度结构 [M]. 盛洪等，译. 上海：三联书店，1994：1-24，141-196.
⑦ 易宪容. 交易行为与合约选择 [M]. 北京：经济科学出版社，1998：220.

有限理性和机会主义行为。威廉姆森①认为，由于有限理性、机会主义等人性因素和信息不对称、不确定性与复杂性等环境因素的交互影响，会造成交易困难，产生诸如签约、谈判、保障契约等事前交易费用和契约不能适应所导致的事后交易费用。因此，契约治理的关键在于降低契约的不完备性和不确定性，减少契约主体之间的交易费用。②

（三）合作博弈理论

博弈论（game theory）关注的是相互影响关系下的个人选择和优化问题，主要研究如何使人们在市场经济中作出大家都自愿遵守和实施的有效制度安排。③ 理性人假设是博弈论的分析前提，并由此引申出合作型博弈（cooperative game）和非合作型博弈（noncooperative game）两种博弈形态。前者是指参与人相互合作，争取团体利益最大化，从而使个体利益更优；后者则表示每个参与人"单打独斗"式的个体利益最大化。因此，非合作博弈中只有竞争，而在合作博弈中合作与竞争可能同时存在，但两种博弈结构在一定条件下可以相互转化，如为追求个人利益的最大化，在非合作博弈的演进过程中参与人主动或被迫达成了某种合作关系。如果想要达成合作博弈，参与人可以在博弈前期就如何达成和维护合作关系形成一个稳定且具有约束性的协议。④

在医疗保险市场中，医疗保险机构与医疗机构、医药企业之间的交易行为可看成是一种博弈。⑤ 在这一博弈中，若医疗保险机构与医疗、医药服务供方之间没有形成具有约束力的协议，它们之间就是非合作博弈的关系。此时，供方会仅仅考虑有利于自身的最优策略，使自己的利益最大化，这就不可避免地会对患者过度治疗，导致医疗费用支出过度增长。只有达成双方共同认可的协议，将非合作博弈关系转变为合作博弈关系，才能达到共赢的效果。鉴于医疗保险的特殊性，在医疗保险机构与医疗机构之间的这种协议不能是硬约束力的协议，而是需要形成一个双方共同遵守的、具有软约束的协议。⑥

① ［美］奥利弗·E. 威廉姆森. 资本主义经济制度［M］. 段毅才，王伟，译. 北京：商务印书馆，2002：31-38.

② 翟绍果. 从医疗保险到健康保障的偿付机制研究［M］. 北京：中国社会科学出版社，2014：35.

③ 张维迎. 博弈论与信息经济学［M］. 上海：上海人民出版社，2008.

④ J. F. Nash. Essays on game theory［M］. Edward Elgar Publishing，1996.

⑤ 周尚成. 医疗保险谈判机制构建的现状分析及路径探索［J］. 社会保障研究，2010（2）：49-58.

⑥ 张腾. 合作博弈还是非合作博弈？——镇江市医保费用结算方式演变的启示. 卫生经济研究［J］，2005（5）：18-29.

二、医疗保险谈判机制的发展过程

20世纪70年代开始，西方国家兴起了新公共管理运动，即把商业管理的理念和方法引入政府公共管理，运用市场机制对缺乏灵活性、适应性的政府官僚制组织及其管理方式进行改造。而市场机制在医疗保险服务管理中的运用就表现为用协商谈判的管理方式来改造甚至替代行政管理方式，用服务购买来体现医疗保险经办机构和医疗服务供方的平等契约关系，用交往理性来适应医疗服务管理的复杂性。目前，运用谈判机制来购买医药服务、协调医疗保险经办机构与医疗机构及药品供应商之间的关系已经是国外很普遍的做法，尤其是在医疗保险制度比较完善的国家。

面对进一步深化医疗保险改革的现实需要，在新一轮中国医疗卫生体制改革中，医疗保险谈判机制的建立也被正式纳入新医改方案。尽管过去在医疗、医药服务管理中协商方式也时有运用，但谈判理念并不成熟，行政强制仍是主要的管理手段。在新医改推进过程中，建立谈判机制的要求正式提出，为把谈判理念、谈判方式正式引入医疗保险的医疗服务与医药服务管理提供了政策导向和发展契机。

实际上，随着医改的不断深化，医疗保险经办机构针对医疗、医药服务市场的管理能力也在不断提升，这一方面是由于全民医保的逐步实现带来了参保人群的迅速扩大，医疗机构就医人群中医保患者的份额同步扩大，医疗机构与医药企业的生存和发展也越来越依赖医保患者的就医和医疗保险支付的费用。因此，医疗保险经办机构作为代表参保者购买医疗、医药服务的最大买方，拥有更大的话语权，完全有能力、有资本向医疗服务及药品供方进行集团购买（团购）以及服务质量、服务价格等方面的谈判，实现医疗服务市场适度让利的经济效应，从而在一定程度上降低就医成本，让参保者得到更多实惠。另一方面，医疗保险经办机构通过多年医疗服务管理实践，积累了参保患者服务利用和费用支付等方面的海量信息数据，结合经济学、管理学、医学和信息技术手段，逐步形成了一种综合性的医保管理专业技术能力，能够充分利用谈判机制，从外部推动医疗机构运行模式的调整和卫生资源的合理配置，提高整个卫生系统的运行效率，从而发挥推动和促进整个医药卫生体制改革的溢出效应。这是医疗保险经办机构可以发挥、也是当前新医改中社会各界期待医疗保险经办机构发挥的重大作用。①

三、医药谈判机制内容

医药谈判机制指在医药服务购买过程中，医疗保险各方主体通过协商谈判的方式

---

① 王宗凡. 医疗保险谈判机制"释义"［J］. 中国社会保障，2011（4）：80-82.

就医药产品的价格、质量、付费方式和分担比例等方面问题达成对各方均有约束性协议结果的一种互动机制。[①] 构建医保的医药谈判机制，能够在各医药服务供方之间形成一种竞争机制，促进医药企业加强成本控制和研发创新，提高医保部门的基金使用率，使企业在赢得更多合理利润的同时提高社会整体健康水平。

（一）谈判主体

药价谈判的参与者主要包括以政策发布和指导谈判为主的政府方，提供药品评价、临床评价参考的医疗机构（专家）方，以药价支付为主的医保方，作为谈判对象的医药企业方以及辅助谈判的社会组织。在政府主导下，医疗保险经办机构、医疗机构和社会组织的相关专家共同成立医保药品价格谈判委员会，并建立医保药品谈判小组具体开展谈判（见图4-1）。[②]

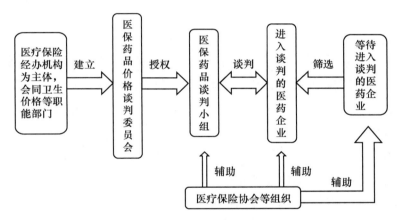

图4-1 医疗保险药品谈判主体

1. 政府部门

政府在药品谈判过程中，需有效平衡参与各方的利益诉求。谈判前，卫生及医保等相关行政部门需联合制定谈判协商的规则规范、审定谈判药品的品种、依据具体药品的性质等情况确定谈判的实施方案。谈判中，政府应当担任谈判的调停者、仲裁者和监管者。谈判结束后，政府需要及时公开发布谈判结果，并通过完善的监督机制来推动谈判结果落实。

---

① 吴嘉怡，余伯阳. 我国全民医保下的药品价格谈判机制研究 ［J］. 中国医药导报，2013，10（33）：158-162.

② 韦樟清，宋建华，张劲妮等. 对医疗保险药品谈判机制的系统性思考 ［J］. 中国医疗保险，2012（8）：53-56.

2. 医疗保险经办机构

通过谈判对医保目录内的药品价格实施限制具有典型的市场机制特征。[1] 这种市场机制的力量主要表现在作为第三方支付者的医疗保险经办机构在与药品供给方谈判中可以通过"团购"来引导厂商报出接近真实成本的价格，以提高医疗保险基金的使用效率和基本医保药品保障能力。

3. 医疗机构

医药谈判机制中的医疗机构身兼两种角色，一种是作为药品的需方参与药品价格谈判，以其庞大的需求作为药价谈判的筹码；另一种是作为专家，以提供临床数据和技术评估给谈判以参考。由于利益与专业两者之间会产生矛盾，医疗机构能否准确提供谈判药品的需求信息，能否科学、中立地提供药品的临床评价，也将成为影响药品价格谈判结果的重要因素。

4. 药品生产企业

一般来说，企业生产的药品在四种情况下才能够进入药价谈判机制。第一，存在一定供方垄断的专利药品；第二，市场价格较高；第三，疗效确切，具有临床价值；第四，药品不属于医保范围。符合条件的药品生产企业在向谈判委员会提交产品药物经济学评价、研发及生产成本等相关材料后，如果能够通过价格谈判进入，可以获得一定时期内稳定的供应和销量的增长。[2]

5. 社会组织

参与药品价格谈判的主体还包括一些辅助性的组织机构，如一些独立于政府部门的专业中间机构。这些机构可以从临床质量、经济学等角度对药品的临床效果与成本等进行专业且全面的分析，旨在帮助谈判机构更好地完成药品价格谈判。例如，加拿大的药物共同评审（Common Drug Review，CDR），德国的卫生保健质量和经济研究所（Institute for Quality and Efficiency in Health Care，IQWiG），法国的透明委员会等。[3]

（二）谈判程序

药品价格谈判工作的一般流程是企业自主申报，进而由医保药品价格谈判委员会

---

[1] 蒋和胜，王振平，方锐. 我国医保机构主导的药品价格谈判机制研究 [J]. 价格理论与实践，2015（4）：25-27.

[2] 马蓉，汤少梁，冯莉钧. 药品价格多方谈判主体及其事权划分研究 [J]. 卫生经济研究，2017（3）：8-11.

[3] 牛瑞，刘影，向玉芳等. 药品价格谈判国际经验与国内实践的比较研究 [J]. 中国卫生政策研究，2017，10（6）：25-32.

下属的评估组织从不同角度对药品展开评估，将综合性评估结果呈交委员会，最后由专业的谈判小组与企业展开谈判，公开谈判结果，适时开展再评估。具体环节如图 4-2 所示。

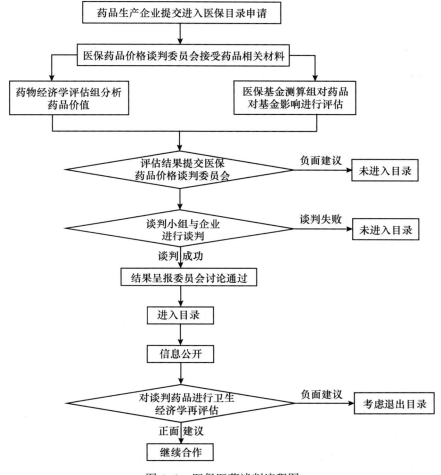

图 4-2　医保医药谈判流程图

资料来源：张海涛. 构建医保药品价格谈判机制的研究［J］. 价格理论与实践，2017（10）：52-55.

1. 企业自主申报

企业根据申报要求准备拟谈判药品的相关资料以及临床医生、药师、护理人员和患者等的意见，提交给医保部门。材料经初审合格后，交由临床、药学、经济学、医保管理等领域专家组成的评审组确定谈判事项，并由医保部门向企业发反馈意见函。同时，药品监督、卫生等部门分别向医疗保险经办机构提供纳入谈判项目的药品、医疗器械的质量及其供应商近两年合法经营等资料，供评审专家组作为评审药品安全性、有效性、成本—效果分析以及基金影响等方面的依据。

2. 组织专家开展评估测算

设置两个评估专家组分别从药物经济性和医疗保险基金承受能力两个方面开展评估测算。其中药物经济性评估组主要从药品的临床价值、国际国内价格比较、同类药品参比等角度进行分析，运用药物经济学的方法提出建议；医疗保险基金测算组主要以医保运行数据库中提取的相关药品使用情况和费用信息为基础，通过大数据分析和数学精算的方法测算谈判药品纳入目录后对基金的影响，从而提出建议。两组专家平行评估，人员互不交叉，工作互相独立，结果完全保密。工作组综合两组专家评估结果，按事先既定的规则确定医保预期支付标准，并现场密封、专人交付。

3. 谈判磋商

根据专家评估结果，医疗保险经办机构组织谈判专家与意向企业逐一进行谈判，现场确认谈判结果。企业方有两次报价机会，如果企业最低报价比医保预期支付标准高出一定比例以上，则谈判终止；反之，双方可进行进一步磋商。谈判组实行集体决策，完全按照规则进行谈判。监督组现场进行监督，并对谈判全过程进行录像，影音资料保存备查。

4. 信息公开

谈判结果经医疗保险经办机构批准通过后，应对谈判企业、品种、剂型、规格进行公告。同时，对于定点医院、定点零售药店等信息进行及时公开，方便利益相关方查阅谈判药品管理政策。

5. 开展再评估

在一个合作周期即将结束之前，可对谈判药品进行卫生经济学再评估，依据临床用药经验和药品临床安全性、有效性、经济学特征进行再评估。如果谈判药品具有显著的卫生经济学正向效果评价，则可以继续合作；如果药品不具备显著性成本效益和临床疗效，则考虑退出医保支付范围。

（三）谈判规则

医保医药的谈判规则主要体现在申报、评估、谈判三分离，客观评价与专家评估相结合，以及树立共赢理念三方面。

1. 申报、评估、谈判三分离

科学遴选谈判品种（选择必须谈、能够谈的），由企业自主提交药品基本信息、疗效价格等方面的材料进行申报；评估专家综合各方信息进行评价，提出客观、公正的评估意见；医疗保险经办机构组织谈判专家与企业进行具体谈判。实现各司其职、相对独立，从而保障谈判公平、科学、合理。

2. 客观评价与专家评估相结合

广泛收集谈判药品及参照药品的疗效、价格、医保数据等方面的信息，在大数据的支撑基础上，组织临床、药学、药物经济学、医保管理等方面专家综合考察药品的临床效果、使用量、疗程总费用、药品研发、生产和流通的实际成本等，从而提出合理评估意见。

3. 树立共赢理念

谈判价格是药品医保准入的核心，也是谈判双方博弈的核心。为此，各国在进行药品谈判之前，需要企业提交药品临床疗效、创新程度、成本效益评估等与药品价值相关的详细资料。同时，各国谈判价格的设定会充分考虑医疗保险基金和企业利润空间，在确保药品可获得性、可负担性的同时，激励企业进一步研发创新，促进医药产业良性发展。[①]

（四）谈判项目

医疗保险谈判本质上是服务购买的谈判，医疗服务展开的谈判主要围绕购买什么服务（品种、数量和质量），如何支付费用等展开。

1. 药品范围

医疗保险经办机构与药品供应商之间谈判时，需要明确药品范围是基本药物目录内的药品还是上市的全部处方药，抑或是医保目录外部分特种高额费用的药品与耗材，最终确定的药品目录是否合理，直接影响医疗保险经办机构、医疗机构以及广大参保者的切身利益。

2. 患者人数和处方量

药品谈判需要根据每种药品的适应证和流行病学调查资料，测算参保人群中可能使用该药的人数，对部分治疗特殊疾病的药品，通过谈判限定药品的年度使用数量，达到控制报销费用、规避基金风险的目的。[②]

3. 药品价格

医疗保险经办机构与药品生产企业就药品价格的谈判主要包括两点。一是与药品生产企业就目录内药品支付价格的谈判（或通过价格谈判后纳入目录）。谈判确定的支付价格不能超过医保预期支付标准，协议期满后或协议期内特殊条件下可按照医保药品支付标准有关规定进行调整。二是直接的药品团购价格优惠谈判。医疗保险经办机

---

① 张海涛. 构建医保药品价格谈判机制的研究［J］. 价格理论与实践，2017（10）：52-55.

② 常峰. 我国医保药品价格谈判机制与管理创新研究［J］. 价格理论与实践，2017（5）：18-22.

构以"集团购买"形式与药品零售商谈判形成药品价格优惠，由零售商按优惠价格直接向患者供药、由医疗保险经办机构支付费用。[①]

4. 让利方式

针对部分特殊药品，可以谈判确定多方共付模式，包括赠药、价量协议等方式。也可与药品生产企业谈判由其直接拿出部分资金，用于改进患者服务、用药随访、健康教育和治疗辅导等，以便通过健康治理的责任分担实现"复合式降费"。[②] 典型做法为医保部门通过流行病学数据测算，对可能用药的患病人群进行预估，经协商后与企业签订"对赌协议"：约定药品年度救助人数限额，限额内的救助对象费用由医保承担，超过限额的救助人群则由药品生产企业负责救助。[③] 此外，医保给付比例、支付方式、药品品质、销售量、配送方式、奖惩措施等也会被纳入谈判范围。[④]

（五）国外典型谈判模式

国际上，现已建立了多种形式的医保医药谈判机制，典型模式包括美国药品福利管理者（Pharmaceutical Benefit Managers，PBMs）模式、德国"效益定价"模式、法国的"两委评估"模式，中国的"药品折扣"模式等。

1. 美国药品福利管理者谈判模式

药品福利管理者作为政府与医院之间的第三方，服务对象涉及企业、保险公司、医疗管理组织以及政府健康保健计划组织等。依靠健全的电子网络系统和信息库，PBMs 在患者、医师、药师和福利提供人（政府、保险公司或企业雇主）之间具有较强的话语权。PBMs 降低医疗成本的方法主要有两种：一种是通过与药店、医院谈判磋商，降低药品赔付率，减少福利提供人的出资费用；另一种是依靠处方集与药品制造商谈判，获得低价折扣。处方集是 PBMs 从具备上市资格的药品中，在保障临床用药安全及功效的前提下，推荐同等药效但价格更低廉的作为某类疾病首选药的目录，但一些特效药品即使价格昂贵也依然在列。另外针对不同人群不同病种，PBMs 会制订相应的药品福利计划，通过各种手段鼓励医师和药师使用处方集中的产品来降低药品费用支出。PBMs 影响市场份额的能力越大，其磋商能力越强。药品制造商们往往愿意作出

---

① 王宗凡. 医保谈判机制基本框架构建——医疗保险谈判机制探析之三 [J]. 中国社会保障，2011（6）：76-77.

② 常峰. 我国医保药品价格谈判机制与管理创新研究 [J]. 价格理论与实践，2017（5）：18-22.

③ 段晓托，连桂玉，贾耀珠. 我国创新药进入医保目录的障碍与对策 [J]. 中国药房，2017，28（4）：455-457.

④ 韦樟清，宋建华，张劲妮等. 对医疗保险药品谈判机制的系统性思考 [J]. 中国医疗保险，2012（8）：53-56.

经济让步，以药品折扣的形式使其药品得以进入处方集。[①]

2. 德国"效益定价"谈判模式

2011年1月1日德国颁布的《医药行业改革法案》（AMNOG）规定，德国新药定价分为"价值评估"和"价格谈判"两个阶段。在第一阶段，需要对所有新上市的药物进行经济效益评估，将新药与市场上已有药品进行对比，如果新药在疗效、价格、副作用等方面表现出显著优势，则可进入第二阶段，即按照创新程度进行谈判定价。价值评估阶段可划分为早期效益评估、最终效益评估；价格谈判阶段可划分为谈判定价阶段和价格仲裁阶段，整个流程最长耗时15个月。新药被批准上市的同时，药品生产企业须同时向德国联邦联合委员会（G-BA，由国家医师协会、医疗保险基金和医院的代表组成）提交创新药物的附加值档案。G-BA会委托德国医疗质量与效率研究院（IQWIG）负责新药早期效益评估的具体事项。按照德国卫生部颁布的药品评价条例，早期效益评估须在药物上市后三个月之内完成。IQWIG完成药品效益评估后，将新药效益评估报告反馈给G-BA，G-BA将会在后续三个月内邀请相关利益群体，召开公开听证会，采纳各方建议，并发布最终评估报告。报告同样将新药的附加价值分为六级，而此时的最终评估报告具有法律效力。[②] 随后，企业将与德国医疗保险基金协会（GKV-SV）进行价格谈判，谈判双方就补偿价格达成一致后，专利药即正式纳入医保目录。若谈判不能达成一致，则将进入仲裁阶段，此阶段企业若接受仲裁价格，则专利药仍可进入医保目录；若不接受仲裁价格，那么专利药将继续在德国市场以自主定价形式销售。[③]

3. 法国的"两委评估"谈判模式

在法国，药品价格谈判的主体是卫生产品经济委员会（CEPS）和透明委员会。CEPS负责国家医保目录内药品出厂价格的制定，监控药费支出及增长趋势，并就个别药品与厂商谈判议价并签订价量协议。透明委员会负责对药品进行经济评估，并根据评估结果确定药品是否应予以报销以及报销比例。在厂家提交药品证明材料后，透明委员会会对药品价值展开评估。评估结果分为五个等级，分别对应特定的报销比例。随后，CEPS根据透明委员会对药品价值评估的结果和价格建议与企业进行价格谈判。谈判成功，药品进入国家医保目录，否则不得进入医保目录，企业可以另行定价并在

---

① 康瑜. 医保谈判和团购医疗服务机制［J］. 天津社会保险，2015（2）：48-49.

② 张海涛. 构建医保药品价格谈判机制的研究［J］. 价格理论与实践，2017（10）：52-55.

③ 伍琳，陈永法. 韩国和德国专利药价格谈判模式比较研究及启示［J］. 中国卫生政策研究，2015（10）：62-67.

市场流通。谈判达成协议有效期一般为四年，之后需要重新谈判并签订新协议。①

第三节　医保费用支付机制

医疗费用支付是医疗保险的一个重要环节，是医疗保险保障功能得以最终实现的有效途径。从患者角度来看，医疗费用是指患者在治病过程中发生的各种费用，包括诊疗费用、手术费用、住院费用、护理费用以及使用医疗设备费用等所有发生在医疗机构的医疗服务费用。从国家层面来看，医疗费用是指在一定时期内，国家为达到疾病防治、提高人民健康水平的目的，在医疗保健服务方面所投入的经济资源，广义上指一定时期内为保护人群健康直接和间接消耗的社会资源；狭义上指一定时期内，为提供医疗服务直接消耗的经济资源。医疗费用支付机制主要是指对所发生的医疗费用进行补偿的方式，分为供方补偿（支付）机制与需方支付机制两方面。支付制度是联结医保与医疗服务的最直接的纽带，也是沟通医疗卫生服务供需双方的直接桥梁。此外，支付制度除了影响医疗机构的收入外，还会影响医疗卫生资源的配置、医生的薪酬、医疗服务数量和质量，影响公立医院的改革。

一、医疗费用供方补偿（支付）机制

医疗费用支付的供方主要指医疗机构。公立医院补偿机制是指补足公立医院为开展业务活动、提供医疗卫生服务和履行社会职责而发生的各项成本和费用支出。公立医院支出包括人员支出（如工资福利费）、业务费支出、基本建设支出、设备购置和维修支出、科研宣教支出等。公立医院补偿机制主要包括针对性的补偿标准和标准政策、财政补偿机制、合理可持续的监管体系。采取不同的补偿机制，公立医院会因受到不同的激励约束作用而产生不同的医疗服务行为。②

（一）公立医院财政补偿机制框架

财政保障者通过提供公共财政资金，明确各级政府在财政补偿中的责任，保障政资金的持续稳定供给，从财政上保障公立医院公益性。实现这一职能的关键在于厘清我国各级政府在公立医院财政补偿机制中的权责，形成财政体制—卫生管理体制—公立医院服务体系自上而下顺畅的财政补偿渠道。

---

① 张海涛. 构建医保药品价格谈判机制的研究［J］. 价格理论与实践，2017（10）：52-55.
② 曹馨予. 我国公立医院改革问题的研究［D］. 吉林财经大学，2014.

设计稳定、长效的财政补偿制度，明确补偿范围、标准和方式。在财政补偿渠道畅通、财政资金能够到位的基础上，稳定的、科学的、可操作性的补偿制度设计是公立医院财政补偿机制得以持续性发展的制度保障。这种制度设计具体包括：第一公共财政对公立医院补偿的范围；第二公共财政对公立医院补偿的标准，即拨付资金额度的标准和原则；第三公共财政对公立医院补偿的支付方式，即政府以何种方式将资金拨付到公立医院。这三个方面分别解决了公立医院财政补偿机制中公共财政补什么、补多少以及如何补的问题，保证了财政资金由政府到公立医院之间的制度衔接。[①]

补偿机制需要配以有效的监管工具对公立医院财政资金支出进行监督和评价，以提高资金使用效率，保障资金使用效果。资金监管是公立医院财政补偿机制运行的最后一个步骤，但也是极为关键的一个环节，关系到财政补偿效果和公立医院公益性的实现程度，也是公立医院财政补偿资金可持续增长的制度保障（见图4-3）。

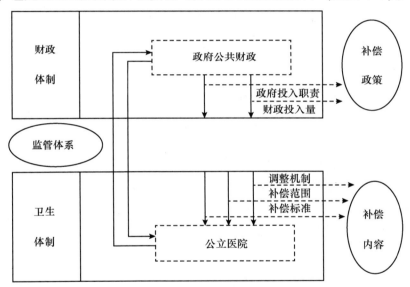

图4-3 公立医院财政补偿机制理论框架

（二）公立医院补偿机制的主要模式

受不同的卫生服务筹资和提供方式的影响，公立医院补偿机制可以分为两种主要类型：一种是国民卫生体制国家及地区一般采用的模式，可以称为财政补偿模式；另一种是在社会医疗保险体制和商业健康保险体制国家及地区采用的模式，称为双

---

① 郑大喜. 基于公益性的政府卫生投入与公立医院费用控制 [J]. 医学与社会，2012，25（11）：41-44.

重补偿模式。①

财政补偿模式是指政府财政几乎全部承担公立医院的开支，患者不付费或者付少量费用。在这种模式里，公立医院的资金来源于政府的税收，补偿方式传统上是按类目预算制，卫生部门根据公立医院历年的医疗费用以及所辖范围的人口数等指标分配资金。

双重补偿模式的补偿来源主要是政府财政和医疗保险基金，公立医院的长期投入成本，即固定成本（如基建、设备、人员工资等）和社会功能成本（如公共卫生、科研教育、社会救助等），通常可从政府公共财政得到补偿。经常性运营成本，即变动成本，一般由患者承担或医疗保险基金补偿。②

如德国公立医院主要采用双重补偿模式，即医院的固定成本和运营成本各有其补偿来源。在支付方式上，这种补偿模式传统上往往采用按项目付费的方式，对医疗机构及医务人员提供服务有较强的激励作用。同时医疗保险机构一般采用签订合同的方式购买公立医院的服务，也刺激了医院之间的竞争。因而这种模式在费用水平上往往高于财政补偿模式。

二、医疗费用需方支付机制③

医疗费用支付的需方主要指参保患者。医疗保险补偿医疗费用，抵御疾病经济风险的功能都是通过一定的支付方式来实现的，作为一种医疗资源消耗的补偿手段，体现了医疗保险分担医疗费用风险的功能，合理的支付方式是有效地控制卫生费用、保障患者健康、正确引导供需双方行为、抑制道德风险的关键。其中，医疗费用需方支付方式包括按起付线支付、按共付比例支付以及按封顶线支付。

（一）起付线

起付线指当需方患病时，先由其支付医疗费用，只有当费用超过一定标准后，再由保险机构支付超过标准以上的部分费用，这一标准即为起付线。P 为医疗服务价格，Q 为医疗服务消费量，需方参保前，一旦患病将消费掉 $OQ_1 \times OP_1$ 的医疗服务（见图 4-4），这一消耗量是需方的最佳消费；参保后并假设是完全保险，需方将消费 $OQ_2 \times OP_2$ 的医疗资源。当保险机构不提供完全保险而设置起付线（$OQ_3 \times OP_3$）的时候（见图 4-5），

———————————

① 陈瑶，代涛. 公立医院补偿机制改革的国际经验与启示 [J]. 中国医院，2011，15（7）：16-19.

② 陈清梅，尹爱田，秦雪. 公立医院扭转以药补医改革补偿机制研究述评 [J]. 中国卫生事业管理，2013，30（10）：726-728.

③ 毛瑛，陈钢. 医疗保险支付方式的经济分析 [J]. 当代经济科学，2008（4）：99-104+128.

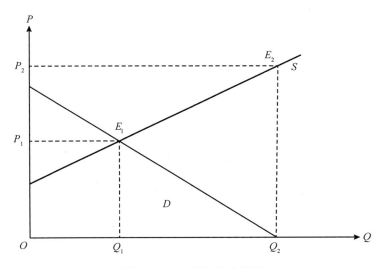

图4-4　医疗服务价格弹性

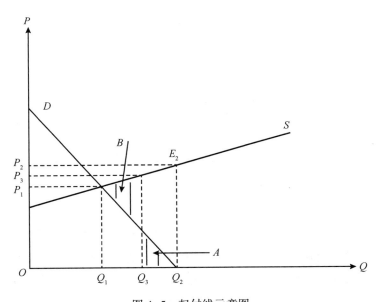

图4-5　起付线示意图

需方要么将其消费量定在 Q_1，从而完全抑制道德风险，但此时医疗费用完全由需方支付，没有发挥保险的作用；要么将其消费量定在 Q_2，因而起付线没有发挥抑制道德风险的作用，只是部分医疗费用由需方支付而已。需方的消费量与起付线标准有着密切的关系，假设 Q_3 在这样一个位置（见图4-5），使得 $SA = SB$，这表示需方将消费量从 Q_1 提高到 Q_2，所获得的收益与所付出的成本相当，这两个选择对他来说并没有什么区别。因此，若保险机构将起付线定在 Q_3 以下，则需方多消费所得到的收益大于成本，需方必然将其消费量定在 Q_2；若起付线定在 Q_3 以上，则多消费所得到的收益小于成本，需方必然将其消费量定在 Q_1。由上述分析可知，无论起付线设置在什么水平，都无法抑制医疗费用需方的道德风险，因此，以起付线进行需方支付的方式不能较好地抑制医疗费用上涨。

（二）共付比例

共付比例指当需方患病时，医疗费用由保险机构与需方按比例负担。需方支付一定比例的医疗费用，实质上等同于医疗服务价格下降，但并不为零，从而改变了其面临的供给曲线（见图4-6）。

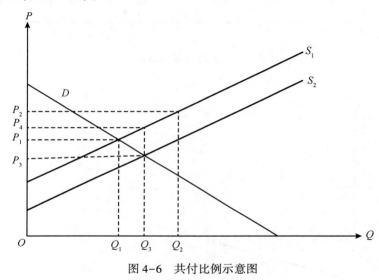

图4-6 共付比例示意图

假设需方支付比例为 β，$\beta \in [0, 1]$，当 $\beta=0$ 时，需方所面临的供给曲线为 OQ，这相当于完全保险；当 $\beta=1$ 时，需方所面临的供给曲线为 S_1，这相当于需方自保；当 $0<\beta<1$ 时，需方所面临的供给曲线位于 OQ 与 S_1 之间，记为 S_2。需方按照 $MR=MC$ 的原则将其消费量定在 Q_3，支付价格为 P_3，而整个社会的边际成本曲线却是 S_1，即消费 Q_3 的医疗服务，社会的边际成本为 P_4，社会的医疗资源消耗为 $OQ_3 \times OP_4$，它小于 $OQ_2 \times OP_2$，并且由需方自付 $OQ_3 \times OP_3$，可见共付比例既起到了保险的作用，又能抑制需方的道德风险，节约医疗资源。β 越大，共付比例所起到的激励作用越强，需方道德风险所造成的损失越小，但此时需方所承担的风险较大，抑制了保险作用的发挥。

（三）封顶线

医疗保险机构为了将自身的风险限制在一定的范围内，通常对医疗费用的支付设定一个限额，超出这一限额的医疗费用由需方自付，这一限额即封顶线。封顶线设置的一个基本原则是封顶线应该低于需方在完全保险时消耗的医疗卫生资源的社会总价值。

如图4-7所示，将封顶线定为 $OQ_3 \times OP_3$ 且 $OQ_3 \times OP_3 > OQ_2 \times OP_2$，需方将消费量定在 Q_2，那么封顶线就发挥不了作用，无法降低保险机构的风险，因此封顶线的设置应小于 Q_2；但将封顶线设置在 OQ_1 之间与设置在 Q_1Q_2 之间会产生两种完全不同的效果。

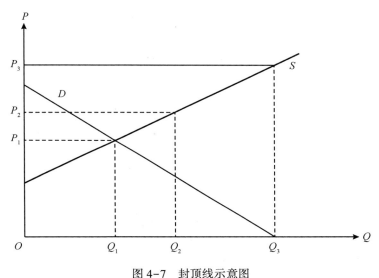

图4-7　封顶线示意图

一是封顶线在 OQ_1 以内，那么保险机构将不面临任何道德风险，因为在没有保险存在的情况下，需方将消费 Q_1 的医疗服务，如果将封底线设置在 Q_1 以内，那么需方在患病时肯定可以使用完这些资源，如果其再追加消费，其成本完全由需方自己承担，不存在任何外部效应。即使这样，需方也不会将其消费量定在 Q_1，因此时封顶线相当于是对需方的补贴，增加了需方的货币收入，需求曲线向外平移（见图4-8）。假设需求曲线由 D_1 平移至 D_2，那么需方将消费 Q_3 的医疗服务，虽然 $Q_3 > Q_1$，但这种需求的扩张并不具备外部负效应，故而不属于道德风险的范畴。

二是将封顶线设置在 Q_1Q_2 之间，假设为 Q_3，那么封顶线将改变需方的边际成本曲线，即为图4-9中 ab 段所示，从而决定需方的消费量为 Q_3，即此时消费者将全部利用保险机构所规定的封顶线以内的医疗资源 $OQ_3 \times OP_3$，并且不再追加消费。此种情形下，需方扩大需求是由其道德风险所致，存在着一定的外部负效应，但 $Q_3 < Q_2$，也表明了需方的道德风险有所抑制，因而封顶线可以在保险与激励之间进行一定程度的调和。

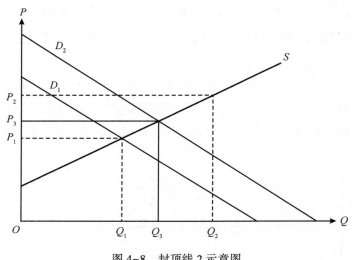

图 4-8 封顶线 2 示意图

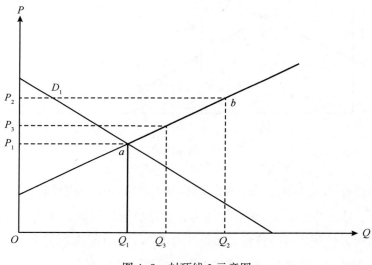

图 4-9 封顶线 3 示意图

以上分析表明，封顶线越低，越能保护保险机构的利益，限制其所面临的风险，但这一措施仍然面临着在保险与激励之间的最优选择，在实践中，通常是三种支付方式结合使用，以达到机制互补、共同抑制需方过度消费的目的。

三、医疗费用支付约束机制

由于医疗机构与患者、医疗保险机构的信息不对称，医疗机构的逐利倾向，患者的道德风险，医保支付方式的局限性等因素的作用，医疗机构和患者都有扩大医疗消费的动机和能力，给医疗保险基金带来压力。因此建立必要的约束机制能够有效弥补支付机制的不足。

（一）医疗机构激励约束机制

由于医疗机构在医保支付机制中起决定性作用，因此对医疗机构的激励约束机制不可或缺。在医疗机构内部，管理者的地位决定了对管理者的激励约束是十分重要的，其激励约束机制可以是多方面的，包括声誉机制、市场竞争机制、报酬机制等，各种机制的优化与组合是构成一种完善的激励约束机制的必要条件，其中管理者报酬机制是激励约束机制设计的最主要内容。

改进医疗机构内部治理结构，必须把医疗机构治理结构与政府职能、医疗资源的合理配置、所有权结构的调整、要素市场的完善作为一个系统工程来通盘考虑，通过引入外部力量承担监督管理者的责任和义务，如医疗保险管理机构，同时进行医疗机构的产权改革，完成承担国家的卫生事业的职责。

设计管理者报酬机制，促使管理者与所有者利益相容。由于政府对医疗机构的监督极为困难，这就有必要通过激励的方式来促使管理者的行为符合所有者的目标和利益要求，因此，管理者的报酬合约就成为激励与约束机制的重要组成部分。

营造竞争的市场环境，强化市场竞争约束机制。解决因委托代理关系而产生的管理者目标与所有者目标之间的矛盾，激励管理者大体上按所有者的意志行事，主要是依靠充分竞争的市场机制来完成的。

（二）医疗服务供需双方约束机制[①]

假设在基本医疗保险范围内某一参保人 i，其工资收入为 yi，医疗保险机构规定的统一缴费率为 θ，起付线标准为 m_1，个人自付比例为（$1-\beta$），封顶线为 m_2；市场上只存在两种消费品，非医疗用品 q_1、医疗用品 q_2，它们的边际成本均为常数，分别记为 p_1 与 p_2；在需方消费医疗服务产品这一过程中，保险机构作为第三方付费，相当于是对需方进行货币补贴，设这一动态补贴为 x。那么，需方将根据效用目标函数作出最优选择。经过三种机制的共同作用，重新构建了需方的约束曲线，图 4-10 展示了需方在不参保、参加完全保险与参加部分保险时不同的约束曲线。

需方参加非完全医疗保险后的约束曲线为 C_1，而未参加医疗保险时约束曲线记为 C_2，它的准确位置由 θ、yi、m_2 共同决定，通过对这两条约束曲线进行对比可知：当

---

① 毛瑛，陈钢. 医疗保险支付方式的经济分析［J］. 当代经济科学，2008（4）：99-104+128.

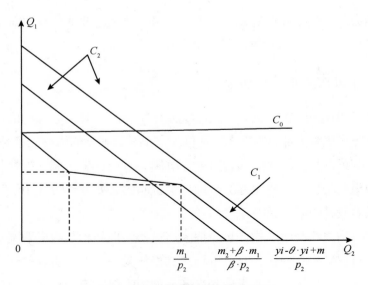

图 4-10　医疗服务需方约束曲线

$\theta \cdot yi \geqslant m_2$ 时，需方的约束曲线为右上角的 C_2，此时参保无论需方的偏好如何，即无论需方的效用函数如何，需方所消耗的医疗服务产品 Q_2 将减少，而且其整体效用水平下降；当 $\theta \cdot yi \leqslant m_2$ 时，需方的约束曲线为左下角的 C_2，此时需方的偏好将在决定医疗消费过程中起决定性作用：如果需方更加偏好非医疗产品，则参保会减少其医疗产品的消费量，那么参保只会降低其效用水平；如果需方更加偏好医疗产品，那么参保会增加其医疗产品消费，并且提高其整体效用水平，这一切都是由约束曲线的变化与效用函数决定的，只要能够准确地确定这三个函数，就能够判断是否由于参保而导致医疗服务的过度消费。

（三）医疗保险基金支付总量约束机制

医疗保险基金通过结合各种有效的支付方式可以对医疗保险基金的支出进行约束和控制。除了按项目付费方式不具有约束功能外，总额预付制、按人头付费、按病种付费、按疾病诊断分组（DRG）付费等都有一定的约束作用。有关医疗费用的支付机制详细内容可参见本书的第八章医疗保险费用支付方式。

对医保数据进行多维度分析。通过信息系统建立患者层面、科室层面、时间层面、费用层面、诊断层面等多维度的数学模型，根据服务量发展趋势，寻找共性和个性规律，进行趋势、环比、同比等多角度比较与分析。

医保质量数据实时监管。在各科室内网上安装医保管理软件系统（智能监管系统），使各科室负责人和医院医保办能够实时查看科室各项医保数据。制定科室医保质量综合管理考核目标，分别设置次均费用、人次人头比、药占比、材占比、拒付率、自费率、基金申报与业务量综合增速比等质量指标监控预警目标值、上下限等指标。

第四节　医疗保障监管机制

伴随医疗卫生技术不断提升以及国民对医疗服务需求的日益多样化，医保监管任务不断增加、监管压力持续增大已成为各国普遍面临的问题。如何进一步理顺涉及医保监管的体制机制问题以完善医保监管制度，建立健康的卫生环境，有效解决目前医疗保险监管、医疗服务监管与医药服务监管过程中存在的问题，已成为推进医疗保险制度改革的现实需要。

一、建立医疗保障监管机制的必要性

医疗保险监管是医疗保险管理的重要组成部分，医疗保险经办机构通过法定的方式，依据法定的程序对医疗保险系统中各方的行为（医疗机构、医保部门、参保人和医疗服务产品）进行监督和控制，是医保管理的职责所在。建立医疗保险的目的是为了保障人们的基本医疗需求，同时，又要控制医疗费用的不合理增长、减少卫生资源的浪费。然而在实施医疗保险的过程中，会出现参保单位不按规定为员工参保、参保人不按规定就医、定点医疗机构不按规定提供医疗服务、医疗保险机构不按规定运营等行为。为了保证医疗保险的有效运行，有必要对医疗保险的各个方面进行强有力的监督。医疗保险涉及定点医疗机构，医生，医药（药品、器械、耗材、设备等），医保经办机构，被保险人等多个利益主体，由于各自的经济利益不同、对医疗保险的期望不同，在社会医疗保险运行过程中必然会出现各种矛盾，而这些矛盾无一例外都要求加强对医疗保险的监督，从而确保医疗保险制度的可持续发展。医疗保障监管包括医疗保险监管、医疗服务监管和医药服务监管。

二、医疗保险监管机制

医疗保险专业性强、涉及利益主体多、道德风险程度高，是保险领域中最为复杂的险种，针对医疗保险的监管内容主要包括医疗保险基金管理与使用两个方面。

（一）医疗保险基金管理与使用

筹集的医疗保险基金是否会被挪作他用，以及在金融运用上是否安全，都是广大群众关心、关注的问题。这就需要对医疗保险基金进行财政的专户管理，实行透明公

开的管理政策。加强内部审计的同时，结合外部的监管、监督，确保医疗保险基金的收入和支出达到基本平衡或稍有结余，并及时地向社会报告管理近况，提高医疗保险基金运营的效率。①

医疗保险基金的使用主要是依据保险政策对患者就医费用给出的补偿款，这一领域的监管既包括对医疗保险基金使用的合法性监管，也涵盖对医疗保险基金使用效率的监管。监管涉及医保经办机构、医生和参保人各方的行为。

1. 医保经办机构

医保经办机构的骗保行为具有隐蔽性，主要形式有给不符合条件的参保人员提供医保待遇，如报销医疗费用等。因此，需要打破政府部门间的信息壁垒，将卫生健康、医保等跨部门的大数据进行汇总，系统汇总参保人的电子健康档案、就医诊疗记录、购药记录、手术记录等健康数据，实现"可视""可控""可追溯"下的数据共享，还可直接由医保部门牵头，联合司法、卫生健康等部门成立平行的医保监察机构，实现联动监管。②

2. 医生

医生是医疗保险基金最前端的"支配人"，只有有效控制其医疗服务行为，才能杜绝骗保、医疗保险基金浪费等问题。③ 从国际上来看，美国对医生个人服务行为的监管比较完善，通过服务监督、欺诈稽查、支付审计三大系统形成了事前预防、事中管控、事后审查的完整监管链条。（1）对医生提供诊疗服务的过程进行实时监督，避免出现过度检查、过度用药、虚报人数及虚假病例等违规行为；（2）相关检查部门在每一笔医疗保险基金支付前对医生的索赔账单进行数据分析，确保其数据正常无误；（3）定期对医生近几年的索赔记录进行综合检查，以发现违规记录并尽量追回损失基金。④

3. 参保人

通过审核参保人就诊频次、就诊费用、就诊行为等三个方面，可以系统汇总就医购药异常的交易数据。参保人出现疑似违规行为的，可对参保人病史及医疗费用进行深入审查，及时发现、及时立案、及时查处，纾解欺诈骗保风险。

---

① 李秀娟. 浅谈医疗保险基金内部审计的内容及方法 [J]. 纳税, 2018 (18): 195.

② 何蓓蓓，黄方肇，郑先平. 我国医疗保险欺诈现状、原因及对策研究 [J]. 上海保险, 2020 (6): 51-53.

③ 谭思然，蒲川. 实现医保对医疗行为监管模式转变的路径思考 [J]. 中国卫生事业管理, 2018 (7): 507-509.

④ 李晓露，寇颖. 实行医保医师制度的必要性 [J]. 四川劳动保障, 2014 (11): 22.

（二）监管主体

从监管队伍构成看，医保监管已经从原来的医保部门监管向医保经办机构主导、行政部门依法履责，邀请第三方（非政府组织）、社会监督员等外部监督在内的多主体监管转变。

1. 医保经办机构

医保经办机构首先需要做好内部监管，尤其是涉及医疗保险基金的，应设有内审部门或配置审计专员，对内部系统财政财务收支、经济活动、内部控制和风险管理实施独立、客观的监督、评价与建议。[①] 同时，医保经办机构还承担监管签约医疗服务机构的重要职责，应及时掌握医疗保险基金运行情况、签约服务机构违规情况、协议指标异常情况等。[②]

2. 行政部门

行政部门依法监管使用医保基金的医疗服务行为和医药服务费用，依法查处医疗保障领域违法违规行为，对医疗保障监督执法机构、经办机构、签约医疗（医药）机构、协议管理医师药师、参保人遵守医疗保障法律法规的情况实施监管，对经办机构和医疗（医药）机构签订、履行服务协议情况，以及经办机构对签约医疗（医药）机构的稽查审核进行监督。

3. 非政府组织

非营利性的、专业化和规范化的行业内部医院协会、医师协会等行业自律组织可以发挥外部监督作用，对使用医疗保险基金的医疗（医药）服务行为进行调查，对经办机构建立和执行内部控制制度、支付医疗保障待遇、签订服务协议等管理使用医疗保险基金情况进行审计或协助调查。信息技术服务机构、会计师事务所、商业保险机构等第三方力量也可参与医疗保险基金监管。

4. 社会监督员

充分发挥社会力量开展医疗服务监督是国际通行做法。社会公众的监督作用主要体现在两点：一是监督医保经办机构贯彻落实医疗保险政策情况，包括对参保单位、参保人、签约医疗（医药）机构等的监督；二是监督签约医疗（医药）机构执行医疗保险政策情况，包括为医疗保险参保人员提供就医购药等服务过程中的服务质量、服务态度以及欺诈骗保情况。

---

① 胡智强，张文秀. 我国医保基金审计监管体系研究 [J]. 中国医疗保险，2020（4）：29-32.
② 朱刚令. 完善医疗保险监管体制的思考 [J]. 中国医疗保险，2018（5）：23-26.

（三）监管方式

针对监管对象广泛、信息分散、行为隐蔽等特点，目前医疗保险监管机制已建立了多种监管方式，并在实践中不断完善，包括多形式监督检查制度、举报奖励制度、医保信用评价与管理制度以及信息披露机制等。

1. 多形式监督检查制度

运用日常巡查、专项检查、飞行检查、重点检查、专家审查、联合检查等相结合的多形式检查制度，明确检查对象、检查重点和检查内容。规范启动条件、工作要求和工作流程，能够明确各方权利义务，有效确保监管全程的公开、公平、公正，实现监管专业化、规范化、常态化。

2. 举报奖励制度

举报奖励制度是有关管理部门为查处违法行为的实际需要，以公告或颁布规范性文件的方式对社会公众进行承诺，经有关管理部门查证，举报人举报的违法行为属实，将依照规定的处罚额度或实际查明的违法数额，依照法定程序给予举报人精神奖励与一定数额物质奖励的制度。[①] 这一制度能够有效鼓励社会公众积极举报欺诈骗取医疗保障基金行为，有助于从违法违规者的身边、"内部"发现和提供线索，及时发现、控制和消除基金安全隐患。

3. 医保信用评价与管理制度

医保信用评价与管理制度是指通过对医疗服务供方的医疗服务、医疗质量、医疗费用控制、患者满意度等进行考核评价，形成签约医疗（医药）机构信用等级，并针对不同等级的签约机构采取差异化的监管方式。签约机构信用等级一般实行动态管理，有效期后进行重新评定，发生违规行为的视情节降低其信用等级或取消协议关系。建立健全签约机构医保信用评价与管理制度可以强化其自我管理的意识，并为参保人就医选择提供参考信息。同时，医保部门可以依据考核结果及信用等级对签约机构进行奖惩，规范签约机构行为。[②]

4. 信息披露机制

医疗服务市场上供需双方之间的信息不对称以及医疗经营的暗箱操作是导致医疗行为不规范、道德风险频发、医疗费用高涨的重要原因。因此，医疗保险信息化建设

---

① 张炜达，王肖婧. 公众参与食品安全有奖举报制度论析 [J]. 重庆理工大学学报（社会科学），2015，29（2）：72-76.

② 王晓屏，曹源，王鸿勇等. 医疗保险信用等级制度费用控制效果分析 [J]. 中国卫生经济，2008（9）：27-29.

基础上的信息披露机制能够及时披露以下信息：医疗保险行政管理及经办机构情况、医疗保险基金收支情况、医疗保险参保单位缴费和参保人员享受待遇情况等；签约机构方面的医疗费用、医疗服务、医疗质量等指标信息；医疗保险违规典型案例的发生、处理、整改情况等。[①]

三、医疗服务监管机制

医疗服务监管是指监管主体为保证医疗服务的公平性、安全性、有效性和经济性而对医疗服务提供者实施的监督管理的活动。从监管内容而言，医疗服务监管包括医疗服务要素准入监管、医疗服务运行评价监管和医疗服务安全监测。围绕这些监管内容，运用公共权力制定和实施规则与标准的政府部门，以及来自医疗机构自身、行业组织和社会公众的监管力量，共同规范和约束医疗服务机构的服务活动，确保医疗服务的提供效率和公平。[②]

（一）监管内容

大多数国家对医疗服务监管采取全方位监管策略，即对医疗服务要素的准入、医疗服务运行评价和医疗服务安全监测三方面进行系统监管。

1. 医疗服务要素准入监管

医疗服务要素准入监管是指监管主体对医疗机构、医疗从业人员、医疗技术、医疗设备与设施等医疗服务要素的准入监管，大多数国家都建立了医疗服务要素准入法律制度，对于技术准入还成立了相关技术评估和准入管理机构。

2. 医疗服务运行评价

一方面，医疗服务活动中的第三方付费机制容易导致道德风险，病人和医生都有动力不计成本地使用和提供过多的和昂贵的医疗服务，医疗服务价格因此成为运行监管的重要内容。[③] 另一方面，各国也都认识到医疗服务质量评价对于推动医院的标准化建设、满足患者医疗需求的重要性和必要性，基本都建立了科学、可行的评价指标体系、评价制度与长效机制，并通过独立的第三方机构开展评价，以促进监管的科学化和专业化。

3. 医疗服务安全监测

基于医疗服务安全监测对于防范医疗风险、提高医疗服务质量的重要性，多数国

---

①　马蔚姝. 医疗保险费用控制制衡机制体系构建及传导路径 [J]. 社会福利（理论版），2013（1）：35-39.

②　刘兰秋. 试论我国现代化医疗服务监管制度的构建 [J]. 中国医院，2013，17（11）：15-17.

③　宋华琳. 医疗服务监管的国际经验及启示 [J]. 中国卫生政策研究，2009，2（4）：53-58.

家都建立了讨论不良事件与医疗差错的信息平台。例如，德国的国家法定医疗保险医师协会和联邦医师协会建立了全国范围内的重大事件报告系统，卫生从业人员可以自愿和匿名报告医疗差错或疑似医疗差错；美国各州根据实际情况建立了符合自身特点的志愿报告系统，以尽可能广泛地从卫生保健提供者中收集信息，从而使监管者可以确定潜在差错，预防病人遭受伤害。[①]

（二）监管主体

尽管各国的政治制度、经济发展水平、医疗体制、文化传统各有差异，但为了确保医疗服务质量和病人安全，大多数国家和地区基本都是由多层次、立体化且具有较强独立性的监管主体对医疗服务进行全方位的监管，基本上可以划分为政府监管机构与非政府监管主体两类。

1. 政府监管机构

政府监管方面，各国都十分重视政府监管机构的主导作用。例如，英国卫生部（Department of Health，DH）主要负责从国家政策层面为英国国民健康服务提供战略性指导，其下属的英格兰公共卫生署（Public Health England）是专职的行政机构，地方政府则负责为当地国家医疗服务的正常运行和优化提供支持。[②] 在我国，卫生行政部门的医政部门、医疗服务监管部门和卫生监督执法部门构成了医疗服务监管主导力量。一些国家的医疗服务监管部门除了有监管职能之外，还有非监管职能。例如，美国医疗机构评审联合委员会尽管主要负有监管职能，但也承担咨询、教育和发展的非监管责任。将监管职能和非监管职能结合在一起，可以拓宽监管者了解被监管方信息的渠道，也可促使监管者采取多种手段促使被监管方来符合监管要求。[③]

2. 非政府监管主体

首先，医疗机构作为医疗服务的直接提供方，有责任完善内部监督制约机制，从源头上规范医疗服务行为。其次，非政府组织在医疗服务监管中发挥着重要的、实质性的作用。例如，在英国，非政府性质的医疗服务监管组织主要包括英国皇家医疗学会、医疗过失监督机构、国家外部质量保证机构等，这些行业组织和专业化组织在行业规则的制定、执行和监督方面发挥了重要的作用，某些行业组织还被授予了强制执行权。在德国，各种行业组织、第三方机构等涵盖了与医疗卫生相关的各类职业人群

① 梁铭会，杨婷婷，马丽平. 典型国家医疗质量监管体系比较研究 [J]. 中国卫生质量管理，2011，18（6）：2-5.

② 芦欣怡，王亚东. 英、美、德国家医疗卫生监管体系介绍及启示 [J]. 中国卫生质量管理，2019，26（6）：137-140.

③ 宋华琳. 医疗服务监管的国际经验及启示 [J]. 中国卫生政策研究，2009，2（4）：53-58.

和机构，包括国家医师协会（KBV）、健康保险基金医疗审查委员会（MDK）、医疗卫生服务和效率研究所（IQWIG）、医疗卫生服务质量改进研究所（AQUA）、德国医学质量局等。[1] 美国也同样鼓励第三方机构参与医疗服务监管，积极推进监管主体多元化发展，利用相关组织的专业力量，替政府分担监管职责。[2] 此外，伴随互联网的快速发展，包括平面媒体、电视、网络在内的诸多大众传媒让信息的传播渠道越来越通畅，社会公众在医疗服务监管过程中的主体力量日益凸显。[3]

（三）监管方式

为了掌握、分析和评判医疗服务供方对监管要求或命令的遵守情况，监管主体需要采取一定的措施以获悉相关信息，这些措施可以分为绩效监控、巡查和调查三类。

1. 绩效监控

绩效监控主要用于搜集、整理、分析和比较医疗服务供方的绩效数据，是最为直接的监管方式。这些数据或来自医疗机构自身，或来自各个监管主体。这些数据可以是日常搜集而得，也可以是为了绩效监控的目的专门搜集而得。在美国，最主要的范例是由国家质量保证委员会（NCQA）搜集的健康计划雇主数据和信息集（Health Plan Employer Data and Information Set，HEDIS）。HEDIS 是一个巨大、复杂的数据集合，它对 71 项指标予以评判，这些指标可被归为医疗服务的有效性、医疗服务的可及性、对医疗服务的满意度、医疗服务的应用、医疗服务的成本、相关描述性信息、健康计划的稳定性、对医疗服务的知情选择八类。

2. 巡查

一般而言，定期巡查是政府监管机构最主要的监管方式。在对医疗机构进行定期巡查之前，巡查官员会搜集相应的背景信息，而医疗机构也可能会做相应的准备。巡查一般会持续数日，在此期间巡查官员会同相关人员进行个别谈话，召开座谈会，直接到现场观察，并查看文件卷宗。巡查结束时，巡查官员会就巡查所得的初步结论和医疗机构交换意见，然后出具一份正式的报告，对医疗机构遵守监管要求的程度加以评判，对其服务绩效予以深度分析，并提出改进意见。巡查的优势在于可以让监管者亲临第一线，对医疗事务的实际有切实的理解，从而作出切实可行的建议和决定。对

---

[1] 朱海蒂，田淼淼，陶红兵. 借鉴国外经验对我国医疗服务监管体系建设的思考［J］. 中华医院管理，2013，29（12）：896-899.

[2] 芦欣怡，王亚东. 英、美、德国家医疗卫生监管体系介绍及启示［J］. 中国卫生质量管理，2019，26（6）：137-140.

[3] 张翼飞，喻明霞，周利华. 新形势下加强医疗服务质量监管的路径选择［J］. 现代生物医学进展，2013（34）：6764-6767.

于绩效良好的医疗机构，可减少对其监督检查的频率，赋予其更大的自由度，反之则增加巡查的频率。

3. 调查

调查一般是在出现医疗事故或不良事件后，对相关事件或情况进行考察，以查明事实真相并总结教训。调查方式有两个特征：其一是被动性，监管者在接到报告指出医疗机构存在绩效问题或发生医疗事故、不良事件后，才进行调查和询问；其二是负面性，调查所关注的通常是医疗服务事故、服务质量问题和明显的劣质绩效。

四、医药服务监管机制

医药服务市场由于存在垄断、信息不对称、药品价格作用机制较弱等问题，存在明显的市场失灵现象。需要围绕药品器械价格、安全性与质量三重维度，统筹发挥政府监管机构与非政府监管主体的力量，综合运用药品抽查检验、行政指导、购买第三方服务和投诉举报等方式，构建全方位的医药服务监管机制。

（一）监管内容

医药服务监管机制的监管内容主要包括医药价格、安全性与质量三方面，目标是确保公众用药安全、有效、经济、合理、方便与及时。

1. 医药价格

医药价格关系广大群众的切身利益，合理的医药价格是既符合医疗服务供方利益，又符合医疗服务需方利益的均衡价格。但是生产者与监管者、消费者之间存在的多方面的信息不对称使得药品真实成本难以衡量。而消费者往往需依赖于医生的处方或专业意见做出用药选择，处于被动地位，导致药价虚高往往成为医药市场中广泛存在的难点问题。[①]

2. 医药安全性

医药是一种典型的风险产品，其风险主要表现为天然风险和人为风险。天然风险是指药品自身属性带来的安全风险，而人为风险主要包括不合理用药、用药差错、药品质量问题、社会管理因素等带来的不利于用药安全的风险。[②] 这种风险性决定了其即使被正常合规使用，也不可避免所有风险。因此，医药服务监管的目标之一是控制药品的风险性。

---

① 黄萍，曾靓，艾贺玲. 药品价格放开后药品市场价格行为的监管［J］. 南京中医药大学学报（社会科学版），2017，18（3）：176-179.

② 宁艳阳，杨悦. 美国药品风险管理对我国的启示［J］. 中国新药杂志，2010，19（23）：2120-2123.

3. 医药质量

医药质量关乎公众生命健康、国民经济发展、社会稳定和国家安全，一直以来都是各国政府和社会各界关注的热点问题之一。医药的质量监督主要发生在生产、流通与使用三个环节，通过制定科学规范的药品质量标准、评价指导原则和技术指南，能够实现对药品全生命周期的监督，保证药品质量。目前，国际上最新的药品质量管理理念是"质量源于设计"，即药物从研发开始就要考虑最终产品的质量，在配方设计、工艺路线等方面都要做好深入的前期研究。[①]

（二）监管主体

近年来，随着社会多元治理理论的兴起，治理主体的多元化逐渐得到更多认同，医药服务监管也更加强调政府监管机构与非政府监管主体共同治理的权利和责任。

1. 政府监管机构

从国际经验看，医药监管职能一般由一个部门负责行使，即由其卫生部门及下辖的各类监管机构和专业技术机构行使，强调依法设置，会赋予监管机构必要的独立性，给予充足的编制和经费保障，重视其专业技术支撑，因而具有较高的监管效率，公众满意度较高。[②] 就我国而言，药品监督管理部门主要承担着药品生产企业、药品经销企业的"药品生产质量管理规范"（GMP）和"药品经营质量管理规范"（GSP）的审核与复审工作，并在证照发放后对生产到使用环节的药品质量进行监督和管理。

2. 非政府监管主体

药品生产经销企业是生产经营的第一责任人，在药品社会共治中处于主体地位，具有不可推卸的监管责任。[③] 同时，由于健康产品的风险具有普遍性、动态性和隐秘性等特点，单靠政府的外部监管难以奏效，必须在完善外部监管的同时强调内部自律，建立和强化行业和企业内部的自我监管。[④] 具体而言，药品生产企业必须严格按照要求从事药品生产工作，确保出厂药品质量的可靠；药品经销企业必须严格按照 GSP 要求从事药品流通环节的工作。一方面，医疗机构作为患者获取药品的主要场所，其药品采购、储存、调剂、使用过程都会影响患者身体健康和生命安全。另一方面，医疗机构作为药品流通中的最主要环节，在使用过程中掌握着大量与药品质量问题相关的一手信息，具备充分的监管条件。因此，医疗机构承担着关键的药品质量监管职责，需

① 常峰，周颖熊，莎莉. 基本药物质量监管问题研究［J］. 中国处方药，2014（2）：10-12.
② 鄢广. 我国医药监管机构体系存在的问题与重构建议［J］. 中国药房，2016，27（7）：872-876.
③ 邓刚宏. 共建食品安全共治模式的法律逻辑与路径［J］. 南京社会科学，2015（2）：99.
④ 梁晨. 对转型时期我国药品监管体制的宏观思考［J］. 中国卫生政策研究，2015，8（4）：18-23.

要通过严把入库药品验收关、加强药房与药师队伍管理，以及向监管部门及时反馈药品质量问题信息等举措来进行药品的监管。① 同时，社会组织在医药市场发挥了日益显著的监管作用。尤其在美国和日本等药品监管机制相对发达的国家，特别重视药品行业协会、自治团体等第三方组织的监管作用。此外，广大消费者群体也能够参与到监督药品监管过程中，为维护社会健康权益做出贡献。

（三）监管方式

传统药品监管以行政立法、行政审批为主要规制手段，现代化的药品监管则主要运用药品抽查检验、行政指导、购买服务和奖励补贴方式。

1. 药品抽查检验

药品监督管理部门通过确定抽检品种、覆盖面和抽检频次，以合格率来评价和衡量药品质量情况，并定期向社会发布药品质量公告，使公众了解药品的质量状况。药品监管机构在充分利用药品质量公告手段的同时，也要保持慎重稳妥态度，避免不恰当的公示行为给被检企业造成不必要的负面影响。②

2. 行政指导

由于医药服务市场中假药劣药隐蔽性强，公众对药品风险识别不足，这就导致药品监督管理部门执法工作任务重、难度大，极易人手不足。面对这一现实困境，药品监督管理部门对于药品企业的监管迫切需要以指导、劝告、建议、说明、提醒、警示等柔性管理方式，指导规范药品生产经营行为，保障药品生产经营企业有序正规地进入或退出市场，维护良好市场经营秩序。③

3. 购买第三方服务

在医药市场的社会共治格局中，对于一些政府不擅长的领域，例如，药品安全风险评估等，可以通过与社会组织、行业协会、专家签订协议的方式来购买服务，这样不仅能提高药品监管的科学性与公正性，也有利于减轻政府监管压力。④

4. 投诉举报制度

通过建立完善的投诉举报信息管理系统，能够及时获取公众对于药品无证生产、无证经营、营销假冒伪劣产品、虚假宣传、标签标识不符合规定等问题的反映。为鼓励社会公众积极举报医药市场违法行为，还可建立举报奖励机制，并加大投诉举报审

① 陈永法，戈颖莹，倪永兵. 完善我国医疗机构药品质量监管立法的建议［J］. 中国药房，2018，29（1）：1-4.
② 孟锐. 药事管理学［M］. 北京：科学出版社，2009.
③ 邓刚宏. 共建食品安全共治模式的法律逻辑与路径［J］. 南京社会科学，2015（2）：99.
④ 刘畅. 论我国药品安全规制模式之转型［J］. 当代法学，2017（3）：50-58.

核办结力度，将办理质量纳入相关部门绩效考核体系，并适时开展对举报人的回访工作。

 本章小结

　　本章系统介绍和分析医疗保障制度运行的四个机制，即价格机制、谈判机制、支付机制和监管机制，四个机制既是医疗保障制度的核心内容，也是医保制度实施和发挥作用的手段和路径。分析医疗保障定价要从价格理论入手，本章针对医药服务的消费品特征，介绍分析了医药服务定价及价格调整机制。医药服务价格机制与患者的就医成本、医疗机构经营效益以及医保机制待遇支付等环节紧密相关，是医疗保障机制乃至医疗卫生市场运行的出发点。医药服务价格机制的基础性因素应当是价值，在政策指导与市场竞争的共同影响下，形成符合患者、医药服务机构以及政府等各方利益诉求的动态价格。

　　医疗保险谈判机制的理论基础主要是机制设计理论、交易契约理论与合作博弈理论。目前，通过谈判购买医药服务、协调医疗保险经办机构与医疗机构及药品生产企业之间的关系在国外已较为普遍，尤其是在医疗保险制度比较完善的国家。医药谈判机制是指在医药服务购买过程中，医疗保险各方主体通过协商谈判的方式就医药产品的价格、质量、付费方式和分担比例等方面问题达成对各方均有约束性协议结果的一种互动机制。

　　医疗费用支付机制作为医疗保险的重要环节，通过对发生医疗费用过程中的供需双方进行补偿的方式，实现医疗保险的保障功能。支付制度涉及医疗、医保、医药等多个环节，支付制度除了影响医疗机构的收入外，还会影响医疗卫生资源配置、医生薪酬、医疗服务数量和质量。因此，需要深入推进医保支付方式改革，探索总额付费与按病种付费等多元复合型支付方式。

　　监管是确保医保制度稳定，特别是医疗保险基金安全的重要力量。目前，针对医疗保险基金的监管内容主要包括医疗保险基金管理与使用两个方面。医疗服务的监管是指监管主体为保证医疗服务的公平性、安全性、有效性和经济性而对医疗服务提供者实施的监督管理活动。医药服务市场由于存在垄断、信息不对称、药品价格作用机制较弱等问题，存在明显的市场失灵现象，需要围绕药品器械价格、安全性与质量等方面加强监管。

复习思考题 〉〉〉〉〉〉〉〉〉〉〉〉〉〉〉〉〉〉〉〉〉〉〉〉〉〉〉〉〉〉〉

1. 医药服务价格机制需要在政府干预的基础上，再交由市场自由竞争定价吗？为什么？

2. 医疗保险药品谈判的国际经验对我国有什么启示？

3. 医保支付如何兼顾费用管理和质量管理双重目标？

4. 医疗保险基金监管模式的未来创新可以在哪方面寻求突破？

第五章
医疗保障制度

>> **学习要点**

　　通过本章学习，重点掌握基本医疗保险的内涵、性质和特征；熟悉基本医疗保险的目标、原则及其功能与作用；理解补充医疗保险的含义与特征、意义和作用，了解补充医疗保险的实施范围与种类；熟悉医疗救助的含义与特征、对象与内容，理解医疗救助的作用与意义并了解医疗救助的形式。在此基础上对我国的医疗保障体系形成系统性的认知。

>> **关键概念**

　　医疗保障　　基本医疗保险　　补充医疗保险　　医疗救助

　　医疗保障制度不是单一的制度，而是一个多层次的体系，包括基本医疗保险、补充医疗保险和医疗救助等制度，三个部分有不同的保障目标、内容和功能，但彼此之间有机结合，密切关联，搭建了为参保人提供保障的安全网。医疗保险提供基本保障，补充医疗保险提供基本医保之外的补充（辅助）保障，医疗救助提供兜底保障。

第一节　基本医疗保险制度

一、基本医疗保险的内涵

基本医疗保险在多层次的医疗保障体系中发挥着基础性的作用，是有效保障国民基本医疗需求的重要社会制度。我国的基本医疗保险由城镇职工基本医疗保险和城乡居民基本医疗保险构成，两项制度为全体国民提供了坚实的医疗保障。

（一）基本医疗保险及其相关概念

明确基本医疗保险的内涵首先要熟悉与其相关的概念。首先，基本医疗保险从属性来看属于社会保险，了解社会保险的概念有助于把握基本医疗保险的本质。其次，基本医疗保险是医疗保障体系中的重要组成部分，对医疗保障概念的介绍有利于对基本医疗保险形成系统性的认知。最后，基本医疗保险是医疗保险中的一种类型，在我国的语境中基本医疗保险通常可以简称为医疗保险。因此，三个相关概念的梳理显得尤为必要。

1. 社会保险

社会保险作为现代社会保障制度的主体，是国家通过立法形式确定并强制实施的一种保险制度。在社会成员遭遇年老、疾病、工伤、失业、生育、死亡等风险而暂时或永久性失去劳动能力或者劳动机会时，通过互助共济、风险分担的形式为其提供经济支持，以增强被保障者抵御风险的能力。我国的社会保险主要包括养老保险、医疗保险、失业保险、工伤保险和生育保险，一些国家和地区还建立了护理保险和灾害保险等，这些社会保险共同构成了一个国家或地区的社会保险系统，并作为社会保障系统的一个子系统发挥着减少或免除劳动者后顾之忧、维护社会稳定的作用。

2. 医疗保障

医疗保障是指通过给予被保障者经济补偿与帮助，满足其医疗服务需求并保障其健康的制度体系。不同国家的医疗保障体系构成不同。在我国，医疗保障系统主要包括基本（社会）医疗保险、补充医疗保险、医疗救助、生育保险等制度。这些制度通过多样化的途径和方式为社会成员提供多层次的医疗保障，以满足社会成员看病就医的需求，减轻其经济负担。医疗保险制度作为我国医疗保障体系中的主体部分，在整个医疗保障体系中发挥着核心作用。

3. 医疗保险

医疗保险根据保障范围可分为广义的医疗保险和狭义的医疗保险。国际上一般将医疗保险称为"health insurance"，即"健康保险"，它是人身保险的一个组成部分，包括死亡、人身伤害、疾病等。发达国家的健康保险不仅补偿由于疾病给人们带来的医疗费用等直接经济损失，也补偿由疾病导致的收入下降等间接经济损失。有些国家的健康保险包含了预防保健、健康促进等方面的内容。狭义的医疗保险单纯指对疾病和意外伤害发生后所导致的医疗费用的补偿，称为"medical insurance"。广义的和狭义的医疗保险概念之间并无严格的界限，只是保险范围和程度的差异。[①] 不同国家的医疗保险模式不同，从我国的现状来看，医疗保险主要是狭义的概念，是指以社会保险形式建立的，为国民提供医疗费用补偿的一项制度安排。

4. 基本医疗保险

基本医疗保险是医疗保险制度的组成部分，是由国家立法对国民实施的医疗保险制度，通过强制性社会保险原则和方法筹集资金，保障国民的基本医疗服务需求。不同的国家由于在政治、经济、历史、文化等多方面存在差异，制度设计与实践呈现出不同的模式，但也有一些原则是相同的：

（1）由国家立法强制实施；

（2）以税收或者社会保险费的形式筹集基金；

（3）通常由政府负责制度的设计、管理和实施；

（4）保障水平为满足国民基本医疗需求。

在我国，基本医疗保险通常可以简称为医疗保险。本书立足于我国实际情况将基本医疗保险定义为：以社会劳动者乃至全体国民为保障对象，对其因患病产生的医疗费用给予补偿，以满足其基本医疗需求并减轻经济负担，保障社会劳动者或国民身体健康的一种社会保险制度。

（二）我国基本医疗保险制度构成

基本医疗保险制度作为我国社会保障体系中的关键组成部分，在解除国民疾病医疗后顾之忧、保障国民健康方面具有重要作用。我国的基本医疗保险制度根据覆盖群体划分为城镇职工基本医疗保险和城乡居民基本医疗保险。

1. 城镇职工基本医疗保险

城镇职工基本医疗保险是以全体职工为保障对象，由用人单位和个人共同缴纳保

---

① 仇雨临. 医疗保险 [M]. 北京：中国劳动社会保障出版社，2008：11.

险费建立保险基金，以补偿（报销）医疗费用的形式保障职工基本医疗需求的强制性制度安排。

2. 城乡居民基本医疗保险

城乡居民基本医疗保险是由新型农村合作医疗和城镇居民基本医疗保险整合而来，其覆盖对象包括城镇和农村所有居民，通过个人缴费和国家财政补贴的形式筹集资金，以补偿（报销）医疗费用的形式保障全体居民的基本医疗服务需求的制度安排。

3. 城镇职工基本医疗保险与城乡居民基本医疗保险的比较

城镇职工基本医疗保险和城乡居民基本医疗保险共同构成了我国基本医疗保险制度，从制度上实现了全面覆盖。两项制度除表5-1中所述的不同内容外，还存在缴费标准、报销范围、待遇水平等方面的差异。然而，由于我国各地区经济社会发展水平参差不齐，基本医疗保险制度统筹层次较低，导致各地区制度标准设计不一，因此，表5-1未将这些内容列入其中。整体上，城镇职工和城乡居民的基本医疗保险制度虽然同属于社会医疗保险制度，但是具体内容设计还存在一定差异，未来可逐步探索建立全国统一的基本医疗保险制度，实现公平、普惠的医疗保障目标。

表5-1　　　　　　城镇职工基本医疗保险和城乡居民基本医疗保险的比较

	城镇职工基本医疗保险	城乡居民基本医疗保险
保障对象	城镇所有用人单位，包括企业（国有企业、集体企业、外商投资企业、私营企业等），机关，事业单位，社会团体，民办非企业单位及其职工	所有城乡居民，即覆盖除职工基本医疗保险应参保人员以外的其他城乡居民
筹资来源	用人单位和职工共同缴纳	采用个人缴费与政府补助相结合为主的筹资方式，鼓励集体、单位或其他社会经济组织给予扶持或资助
缴费方式	按月缴费	按年缴费
统筹层次	原则上以地级以上行政区（包括地、市、州、盟）为统筹单位，也可以县（市）为统筹单位	原则上实行市（地）级统筹

资料来源：根据《国务院关于建立城镇职工基本医疗保险制度的决定》（国发〔1998〕44号）、《国务院关于整合城乡居民基本医疗保险制度的意见》（国发〔2016〕3号）等相关材料整理。

二、基本医疗保险的性质与特征

明确基本医疗保险的性质是保证制度健康发展的前提，了解基本医疗保险的特征有利于加深对制度本质的认知。正确认识基本医疗保险的性质和特征，对构建符合我国国情的医疗保障体系具有重要意义。

（一）基本医疗保险的性质

作为社会保险的一部分，基本医疗保险除了具有社会保险所具有的普遍性、强制性、互济性、补偿性等性质外，还具有以下特性。

1. 福利性

福利性是基本医疗保险的本质属性，具体含义为：第一，基本医疗保险作为保障国民健康的一项社会保险制度，不仅是国民享有的基本权利，也体现了政府和社会的责任和义务。第二，基本医疗保险属于社会保险范畴，不以营利为目的；医疗保险基金"取之于民，用之于民"，以此满足国民的基本医疗保障需求。第三，基本医疗保险缴费由个人、单位、政府三方负担或者由个人缴费和政府补贴构成。参保人虽然负担部分费用，但享受待遇不与保险金额挂钩，其缴费远低于其获得的保障待遇，因而基本医疗保险具有照顾帮助的性质。第四，基本医疗保险是进一步平衡社会分配关系的体现。在社会主义"按劳分配"原则下，基本医疗保险是对"按劳分配"的补充，呈现按"需"分配的特征，即医疗费用产生后，基本医疗保险给予参保人相应的医疗费用报销。因此，具有基本医疗保险报销需求的参保人能够获得福利性的保障。

2. 经济性

基本医疗保险对参保人的疾病和意外损失进行经济补偿，既是一种社会保障制度，又是一种分配制度，具有经济性质。主要表现为：第一，从社会再生产来看，基本医疗保险的实施可使劳动者恢复劳动能力，从而直接参与了劳动力的社会再生产过程，起到了保护和增强劳动能力的重要作用，成为整个社会再生产的一个重要组成部分。第二，基本医疗保险在某种意义上是被保险人之间国民收入的再分配。通过风险分担，将筹集的医疗保险基金用以帮助遭遇疾病或意外风险、发生经济困难的人，不仅减轻了个人因此造成的经济负担，减少了社会经济损失，而且有利于社会生产的正常发展。第三，基本医疗保险能够提升基金的使用效益，通过加强医疗保险基金管理进一步提升经济效益。在医疗保险费用的使用上确保国民基本医疗服务需求得到有效满足，从而实现基金使用效益的最大化。

3. 公益性

公益性是基本医疗保险不同于其他保险的一种特有属性，其公益性主要表现在：一是基本医疗保险是国家、用人单位、个人共同筹集医疗保险基金，集聚多方的力量使国民享受到应有的医疗保障。二是基本医疗保险制度的实施具有正外部性，参保人及相关各方都会从中受益。基本医疗保险制度的建立不仅有利于减轻患者本人及其家庭的经济负担，同时也关系到整个社会的稳定。其中，对于感染流行性疾病患者进行保障更是避免大范围社会经济损失的有效方式，使整个社会受益。此外，基本医疗保险制度保障了参保人能够及时接受治疗并恢复健康，从而使其尽快回到工作岗位，用人单位也会从中受益。因此，基本医疗保险制度的实施对于参保人、用人单位以及整个社会均产生积极影响。

（二）基本医疗保险的特征

基本医疗保险的特征不仅间接反映了制度的本质属性，也强调了制度的内容与功能。从基本医疗保险的建立到不断发展完善，这些特征愈加突出，主要表现为以下五点。

1. 保障人群的普遍性

所有社会成员都难以避免疾病风险，这种风险的客观存在决定了基本医疗保险的覆盖对象是全体国民。而失业、工伤、生育保险制度的保障对象主要是部分人群，因为这些风险的发生不具有必然性。确保人人享有可持续的健康保障，不断提高国民身体素质与健康水平是基本医疗保险制度发展的目标，应保尽保是基本医疗保险制度发展与完善的前提。因此，保障人群的普遍性对于基本医疗保险制度的发展具有重要意义。

2. 保障水平的基础性

基本医疗保险为所有群体在患病时得到充分的治疗提供了重要制度保障，但是这种保障是以满足国民基本医疗需求为出发点的，这就意味着基本医疗保险的作用在于保基本，从而保证社会的公平性。保障适度是基本医疗保险制度遵循的原则，而对于超出基本水平的医疗支出费用，将由基本医疗保险之外的制度给予保障。基本医疗保险制度与补充医疗保险制度的有效衔接是在保障国民基本需求的基础上满足国民多样化需求的重要举措，有利于多层次医疗保障体系的发展。

3. 涉及主体的广泛性

基本医疗保险制度涉及政府、用人单位、医疗机构、医保部门、医药市场以及参保者个人等多个主体。不同主体之间权利义务关系错综复杂，兼顾各方主体权益并形成各主体的权益制衡机制成为处理好这种复杂关系的关键。基本医疗保险制度是联结医疗服务供方和需方的纽带、引导医疗服务供方的价格杠杆和影响医疗服务行为的调控阀。[1] 基本医疗保险必须通过有效的制度安排确保医疗保险资源和卫生资源的合理利用，从而发挥其在医疗领域中的关键性作用。

---

① 仇雨临. 医保与"三医"联动：纽带、杠杆和调控阀 [J]. 探索，2017（5）：65-71+2.

4. 费用补偿的特殊性

基本医疗保险属于医疗费用保险，以参保患者实际发生的医药费用支出为条件，费用补偿具有特殊性。一是费用补偿的短期性。疾病的发生具有随机性与突发性。基本医疗保险提供的补偿是经常发生的且相对独立的事件，不像其他社会保险具有长期性，如养老保险参保人按法定年龄长期享受养老金。二是费用补偿的不确定性。[①] 医疗保险机构支付给参保人的补偿数额与参保人缴纳的保险费数额没有直接关系，而是与实际发生的疾病状况和医疗需求密切相关，按照实际发生的医疗费用的一定比例补偿给参保人，不同于其他社会保险实行的定额支付。

5. 费用测算的复杂性

一方面是医疗消费的不确定性导致了医疗保险费用测算复杂化。基本医疗保险通常是按照病情的严重程度及由此引起的医疗费用的多少进行补偿，而每个参保人面临的疾病风险强度不同，其医疗费用无法事先确定。另一方面，医疗消费被动性的特征也使费用测算更加复杂，增加了医疗保险费用测算的难度。由于医疗服务领域存在信息不对称、不确定性等特点，医疗服务供方始终处于主动地位，易出现医疗服务的过度供给现象，患者支付医疗费用上涨，造成基本医疗保险费用支出的增加更难以掌控。因此，基本医疗保险相较于其他社会保险项目，在风险的预测和费用的控制等方面呈现出更加复杂的特点。

三、基本医疗保险的目标与原则

基本医疗保险的目标为制度的发展指明了方向。在制度目标实现的过程中，坚持原则是保障制度健康发展的必然要求。发展目标的明确与基本原则的坚守是推动制度可持续发展的重要条件。

（一）基本医疗保险的目标

从基本医疗保险的建立到不断完善，其追求的目标也在随着社会经济的发展进步而发生变化。基本医疗保险制度应始终与本国的经济社会发展水平相适应，最终目标在于确保人人享有可持续的健康保障，不断增进国民健康水平。[②] 为实现这一制度建设的最终目标，各分目标的完成必不可少。

一是覆盖全民。只有确保人人享有保障的机会才能促进保障公平的实现。在人人享有保障之后，通过减轻国民看病就医的经济负担，确保医疗服务可及性是提升国民

---

① 郑功成. 社会保障学［M］. 北京：中国劳动社会保障出版社，2005：316.
② 郑功成. 中国社会保障改革与发展战略（医疗保障卷）［M］. 北京：人民出版社，2011：7.

健康水平的有效途径。因此，制度的全面覆盖给予全体国民享有医疗保障的机会，成为保证所有国民健康的前提。

二是满足国民基本医疗服务需求。所有社会成员都不可避免地面临疾病风险，在发生疾病后，医疗服务的投入是保证患者恢复健康的有效手段。基本医疗保险制度以互助共济的方式给予参保患者经济支持，减轻患者的经济负担，从而在保障国民基本医疗服务需求的基础上，不断提高国民身体素质与健康水平。

三是制度公平与可持续。基本医疗保险制度的不断完善对于保障国民的健康具有至关重要的作用，通过优化制度要素设计，在保证制度公平的同时，提升制度的运行效率。基本医疗保险制度的公平与可持续要求制度不仅要满足国民基本医疗需求，还需要借助合理的运行机制有效控制医疗费用过快增长，从而为国民提供可持续的健康保障。

（二）基本医疗保险的原则

坚持基本医疗保险的原则是保证制度持续健康发展以及实现制度整体目标与分目标的必然要求，基本医疗保险的原则对于准确把握制度建设方向具有重要意义。根据基本医疗保险的性质、特征及目标，该制度在实施过程中必须遵循以下四项基本原则。

1. 公平与效率原则

公平与效率原则是制定基本医疗保险各项制度的基本原则。基本医疗保险既要体现公平，又要兼顾效率。基本医疗保险的公平可以理解为：参保人无论年龄、性别、职业、职位以及身体状况，均按相同比例缴纳医疗费用，并享有同等医疗保险待遇。基本医疗保险的效率主要体现在经办方面，主要包括对参保人管理和服务，对医疗保险基金的筹集、使用和对卫生服务的利用等。基本医疗保险制度运行的规范化、标准化、信息化和智能化是提高经办效率的必备条件。

2. 保险费用分担原则

我国城镇职工基本医疗保险和城乡居民基本医疗保险均坚持费用分担的原则。城镇职工基本医疗保险由国家、单位、个人三方共同筹资；城乡居民的保险缴费一般包括各级政府财政资助和个人缴纳。其原因在于：第一，经济的发展、医疗技术水平提高等多种因素导致医疗费用的迅速上涨，而医疗保险缴费的确定通常以往年医疗费用的实际支出作为依据，因此，缴费如果单由某一方（国家、单位或个人）承担，必然压力过大；第二，医疗费用分担是扩大基金筹集渠道的重要体现，有利于医疗保险基金的积累；第三，个人参与筹资，有助于培养其费用节约意识，对减少不合理医疗消费有一定作用。

3. 保障基本医疗需求原则

于个体而言，基本医疗是个体为了挽救生命、延长寿命、提高生存质量等最需要利用的、最优先利用的医疗服务或医疗措施；于社会而言，基本医疗是对改善全体国民健康、提高国民素质、推动社会发展贡献最大、最应该为全体国民所享受的医疗服务或医疗措施。整体上，基本医疗是医疗服务供方有能力提供的、患者必需的以及保险方有能力支付的。从政策的执行层面上看，基本医疗的界定主要体现在政策规定的基本用药、基本诊疗技术、基本设施和基本服务上。在不同经济状况或不同时期，基本医疗的标准会随着社会的发展而改变，它与经济和社会发展水平相适应。

4. 权利与义务对等原则

权利和义务在基本医疗保险领域是不可分割的两个概念，权利和义务对等是贯穿基本医疗保险制度的一条主线。只有参加了基本医疗保险才能具备在患病时享受医疗保险待遇的资格，即谁参加了基本医疗保险，谁就享受相应的基本医疗保险报销待遇；越早参加基本医疗保险，就能越早享受基本医疗保险报销待遇。因此，这是权利与义务对等的充分体现。权利与义务对等原则要求基本医疗保险应进一步加强管理，防止冒名就诊、住院，减少医疗保险基金的流失，使医疗保险基金真正用到已参保的患者身上。

四、基本医疗保险的功能与作用

基本医疗保险制度的目标及原则决定了基本医疗保险特有的功能，作为社会保障的组成部分，其对于维护社会稳定、推动社会的发展发挥着不可替代的作用。

（一）基本医疗保险的功能

基本医疗保险作为社会保险的一种，与其他社会保险项目相比，具有一些特殊的功能。

1. 保障国民健康

基本医疗保险制度通过降低或消除疾病风险带来的经济损失，实现对国民健康的保障。当参保人患病需要医疗保健服务时，经济因素作为利用卫生服务的重要制约因素，其限制作用将明显减小，这将有利于改善卫生服务的可及性，从而保障参保人的健康。

2. 规范医疗服务供方和需方的行为

基本医疗保险作为需方的代理人为患者的医疗费用（包括补偿医院的支出和为患者报销费用）买单，能够有效地将医疗卫生服务供方与需方连接在一起。基本医疗保险不仅对医疗服务供给价格具有引导作用，也对医疗服务供方和需方的行为产生重要影响，如基本医疗保险支付方式的变化可调节双方的行为。① 因此，基本医疗保险制度可通过相关制度安排实现对双方行为的规范管理，从而促进卫生资源的合理使用，提高医疗服务的效率。

3. 促进医疗卫生服务社会化

医疗卫生服务社会化是现代医学的发展方向。基本医疗保险制度对医疗卫生服务社会化的促进作用主要体现在两个方面：第一，有利于筹集社会卫生经济资源，促进卫生事业的发展；第二，推动社会化的医疗保健服务的开展，如预防保健服务、重大疾病的控制等。通过基本医疗保险制度的普及提升国民健康保障意识，从而营造出有利于社会化医疗保健服务开展的环境。

（二）基本医疗保险的作用

基本医疗保险不仅在医疗服务领域具有特殊功能，对于推动整个社会的发展与进步也发挥着重要作用。

1. 稳定社会经济生活

基本医疗保险制度的建立和实施，集聚了单位和个人的经济力量，加上政府的资助，对患病的劳动者给予物质上的帮助，提供基本医疗保障，其社会化程度高，有利于减轻企业社会负担，适应市场经济体制要求。与此同时，还可以减少劳动者患病的后顾之忧，激励其积极工作，消除社会不安定因素，稳定社会秩序，从而有利于国民经济的健康发展，使社会生活得以稳定，人口再生产得以顺利进行。这种作用尤其在经济衰退、失业问题严重时期显得更为重要。

2. 促进社会公平

基本医疗保险不与参保人的年龄、健康状况等条件直接挂钩，而是保障患者的基本医疗服务需求，依据其病情提供基本医疗服务、给予必要的医疗费用补偿，有利于促进医疗保障领域的保障公平。与此同时，基本医疗保险以筹集医疗保险费及补偿医疗服务费用的方式对国民收入进行再分配，对按劳分配和市场机制造成的不平等具有一定弥补作用，有利于缩小贫富差别、促进社会公平。②

3. 保障社会再生产

劳动力是社会生产的基础，也是首要的生产力。基本医疗保险制度的实施可以减少劳动者的后顾之忧，为其提供稳定预期的同时使其安心工作。此外，也可以有效地保障劳动者身体健康，提高劳动者素质，从而对提高劳动生产率、促进生产发展发挥重要作

---

① 仇雨临. 医保与"三医"联动：纽带、杠杆和调控阀 [J]. 探索，2017（5）：65-71+2.
② 程晓明. 医疗保险学 [M]. 上海：复旦大学出版社，2010：15.

用。疾病的治疗是劳动力再生产的必要条件，而医疗费用是保证劳动力进行再生产的必要费用。因此，基本医疗保险制度为劳动者以健康的体魄投入生产劳动提供了重要保证。

第二节　补充医疗保险制度

一、补充医疗保险的含义与特征

补充医疗保险是医疗保障体系中不可或缺的组成部分。明确其含义与特征是了解补充医疗保险制度的前提，有利于更好地区分基本医疗保险与补充医疗保险制度，进而加深对医疗保障体系的认知。

（一）补充医疗保险的含义

补充医疗保险有广义和狭义之分，广义的补充医疗保险泛指国家和社会建立的基本医疗保险（主体医疗保险）以外的各种医疗保险形式的总称，既可以是非营利性的医疗保险组织形式（如企业互助医疗保险），也可以是营利性的商业健康保险。狭义的补充医疗保险是指对现有基本医疗保险制度下支付水平的补充，是为了满足不同层次的医疗消费需求，补偿超过基本医疗保险封顶线部分的医疗服务费用，以及基本医疗保险不覆盖的服务项目费用。[①]

世界上大多数国家都采取了补充医疗保险制度。就当前阶段而言，我国的补充医疗保险就是指在基本医疗保险基础之上的各种补充性保险形式。

补充医疗保险不仅是满足人们对不同层次医疗服务需求的筹资机制，而且也是提高医疗费用风险分摊与控制道德危害的重要平衡机制。基本医疗保险着重于卫生服务公平性，而补充医疗保险则着重于卫生服务效率，从这个意义上说，补充医疗保险应该体现自愿性与选择性原则，更多地依赖于市场机制，通过市场竞争与需方选择，达到其有效保障卫生服务可及性的目标。国家对发展补充医疗保险应加强宣传，积极提倡和鼓励，但企业是否举办、个人是否投保均应由单位和个人自主决定。

（二）补充医疗保险的特征

1. 保险性

补充医疗保险具备所有健康保险的共性，即在大数法则下实现风险共担。参保人

---

① 卢祖洵. 社会医疗保险学 [M]. 北京：人民卫生出版社，2003：254.

和保险机构按照保险合同规定的范围，明确双方的权利和义务。参保人能够通过支付定额的保险费换取对不确定疾病风险产生的医疗费用一定程度的补偿，有效化解患病参保人的风险应对压力，达到风险分摊的目的，保险人与被保险人之间是一种商品交换的经济关系。健康状况好的人对健康状况差的人进行补贴，是一种更高层次的风险分担机制。① 因此，政府在推进补充医疗保险发展的过程中，特别是由社会保险部门举办补充医疗保险时，应遵循补充医疗保险的保险性原则，将风险共担放于首位，根据市场经济运行规律，推动补充医疗保险的健康发展。②

2. 补充性

补充性是补充医疗保险最基本的特征。在整个医疗保险体系中，基本医疗保险是主体保险，补充医疗保险是辅助部分，其作用是弥补基本医疗保险的不足，满足人们对不同层次医疗服务的需求，以及减轻或消除个人享受基本医疗保险时承受自付医疗费用的负担。在确定补充医疗保险的筹资额和给付标准时要适度，筹资额不能过多，待遇水平不能过高，对个人自付部分的报销起弥补作用，而不应完全替代，以免削弱个人自付医疗费用这一重要费用控制机制的作用。

如果补充医疗保险未能遵循补充性原则，与基本医疗保险一起进行重复保障，显然会降低医疗保险体系的总体效率，损害社会福利水平。此外，如果不对补充医疗保险的覆盖范围进行适当的限定，造成其补充性过度扩展，完全消除了基本医疗保险的需方控制机制（如起付线、封顶线等），使得基本医疗保险和补充医疗保险两者合计达到或接近完全保险，在各种监督调控机制尚不健全的情况下就会导致严重的道德损害现象，以致医疗费用和保险偿付费用急剧上涨，危害基本医疗保险的稳定和持续运作。

3. 自愿性

补充医疗保险的自愿性体现在它是由单位或个人自愿投保。医疗保险组织自愿向市场提供各种补充保险产品，需方（个人或团体）自愿购买其愿意参保的补充保险产品，双方按市场原则以保险合同形式确定需方支付的保险费和供方提供的保险承诺或服务，国家只能以法规、政策、宣传、信息等来管制或推动保险市场，而不能强制性要求需方参保或由供方举办。但由于医疗消费的特殊性，为了防止逆向选择等情况出现，在某些条件下也允许有一定的强制性或半强制性。

4. 多样性

补充医疗保险的主要作用是弥补基本医疗保险的不足，不同人群的经济状况、身

---

① 陈文，应晓华，卢宪中，胡善联. 补充医疗保险的需求理论及其政策意义 [J]. 中华医院管理杂志，2004（11）：20-23.

② 仇雨临. 医疗保险 [M]. 北京：中国劳动社会保障出版社，2008：354-355.

体健康状况等存在一定差异，满足各人群对不同层次医疗服务的需求是补充医疗保险的根本出发点。因此，建立保障范围及保障水平不同且相互衔接的多层次医疗保障体系是满足人们多样化医疗服务需求的必然选择。与此同时，鼓励多种模式的补充医疗保险并存也是促进医疗保障体系不断健全与完善的必然选择。

（三）补充医疗保险与基本医疗保险的比较

补充医疗保险是在基本医疗保险的基础上发展起来的，是对基本医疗保险的补充与完善，两项制度在多层次医疗保障体系中各自发挥着不可替代的作用。二者之间既有相同点，也存在区别。

1. 补充医疗保险与基本医疗保险的相同点

（1）目的相同。二者均旨在保障参保人群的健康，解除参保人的疾病后顾之忧，促进社会的稳定和经济的发展。

（2）手段相同。二者均运用大数法则来分散疾病风险所造成的经济损失。

（3）独立性相同。二者的筹资、支付与管理都具有独立性，专款专用。[①]

2. 补充医疗保险与基本医疗保险的不同点

（1）性质不同。城镇职工基本医疗保险和城乡居民基本医疗保险作为一种社会福利性事业，具有非营利性；补充医疗保险由于种类多样化，不同的举办主体在营利性质方面也存在不同。例如，由商业健康保险公司举办的补充医疗保险具有营利性，而社会保险经办机构举办的补充医疗保险是非营利性的。

（2）保障水平不同。基本医疗保险是为了保障国民的基本医疗需求，在医疗保险范围内人人平等，可以调节收入差别和社会关系，维护社会公平；绝大部分补充医疗保险则是参保人或参保单位根据自身经济实力自愿投保以满足较高层次的医疗需求或其他方面的特殊需求，遵循"多缴保险费多受益"的原则，更加强调效率。

（3）待遇确定的基础不同。基本医疗保险只保障国民的基本医疗需求，这要求参保人所享受的医疗保险待遇水平应随着国家财政状况、物价水平、社会生产力水平的变化做出相应调整；补充医疗保险给付水平虽然也可能随着以上部分指标进行调整，但是参保人的缴费通常是其主要的参考因素。

（4）立法范畴不同。基本医疗保险属于国家立法范畴。城镇职工基本医疗保险反映国家、单位和劳动者三方之间的利益关系，受法律保护，也是国家对劳动者应尽的责任和义务。而在补充医疗保险的保险关系中，通常双方当事人享受的权利和义务以

---

① 仇雨临. 医疗保险［M］. 北京：中国劳动社会保障出版社，2008：359.

合同或协议为依据，保险关系的建立是在平等、自愿、互利、等价的基础之上的，其权利义务关系应由民事法律调整。

二、补充医疗保险的意义与作用

补充医疗保险作为多层次医疗保障体系的组成部分，其建立与完善对相关主体乃至整个社会都具有重要意义。补充医疗保险的特征使其在更广泛的领域发挥对基本医疗保险制度的补充作用，从而满足国民多样化的医疗保障需求，促进制度体系的优化。

（一）补充医疗保险的意义

1. 有利于调节收入分配，推动社会经济发展

一种社会保险资金的投入意味着社会资金的转移和作用方向的改变。对政府而言，可借助市场经济条件下利益机制的作用，运用财政税收政策来影响补充医疗保险的规模和基金的运营。利用税收减免手段，鼓励单位和个人增加补充医疗保险方面的投入，从而减少个人可支配收入和社会群体间的收入差距，促进社会公平。同时，通过引导国民合理消费，鼓励健康储蓄，可减少一般商品的消费需求，直接增加健康需求，促进全民健康保障和社会稳定的社会服务类的消费需求，从而起到调节社会消费的结构和产品结构的作用。对于个人而言，补充医疗保险方面的投入则意味着个人收入支配量的变化和个人名义财富的使用方向的变化，这均会对社会经济发展产生重要影响。

2. 有利于调动各方力量积极参与，促进医疗保险市场发展

建立补充医疗保险，可以培育和形成多元的医疗保险行为主体，调动个人、企事业单位、工会与社区组织等社会团体的积极性，满足多层次的保障需求，共同促进医疗保险事业的发展。此外，在基本医疗保险仅保障基本医疗需求的情况下，商业健康保险是有效的补充。多层次的医疗保险体系为商业健康保险的发展提供了充足的空间和难得的机遇，有利于医疗保险市场的进一步发展。

3. 有利于增强企业凝聚力与吸引力，稳定职工队伍

在满足基本医疗保险的基础上，企业的补充医疗保险可以与个人对单位的劳动贡献和经济利益挂钩，有利于激励职工对企业多做贡献，增强企业凝聚力。同时，企业根据自身经济状况，为职工参加补充医疗保险提供全部或部分保险费资助作为职工的企业福利之一，是企业吸引职工、调动职工积极性的重要手段。整体上，企业补充医疗保险的建立对于稳定职工队伍、推动企业的发展具有一定的作用。

4. 有利于强化个人保健意识，积极应对疾病风险

除了企业为职工建立商业补充医疗保险外，个人也可以购买商业健康保险作为基

本医疗保险的补充。因此，通过举办补充商业健康保险的形式，鼓励个人购买商业健康保险，可以克服过去那种单纯依靠国家或企业来保障个人疾病经济风险的倾向，有利于树立个人健康保障意识和健康投资理念，积极应对疾病风险，维护自身健康。[①]

（二）补充医疗保险的作用

补充医疗保险与基本医疗保险存在诸多不同，其作用发挥也主要集中于基本医疗保险之外的范畴。具体而言补充医疗保险的主要作用可归纳为以下三点。

1. 促进多层次医疗保障体系构建，满足国民多样化的医疗保障需求

从医疗服务需求层面看，随着经济体制市场化进程的推进，不同地区、行业、企业、人群的收入水平存在差别，形成不同的需求层次。从医疗服务供给层面看，医疗技术的发展和医疗服务设施的改善，也形成了多层次的供给。作为基本医疗保险的补充，补充医疗保险针对不同参保人群和参保单位，根据不同承受能力和不同层次医疗消费需求实施。因此，补充医疗保险成为基本医疗保险的一种有效辅助制度，能够满足国民多样化的医疗保障需求。

2. 弥补基本医疗保险的空白或不足，进一步减轻患者医疗负担

基本医疗保险制度只保障国民的基本医疗服务需求，而补充医疗保险能够对基本医疗保险报销范围以外的费用进行报销，从而进一步减轻患者的医疗负担。参保人在享受基本医疗保险时，先要自付起付线以下的费用，进入社会统筹之后，在起付线和封顶线之间，个人还要自付一定比例的费用。如果费用超出封顶线，则封顶线以上的部分也由个人承担。这些基本医疗保险未覆盖的费用可以由补充医疗保险给予报销。因此，基本医疗保险的主要作用是通过互助共济的方式保障国民的基本医疗权益，维护社会的稳定；补充医疗保险则会减轻少数参保人自付费用过多的负担。

3. 强化费用监管，控制不良医疗费用支出

医疗服务消费具有即时性、不确定性和被动性。因此，医疗费用的支出具有明显的医疗服务供方主导和医生技术垄断的特征，它所带来的突出难题就是医疗费用的控制。控制医疗费用最有效的途径就是通过加强个人自我医疗保障的意识，增强其责任感，直接形成医疗消费对医疗服务的约束。同时，发挥医保部门对医疗服务的外部监督约束的功能，合理地控制医疗费用支出。基本医疗保险本身带有一定的福利性，缺乏直接的投保人利益约束机制；补充医疗保险，特别是商业健康保险，不仅具有直接的投保人利益约束，也具有内在的机构利益约束，更加有利于控制不良医疗消费和不

---

① 仇雨临. 医疗保险 [M]. 北京：中国劳动社会保障出版社，2008：357.

合理医疗费用的支出。

三、我国补充医疗保险的实施范围

补充医疗保险作为基本医疗保险的补充，主要覆盖基本医疗保险报销范围之外的费用，从而进一步扩大了保障空间。同时，补充医疗保险与基本医疗保险在实施范围方面的有效衔接为医疗保障体系的发展奠定了良好的基础，参保人得以享受到更为充分的健康保障。

（一）基本医疗保险起付线以下、封顶线以上的费用及共付段中由个人支付的费用

基本医疗保险对医疗费用数额和报销比例进行限定，而补充医疗保险则针对基本医疗保险报销范围之外的费用给予报销，这部分费用包括基本医疗保险起付线以下、封顶线以上及共付段中个人支付的费用。在这种情况下，补充医疗保险带来的影响是双向的。一方面，补充医疗保险的存在能够促使部分具有避险心理并有支付能力的国民自愿参加，分担由个人支付的费用风险，减轻个人费用负担的同时也促进社会总体福利水平的增加。此时，基本医疗保险费用控制机制也更加容易被接受。另一方面，由于补充医疗保险分担了基本医疗保险规定范围之外的费用风险，对基本医疗保险的费用控制机制可能产生削弱作用，增加道德风险发生的概率。参加补充医疗保险的人越多，基本医疗保险费用控制的作用就越弱。

（二）"三目录"未覆盖的医疗卫生服务费用

在我国，基本医疗保险的报销范围主要依据"三目录"（基本医疗保险药品目录、基本医疗保险诊疗项目目录、基本医疗保险服务设施目录）划定，为体现公平性原则，一般只保障参保人的基本医疗卫生服务需求，因此，部分医疗费用无法被纳入基本医疗保险范围内。补充医疗保险则可以针对基本医疗保险"三目录"之外的医疗费用予以报销。相较于基本医疗服务，医疗机构从非基本医疗服务供给中能够获取更多收益。因而他们更倾向于提供非基本医疗服务，导致基本医疗服务质量的可及性受到影响。此时，制定合理的基本医疗保险支付方式与服务质量控制机制更为重要。

（三）基本医疗保险覆盖范围之外的不同质量或档次的医疗卫生服务费用

基本医疗保险满足的是国民最基本的医疗卫生服务需求，而部分群体可能对医疗卫生服务有更高质量和档次的需求，这些医疗卫生服务包括单人病房、点名手术、高

价药等特殊服务等。如果基本医疗保险只能为这些特殊服务或项目按基本医疗保险标准的价格进行补偿，补充医疗保险则可为这些特殊服务或项目的差价部分提供保障，有避险心理的人们就会更愿意参加此类补充医疗保险；如果基本医疗保险完全不能补偿这些费用，则补充医疗保险可以对全部费用进行报销。因此，基本医疗保险的报销政策对补充医疗保险的设计和投保率均产生重要影响。

四、我国补充医疗保险的种类

对基本医疗保险具有补充作用的保险均可作为补充医疗保险体系的组成部分。因此，补充医疗保险种类较多，可依据不同的标准进行划分。我国现有的补充医疗保险种类根据举办机构与保险属性分为四种，分别是医疗保险机构举办的强制附加型医疗保险、自愿性补充医疗保险，非营利性组织举办的自愿性职工互助补充医疗保险以及商业补充医疗保险（见表5-2），这些补充保险有力地推动了我国多层次医疗保障体系的建设。

表5-2　　　　　　　　　　我国现有补充医疗保险种类

举办机构	医保机构		非营利性组织	商业健康保险机构
保险属性	非营利性	非营利性	非营利性	营利性
保险项目	大额医疗费用互助保险	补充医疗保险	职工互助医疗保险	普通医疗保险
	城镇职工大病保险			意外伤害医疗保险
	城乡居民大病保险			手术医疗保险
				住院医疗保险
	公务员医疗补助			特种疾病保险
强制性	是	否	否	否

（一）医疗保险机构举办的强制附加型医疗保险

医疗保险机构举办的强制附加型医疗保险包括职工的大额医疗费用互助保险、城镇职工大病保险和城乡居民大病保险以及公务员医疗补助。大额医疗费用互助保险是指医疗保险机构在基本医疗保险的基础上强制性要求按职工工资的一定比例或定额筹集保费，对大额医疗费用（严重疾病和伤害事故引起的费用）进行补助的一种保险。大额医疗费用保险针对的是超过基本医疗保险最高支付限额的医疗费用给予补助，筹资对象是基本医疗保险的参保人员。凡是参加医疗保险的职工必须参加大病医疗费用互助医疗保险，并按规定缴纳大额医疗保险补助资金，由医疗保险机构强制征缴，保险项目主要是对基本医疗保险最高支付限额以上至一定数额的部分医疗费用给予一定补偿。

城镇职工大病保险是在基本医疗保险之上建立的对职工高额医疗费用的补偿制度。该制度覆盖的人群与基本医疗保险一致，筹资通常从基本医疗保险基金中划拨，也有地区（如石家庄）从职工个人账户中提取。大病的判定标准往往以实际支出的医疗费用为依据。目前我国建立职工大病保险的地区还不多，尚处于探索阶段，各地区的保障水平存在一定差异，但均为基本医疗保险制度提供了补充，有效减轻了职工患重病的经济负担。

城乡居民大病保险以《关于全面实施城乡居民大病保险的意见》（国办发〔2015〕57号）出台为标志，在全国范围内开始实施。城乡居民大病保险以参加基本医疗保险的城乡居民为保障对象，即只要居民参加了基本医疗保险则自动会被纳入大病保险覆盖范围。该制度通过从基本医疗保险基金中划拨的形式筹集资金，对参保患者基本医保报销之后个人负担超过指定额度的年度医疗费用进行报销，在避免国民因病致贫、因病返贫方面发挥关键性作用。

公务员医疗补助是对于参加城镇职工基本医疗保险制度的公务员实施的一种补充性医疗保险制度。2000年国务院办公厅转发劳动和社会保障部、财政部《关于实行国家公务员医疗补助意见的通知》，确定了该制度的具体内容。公务员医疗补助经费由同级财政列入当年财政预算，具体筹资标准应根据原公费医疗的实际支出、基本医疗保险的筹资水平和财政承受能力等情况合理确定。医疗补助经费主要用于基本医疗保险统筹基金最高支付限额以上，符合基本医疗保险基金支付规定的医疗费用补助；在基本医疗保险支付范围内，个人自付超过一定数额的医疗费用补助；中央和省级人民政府规定享受医疗照顾的人员，在就诊、住院时按规定补助的医疗费用。

（二）医疗保险机构举办的自愿性补充医疗保险

一些地区在基本医疗保险制度运行中，医疗保险机构为参保职工举办自愿性补充医疗保险，供参保单位进行选择。其优点是医疗保险机构可以同时征缴基本医疗保险费和补充医疗保险费，并且可以利用企业和职工参加基本医疗保险时的资料，不用再去重复收集、整理和录入，节省了人力、物力和财力，节约了经营管理成本。缺点是提高了医疗保险机构的运营风险，加大了医疗保险机构运营医疗保险基金的难度，增加了医疗保险机构的管理难度和技术要求。

（三）非营利性组织举办的自愿性职工互助医疗保险

职工互助医疗保险是指由相关组织如工会组织等独立机构承办，职工自愿参加，资金以职工个人筹集为主、各方资助为辅，在职工及其家属发生疾病风险时给予一定物质帮助的一种补充医疗保险。[①] 一般是企事业单位工会会员以团体形式加入互助保险会。互助保险会不是一个金融机构，不以营利为目的。职工互助医疗保险的对象范围主要包括企业职工及其家属。参加互助医疗保险的职工及家属若罹患大病、重病，在享受国家基本医疗保险待遇后，个人负担医疗费仍居高不下时，能按规定享受相应的互助医疗保险待遇，提高他们抵抗疾病风险的能力。根据大数法则，在保障对象上一般要求以单位团体的形式参加保险。职工互助医疗保险的资金来源主要是职工自愿为本人和家属交纳互助医疗保险费，各级行政部门给予的补助、工会的资助以及资金的利息等。

（四）商业补充医疗保险

商业补充医疗保险分为团体险和个人险。团体险是针对基本医疗保险不能提供医疗保障的部分，由商业健康保险公司以团体的形式向基本医疗保险覆盖对象提供的保险，一般采取与基本医疗保险管理机构合作的形式或直接向企事业单位提供商业补充医疗保险服务，由单位出资或者由单位和个人共同出资交纳保险费。个人险是根据需求完全由个人出资自愿选择参加的保险。由于商业保险以营利为目的，个人参加商业补充医疗保险往往受到诸多条件限制。商业补充医疗保险是基本医疗保险基础上的附加保险，主要用于覆盖基本医疗保险中参保人自付部分及基本医疗保险没有覆盖的项目，它与基本医疗保险存在着范围和程度上的衔接。范围上的衔接是指为没有参加基本医疗保险的人员提供包括基本医疗保险在内的医疗保险产品；程度上的衔接是指对已参加社会基本医疗保险的人员提供项目内容、费用偿付程度方面的衔接。

第三节　医疗救助制度

医疗救助既是多层次医疗保障体系中的组成部分，也是社会救助体系中的重要内容。明确该制度的含义及其特征并对相关内容进行梳理，有利于对医疗保障体系有完整的认识，更好地把握制度体系整体脉络。

---

① 张琪. 中国医疗保险理论、制度与运行 ［M］. 北京：中国劳动社会保障出版社，2003：123.

一、医疗救助的含义与特征

（一）医疗救助的含义

医疗救助是指由政府主导，社会广泛参与，通过医疗机构实施，对贫困人口中患病却不具备经济能力治疗的人给予专项帮助与支持的制度安排。[①] 医疗救助以减轻医疗费用负担的方式，帮助困难群体实现"病有所医"，成为医疗保障体系中的最后一道防线。医疗救助的含义主要包括以下三点。

1. 关注贫困人口

医疗救助重点关注的是贫困人口，他们由于受经济条件限制，在患病后得到及时治疗的难度较大，看病难和看病贵的问题于他们而言更加突出。因此，医疗救助的对象主要是这些亟须救助的困难人群，通过满足其最基本的医疗需求，使其摆脱面临的生存危机，切断"贫困—疾病—贫困"的恶行循环链条，构筑保障其基本健康权的最后一道防线。

2. 突出政府责任

增加医疗保健投入是保持个体健康状态的有效方式，而贫困人口由于自身经济水平所限本就不具备对健康进行投资的条件，导致疾病的发生高于其他人群。在疾病发生后，这部分群体将陷入更加困难的境地。此时，政府承担医疗救助的责任是必要的，这既是政府应尽的职责，也是保障国民健康权、生存权的基本要求。与基本医疗保险不同，在医疗救助中，国民只要达到被救助的条件不需承担任何义务就可以获得国家给予的资助，权利与义务具有不对等性[②]，因而政府的救助责任更加突出。政府可通过提供财务、政策和技术上的支持承担救助责任。值得注意的是，突出政府责任并不意味着拒绝其他主体开展医疗救助活动。对于贫困人口的医疗救助，社会组织也可以广泛参与，表现为民间或社会团体自发性开展募捐等其他慈善性活动。

3. 强调兜底保障

医疗救助作为社会救助的一部分，为受各种因素制约而没有能力享受基本医疗服务的贫困人口提供生命健康保障是医疗救助的主要目标。这也决定了医疗救助提供的保障只能是低水平的，通过对贫困人口给予经济支持的方式帮助其摆脱生存困境，缓解其获得基本的医疗服务的困难。在医疗保障体系中，基本医疗保险能够满足绝大部分国民的基本医疗保障需求，而对于少数贫困人口而言，医疗救助则是为其提供最基

---

① 郑功成. 社会保障学 [M]. 北京：中国劳动社会保障出版社，2005：266.
② 李小华，董军. 医疗救助的内涵、特点与实质 [J]. 卫生经济研究，2005（7）：9–10.

本医疗保障的关键制度安排。因此，该制度在医疗保障体系中发挥着兜底作用。

（二）医疗救助的特征

医疗救助背后的价值理念在于以政府为责任主体，免除贫困人口的疾病医疗后顾之忧。在尊重国民平等健康权利的基础上实现社会的公平与健康发展。在该理念下，医疗救助的特征主要呈现为以下四点。

1. 救助对象为特定人群

医疗救助属于社会救助的范畴，因而也具备社会救助的特质。一方面，医疗救助的对象面向全体国民，是广泛的。另一方面，救助对象具有选择性，即国民必须满足相关的条件才能给予救助。因此，医疗救助的对象是对于救助有迫切需求而自身不具备获得基本医疗服务的条件或能力的贫困人口，其他能够通过基本医疗保险保障基本医疗需求的人群不在医疗救助范围内。我国的城乡医疗救助人群包括城乡低保对象、农村五保供养对象，以及其他符合医疗救助条件的经济困难群众。

2. 资金来源多渠道

医疗救助基金的筹集是保证制度顺利实施的物质条件和基础，目前我国医疗救助资金来源呈现出以财政拨款为主、多样化发展的格局。首先，医疗救助的实施对于维护社会的稳定与和谐具有重要作用，突出政府责任是制度实施的必备要素，因此，医疗救助基金应该将财政拨款作为基金筹集的最主要渠道。其次，如果单一依靠政府筹集基金必然导致政府压力过大，通过社会筹资的方式能有效缓解这种现状，如通过专项捐款、社会福利彩票的发行等拓宽筹资渠道。最后，信贷扶贫基金、国际援助基金、救助基金的利息收入等均可用于城乡医疗救助的资金。[1] 因此，医疗救助基金的来源渠道是多样化的，为制度开展提供了物质保障。

3. 救助标准为低水平

医疗救助标准的确定受到多种因素影响，如患者家庭经济负担能力、个人自付费用、筹资情况等。同时，医疗救助的标准还需与当地经济发展水平相适应。由此表明医疗救助标准的制定不宜过高，而是需要兼顾普遍性和特殊性，即面向特定的救助对象制定一般救助标准，并根据一些特殊困难群体的特别需求，在条件允许下给予特殊标准。此外，救助标准的低水平是由医疗保障体系中医疗救助的制度定位决定的。在多层次的医疗保障体系中，医疗救助是最后一道防线，为特定人群提供最基本的医疗保障，使其摆脱生存困境。在医疗救助资金有限、救助对象无条件受到帮助与扶持的

---

① 程晓明. 医疗保险学［M］. 上海：复旦大学出版社，2010：344-346.

情况下，不可能满足贫困人口的所有医疗需要，只能优先选取最基本和最重要的医疗卫生服务需求予以保障。因此，救助标准的设定必然是低水平的。这不仅有利于保证制度的可持续发展，也是促进社会公平与稳定的必然选择。

4. 救助形式多样化

医疗救助通过多样化的形式给予救助对象帮助和支持，各形式之间存在一定的替代性和互补性，在多种救助形式的综合作用下，满足不同救助对象的最低层次的基本医疗服务需求。医疗救助形式包括专项补助、医疗费用按一定比例减收或减免、临时性医疗救济、慈善救助、代缴基本医疗保险费、接受国际无偿援助项目等。根据不同的标准可对救助形式进行划分。例如，根据救助的手段可分为直接救助、间接救助；根据时间的长短可分为定期救助和临时救助；根据救助的途径可分为线上救助和线下救助等。多样化的救助形式为保证医疗救助的顺利实施创造了良好的条件，不仅能够根据对象的实际需求给予有针对性的救助，也能够提升制度运行效果和效率，不断促进制度的发展与完善。

二、医疗救助的对象与内容

根据医疗救助的含义与特征可知，医疗救助主要关注贫困人口，对特定人群给予帮助。明确医疗救助的具体对象有利于对制度形成清晰的认知，同时，了解医疗救助的内容是对制度认知的进一步深化。救助对象与救助内容作为必不可少的制度要素，相关内容的清晰界定是保证制度平稳运行的重要条件。

（一）医疗救助对象

救助对象的确定对医疗救助人口数量和救助覆盖面的大小起决定性的作用，科学合理地确定医疗救助对象是制度实施过程中的重要一环。医疗救助制度面向全体国民，重点关注的是贫困人口，只有在满足相关条件的基础上才能被认定为医疗救助对象。通常情况下，医疗救助对象可大致分为两类人群。一是经济困难的社会成员。医疗救助对象的经济收入往往是极为有限的，甚至没有收入来源，对于发生的疾病经济风险不具备任何抵御能力，如城乡低保、特困供养、低收入人群等困难群体。二是发生与医疗服务相关的医疗费用，因不具备相应支付能力而陷入困境的家庭，如因患重大疾病[①]或者遭遇自然灾害和突发事故，扣除各类赔偿、保险等后，经济负担仍然过重的家庭等。

---

① 程晓明. 医疗保险学 ［M］. 上海：复旦大学出版社，2010：335.

医疗救助对象的确定具有重要意义，却也存在一定难度。一方面，贫困人口的确定本就是一个十分复杂的问题，经济困难以何种标准划定对于医疗救助对象的确定是基本前提。我国医疗救助制度采取的是依据其他制度（如农村五保制度、最低生活保障制度等）的对象来确定救助对象的方式，医疗救助对象主要包括五保户、城乡低保家庭人员以及其他经济困难家庭人员，具体条件由各统筹地区确定。这种方式虽然操作方便，但是也难免导致救助对象的选择过于粗糙，精准性和针对性有待提升。随着制度的发展，救助对象的范围也在逐步扩大。《国务院办公厅转发民政部等部门关于进一步完善医疗救助制度全面开展重特大疾病医疗救助工作意见的通知》（国办发〔2015〕30 号）指出，最低生活保障家庭成员和特困供养人员是医疗救助的重点救助对象。在此基础上，需要逐步将低收入家庭的老年人、未成年人、重度残疾人和重病患者等困难群众，以及县级以上人民政府规定的其他特殊困难人员纳入救助范围。此外，还需适当拓展重特大疾病医疗救助对象范围。根据卫生计生委等部门《关于实施健康扶贫工程的指导意见》（国卫财务发〔2016〕26 号），医疗救助主要通过对农村建档立卡贫困人口参加基本医疗保险个人缴费部分给予补贴和将农村建档立卡贫困人口全部纳入重特大疾病医疗救助范围的方式参与健康扶贫。总之，医疗救助对象范围的扩大对制度的精准实施提出了更高的要求。另一方面，在对贫困人口的范围界定后，如何确定这部分人群中哪些患者在何种情形下可以获得医疗救助同样具有一定困难。[1]这就涉及医疗救助覆盖内容的选定，明确贫困者可以享受医疗救助的情况，从而清晰划定医疗救助的对象。

（二）医疗救助内容

医疗救助内容是对制度覆盖范围的划定，有利于精确瞄准救助对象。医疗救助覆盖的是最基本、最迫切的医疗卫生服务需求。

1. 对贫困群体参加基本医疗保险进行资助

通过为救助对象参加基本医疗保险缴费进行补贴的方式，实现对贫困群体的救助。根据救助对象的实际困难情况采取全额资助或者部分补贴的救助方式，如对特困供养人员的基本医疗保险缴费实施全额资助，对最低生活保障家庭成员实施定额资助。在救助对象参加基本医疗保险后，其患病产生的医疗费用按照制度规定由基本医疗保险报销一定比例。这种方式不仅有利于基本医疗保险制度全民覆盖的实现，也减轻了医疗救助基金支出的压力。两项制度分工明确，并且实现了有效对接，有利于医疗保障

---

[1]　郑功成. 中国社会保障改革与发展战略（医疗保障卷）[M]. 北京：人民出版社，2011：242.

多层次体系的发展。

2. 住院救助

由于基本医疗保险保障国民的基本医疗需求，目前大部分地区只覆盖住院医疗费用的一部分，而补充医疗保险的参保率不高，且无法实现对住院医疗费用的全部报销。因此，在基本医疗保险及其他补充医疗保险报销之后的费用将由医疗救助给予资金资助。针对重点救助对象的救助取消起付线和封顶线，即年度累计的最高救助限额将由县级以上政府根据救助对象需求和资金筹措等情况研究确定。住院救助是对救助对象患病后发生住院费用的补偿，发生在基本医疗保险及补充医疗保险报销之后，是保障国民健康的最后一道安全网。

3. 门诊救助

门诊与住院是医疗服务获取的两项重要途径。医疗救助对象发生的门诊费用在疾病治疗费用中占据一定比例，尤其是在救助对象患有慢性病等需要长期服药的情况下，必然导致其门诊费用支出负担较重。目前我国城乡居民基本医疗保险通常不包括门诊费用报销。门诊救助此时将发挥重要作用，该制度主要帮助解决符合条件的救助对象在患有常见病、慢性病且需要长期药物维持治疗以及急诊、急救产生的由个人负担的医疗费用。县级以上政府根据救助对象医疗救助需求和资金筹措情况确定门诊救助的封顶线，门诊救助的实施为救助对象获取基本的门诊服务提供了重要保障。

4. 重特大疾病救助

重特大疾病的发生对于患者家庭而言是灾难性的，因病致贫、因病返贫问题极为突出。重特大疾病救助面向患有重特大疾病的医疗救助重点对象、低收入救助对象以及因病致贫的家庭给予经济上的帮助。该救助同样发生在基本医疗保险、城乡居民大病保险及各种补充医疗保险报销之后，保障救助对象获得基本医疗服务，帮助其摆脱生存困境。

三、医疗救助的作用

医疗救助是保障困难人群基本医疗权益的制度安排，在助力脱贫攻坚、防止因病致贫、因病返贫方面发挥着重要作用。其作用的发挥主要体现为对这部分人群生存、健康及生活状态的改善，具体表现为以下三点。

（一）满足贫困人口最基本的生存需要

医疗救助通过帮助贫困人口解决由疾病带来的危及生存的问题，直接保障了贫困人口的生存条件。通常情况下，贫困人口由于经济条件所限对自身健康的投入不足，极易导致疾病的发生。此时，医疗服务的需求是极为迫切的。如果患病后不能得到及时的治疗，必然会对其健康形成损害，甚至危及生命。医疗救助以保障贫困人口最基本的医疗服务需求为出发点，是对其生存权的保障，也是满足其最基本的生存需要的体现。医疗救助作为医疗保障体系中最低层次的制度安排，能够帮助救助对象摆脱由疾病所造成的生存困境。

（二）保障贫困人口的健康

医疗救助主要是给予受助对象医疗方面的资助，从而帮助其恢复健康，因此，该制度的核心作用在于保障贫困人口的健康。医疗服务的获取与救助对象的健康密切相关，医疗救助对象患病后，其在满足基本医疗服务需求方面存在较大障碍。医疗救助根据实际情况给予救助对象经济帮助，通过减轻患者经济负担的方式，解除他们患病却无钱医治的后顾之忧，并赋予他们在患病后及时去看病就医的动力和能力。在确保了基本医疗服务的公平可及性的基础上，满足了救助对象的基本医疗服务需求，从而对其健康给予有效保障。

（三）增强贫困人口脱贫的能力

贫困与健康相互关联且相互作用。一方面，贫困会对健康产生负面影响，因为贫困会导致人们对自身健康关注及投入不足。医疗救助不仅可以帮助贫困人口缴纳基本医疗保险费用，减轻经济负担，还能在基本医疗保险和其他补充保险报销之后对剩余自付医疗费用给予资助，极大缓解了贫困人口在使用医疗服务时的后顾之忧，从而保证了贫困人口对自身健康的经济投入。另一方面，较低的健康水平也会导致贫困人口长期陷入贫困状态。医疗救助在充分考虑了救助对象经济水平的情况下，帮助其恢复健康，避免其出现由疾病导致的更深层次的贫困。健康资本的重新获取有利于降低贫困人口的脆弱性，从而增强其自身的发展能力，促使其摆脱贫困的状态。

四、医疗救助的形式

医疗救助的形式是给予救助对象医疗保障的具体途径和方式，我国的医疗救助形式呈现多样化的特征。根据不同的标准划分可得到差异化的救助。

一是根据救助的手段可分为直接医疗救助和间接医疗救助。直接救助即通过发放现金、医疗费用减免等方式保证受助对象享受基本医疗服务，直接减轻其经济压力。发放现金的方式对资金使用方向的约束不够，可能造成资金使用效率低下；医疗费用减免是依据相关政策，参保贫困人口获得医疗服务个人不用缴费或少缴费，就医费用免除或减少支付。这种方式尽管保证了救助资金的使用方向，能够直接减轻贫困人口因疾病导致的经济负担，但过去患者需要先行垫付费用，然后再到医保经办机构报销，给患者带来了一定的困难。现在随着信息化水平的提高，患者就医可以实时结算，大大减轻了患者垫付和跑腿的麻烦。间接救助是医疗救助相关部门与医疗服务机构进行费用核算后，救助资金被直接拨付到医疗机构，从而保证救助对象享受到医疗机构提供的医疗服务。这种间接救助的方式免除了救助对象对医疗费用的后顾之忧，提升了救助效率，但也对医疗救助提出了新的要求，即通过支付机制约束医疗机构的不良行为，从而保证医疗救助基金的合理使用。

二是根据实施主体可分为政府医疗救助和慈善医疗救助。医疗救助突出政府责任，但也鼓励社会组织的广泛参与。政府医疗救助作为国家医疗保障体系的重要组成部分，以制度化的形式给予贫困人口托底保障，体现的是国家应有的责任。慈善医疗救助也可以为保障国民健康发挥作用，但其是基于人性的美好，自愿对贫困人口给予的帮助，体现的是社会责任。① 两种救助形式之间既有相似性也存在互补性。慈善救助主要通过慈善医疗机构、福利医院、慈善募捐、定期义诊等多样化、非制度化的方式对有需求的贫困人口给予医疗救助，从而进一步拓展了救助对象与救助内容。此外，随着我国社会经济的发展，一些企业也加入慈善医疗救助领域，如创办水滴筹、轻松筹等，这些救助往往是以线上的形式发起捐款，为缓解贫困人口的经济压力以及避免因病致贫、因病返贫发挥了重要补充作用。

三是根据救助时间的长短可分为定期救助和临时性救助。定期救助指在时间上具有连续性的救助形式，受助对象可以在较长的一段时间内，连续且定时接收到相应援助。② 具体表现为受助对象定期收到医疗救助金、基本医疗保险缴费定期得到资助等；临时性的救济面向因疾病或者自然灾害导致的家庭生活出现暂时性困难的贫困人口及其他缺乏基本医疗保障的人群，政府或者社会为其提供临时性的医疗服务或者医疗费用资助，以使其尽快摆脱生存困境。例如，我国针对发生自然灾害地区的居民实施临时性的医疗救助政策，这是减少传染病的流行、帮助受灾群众尽快恢复身体和心理健康的重要举措，对维护社会稳定具有重要意义。定期救助和临时救助是救助的两种不同表现形式，均为保障救助对象的健康，免除疾病后顾之忧发挥了关键性的作用。

---

① 叶华. 国家医疗救助与慈善医疗救助的衔接研究 [D]. 复旦大学，2009：24.

② 郑功成. 社会保障学 [M]. 北京：中国劳动社会保障出版社，2005：267.

本章小结

　　本章是对我国医疗保障体系的梳理，也是相对基础的内容。基本医疗保险制度、补充医疗保险制度和医疗救助制度作为医疗保障体系的重要组成部分，在不同的保障层次发挥各自的功能。基本医疗保险保障的是国民最基本的医疗需求，能够覆盖绝大部分人群，免除国民患病的后顾之忧；补充医疗保险主要作用于基本医疗保险范围之外，发挥补充作用，满足国民多样化的医疗保障需求；医疗救助作为医疗保障体系中的最后一道防线，主要针对贫困人口给予医疗方面的帮助，使其摆脱生存困境，其保障的也是这部分人群最基本的医疗需求。通过分别对这些制度内涵、特征、作用等相关内容的阐释不仅可以清晰认知各项制度，也有利于形成对我国的医疗保障体系的整体认知，从而进一步把握我国医疗保障体系的现状及未来发展方向。

复习思考题

1. 我国基本医疗保险的性质、特征及其原则是什么？
2. 如何理解基本医疗保险的含义和功能？
3. 如何理解补充医疗保险的意义与作用？
4. 医疗救助的含义与特征是什么？
5. 试分析补充医疗保险与基本医疗保险的关系。
6. 如何理解多层次的医疗保障体系？

第六章
医疗保障基金

>> 学习要点

通过本章学习，全面了解医疗保障基金的概念、类别、功能；医疗保障基金筹资来源、筹资方式；医疗保障基金的支付范围；医疗保障基金财务管理的基本原则、基金预算、账户管理；医疗保障基金的风险防控等基础理论知识。在此基础上结合实际，进一步了解目前我国医疗保障基金的主要问题和改革的基本思路。

>> 关键概念

基本医疗保险基金　医疗保险统筹基金　个人账户基金

第一节　医疗保障基金概述

一、医疗保障基金的概念

医疗保障基金指通过国家立法规定或基于社会契约形成的专门用于偿付保障对象因疾病、伤残或生育导致的全部或部分医疗费用的专项资金。其概念的界定着重强调了以下三点。

第一，医疗保障基金是国家或政府通过立法规定强制筹资，或者通过社会契约筹集的资金，由专门的管理机构运营管理。在医疗保险的基金关系中，筹资方为保险机构和参保人。参保人必须按法律或合同条款规定向保险机构缴纳一定数量的医疗保险费，才能享有相应的医疗保险待遇。

第二，医疗保障基金的筹集与医疗费用的偿付一般采用货币或服务的形式。医疗保障基金是由若干个被保险单位或个人缴纳的医疗保险费汇集而成的一种货币资金。

第三，医疗保障基金一般是由专门的管理机构组织经营和管理，用于偿付保障对象基本医疗费用。其偿付水平应符合事先约定的保障范围和保障水平。

二、医疗保障基金的特点

作为一种公共基金，医疗保障基金除具备一般公共基金的特征外，还具有以下四点特性。

（一）强制性

医疗保障基金作为社会保障的一项重要内容，不同于商业保险，一般是由国家立法，采取强制手段筹集建立，并通过法律或法规的形式，规定医疗保障基金筹集的范围、对象、缴费基数、缴费费率等，运用经济、行政等手段强制执行，所有合规参保对象都应按期足额履行缴费义务，拒缴、欠缴都属违规甚至是违法行为。

（二）社会互助性

医疗保障基金虽来源于社会上不同性质的参保单位和个人的缴费，以及政府的补助，但只用于补偿参保对象因病就医时所发生的医疗费用，因而具有互助共济性。就参保单位而言，有企业之间、企业与机关事业单位之间的互助共济；就参保人群而言，是多数人共济少数人、年轻人共济老年人、无病者共济有病者、得病少的人共济得病多的人；就个人而言，年轻健康时帮助别人，到年老有病时则受别人帮助。医疗保险制度是在全社会范围内分摊疾病风险，减少疾病给个人和家庭带来的经济损失，从而实现社会和谐安定之目的。

（三）公共福利性

医疗保障基金的筹集一般由国家、用人单位和个人合理分担，资金来源广泛，同时增强消费者的费用意识，实行自我控制、减少浪费。其中，医疗保障基金中的医疗救助资金，更多是无偿地用于救助低收入者或困难家庭，体现出向弱者倾斜的福利性。同时，城乡居民基本医疗保险基金中政府承担了大部分医疗筹资责任，也体现出向城乡居民倾斜的福利性。

（四）社会公益性

社会公益性表现在医疗保障基金不以营利为目的，取之于民、用之于民。社会公益性还表现在与商业保险的区别上，医疗保障基金以社会保障为目的，其利润（结余）不进行分配和资本转化，而是继续用于保障待遇的支出；商业健康保险基金以经济效益为主，具有营利性，其利润可转化为企业资本和收益分配。

三、医疗保障基金与卫生费用的区别与联系

卫生费用是指社会财富中用于人们卫生保健的经济资源，它包括药物、医疗器械、卫生材料、建筑，以及用于培训、培养医务人员的各项费用等各种能以货币计量的有形和无形投入。卫生费用支出由三大部分组成：医疗费用、公共卫生费用、教学和研究费用。其中，医疗费用和相当一部分公共卫生费用用于个人保健服务，与医疗保险关系密切。事实上，有很多国家是通过建立医疗保险制度筹集公共卫生经费的。

1998 年以前，我国卫生总费用由政府预算拨款、公费医疗和劳保医疗支出以及患者自费医疗支出三部分组成。1998 年开始建立城镇职工基本医疗保险制度后，原公费医疗、劳保医疗支出部分主要由基本医疗保险支出替代，还包括部分人群通过特殊人员医疗保障、公务员医疗补助、企业补充医疗保险和商业健康保险等途径筹集的医疗保障资金。从某种意义上讲，医疗保险基金支出系卫生总费用的一部分，是医疗机构费用补偿的一个主要来源，直接影响医疗机构的经济效益，关系医疗机构的长远发展。随着全民医保制度的不断普及和规模壮大，以基本医疗保险基金为主的医疗保障基金，占卫生总费用的比重不断提高，日益成为医疗机构经费的主要来源。2019 年，我国卫生总费用的比重中，政府性投入、医疗保障基金、个人支付的费用比重约为 3：4：3。①

四、医疗保障基金类别和功能

因全球各地医疗保障制度形式多种多样，因而形成了各种不同的医疗保障基金。

（一）医疗保障基金类别

从广义的视角来看，学界一般将世界主流国家的医疗或健康保障模式划分为社会保险模式、国家卫生保健模式、商业健康保险模式、个人储蓄保障模式四种典型的国

---

① 数据来源：国家卫生健康委. 2019 年我国卫生健康事业发展统计公报.

别化制度安排。各种不同模式所形成的基金类型也不尽一致，不同模式的主要特点见表 6-1。

表 6-1　　　　　　　　各种医疗保障基金的主要类型及其特点

基本模式	主要特点	代表国家及其评价
社会保险模式	◇制度覆盖对象以工薪劳动者为主，一些保险项目还通过劳动者惠及家庭其他成员，以工薪劳动者的工资为筹资的主要来源 ◇资金筹集责任主要由雇主和个人分担，有的国家由政府给予贫困人员适当补助或匹配缴费 ◇强调参保人享受社会保险的权利及享有的保障待遇水平与缴纳社会保险费的义务相关联，未参保人或未能按规定履行缴费义务者不能享受社会保险待遇	德国；就医个人承担一部分费用
国家卫生保健模式	◇制度覆盖以全民为对象，以公民权利为核心，强调福利的普遍性与保障的全面性，实行普遍覆盖与全民共享 ◇资金筹集以税收为主，实行累进税制与高税收政策。通过累进税制对国民收入进行再分配，没有缴费能力或缴费能力不强的低收入者可以豁免缴纳费用 ◇待遇保障均等普惠，再分配效应强	英国；看病个人不掏钱，但要支付处方费
商业健康保险模式	◇以商业健康保险作为工薪劳动者的主要制度保障模式安排，以企业集体化参与商业健康保险为主，国家立法对保险人和被保险人适度规制，工薪劳动者至少选择一种以上商业健康险种。政府对老弱病残等弱势群体提供有限保障和救助 ◇经营管理服务私营化，强调市场竞争和被保险人适度自由选择的理念 ◇政府对老年人、儿童、贫困人口等特殊照顾群体承担一定的责任①	美国；看病贵，且存在部分人没有医保问题
个人储蓄保障模式	◇强制储蓄模式是在国家立法规范下，采取强制手段扣除工薪劳动者部分工资储存起来，用于个人将来养老和医疗 ◇一般采取强制个人账户形式，实行完全积累，不追求横向再分配 ◇账户积累通过资本市场渠道保值增值，其本质是个人财富生命周期内的纵向平衡	新加坡；强调自我保障，2015 年后制度进行了改革

资料来源：袁涛. 医保筹资与待遇调整关联机制研究［M］. 北京：中国社会科学出版社，2018：32-33.

　　从狭义的视角来看，医疗保障基金的类别一般根据其医疗保障的具体制度而设定。例如，中国的医疗保障基金一般可以分为基本医疗保险基金、大病保险基金、医疗救助基金三大类，而根据就业情况的不同，基本医疗保险基金又分为城镇职工基本医疗保险基金和城乡居民基本医疗保险基金。

---

　　① 美国医疗保障制度由政府计划和私人计划两部分组成。政府保障计划约覆盖 25% 的人群，主要是老年人、儿童和贫困人口；私人保险计划覆盖 60% 的人群，主要是雇主以购买商业健康保险的方式为员工提供医疗保障。胡晓义. 我国基本医疗保障制度的现状与发展趋势［J］. 行政管理改革，2010（6）：23-28.

从制度的内部结构来看，中国城镇职工的基本医疗保险基金采取统账结合模式，即又分为社会统筹基金和个人账户基金。前者主要用来支付患者的住院医疗费用，后者用于支付门诊费用以及住院费用中需要个人负担的部分。

此外，在具体的实践中，中国城镇职工基本医疗保险基金还包括职工大额医疗补助基金、特殊人群补充医疗保障基金等多种基金形式。

（二）医疗保障基金功能

医疗保障的本质目的是为参保人提供一个相对低成本、安全可靠的费用分担保障机制，以分担或减少因疾病等健康风险可能给自己和家庭带来的损失，防止出现有病不敢治或因病致贫。因此，医疗保障基金的功能就是使医疗保障目标得以实现。

1. 免除人们疾病后顾之忧

医疗保障基金是医疗保障制度可持续运行的物质基础。政府或社会通过立法强制筹集基金，有利于发挥医疗保障基金的功能作用，规避用人单位或社会成员个人短视行为，督促社会成员依法履行法定缴费义务，承担个人应有责任，建立共同基金给予参保人基本健康保障，共同抵御患者疾病风险，免除人们疾病后顾之忧。

2. 促进健康均等和社会平等

医疗保障制度作为一项公共政策或社会政策，其根本出发点和落脚点是在保障参保人基本健康需求的同时，积极促进社会成员健康均等和社会公平正义。几乎所有国家的医疗保障制度或基本的健康保障政策，都无一例外地强调差别化缴费（根据收入水平高低缴费或征税），均等化享受待遇，这是其迥异于商业健康保险的根本区别所在。后者虽然同样可以取得减轻患者后顾之忧的作用，但在增进社会公平上存在天然不足。我国的医疗保障制度中，政府财政资金对居民缴费进行补贴，对困难群众进行缴费或医疗费用的减免等都体现了医疗保障制度追求公平性的目标。

3. 合理分担医疗保障责任

医疗保障基金的筹集过程实质上就是分摊医疗保障费用的过程。以医疗保险基金为例，它按照"大数法则"从国家、单位和个人三方筹集基金，依据科学合理的筹资比例，合理分摊各方责任，可以确保基金来源的多元化、稳定性和可持续。

第二节　医疗保障基金筹集

一、基金来源[①]

世界上大部分国家医疗保障基金的筹集是多元化的，主要通过税收和缴纳医疗保险费的形式进行。由雇主（单位）资助、雇员（个人）出资、财政补贴三方共同负担，其他筹集渠道还包括医疗保险基金的保值增值收入、区域调剂收入、转移收入、滞纳金等。我国现行的城镇职工基本医疗保险制度中医疗保险基金的筹资渠道主要包括用人单位、职工个人和财政补贴，其中用人单位和职工个人是医疗保险基金筹集的主体。

（一）雇主（单位）资助

雇主（单位）资助指雇员所在的企事业单位或雇主按照雇员工资的一定比例为雇员缴纳一定数量的保险费。从经济学角度看，医疗保险费用属于必要劳动支出，是劳动力再生产费用的一部分，因此雇主有责任为雇员缴纳保险费，以体现其用人责任。大部分实行社会医疗保险制度的国家，如德国、日本、韩国等，医疗保险费的缴纳是雇主、雇员各占一半。

在我国，用人单位是医疗保险基金最重要的筹资来源，《国务院关于建立城镇职工基本医疗保险制度的决定》中规定其缴费比例占职工工资总额的 6% 左右，其中企业在税前提取的医疗保险基金一般列入企业的生产成本或营业外支出。我国各省缴纳比例根据本省的经济社会发展状况各自不同，部分城市的缴费比例低于或者超过这个标准。

（二）雇员（个人）出资

雇员（个人）缴费是医疗保险基金的重要组成部分，它可作为个人或家庭的健康投资。雇员（个人）缴费通常按照其年或月工资总额的一定比例提取。可通过自愿的形式，也可采用强制性保险对收入进行扣除，或采用纳税的形式。在实际操作过程中，我国对于劳动者个人缴费设置缴费基数（缴费上下线），即本人收入低于最低缴费线（当地社会平均工资的 60%）时，按照最低缴费线缴纳；超过上线（当地社会平均工资的 300%）的部分，则不需要再缴纳。

雇员（个人）的出资比例在不同国家各不相同，目前德国雇员（个人）缴纳的保

---

① 仇雨临. 医疗保险 ［M］. 北京：中国劳动社会保障出版社，2008：159-161.

险费占工资总额的 7.3%。日本个人所缴纳的保险费根据其参加保险种类的不同而不同，对于健康保险而言，个人缴纳的保险费，可分为两部分：每月发工资时缴的部分（"保险料"）和发奖金时缴的部分（"特别保险料"）。按现行规定，"保险料"为标准工资（不包括奖金）的 8.2%，原则上是雇主与雇员各负担一半，"特别保险料"则为奖金额的 8%，其中雇主负担 5%，雇员负担 3%。① 《国务院关于建立城镇职工基本医疗保险制度的决定》中规定，职工缴费率一般为本人工资收入的 2%，今后可随着经济的发展做适当的调整。城乡居民基本医疗保险则采取定额的形式缴纳。

（三）财政补贴

财政补贴是医疗保障基金来源的又一重要渠道，其数额取决于该国的医疗制度、福利政策、社会制度和经济发展水平等因素。财政补贴按照支出内容可以分为两类，一类是对基本医疗保险制度的补贴，另一类是对特殊人群的医疗救助的补贴。在现实中，英国、加拿大及北欧国家实行的是国家卫生保健模式，财政补贴占医疗保障基金的绝大部分；德国、日本等社会保险型国家，根据各保险组织内参保人组成状况给予一定补助，但比例不高，主要还是由雇主及雇员承担医疗保险费用；以商业健康保险为主的美国则仅对 65 岁以上的老人、穷人等特殊人群给予一定补贴。

我国现行的医疗保险制度作为由国家举办的社会保险制度之一，国家负担一部分医疗保险费责任：一是国家（政府）作为公务员的雇主，为其缴纳基本医疗保险费以及对国家公务员医疗补助计划进行补贴；二是企业缴纳医疗保险费在税前列支，国家以少收所得税的形式负担部分费用；三是对基本医疗保险入不敷出时进行财政补贴，如政府承担医疗保险基金因不可抗拒的非管理因素造成收不抵支时的财政补贴；四是对城乡居民基本医疗保险的财政支持，如对城乡居民参加居民基本医疗保险提供财政补贴，与居民个人缴费共同形成医保基金；五是对困难人群（如享受最低生活保障居民和残疾人等）通过财政补贴减免其参保缴费和就医时的医疗费用。

（四）利息收入

利息收入指医疗保障基金的保值、增值部分。医疗保障基金利息收入来源于医疗保障基金存入财政专户取得的存款利息收入和医疗保障基金购买国债所取得的收益。

（五）调剂收入

调剂收入是指在一定的保险统筹地区内，为体现医疗保障基金的共济性，以提高

---

① 张暄. 全民皆保险：日本医疗保障制度探析 [J]. 劳动保障世界，2017（9）：9-10.

其抗风险能力，由下级上解或上级补助的医疗保障基金收入。上级补助收入是指上级社会保险管理机构从下级社会保险管理机构上解的医疗保障收入中，在下级社会保险管理机构基金收支运行发生困难时拨入的医疗保障基金补助收入；下级上解收入，是指下级医疗保险机构上缴到上级医疗保险机构的医疗保障基金的收入。

（六）转移收入

《国务院关于建立城镇职工基本医疗保险制度的决定》中规定，个人账户的本金和利息归个人所有，可以结转使用和继承，但不得提取现金或挪作他用。转移收入是反映职工因工作地点变迁，其医疗保险个人账户基金随之转移的收入，转移收入的金额等于个人账户本金和利息的结余额。

（七）其他收入

其他收入是指滞纳金及财政部门核准的其他收入，但不包括罚金。滞纳金是指用人单位因拖欠缴纳或少缴医疗保险费而按规定收取的费用。《中华人民共和国社会保险法》规定，用人单位应按期缴纳医疗保险费，对未能按时、足额缴纳医疗保险费的单位，除责令其补缴所欠款额外，另每日加收所欠款额 2‰的滞纳金，滞纳金并入当地职工基本医疗保险基金。

财政部门核准的其他收入是指经财政部门审核批准允许收取的除上述收入项目以外的其他收入。收取其他收入需经财政部门批准，主要是规范医保经办机构的收入行为，避免乱收费用，增加国家、单位、个人的负担。按照我国的有关政策规定，用人单位缴纳的罚金应缴入国库，作为财政公共预算收入，不得并入医疗保障基金。

二、筹资原则[①]

（一）法制化原则

医疗保障基金是医疗保障制度的物质基础，因而基金的筹集至关重要。而参与医疗保险系统的保险方、被保险方、医疗服务供方乃至投保方各自的利益追求目标不同，因此国家应当通过立法、行政等手段实施强制性的政策筹集医疗保障基金，即医疗保障基金的筹集应做到以健全的法制为基础，保障基金的筹集和管理都有法可依、有章可循，以便于操作和提高制度的稳定性。

---

① 仇雨临. 医疗保险 ［M］. 北京：中国劳动社会保障出版社，2008：155-156.

（二）责任共担原则

医疗保险费由国家、参保单位和个人共同负担，这是由医疗保险的性质和特征决定的，也是世界上大多数国家的通常做法。而我国实行由国家、单位、个人三方共同负担医疗保障基金的原则，既有利于扩大基金的来源，减轻国家和单位的经济负担，又有利于明确三方的责任，提高个人对医疗保险的责任感，增强自我保障意识，避免医疗资源的浪费，体现医疗保险的权利和义务的一致性，符合我国的国情和社会经济发展水平，也有利于医疗保险制度的不断完善和发展。

（三）基本保障原则

基本保障原则是指医疗保障多以保障劳动者及其他社会成员的基本医疗需求为目的，医疗保障基金支付的主要项目是基本的诊疗服务、基本的药品和基本的医疗设施服务，因此医疗保障基金的筹集应以保证满足基本医疗需求为重要前提。

（四）统一性原则

基本医疗保险基金在统筹地区内按统一的费率筹集，实行统一的使用和管理，能够保证基本医疗保险实现广泛覆盖，有利于在一个统筹地区内均衡所有参保人的负担、促进企业间的公平竞争、增强基本医疗保险互助共济的功能。

（五）相对稳定原则

单位与个人缴纳的医疗保险费基数可根据经济发展、职工工资的增长、物价水平以及医疗保险费用支出的实际情况进行适当的调整，但费率一旦确定，为避免影响医疗保障制度的稳定发展，在短期内会保持相对稳定，不会变动频繁或变动幅度较大。

三、筹集方式①

医疗保障基金的筹集方式事关能否筹集到足够的资金来满足医疗费用支出的需要。筹集方式的确定与一国的社会经济水平、价值观念、卫生服务体系、医疗保障模式密不可分；反之，筹集方式也对卫生服务、社会公平与效率、医疗保险的平稳运行产生重要的影响。从不同角度可以把医疗保障基金的筹资模式划分成不同类型。

---

① 仇雨临. 医疗保险［M］. 北京：中国劳动社会保障出版社，2008：163-167.

（一）按筹资对象划分

从出资主体来看，可以把医疗保障基金的筹集方式分为五类：政府全额负担，政府、雇主（单位）和个人三方分摊，雇主（单位）和雇员（个人）分摊及个人全额负担。

1. 政府全额负担

政府全额负担主要见于实行全民免费医疗保障制度的国家，如英国，医疗保障费由联邦政府或地方政府从财政预算拨款，个人只付少量费用，如处方药费等，属于政府全额负担或基本全额负担。新西兰规定政府从税收中提供全部医疗保险费用，个人与雇主不缴纳医疗保险费。另外，医疗救助资金一般由政府财政资金支持。我国的医疗救助资金就主要来自国家和地方政府的财政预算拨款。

2. 政府、雇主（单位）和雇员（个人）三方分摊

实行社会医疗保险制度的大多数国家采用这种方法，只是三方分担的比例有所不同。政府负担属于社会福利，是税收再分配的形式；雇主（单位）负担既是集体福利，也是对劳动力的保护；雇员（个人）负担既是家庭和个人的健康投资，又可减少经济风险。

3. 雇主（单位）和雇员（个人）分摊

例如，美国的老年人和残疾人医疗保险（Medicare），由雇主（单位）和雇员（个人）缴费，政府仅参与管理，但不给予经费补贴。

4. 个人全额负担

目前在全世界上还存在一些没有实行医疗保障的国家，个人就医还是需要由个人全部负担医疗费用。即使在经济发达的美国，在奥巴马医疗保障改革实施前，仍有15%左右的人没有任何形式的医疗保险。[①] 另外，在德国，收入超过社会义务界限（社会平均工资）的人，可以选择参加法定（社会）医疗保险，也可以选择参加商业健康保险，如果选择后者，医疗费用完全由个人承担。

（二）按基金财务状况划分

按基金财务状况，可以把医疗保障基金的筹资方式分为现收现付制、基金积累制和部分积累制。

1. 现收现付制

现收现付制主要以横向收支平衡原则为依据，先测算出年内需支付的医疗保险费，

---

① 张群. 美国的医疗保险制度现状及引发的思考［J］. 中国卫生经济. 2007（6）.

然后以支定收，将这笔费用按一定的提取比例分摊到参加医疗保险的所有单位和个人，当年提取、当年支付。医疗保险费的测算可以根据上年度实际支付的总额，加上本年度预计增加额求得；也可以根据工资、物价和医疗费用平均增长率确定。这种方法是以保险期内不同年龄、健康状况的投保人之间的互助共济来实现收支平衡即横向平衡，这一方法普遍用于强制性医疗保险。该模式的优点是简便易行，由于平衡期短、风险波动小，不需要较大数量的风险储备金，还可减少通货膨胀导致的基金贬值风险。缺点是以近期的平衡为原则，投保人缴纳的保险费为所有保险受益人支付保险金，存在本代人为上代人缴纳保险费的代际转移问题，且对人口年龄结构依赖性较强。世界上大多数国家采用这种模式。

2. 基金积累制

基金积累制一般是根据基金长期收支平衡的原则确定基金筹集费率。即在预测未来若干年内医疗保险支出需求的基础上，确定一个可以保证在未来一定时期内的基金收支平衡的总和费率，再分摊到当前若干年度中，并对已提取但尚未支付的保险基金有计划地管理和运营。一般投保人早年付出的保险费大于基金的支出，其差额作为以后年份的储备基金。随着投保人年龄的增长，保险支出逐步超过其缴纳的保险费，此时以储备基金及其利息弥补收支差额，从而保证整个保险期内的基金财务收支平衡。这一方法具有部分储蓄积累的性质，目的是保持筹资机制的稳定，确保在较长时期内做到基金财务的收支平衡，亦称纵向平衡。这种方法一般也适用于商业健康保险公司开办的健康保险。缺点是计算较为复杂，且由于跨越周期长，储备基金容易受到通货膨胀的影响，面临一定的保值增值压力，给基金的使用与管理带来一定的难度。

3. 部分积累制

部分积累制又称混合制，即现收现付制与基金积累制相结合。它以近期平衡为基础，兼顾长期平衡，存在一定程度的代际转移问题。我国正在运行中的城镇职工基本医疗保险制度就采用"社会统筹与个人账户相结合"的筹资模式。医疗保险基金的收支呈"T"型：一方面，在一定区域内的社会群体中横向筹措医疗保险基金，互助共济、风险共担；另一方面，保险费中的一部分进入个人账户进行纵向积累，劳动者年轻时积攒储备金以备老年之需。这种筹资方式既能体现社会公平原则，又考虑了按劳分配中"权利与义务"的对等关系。

（三）按基金征缴方式划分

按基金征缴方式，可以把医疗保障基金的筹集方式分为征税模式、缴费模式、自愿投保模式和自我储蓄账户模式。

1. 征税模式

征税模式主要见于国家卫生保健模式的国家，此模式中，国家通过财政征税（包括一般税和特殊税）的形式征缴医疗保障基金，然后由中央政府和地方政府逐级通过预算拨款的方式给医疗服务供方提供资金，为国民提供免费或低收费的医疗服务[①]，如英国、加拿大。

此模式的优点：第一，能有效地筹集大量的资金，且来源稳定；第二，社会公平性相较而言最高，全民享受、人人平等；第三，社会共济性相较而言最强，在全体国民之间分摊疾病风险；第四，高度集中管理，有利于政府宏观调控，计划性强，对医疗费用的控制能力较强。

其存在的缺点：第一，受税收政策的影响较大，相对独立性较差，灵活性不够，受国民经济水平波动影响较大；第二，政府参与过多，个人负担过低，费用节约意识较差，医疗服务供方效率较低；第三，筹资来源单一，若保障水平较高，国家财政则会入不敷出，但若保障水平低，则会难以满足国民多层次的医疗需求。

2. 缴费模式

缴费模式主要见于社会保险模式的国家，国家通过法律法规强制性地让在一定收入水平范围内的雇员（个人）及其雇主（单位）按雇员收入的一定比例缴纳保险费，如德国、韩国等。缴费模式的管理形式一般分为两类：一类是财政补贴较多，管理权力较多地集中在政府机构手中；另一类是财政补贴较少，政府很少直接管理，主要由各种社会团体自行管理，政府的职责主要在于制定政策法规和监督。

此模式的优点：第一，资金来源稳定，相对独立性较强，可根据国力和国民收入水平进行调整，灵活性较强；第二，社会公平性较高，权利与义务基本对等；第三，社会共济性较强，在法定的大范围人群内实现风险分摊；第四，保险效率较高，制度统一，运行集中，管理成本较低；第五，设置专门的社会保险机构管理，对费用的增长有一定的控制能力。

此模式的缺点：第一，由社会保险团体自行管理的形式下，不同社会保险组织的对象之间存在一定的不公平性；第二，主要实行现收现付制，在人口逐渐老龄化的情况下，代际矛盾日渐突出；第三，不同社会保险组织间存在着负担水平和待遇水平的差异。

3. 自愿投保模式

自愿投保模式主要见于商业健康保险模式的国家。社会人群可自愿参保，交纳一

---

① 卢祖洵. 社会医疗保险学（第2版）[M]. 北京：人民卫生出版社，2007：107.

定的费用，所交纳保险费的数量与所投保的项目和保障水平密切相关，多保多投、少保少投、不保不投。政府很少干预，由医疗保险机构分散管理，供需双方通过市场竞争进行调节，如美国。

此模式的优点：第一，灵活多样化，满足社会多层次的需要；第二，参保人的选择自由度较大，促进了医疗保险组织和医疗服务机构间的竞争；第三，国家财政负担轻。

此模式的缺点：第一，社会公平性差，存在严重的逆向选择问题，高危人群和低收入人群缺乏医疗保障；第二，社会共济性差，风险仅在参保人这一小范围人群内分担；第三，保险效率低，多组织经营导致分散管理，不仅使得管理成本较高，而且容易导致医疗服务滥用。

4. 自我储蓄账户模式

自我储蓄账户模式主要见于个人储蓄保障模式的国家。国家通过立法强制要求每一个有工作的人，包括个体业主，缴纳储蓄性医疗保险基金，建立个人医疗账户。这种筹资方式与其他方式的最大区别在于它是以一代人或几代人的医疗储蓄来抵御疾病风险，即通过足够长的时间来纵向分担疾病风险，而其他方式是通过大量人群来横向分担疾病风险，如新加坡。

此模式的优点：第一，有助于解决老龄人口医疗保障需求的筹资问题和代际矛盾；第二，有利于提高个人的费用意识和责任感，增强医疗费用的需方制约机制；第三，政府负担较轻。

此模式的缺点：第一，公平性不足，医疗保险待遇与个人收入直接挂钩，低收入者的保障程度较低；第二，缺乏风险共担机制，仅在个人与家庭成员之间分担，低收入者难以承受较大的疾病风险。

具体实践中，世界上绝大多数国家医疗保障基金的筹集方式并不是某种单一的筹集模式，而往往是以其中一种为主，同时以多种相互交叉为辅的混合模式，即采取多样化的方式、多方筹资医疗保障基金。

第三节　医疗保障基金支付[①]

社会保险基金一般按照社会保险险种分别建账、分账核算。由于医疗保障需求具有一定的福利性和特殊性，为确保基金安全、专款专用，大多数国家规定了医疗保障

---

① 医疗保障基金项目主要包含基本医疗保险基金、医疗救助基金，因医疗救助基金与基本医疗保险基金的支付规定基本相同，故未再述及。

基金的支付范围。

实践中，一般可从地域、诊疗机构、药品目录、诊疗项目、服务设施以及报销费用等方面，明确医疗保障基金的支付范围。

一、地域范围

从地域范围看，出于对维持本地医疗保障基金平衡的需要，大多医疗保障基金的支付范围受地域限制，一般和统筹层次保持一致。

二、诊疗机构范围

我国基本医疗保险明确了定点医疗机构和定点零售药店范围，简称"两定点"，参保人到定点医疗机构就医、购药，也可持处方到定点零售药店外购药品。在非定点医疗机构就医和非定点零售药店购药发生的医疗费用，除符合转诊等规定条件外，基本医疗保险基金不予支付。

三、药品目录范围

基本医疗保险药品，是指医疗保险在国家基本药物的基础上选择治疗必需、价格便宜、治疗效果好的药品，而将一些非基本医疗必需、价格较高、治疗效果一般的药品排除在外。基本医疗保险药品目录分为甲类和乙类两种。甲类药品是全国基本统一、能保证临床治疗基本需要的药品。这类药品的费用纳入基本医疗保险基金给付范围，并按基本医疗保险的给付标准支付费用。乙类目录的药品是指基本医疗保险基金有部分能力支付费用的药品，这类药品先由参保人支付一定比例的费用，再纳入基本医疗保险基金给付范围，并按基本医疗保险给付标准支付费用。

四、诊疗项目范围

在临床医疗服务中，与诊疗相关的服务项目非常多，但并不是所有的医疗服务项目都被纳入医保的诊疗项目，并得到基金支付。医疗保险的诊疗项目一般包括：医疗技术劳务项目，如体现医疗劳务的诊疗费、手术费、麻醉费、化验费等，体现护理人员劳务的护理费、注射费等，但不包括一些非医疗技术劳务，如护工、餐饮等生活服务；采用医疗仪器、设备和医用材料进行的诊断、治疗项目，如与检测有关的化验仪器，B超、CT等诊断设备，各种输液、导管、人工器官等医用材料等，不包括一些非诊断、治疗用途的仪器设备和材料，如用于医院管理的仪器设备、改善生活环境的服务设施等。

确定基本医疗保险诊疗项目一般应具备三项条件：临床必需、安全有效、费用适宜。所谓临床必需，就是临床治疗疾病必需，这是相对于非疾病治疗的诊疗项目而言的，如美容等；是疾病治疗的主要诊疗手段，这是相对于辅助诊疗手段而言的，如音乐疗法等。所谓安全有效，是指经临床长期使用被广泛公认的成熟项目，这是相对于尚属于研究阶段、疗效不肯定的一些诊疗措施而言的，如心、肺、脑移植等。所谓费用适宜，就是要与基本医疗保险基金的支付能力相适应，在同等诊疗效果的诊疗项目中，选择价格合理的诊疗项目。具体管理中一般由物价部门制定诊疗项目的收费标准。由于基本医疗保险实行定点医疗机构管理，因此只有社会保险经办机构确定的定点医疗机构提供的各种诊疗项目才有可能纳入基本医疗保险基金支付范围。

五、服务设施范围

基本医疗保险医疗服务设施是指由定点医疗机构提供的，在诊断、治疗和护理过程中必需的生活服务设备。基本医疗保险医疗服务设施范围主要包括：普通住院病床、隔离及危重病人住院病床、门（急）诊留院观察病床以及包含在床位费当中的日常生活用品、院内运输用品和水、电等。符合医保政策规定的医疗服务设施使用费用可以纳入医疗保险基金支付。

六、医疗费用报销范围和水平

为确保医疗保险适度待遇保障水平以及医疗保险基金的支付能力，我国基本医疗保险制度规定医疗费用报销范围一般分为门诊和住院费用两部分。根据国家政策，医疗保险统筹基金可以支付住院费用，但门诊费用是否纳入统筹基金支付各地政策不同。具体医疗费用支付范围一般还根据年龄、不同级别医疗机构以及费用水平的高低分段设置了不同梯级的报销比例，例如，表6-2就是上海市城镇职工基本医疗保险报销情况的简要总结。

总之，我国医疗保险制度一般通过上述各因素确定支付范围，一般所发生医疗费用必须符合"两定点""三目录"和给付标准的医疗费用才能由基本医疗保险按规定予以支付。超出部分，基本医疗保险将按规定不予支付。

此外，由于我国城镇职工基本医疗保险实行统账结合制度模式，基金支付范围一般还要区分是属于统筹基金支付范围还是属于个人账户支付范围。属于统筹基金支付范围的医疗费用，即属于统筹基金起付标准以上费用由统筹基金按比例支付，最高支付到封顶线为止。个人也要负担部分医疗费用，起付标准以下医疗费用由个人账户或

由个人支付；封顶线以上费用则全部由个人支付或通过参加补充医疗保险、商业健康
保险等途径解决；个人账户有结余的，也可以支付统筹基金支付范围内应由个人支付
的部分医疗费用。

表 6-2　　　　　　　上海市职工基本医疗保险医疗费用报销比例一览表

类别	年龄段	门诊急诊报销比例				住院、急诊观察室留院观察报销比例			门诊大病和家庭病床		
		起付标准	超起付标准报销比例			起付标准	最高支付限额	统筹报销比例	最高支付限额	统筹基金报销比例	
			一级	二级	三级					门诊大病	家庭病床
在职职工	44 岁以下	1 500 元	65%	60%	50%	1 500 元	51 万元	85%	51 万元	85%	80%
	45 岁以上		75%	70%	60%						
退休人员	69 岁以下	700 元	80%	75%	70%	1 200 元	51 万元	92%	51 万元	92%	80%
	70 岁以上		85%	80%	75%						
	原退休老人	300 元	90%	85%	80%	700 元	51 万元	92%	51 万元	92%	80%
中人一档	在职	1 500 元	75%	70%	70%	1 500 元	51 万元	85%	51 万元	85%	80%
	退休	700 元	85%	80%	75%	1 200 元	51 万元	92%	51 万元	92%	80%
外来从业人员（缴费比例 7%）		个人医疗账户用完为止，超出账户费用暂不可报销				1 500 元	51 万元	85%	暂不享受		

资料来源：根据 2020 年上海市职工医疗保险待遇政策整理。

说明：（1）"中人一档"指 1955 年 12 月 31 日前出生、2000 年 12 月 31 日前参加工作的在职职工；

（2）最高支付限额以上的医疗费由地方医疗保险附加基金支付 80%、个人承担 20%；

（3）在起付标准内的医疗费用由患者当年账户资金支付，超出起付标准部分由医疗保险和患者双方按报销比例共同支付。

第四节　医疗保障基金财务管理

理论上，医疗保障基金财务管理的总体原则是收支平衡、略有结余。收支平衡是
保证其稳健运行的必然要求；略有结余是由于医疗保障所承担的疾病风险具有很大的
不确定性，以备疾病发生时使用。即根据需要，量入为出、量力而行，既要保证筹集
到足够的基金以满足基本医疗保障的实际需要，又要求基金筹集的水平要与社会经济
发展水平相适应，必须适合国家、集体和个人的经济承受能力。基金的财务管理包括
预算管理和账户管理。

一、预算管理

（一）基金预算的基本原则[①]

医疗保障基金一般实行预算管理，其目标是在维持医疗保障基金平衡的同时，确保基金的安全有效运行。因此，医疗保障基金预算通常应遵循以下四项原则。

1. 收支平衡的原则

医疗保障基金的平衡主要指一定时期内，一定范围内（城市、地区、国家等）基金收支上的大体平衡。在基金管理上应加强基本医疗保险统筹基金的支出管理，既要保障基本的医疗需求，又要量入为出、合理有效地使用统筹基金。

2. 保证基本医疗需求原则

严格执行国家有关基金支出范围和标准的规定，不得擅自扩大开支范围，随意增加开支项目和提高开支标准。

3. 基金管理与行政管理分离的原则

医保经办机构负责基金的管理，受政府的委托，根据政府发布的有关法规，依法独立行使职能，负责医疗保障工作的正常运转。

4. 确保安全原则

特别是要确保医疗保障基金保值增值。医保管理机构为维护和提高医疗保险偿付能力，确保医疗保障基金的安全和长期持续运转，利用基金支付的时间差、空间差和数量差，遵循相应投资原则和采取有效投资手段，将一部分累计结余的医疗保障基金进行安全有效的投资，以达到基金保值增值的目的。

（二）基金预算的具体内容

1. 年初制定收入预算和支出预算

医保经办机构年初根据"以收定支"原则，将基金类目具体分为预算内容：如城镇职工基本医疗保险的社会统筹基金、城镇职工基本医疗保险个人账户基金、城乡居民基本医疗保险基金、大病保险基金、职工大额医疗补助基金、公务员补充医疗基金等各个类别，分别编制基金收入和支出预算。在预算编制过程中，结合上年度医疗费用的变化情况以及会影响医疗服务价格的外部环境等因素，测算出纳入总额控制范围的本年度基金支付预算增幅，进而推算出基金风险调节系数，确定各定点医疗机构年

---

① 仇雨临. 医疗保险［M］. 北京：中国劳动社会保障出版社，2008：156.

度预算指标。医保经办机构根据上年度各定点医疗机构的医疗费用决算情况和本年度基金支付预算增幅，制定本年度的预算总额建议方案。

2. 年中调整

在总额控制方案实施过程中，如发生医保政策调整、物价部门医疗服务价格调整以及公共卫生集体事件等情况，将通过会议协商方式，启动政策预留调剂金对结算指标的调节系数进行适当调整。如果本年度政策预留调剂金没有使用，则归入次年医疗保障基金收入预算。如果定点医疗机构在执行总额控制方案过程中，发生重大事项而导致医疗费用迅猛上涨或下降的，医保经办机构将视情况调整预算指标额度，但不调整结算指标的调节系数。

3. 年终决算

医保经办机构根据各定点医疗机构年初预算指标和本年度实际医疗费用发生数进行决算。门诊和住院决算指标单独核算，分别计算出门诊和住院的就诊人头、就诊人次、次均费用等指标数。

（三）基金预算的具体实施

医保部门对各定点医疗机构发生的医疗费用一般采取按月结算拨付的方式。年初编制支出预算时，由医保经办机构将全年医疗费用预算总额的基金负担部分（个人账户按实际发生数结算）进行12等分，作为月结算定额数。定点医疗机构申报上月实际发生的医疗费用，经审核、剔除违规费用（违规费用剔除办法按照《医保服务协议》规定处理）后，基金负担部分小于月结算定额数的，则按实际发生数预留一定的保证金后进行结算、拨付；如果大于月结算定额的，则按结算定额数预留部分保证金后进行结算、拨付，超定额部分留到年终一并清算。

为确保预算管理工作顺利推进，医保部门一般采取"超额分担、结余奖励"的基金预算管理机制以及相应的配套措施。定点医疗机构本年度实际发生的预算医疗费用低于决算指标额的，结余部分通过分段累计的方式进行奖励；定点医疗机构本年度实际发生的医疗费用若高于决算指标额的，超额部分同样通过分段累计的方式进行分担，让医疗机构也承担一部分超支费用，以此促进医疗机构共同参与控制医疗费用过快增长。为确保预算管理工作顺利推进，一般医保经办机构还采取三个配套措施。

（1）建立协商谈判机制。由医疗保障各利益相关主体，包括医疗保障行政经办管理部门、医疗机构（药店）、参保单位和个人、医改卫生等部门，通过协商谈判切实维护医、保、患三方利益，加强与定点医疗机构的沟通，协商处理问题。

（2）建立总额预算控制管理协调机构。由政府、医保部门、发展改革委、财政部门、卫生健康委等参与，共同确定总额预算控制结算过程中的重大事项，如预决算指标、年度增长率、调节系数等。多部门参与协调，将更有利于总额预算控制付费制度方案的实施。

（3）建立医疗费用监管审核机制。医疗保障基金实行总额预算控制管理，从宏观层面有效控制医疗费用的过快增长，但无法解决微观层面的违规问题。为弥补不足，通过加强日常审核稽查能力，规范审核流程，加大违规医疗行为查处力度。同时建立医疗费用智能审核监控平台，借助信息化手段，实现智能化审核，提高监管效率。

二、账户管理

《中华人民共和国社会保险法》规定，社会保险基金存入财政专户，专款专用，任何组织和个人不得侵占或者挪用。医疗保障基金的账户管理一般具有以下四个特点。

一是实行财政专户管理。医疗保障基金是一种集强制性、互助共济性、社会性、公益福利性于一体的专项资金，仅用于医疗保险机构偿付参保人就医时的医疗费用。它在分配与使用时依据"专款专用"的原则，以保障参保人的基本医疗需求。因此，社会统筹基金实行财政专户管理，基金的收支管理必须严格执行财务规章制度，并接受基金监督机构及财政、审计部门的监督检查。

二是社会统筹基金和个人账户基金分开管理，分别核算。因医疗保险基金使用时效性较为突出，一般具有即时性，即职工参保的同时就有可能要享受相应的待遇，因此医疗保险基金与养老保险基金账户的"混合管理"有所不同，基本医疗保险的统筹基金要自求收支平衡，不得挤占个人账户。

三是划分社会统筹基金和个人账户基金的各自支付范围。一般通过制定统筹基金的起付标准、最高支付限额和共担比例等方式限定其支付范围。例如，我国城镇职工医疗保险个人账户主要用于门诊医疗费用支出，而社会统筹基金主要用于住院医疗费用支出，这意味着其个人账户管理的难度更大，更加烦琐和精细。

四是严格限定基本医疗保险账户医药服务的范围和给付标准。具体内容包括限定基本医疗保险的用药范围、诊疗项目范围、医疗服务设施范围以及医用耗材范围，即超出基本医疗保险服务范围的医疗费用，基本医疗保险基金将不予支付或仅支付部分费用。

第五节　医疗保障基金风险及应对

一、医疗保障基金面临的风险

医疗保障是一项政策性强、涉及面广、较为复杂的社会系统工程，它关系到个人和企业、医疗机构、医药产业、政府部门等多元主体直接利益，又具有公共福利性，因而在运行过程中难以避免地存在包括筹资、支付以及财务平衡管理等的各种风险。此外，在宏观层面，医疗保障基金还面临着人口老龄化、健康状况恶化以及经济下行等多方面的系统性风险。

（一）筹资风险

筹资风险主要来自制度运行中的逆向选择。医疗保障筹资中的"逆向选择"主要体现在以下三方面。

一是部分单位选择性参保。一些企业为逃避缴费责任，未依法履行参保缴费义务，或者选择性参保，仅让干部、管理人员和本地户籍员工参保，临时性或短期合同工不参保，非本地户籍员工不参保等。还有单位默许一些员工因自身原因不参保等。

二是参保单位不如实申报工资总额，减少医疗保险费的缴纳金额。虽然国家已明文规定对不如实申报工资总额、迟缴、不缴医疗保险费的单位要加收滞纳金，甚至有向人民法院起诉、申请强制执行等处罚措施，但现实中受各种因素的影响，"跑冒滴漏"医保缴费责任的现象时有发生。

三是保险费不能及时到位，有的甚至收不回来，造成死账、呆账。其主要原因是在市场竞争激烈的情况下，一部分企业因经营亏损或濒临破产，无钱缴纳医疗保险费；少数外资企业账上无款，医保经办机构收不到医疗保险费；一些参保单位地点搬迁，电话号码及银行账号改变，没有及时通知医保经办机构，无法收费；甚至有单位拒缴医疗保险费。

（二）支付风险

随着医疗技术进步，新药品、新诊疗方法、新治疗设备的不断涌现，推高医疗费用持续上涨；医疗保障基金因分担患者个人医疗费用，降低了个人经济负担的敏感度，道德风险的存在加上逐利性医疗机构为了追求利润可能诱导医疗需求或采取各种虚假违法手段，甚至医患合谋违规骗取医疗保障基金。政策自身的因素也会产生支付风险，如因为医保待遇政策设计有待完善，导致过度医疗和基金支出的过快增长。

（三）管理风险

管理风险主要是指内部管理中基金管理不善可能会造成医疗保障基金流失，如医保管理机构内部控制制度建设问题造成的贪污、渎职等导致的基金流失。近年来，审计部门多轮次的医疗保障基金审计监督检查中就多次发现个别地区财政部门未按规定分险种设立基金账户，致使医疗保障基金被违规占用；又如某县因当地财政困难，将存入财政专户的医疗保险基金挪用于地方其他财政性支出。

（四）外部系统性风险

1. 人口老龄化的冲击

我国人口老龄化具有规模庞大（占世界老年人口 1/5）、发展速度快（人口年龄结构从成年型进入老年型前后只有 20 年）、未富先老等基本特点。由于我国目前采用以职工工资总额为基数的筹资模式，人口老龄化意味着在职职工变少，受益人群相对扩大。同时，因退休老年人员慢性病、大病、特殊病种发生率高，因此一般老年人群的医疗费用也较中青年人群更高，从而加大了基金的支出风险。因此，人口老龄化一方面使筹资绝对数量减少，另一方面使实际医疗费用支出增多。

2. 经济下行、新业态就业带来的风险

一是经过持续多年经济高速增长，我国进入高质量发展新时期，市场经济竞争更加激烈，企业经营风险更加突出，导致基金的征缴与筹资增收问题尖锐。二是由互联网发展带来的新就业形式（平台就业如网店、快递、外卖等）的影响使企业所有制的形式逐渐趋向多元化，劳动者的就业途径多样化，对筹资人群、筹资基数、筹资比例、筹资方式等的确定带来了较大的影响。

3. 健康风险恶化、疾病谱变化带来的风险

疾病谱是反映健康水平的重要指标，其一般含义是指某一地区危害人群健康的诸多疾病中，可按其危害程度的顺序排列成的疾病谱带，反映了某地危害人群疾病的组合情况，可指导有关部门针对性地部署健康防治。不同的地区，疾病的谱带组合情况不尽相同。研究显示，1990—2017 年，中国居民疾病谱发生重大变化，中风和缺血性心脏病取代下呼吸道感染和新生儿疾病，成为疾病负担的主要原因。世界卫生组织2018 年的数据显示，以心脑血管病、癌症、呼吸系统疾病和糖尿病为代表的慢性非传染性疾病（简称"慢性病"）已经成为人类健康的头号威胁，每年导致全球 4 100 多万

人死亡，相当于总死亡人数的71%。① 疾病谱变化、重大疫情、流行病、慢性病以及癌症等重特大疾病给医疗保障基金带来巨大的挑战。

二、医疗保障基金风险应对

为确保基金安全，实践中，一般从以下四个方面加强医疗保障基金安全管理。

（一）建立稳定可持续的医保筹资机制

要着眼于制度高质量发展和基金中长期平衡，建立与社会主义初级阶段基本国情相适应、与各方承受能力相匹配、与基本健康需求相协调的筹资运行机制，形成结构合理、责任清晰的各层医疗保障筹资机制。一是坚持医疗保障基金收支平衡基本原则，在保证基本医疗需求的同时，确保基金最大化地有效利用。二是规范基金筹集规程，确保基金应收尽收。确保基本医疗保险基金按时、足额筹集，任何地区、部门、单位和个人不得截留或减免。三是在保障参保人基本合理正常的医疗保障需求的同时，坚持医保筹资与社会经济发展及人民生活水平相适应，建立常态化的医保筹资增长机制。四是遵守基金征缴财务管理规章制度，接受基金监督机构及财政、审计部门的监督检查；坚持基金业务的各种应收、应付款应分别记账、及时核算。五是确保基金的保值增值。在确保基金投资安全有效的前提下，防止基金因物价上涨导致基金贬值。

（二）优化完善医保待遇支付机制

按照"保基本"原则，坚持临床需要、合理诊治、适宜技术和中西医并重，强化医疗保障基金战略购买的价值导向，健全医保目录和结算管理，完善医保目录动态调整机制，形成管理高效的医保支付制度。一是合理确定基本医疗保险待遇保障水平，加大治理医保领域过度保障与保障不足问题。二是健全完善医保支付机制和利益调控机制，实行待遇支付精细化管理，激发医疗机构规范行为、控制成本、合理收治和转诊患者的内生动力，引导医疗资源合理配置和患者有序就医。三是支持医疗机构建立分级诊疗模式和促进基层医疗卫生机构健康发展。此外，在医保支付微观管理环境中，主要加强医保目录管理、完善医保协议管理和改革支付方式。如完善医保目录动态调整机制。根据基金承受能力，建立与适应群众基本医疗需求、临床技术进步相适应的医保目录动态调整机制。建立医保药品、诊疗项目、医用耗材评价制度和准入退出机制。健全完善医保药品支付标准，同时，加强高值医用耗材目录管理以及统筹提高医

---

① 殷鹏等. 2005—2017年中国疾病负担研究报告 [J]. 中国循环杂志，2019，34（12）：1145-1154.

疗服务项目目录管理水平，创新完善医保协议管理，推进医保支付方式改革，完善医保基金总额预算办法，推行以总额预算下的多元复合式医保支付方式改革等。

（三）健全完善医保基金监管机制

坚持依法监管，加快建立健全医保基金监管制度体系和监督执法体系和社会协同机制，形成以法治为保障，信用管理为基础，多形式检查、大数据监管为依托，党委领导、政府监管、社会监督、行业自律、个人守信相结合的全方位医保基金监管格局，实现医保基金监管法治化、专业化、规范化、常态化。一是建立健全监督检查制度。建立和完善日常全覆盖巡查、专项检查、飞行检查、重点检查、专家审查等相结合的多形式检查制度。建立和完善购买服务制度，积极引入信息技术服务机构、会计师事务所、商业保险公司等第三方力量参与医疗保障基金监管的制度和机制。二是实行医疗保障信用管理制度。建立定点医药机构信息报告制度和综合绩效考评机制。三是利用信息技术实施智能监控。四是完善社会监督制度。鼓励和支持社会各界参与医疗保障基金监管，实现政府治理和社会监督、舆论监督良性互动。五是建立信息披露制度，依法依规向社会公开定点医药机构医药费用、费用结构等数据信息。

（四）防范和化解外部系统性风险

为积极应对人口老龄化、医疗技术进步和健康卫生费用支出快速增长、疾病谱变化等带来的外部风险，要建立基金风险预警和动态调整机制，密切关注基金收入与支出数量和结构，及时调整医保筹资和待遇政策，以应对外部系统性风险的挑战。

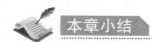 **本章小结**

医疗保障基金指通过国家立法规定或基于社会契约形成的专门用于偿付保障对象因疾病、伤残或生育导致的全部或部分医疗费用的专项资金。作为一种公共基金，医疗保障基金除具备一般公共基金的特征外，还具有强制性、社会互助性、公共福利性、社会公益性特征。

医疗保障基金的筹资主要通过税收和缴纳医疗保险费的形式进行。由雇主（单位）资助、雇员（个人）出资、财政补贴三方共同负担，其他筹集渠道还包括医疗保险基金的保值增值收入、区域调剂收入、转移收入、滞纳金等。医疗保障基金的筹集方式事关能否筹集到足够的资金来满足医疗费用支出的需要。从不同角度可以把医疗保障基金的筹资模式划分成不同类型。从基金征缴方式可以把医疗保障基金分为征税模式、缴费模式、自愿投保模式和自我储蓄账户模式。

社会保险基金一般按照社会保险险种分别建账、分账核算。由于医疗保障需求具有一定的福利性和特殊性，为确保基金安全、专款专用，大多数国家规定了医疗保障基金的支付范围。一般可从地域、诊疗机构、诊疗项目、药品目录、服务设施以及报销费用等方面，明确医疗保障基金的支付范围。医疗保障基金财务管理分为预算管理和账户管理两个方面，收支平衡和安全性是基金财务管理的最核心目标。医疗保障基金面临多重风险和挑战，因此，医疗保障制度各要素的不断完善是应对风险和挑战的必要条件。

 复习思考题 〉〉〉〉〉〉〉〉〉〉〉〉〉〉〉〉〉〉〉〉〉〉〉〉〉〉〉〉〉

1. 如何理解医疗保障基金的概念和特征？
2. 医疗保障基金的类型、来源及筹资方式有哪些？
3. 政府是如何控制医疗保险基金支付范围的？
4. 医疗保障基金预算包括哪些内容？
5. 如何理解医疗保障基金的风险？结合实际提出相应的解决方案。

第七章
医疗保障待遇

>> 学习要点

　　通过本章学习，理解医疗保障待遇在整个医疗保障制度体系中的角色和地位，掌握医疗保障待遇的构成及其确定方式；熟悉医疗保障待遇范围和待遇水平的具体内容、影响医疗保障待遇水平的因素和确定原则等，并结合实践了解中国现行医疗保障待遇的组成部分。此外，能够根据待遇的总体目标和待遇确定的基本思路，分析未来医疗保障待遇的发展思路与方向。

>> 关键概念

　　医疗保障待遇　基本医疗保险待遇　定点医疗机构　定点零售药店　医疗保险药品目录　医疗保险诊疗项目目录　医疗保险医疗服务设施目录　起付线　封顶线　共付比例

第一节　医疗保障待遇概述

一、医疗保障待遇的重要性

　　医疗保障待遇是医疗保障制度结构中最末端的环节。如果说资金的筹集是制度的前端，决定医疗保障基金从哪来，那么医疗保障待遇便是资金的使用，决定医疗保障基金到哪去。医疗保障待遇是医疗保障制度的核心，是医疗保障制度保障能力与保障水平的集中体现。医疗保障以免除参保人疾病治疗后顾之忧，避免参保人发生因病致贫返贫为目标，医疗保障的待遇设置便围绕这一主要目标展开。

国内外医疗保障制度的特征与发展，大多是通过待遇的设置与调整实现的。英国的国民健康服务体系（National Health Service，NHS）体现为待遇的全面保障，全民免费享有医疗服务；德国为了遏制过快增长的医疗费用，缩减了部分非核心的待遇内容；美国的医疗改革从 20 世纪至今一直反复没有定论，其本源还是在于争论医疗保障待遇由哪些人享有、由谁提供。在中国，医疗保障制度的发展过程，既体现为覆盖人群的逐步扩大，即人人享有医疗保障，可以在患病时获得医疗保障待遇的补偿，也体现为待遇范围的不断扩大和待遇水平的逐步提高。此外，一些特殊时期医疗保障的功能发挥也通过获得待遇得以体现。例如，在脱贫攻坚时期，为了减轻低收入人群因病致贫的风险，除了在缴费端财政资助缴费外，更多体现为待遇端的倾斜性支付；在 2020 年抗击新冠肺炎疫情期间，医疗保障抗疫便是通过将确诊和疑似患者的就诊费用纳入保障范围中，来凸显制度的保障能力。

总之，任何一个国家、任何一种类型的医疗保障制度要使参保人获益，都是通过获得待遇得以实现的。医疗保障制度想要达到怎样的目标，就需要明确医疗保障待遇如何设置；反之，医疗保障待遇的具体设置，直接决定了具体医疗保障制度的能力与水平。

二、医疗保障待遇的构成

不同的国家、不同的制度，导致具体的待遇范围、待遇水平有所差别。在中国，医疗保障待遇主要由基本医疗保险待遇、医疗救助待遇和生育保险待遇组成，而不同类型制度的待遇又是由不同的内容（或项目）构成。

（一）基本医疗保险待遇

基本医疗保险待遇是指在待遇范围和待遇水平的规则下，对基本医疗保险参保人就医所产生的合规医疗费用予以偿付，以减轻参保人患病就医的经济负担。基本医疗保险待遇是医疗保障待遇的重要组成部分，是医疗保障待遇的主体内容。基本医疗保险待遇从就医类型上看，包括门诊待遇和住院待遇，部分制度也包括预防保健待遇；从服务种类上看，包括诊疗待遇、药品待遇、检验检查待遇、医疗器械和服务设施待遇等。

基本医疗保险待遇一般保障的是基本医疗需求。然而关于基本医疗的概念尚没有统一界定，是一个相对概念，具有变动性、地域性和阶段性特点。在不同时期、不同地区有不同的内涵和范围，基本医疗的内容受医学科技发展水平及国民疾病谱变动趋势的影响，基本医疗的水平、方式受社会生产力发展水平以及国家、集体和个人承受能力的制约。从字面上看，所谓"基本的"就是指最起码的、最应该具备的。对于个体来说，基本是指个体为了挽救和延长寿命、提高生存质量，从而使个人效用最大化所最需要利用的或者最优先利用的医疗服务或医疗措施；对于某个社会来说，基本医疗是指对改善全体国民健康，最应该为全体国民所享受的医疗服务或医疗措施。①

（二）医疗救助待遇

医疗救助待遇可以从广义和狭义两方面理解。狭义的医疗救助待遇是在基本医疗保险偿付之后，对个人负担较重的部分再次补偿，主要针对重大疾病医疗费用支出，尤其是贫困人口的高额医疗费用支出。而广义的医疗救助待遇是在一个国家或地区内部，针对部分未被主体的医疗保险覆盖的特殊人群（如老年人、儿童、低收入者）的医疗保障计划。总体来看，医疗救助待遇起到的是兜底作用，避免个人因疾病费用支出产生严重的经济负担，即因病致贫。

中国的医疗救助待遇包括重特大疾病医疗救助和疾病应急救助等内容，主要是对低收入人群高额医疗费用支出的补偿以及应急性医疗救援。其中，重特大疾病医疗救助针对城乡低保家庭成员、五保户、建档立卡贫困人口等困难人群，待遇范围包括资助参加基本医疗保险缴费，住院费用中基本医保、大病保险及各类补充保险偿付后个人负担较重的支出，有些还涉及门诊救助。疾病应急救助是针对中国境内发生急重危伤病、需要急救但身份不明确或无力支付相应费用的患者，医疗机构对其紧急救治所发生的费用，可向疾病应急救助基金申请补助。例如，无法查明身份患者所发生的急救费用，身份明确但无力缴费的患者所拖欠的急救费用等，但不得用于支付有负担能力但拒绝付费患者的急救医疗费用。②

（三）生育保险待遇③

生育保险待遇由生育医疗待遇和生育津贴组成。生育医疗待遇是包括产前检查、

---

① 周绿林，李绍华. 医疗保险学（第三版）[M]. 北京：科学出版社，2016：144.
② 国务院办公厅关于建立疾病应急救助制度的指导意见（国办发〔2013〕15号）. http://www.gov.cn/zhuanti/2015–06/13/content_2879039. htm.
③ 目前，生育保险和城镇职工基本医疗保险在管理上合并实施，但生育保险待遇仍是单独的待遇项目，生育保险制度也是独立的制度。

住院分娩、生育并发症、计划生育手术及并发症等费用报销的一揽子政策，它是母婴保健、"全面二孩"生育配套服务、全民生育保障的一项重要内容。具体来说，生育医疗待遇指的是女性在妊娠、分娩和产后所发生的医疗费用，它包括生育的医疗费用和计划生育的医疗费用。其中，生育的医疗费用包括流产和正常生产的支出，是指女职工的检查费、接生费、手术费、住院费和药费等生育医疗费用。计划生育的医疗费用是指职工因实行计划生育需要，实施放置（取出）宫内节育器、流产术、引产术、绝育及复通术所发生的费用。此外，女职工生育出院后，因生育引起疾病的医疗费，也由生育保险基金支付，同时，各省市也出台了生育并发症的范围和支付标准的相关规定。根据《中华人民共和国社会保险法》的规定，我国生育保险偿付的生育医疗费用包括：（1）生育的医疗费用；（2）计划生育的医疗费用；（3）法律、法规规定的其他项目费用。生育保险偿付生育津贴包括下列情形：（1）女职工生育享受产假；（2）享受计划生育手术休假；（3）法律、法规规定的其他情形。生育津贴按照职工所在用人单位上年度职工月平均工资计发。

第二节　医疗保障待遇范围

待遇范围就是保险的承保范围。当人们购买保险时，通常会根据该事件发生的一定范围支付一定的保险金。在我国，医疗保障的承保范围主要是通过定点医疗机构、定点零售药店、药品目录、诊疗项目目录、医疗服务设施范围和支付标准确定的，即"两定点"和"三目录"。医疗保障的待遇范围也就是参保人在定点医疗机构、定点零售药店发生的符合药品目录、诊疗项目目录、医疗服务设施范围和支付标准三项目录规定的住院和门诊药费、检查费、诊疗费等。目前，基本医疗保险有完整的"两定点"和"三目录"的规范，而医疗救助与生育保险虽没有固定的规范目录，但其用药范围、诊疗项目等，原则上参照基本医疗保险的相关规定执行。

一、定点医疗机构与定点零售药店

医疗保障制度、医疗机构、药品生产企业与销售商均是医疗卫生体系的重要组成部分，参保人通过在医疗机构的疾病诊治和在零售药店的药品购买获得个人所需的医疗健康服务，产生的费用通过所参加的医疗保障制度获得相应的支付。由于医疗保险系统中保险方、被保险方和服务供方彼此分离，医疗健康服务的获取与费用支付也就彼此分离，从而需要通过规范化的管理制度对各方予以约束，以此减少不规范的医疗行为，提高医疗保障基金和医疗卫生资源的利用效率。

在中国，这种约束主要通过设立定点医疗机构和零售药店得以实现，简称"定点医药机构"，即只有在定点医药机构发生的诊疗行为和药品购买行为才可能被纳入医疗保障制度支付的范围。从城镇职工基本医疗保险制度建立到 2015 年之前，各地按照国家规定普遍实施了"基本医疗保险定点医疗机构资格审查"和"基本医疗保险定点零售药店资格审查"，并在此基础上，医保经办机构与通过审查的医药机构签订定点服务协议，实行协议管理。这些措施对规范医药服务行为、维护参保人员权益等发挥了积极作用。

2015 年《人力资源社会保障部关于完善基本医疗保险定点医药机构协议管理的指导意见》（人社部发〔2015〕98 号）发布，要求各地在 2015 年年底前，按照《国务院关于第一批取消 62 项中央指定地方实施行政审批事项的决定》（国发〔2015〕57 号）文件要求，全面取消社会保险行政部门实施的"两定"资格审查项目。各统筹地区要在认真总结经验的基础上，完善经办机构与医药机构的协议管理，提高管理服务水平和基金使用效率，更好地满足参保人员的基本医疗需求。

二、医疗保险药品目录

医疗保险药品目录是为保证基本医疗保险参保人的基本治疗需要，由基本医疗保险基金支付费用的药品范围，是医疗保险的配套措施。药品目录的设定为医保经办机构实现医疗保障的目的提供医保基金支付的具体药品项目，是医保经办机构支付参保人员药品费用的依据，既要保障参保人员的基本医疗需求，也要确保医疗保险基金的收支平衡。医疗保险药品目录的实施是医疗保险发挥第三方支付职能的体现，对促进合理用药、维护患者合理就医权益具有重要意义。

1999 年 5 月，有关部门印发《城镇职工基本医疗保险用药范围管理暂行办法》，规定基本医疗保险用药范围通过制定基本医疗保险药品目录进行管理；2000 年，《国家基本医疗保险、工伤保险和生育保险药品目录》（以下简称《药品目录》）诞生。此后，2000 年，2004 年、2009 年、2017 年、2019 年和 2021 年《药品目录》曾做过几次更新。2020 年国家医疗保障局发布《基本医疗保险用药管理暂行办法》（国家医疗保障局第 1 号），对基本医疗保险用药范围的确定、调整，以及基本医疗保险用药的支付、管理和监督等做了明确和规范，提出基本医疗保险用药范围通过制定基本医疗保险药品目录进行管理，符合药品目录的药品费用，按照国家规定由基本医疗保险基金支付。药品目录实行通用名管理，药品目录内同通用名药品自动属于基本医疗保险基金支付范围。

基本医疗保险用药管理坚持以人民为中心的发展思想，切实保障参保人员合理的用药需求；坚持"保基本"的功能定位，既尽力而为，又量力而行，用药保障水平与基本医疗保险基金和参保人承受能力相适应；坚持分级管理，明确各层级职责和权限；坚持专家评审，适应临床技术进步，实现科学、规范、精细、动态管理；坚持中西药并重，充分发挥中药和西药各自优势。

《药品目录》由凡例、西药、中成药、协议期内谈判药品和中药饮片五部分组成。省级医疗保障行政部门按国家规定增补的药品单列。为维护临床用药安全和提高基本医疗保险基金使用效益，《药品目录》对部分药品的医保支付条件进行限定。总体来说，纳入国家《药品目录》的药品应当是经国家药品监管部门批准，取得药品注册证书的化学药、生物制品、中成药（民族药），以及按国家标准炮制的中药饮片，并符合临床必需、安全有效、价格合理等基本条件。

三、医疗保险诊疗项目目录

医疗保险诊疗项目目录是为了保证基本医疗保险参保人的基本诊疗需要，由基本医疗保险基金支付费用的诊疗项目和医用耗材的范围，是对基本医疗保险费用支付的管理。目前我国医疗保险诊疗项目目录以劳动和社会保障部1999年发布的《关于城镇职工基本医疗保险诊疗项目管理的意见》（劳社部发〔1999〕22号）为依据。

医疗保险诊疗项目目录采用排除法规定基本医疗保险不予支付费用的诊疗项目和支付部分费用的诊疗项目。基本医疗保险不予支付费用的诊疗项目，主要是一些非临床诊疗必需、效果不确定的诊疗项目以及属于特需医疗服务的诊疗项目；基本医疗保险支付部分费用的诊疗项目，主要是一些临床诊疗必需、效果确定但容易滥用或费用昂贵的诊疗项目；社区卫生服务中的基本医疗服务项目纳入基本医疗保险范围。参保人发生的诊疗项目费用，属于基本医疗保险不予支付费用的项目目录以内的，基本医疗保险基金不予支付；属于基本医疗保险支付部分费用的项目目录以内的，先由参保人按规定比例自付后，再按基本医疗保险的规定支付；属于按排除法制定的基本医疗保险不予支付或支付部分费用的目录以外的，以及属于按准入法制定的基本医疗保险准予支付范围以内的，按基本医疗保险规定予以支付。

基本医疗保险不予支付费用的诊疗项目和支付部分费用的诊疗项目范围可参见劳社部发〔1999〕22号文件内容。总体来看，医疗保险诊疗项目目录既要考虑临床诊断、治疗的基本需要，也要兼顾不同地区经济状况和医疗技术水平的差异。此外，医疗保险诊疗项目目录需要根据基本医疗保险基金的支付能力和医学技术的发展进行适时调整，随着对诊疗项目管理能力的提高而逐步规范。

四、医疗保险医疗服务设施范围和支付标准

医疗保险医疗服务设施范围和支付标准是医疗保险管理部门制定的，由基本医疗保险基金支付的，参保人在接受诊断、治疗和护理过程中必需的服务设施以及服务设施的费用支付标准，是医疗保险的配套措施和费用控制与支付的管理办法。

1999年，根据《国务院关于建立城镇职工基本医疗保险制度的决定》（国发〔1998〕44号），为了指导各地确定基本医疗保险医疗服务设施范围和支付标准，劳动和保障部制定了《关于确定城镇职工基本医疗保险医疗服务设施范围和支付标准的意见》，这也是医疗保险医疗服务设施标准的政策依据之一。

基本医疗保险医疗服务设施是指由定点医疗机构提供的，参保人在接受诊断、治疗和护理过程中必需的生活服务设施。基本医疗保险医疗服务设施的支付费用主要包括住院床位费及门（急）诊留观床位费；对已包含在住院床位费或门（急）诊留观床位费中的日常生活用品、院内运输用品和水、电等费用，基本医疗保险基金不另行支付，定点医疗机构也不得再向参保人单独收费。基本医疗保险基金不予支付的生活服务项目和服务设施费用主要包括：就（转）诊交通费、急救车费；空调费、电视费、电话费、婴儿保温箱费、食品保温箱费、电炉费、电冰箱费及损坏公物赔偿费；陪护费、护工费、洗理费、门诊煎药费；膳食费；文娱活动费以及其他特需生活服务费用等。

定点医疗机构、定点零售药店、医疗保险药品目录、医疗保险诊疗项目目录和医疗服务设施范围和支付标准共同构成了基本医疗保障待遇的范围，这也是医保费用支付的管理内容。

第三节　医疗保障待遇水平

一、医疗保障待遇水平的确定原则

社会保险是为社会成员应对基本风险提供基本保障的制度安排，其保障待遇的设定必须把握三条原则：一是能够解除社会成员应对基本风险的后顾之忧，即通过社会保险给付，可以确保社会成员的基本生活，否则无法实现社会保险制度的政策目标；二是能够保持社会成员就业创业的积极性，即取得社会保险保障的社会成员仍然具有为追求幸福生活而努力奋斗的内在动力，否则就会"养懒汉"；三是充分考虑全社会的承受能力，包括参保人及其所在单位的缴费能力和国家财政的补助能力，其实质是全

社会通过社会保险制度处理基本风险的成本的合理性。①

医疗保障的基本功能就是通过互助共济、风险共担来化解个人无法承担的医疗费用风险，保障待遇水平的设定和调整应该以能够化解大多数人的个人医疗费用风险为目标。因此，医疗保障的待遇水平不能过低，保障不足使得医疗保障制度难以真正化解疾病经济风险，特别是无法化解发生高额医疗费用导致的过重个人负担，容易在较大范围发生灾难性卫生支出，因病致贫率偏高。但是，医疗保障的待遇水平也不能过高，更不应走向免费医疗，保障过高则会导致个人缺乏自我约束，造成服务的过度使用或滥用，导致浪费有限的医保基金。

设定适度的保障水平应该基于两方面的因素来综合考虑。一是灾难性卫生支出②的发生率，所设定的待遇水平应该能够化解大多数人的医疗费用风险，避免大范围发生灾难性卫生支出；二是有效的个人自我约束，也就是个人自付水平达到一定程度，使得个人有意愿约束自己，不至于过度使用、滥用医疗服务，从而减少保障过度可能带来的资源浪费。当然，灾难性卫生支出的发生率达到多少意味着大多数人的医疗费用风险得到了化解，以及有效个人自我约束的临界值是多少，需要基于国情（国民收入水平、医疗费用水平、国民费用意识等）来科学测算和模拟。③

二、医疗保障待遇水平的确定依据

医疗保障的待遇水平受到社会经济发展水平、医疗保障制度的发展阶段、健康观念与健康目标等方面的约束，决定医疗保障待遇范围与待遇水平的因素包括以下四个方面。④

1. 经济发展水平

经济发展水平反映了一个国家或地区所能提供的经济资源总量。它作为医疗保障支出的最终来源，从根本上制约着医疗保险的覆盖范围。经济发展水平提高，国家经济实力雄厚，税收来源增多，国家财政承受能力也就越强。事实上，工业化程度越高的国家或地区，医疗保障的覆盖面就越宽，保障项目也越多，相应的待遇水平也越高。同时，经济发展水平提高和人民生活水平提高，人们的保险意识也随之得到增强，也

---

① 何文炯. 保障适度与制度可持续 [J]. 中国社会保障，2017（12）：43.

② 灾难性卫生支出（catastrophic health expenditure），根据世界卫生组织的定义，当家庭自付医疗卫生费用超过家庭支出中非食品消费的40%，即认为发生了灾难性医疗卫生支出，意味着医疗卫生支出给家庭正常生活带来了较大的影响。一个地区灾难性卫生支出的发生率某种程度上代表了当地居民因病致贫返贫的发生率，是医疗保障待遇需要化解的风险。

③ 王宗凡. 医疗保障待遇政策的完善 [J]. 中国医疗保险，2019（10）：35-38.

④ 周绿林，李绍华. 医疗保险学（第三版）[M]. 北京：科学出版社，2016：142-143.

会寻找社会力量来分担疾病风险，达到消除风险或减少风险的目的。

2. 国家财政的支持能力

医疗保障是公益性福利事业，政府对支付医疗保障费用有不可推卸的责任。在医疗保障中劳动者个人缴纳的医疗保障基金一般只占医疗保障基金的一部分，还有一部分由劳动者所在企业和国家财政负担。此外，社会上还有一部分弱势群体，他们无力缴纳医疗保险费用，但他们又是最需要医疗保障的人群，国家必然要解决特殊群体和弱势群体的医疗保障问题。因此，医疗保障范围越宽，医疗保障待遇水平越高，国家财政承担的医疗保障费用越多。受国家财政支持能力的限制，大多数国家的医疗保障都有保障范围的限制。

3. 医疗保险制度的完善程度

好的制度可以降低交易费用，优化资源配置、节约资源，在原有的资源条件下可以取得更多的产出。完善的管理制度，可以节省更多的成本，从而可以为更多的人提供医疗保障服务，医疗保障服务可以得到发展。医疗保障制度的完善程度，是制约医疗保障覆盖范围和保障水平的一个重要因素。

4. 健康观念

传统的健康观念注重单纯消除病症。在医疗费用中，首先纳入的是对人们生活水平影响较大的治疗费用，如高额的住院医疗服务费用，继而扩大到一般医疗服务。随着传统医学模式向现代医学模式的转变，人类健康观念也发生了变化，对健康的维护开始由传统的事后消极诊疗延伸到事前积极预防及病后疗养，一些国家逐步将老年护理、预防保健、健康管理等内容纳入医疗保障范围。

2020 年颁发的《中共中央国务院关于深化医疗保障制度改革的意见》中指出，公平适度的待遇保障是增进人民健康福祉的内在要求。所谓公平，即要求不同人群、不同地区之间待遇的公平；所谓适度，即尽力而为、量力而行，既避免保障不足，也防止保障过度。为实现待遇的逐步统一以及相应的筹资政策的统一，必须改变目前调整基本医疗保障政策的分散决策模式，逐步上收基本医疗保障政策调整权限至省级政府，地市及以下政府不再拥有基本医疗保障待遇政策调整权限，省级政府对基本医疗保障重大政策的调整也需报请中央政府主管部门批准。[①] 基于此，我国要逐步建立健全医疗保障待遇清单制度。通过医疗保障待遇清单制度的制定和完善，规范政府决策权限，科学界定基本制度、基本政策、基金支付项目和标准，促进医疗保障制度法定化、决策科学化、管理规范化。各地区要确保政令畅通，未经批准不得出台超出清单授权范

---

① 王宗凡. 医疗保障待遇政策的完善 [J]. 中国医疗保险, 2019 (10)：35-38.

围的政策。严格执行基本支付范围和标准，实施公平适度保障，纠正过度保障和保障不足问题。

三、医疗保障待遇水平的确定方法

在确定承保范围之后，具体的待遇水平则是通过起付线、封顶线和支付比例进行确定的。

（一）起付线

在许多保险合同里，被保险人会以起付线的方式支付部分卫生保健成本。在某种意义上，这样的保险在被保险人支付了起付线以后才生效。起付线可用于个人索赔依据，在许多健康保险中，起付线可以作为一年中总费用的一部分。[①] 起付线作为医疗保障待遇支付的下限，在医疗费用控制中起着"门槛"的作用，它主要有三个功能：一是防止医患双方在信息不对称情况下合谋弄虚作假，套取医疗保障资金；二是强化参保人的责任意识，即只有参保人先行自付一定医疗费用的条件下，才能享受医疗服务，有利于抑制患者"小病大治"等道德风险行为；三是降低医疗保险机构的管理成本。[②]

（二）封顶线

封顶线是一份保险的赔付额度上限，体现了保险的有限性。[③]例如，一份商业健康保险保单可能会规定一年、一生或者一个病种所支付的最高限额（如200万元）。同样，社会医疗保险也会存在封顶线的限制。封顶线是医疗保障待遇支付的上限，封顶线以内的医疗费用属于基本医疗保险报销范围，对于超过封顶线的部分，则只能通过补充医疗保险或者商业健康保险解决。封顶线制度既体现了医疗保险的多层次性，又有利于控制医疗保险支出的总规模。[④]

（三）支付比例

支付比例也就是保险术语中的共付保险与共付费用的反义词。许多保险单，尤其是在健康保险业中，要求当事件发生时被保险人通过共同支付和承保人一起承担损失，该被保险人所支付的比率就是共付保险率。例如，如果共付保险率为20%，那么当支付金额为1 000元时，被保险人有责任支付200元的共付费用，而保险公司则支付剩余

---

① ③　舍曼·富兰德等. 卫生经济学 ［M］. 北京：中国人民大学出版社，2011：156.
② ④　温兴生. 中国医疗保险学 ［M］. 北京：经济科学出版社，2019：109.

800 元的费用，即 80% 的损失。所以，共付保险是指被保险人支付的百分比，共付费用指被保险人所支付的金额。[1] 而与共付保险及共付费用相对应的就是支付比例，也就是支付的被保险人的损失，如上文中的 80%。恰当的共付比例可以有效抑制参保患者的道德风险，约束患者"小病大治"等过度医疗行为。共付比例如果定得过高，将弱化保险功能；共付比例如果定得过低，就会强化患者追求"高、精、尖"医疗服务的动机，诱发道德风险。因此，医疗保障报销比例既不是越低越好，也不是越高越好。国际上评估的最佳保险报销比例为 75%~80%。[2] 在中国，城镇职工基本医疗保险住院费用政策范围内报销比约为 86%，实际报销比平均约为 76%；城乡居民基本医疗保险住院费用政策范围内报销比约为 69%，实际报销比平均约为 60%。[3]

在实际中，在承保范围（待遇范围，"三目录"）的规定下，起付线、封顶线、支付比例共同来决定保险人的实际支付和被保险人从保单中的实际"获益"。通过待遇范围和待遇水平横纵两个方面的规范，可以在保障参保人基本医疗需求的同时防范道德风险，控制医疗费用不合理增长，实现医疗保障制度的长久可持续健康发展。

第四节　医疗保障待遇的发展方向

各国医疗保障待遇项目、待遇水平虽然不尽相同，但随着社会经济水平的提高，国内外都在走一条医疗保障待遇更加全面、更加精准的道路，未来医疗保障待遇又可以如何发展，这一思考离不开对医疗保障本源问题的回应，即化解由疾病的不确定性带来的经济负担。那么哪些是可能给参保人带来大额医疗支出的病种，哪些人群更容易遭受疾病冲击且抗风险能力更弱？对这些特定病种、特殊人群的更全面、更精准保障便是医疗保障待遇未来的发展方向。在此简要列出以下几个可能的发展方向，包括瞄准特定病种扩充保障范围、根据人群的差异化需求提供针对性保障，以及提供系统连续的整合型医疗服务等。

一、瞄准特定病种扩充保障范围

（一）慢性病保障与门诊保障

随着疾病谱的转变，慢性病逐渐成为威胁人民健康的风险因素，而慢性病的诊治

---

① 舍曼·富兰德等. 卫生经济学 [M]. 北京：中国人民大学出版社，2011：156.
② 温兴生. 中国医疗保险学 [M]. 北京：经济科学出版社，2019：109-110.
③ 以上数据来源于"2019 年全国医疗保障事业发展统计公报"（国家医疗保障局）。统计为 2019 年各级医院全国平均数值，不同级别的医院、不同地区政策范围内支付比例、实际支付比例会有不同。

主要集中在门诊，具有单次费用可能不高但次数多、长期会造成大的费用负担等特点，因此从保障参保人健康权益、避免小病拖大病、避免为参保人带来大的疾病经济负担的角度来说，都需要将门诊医疗费用纳入医疗保障待遇范围之内。而如果只关注住院的保障，可能会出现为了获得住院费用的补偿，医患合谋进行"小病大治"、门诊转住院的情况，关注慢性病与门诊的保障，也是化解医疗保障道德风险的一种可供选择的途径。从国外的实践来看，大部分典型发达国家和地区的医疗保障体系都保障门诊药品的费用，丹麦、德国、英国、芬兰、法国、新西兰、澳大利亚、韩国、日本和中国台湾地区通过制定药品目录来划分门诊药品的覆盖范围，一般来说，药品目录只包括处方药，非处方药仍由个人承担。① 因此，需要顺应慢性病为主的疾病谱转变的客观要求，关注门诊和慢性病共济保障机制。

此外，与门诊保障相关的另一个保障项目便是家庭医生或者说全科医生的费用。国际上如英国按照全科医生服务合同进行按人头付费。国内部分地区有通过采取财政支付+医保支付+个人自付的方式保障全科医生的费用，使参保人能够获得质量有保障、价格可负担的家庭医生服务，从而发挥家庭医生"健康守门人"的作用。未来，如何将门诊保障和全科医生服务结合起来，发挥医疗保障对慢性病的支付和管理功能，是需要在医疗保障待遇中继续探索的领域。

（二）重特大疾病保障

如果说关注慢性病是因为其需要长期治疗，会形成高额的医疗支出，那么重特大疾病则是一旦发生就会花费大量医疗费用，极易造成灾难性医疗卫生支出。因此，未来医疗保障待遇需要加大对重特大疾病的保障。

现行基本医疗保障制度对于重大疾病和高额医疗费用的保障明显不足，致使某些家庭贫困。② 从根本上缓解因病致贫返贫风险，需要划定个人实际支付比例封顶线，逐步破除政策范围内报销的限制，大病保障范围从目录内延伸到目录外，由基金封顶转向个人自付封顶，这是缓解大病患者经济负担的重要途径，能够有效实现大病保险制度化解灾难性医疗支出的功能。例如，参考世界卫生组织的标准，可以考虑将全口径（实际发生）参保患者医疗费用负担比例控制在家庭收入、支出或非食品性支出的40%以内，超出范围全部由基金支付，突破目录内外的限制。而对于抗癌药之类的高价且救命药，除了纳入保障范围之外，从基金长期可持续发展的角度，也需要扩大谈判种

---

① 冯毅，姚岚. 典型发达国家和地区门诊保障政策比较及经验启示［J］. 中国卫生政策研究，2016，9（7）：46-52.

② 何文炯. 数字化、非正规就业与社会保障制度改革［J］. 社会保障评论，2020，4（3）：15-27.

类、提高谈判力度，实现合理降价后，再纳入医疗保障待遇范围管理，最终缓解医疗费用过高导致参保人因大额医疗支出陷入因病致贫的风险。

二、根据人群的差异化需求提供针对性保障

各国除了针对大多数人的主体医疗保障计划之外，还有一些特殊人群的保障。有的国家提供专门针对老年人的医疗保障制度，如美国的老年人和残疾人医疗保险（Medicare）和日本的后期高龄者保险；有的提供针对低收入人群的医疗保障制度，如美国为贫困人口提供的医疗救助（Medicaid），新加坡为低收入者提供的保健储蓄基金（Medifund）；有的提供给某些特定群体，如美国的儿童健康保险计划、军人医疗保障计划、少数民族医疗保障计划等，德国规定高收入群体可以自愿选择参加法定医疗保险或是商业健康保险，新加坡根据患者住院病房等级的不同给予不同的津贴。可见，由于人群经济负担能力和健康需求的差异性，一个医疗保障计划并不能满足所有人群的多样化医疗需求，需要结合人群的差异化需求，在主体的医疗保障待遇之外提供针对性的待遇计划。

1. 低收入人群

化解疾病费用负担是医疗保障的职责使命，而低收入人群由于经济负担能力弱是最容易产生灾难性医疗卫生支出的群体，因此，需要不断健全完善困难人群医疗保障工作机制，持续减少和防止因病致贫返贫的发生。通过基础保障（医疗保险）与托底保障（医疗救助）的整合衔接，坚持普惠政策与特惠措施相结合，对贫困边缘人群按家庭人均可支配收入设置差异化资助参保策略和大病支付策略，发挥好医疗救助阶梯级减负和托底保障作用。

2. 老年人

老年人是整个人群中患病率最高的群体，既容易有长期的慢性病、基础病，也容易发生重病、大病，因此需要水平更高、范围更全面的医疗保障待遇的倾斜。一方面在推进慢性病保障的过程中待遇应向老年人倾斜；另一方面与公共卫生等项目配合，定期开展对老年人的健康管理和健康检查，从小病着手保障老年人有一个健康的晚年。

3. 失能人员

失能人员顾名思义是丧失基础生活能力的人员，其基本生活照料、护理以及相关并发症的诊治都是迫切的需求，且具有不可逆性，即一旦失能可能长期存在、难以康复。护理保险的出现便是为了解决这部分人的需求，但需要注意的是医疗保障待遇与护理保障待遇的分割与衔接，二者只有定位清楚、衔接有序才能最大限度保障失能人员的基本生活和医疗权益。

4. 高收入群体

这部分群体的特征是经济负担能力较强，病有所医可能很容易得到满足，从而会追求更高的医疗服务质量。但主体的医疗保障多是保基本的定位，更高的医疗质量可能超出了基本医疗保障的范畴，因此可以鼓励这部分人参加产品种类更丰富的商业健康保险，从而获得更高水平、更多样化的保障。

三、提供系统连续的整合型医疗服务

随着健康需求的日益增加和医疗保障待遇保障能力的提高，未来更精细化的医疗保障可以着眼于系统连续的整合型医疗服务，从而提供一个全人群、全方位、全生命周期的医疗保障计划。借鉴英国的三级医疗服务体系与美国的管理型保健计划（管理式医疗），可以为医疗保障与系统连续的整合型医疗服务的协同配合提供一些思考。

英国的国民健康服务体系（NHS）由初级卫生保健、二级医疗服务和三级医疗服务构成，服务网络呈金字塔型。其中，底部是初级卫生保健服务，是 NHS 的主体，主要是全科医生诊所；中部是二级医疗服务，主要由医院构成，提供的服务包括医院急诊、手术、重病治疗等；塔尖是三级医疗专家服务，主要由专科医院提供，用以解决专科的疑难杂症问题。就诊需要在全科医生诊所首诊，如果需要更进一步的诊治则逐级转诊。[①] 而管理式医疗是把医疗服务的提供与资金的提供结合起来的一种医疗保健组织。[②] 美国的管理式医疗在健康管理、疾病费用控制、医疗质量监督等方面都发挥了重要的角色。因此，未来医疗保障的待遇可以考虑将医疗保障系统与健康服务系统有机结合，但这同样需要供给侧的辅助。一方面在供给侧，需要一个分工明确、有序合作的医疗服务供给体系，从最底层的基层医疗服务到塔尖的三级医疗服务、从全科的医疗服务到专科的医疗服务，都需要合理定位、各司其职。另一方面在需求侧，医疗保障的待遇支付着眼于供给侧的整体性，对不同级别、不同服务链条的服务进行整体性、针对性支付。

总之，健康保险系统与健康维护系统应是密不可分的统一体，不应隔离或结合不紧密。理论上，健康保险所承保的疾病风险控制与健康维护所履行的预防、治疗疾病责任相吻合；健康维护通过实施早期健康管理，在避免疾病发生的同时，也大幅度降低了医疗费用，这正是健康保险所追求的目标。[③] 基于此，通过医疗保障对医疗服务体

---

① 温兴生. 中国医疗保险学 [M]. 北京：经济科学出版社. 2019：30-31.

② 冯国忠，朱亭郦. 浅谈管理式医疗及其在中国的初步发展 [J]. 中国卫生事业管理，2007（1）：41-42.

③ 薛付忠. 大数据背景下整合健康保险 & 健康维护的理论方法体系 [J]. 山东大学学报（医学版），2019，57（8）：1-19.

系的整体性支付，最终实现一个全人群、全方位、全生命周期的健康保障服务体系。

 本章小结

　　本章主要介绍医疗保障待遇的重要性、构成内容、保障范围、待遇水平的确定依据及其具体方法等内容，在此基础上分析了医疗保障待遇的未来发展。通过本章学习，读者可对医疗保障的待遇有一个全面系统的了解，结合生活实践对医疗保障的待遇构成及其确定方法有所认识，对与时俱进地探讨针对不同病种、不同人群医疗保障待遇的发展思路、发展方向有一定的启发。

 复习思考题 》》》》》》》》》》》》》》》》》》》》》》》

1. 如何理解医疗保障待遇在整个医疗保障制度体系中的重要性？

2. 中国医疗保障的待遇范围包括什么？

3. 医疗保障水平的确定方法有哪些？

4. 完善医疗保障发展方向的出发点是什么？

5. 医疗保障待遇未来可以如何发展？

第八章
医疗保险费用支付方式

>>**学习要点**

通过本章的学习，应当掌握医疗保险费用支付的概念、特点、基本原则以及分类；掌握医疗保险参保人和对医疗服务供方的主要支付方式、优缺点及运用时应注意的问题。

>>**关键概念**

医疗保险费用支付　按服务项目付费　按服务单元付费　按病种付费　按人头付费　总额预算制　按工资标准支付　按以资源为基础的相对价值标准支付　按资源消耗分组支付　按价值付费

第一节　医疗保险费用支付概述

医疗保险好比一个蓄水池，基金筹集是入水口，费用支付是出水口，出水口的大小合适与否直接关系到蓄水池的蓄水能力。医疗费用的支付直接影响医疗保险过程中各个方面的经济利益，涉及医疗保险对疾病经济风险的承担能力，医疗服务提供者的合理补偿，以及医疗保险费用的有效控制等。国内外医疗保险制度改革的实践也无不表明，费用支付方式的改革和完善是控制医疗保险费用支出的最有效的办法。

医疗保险费用支付通过对医疗服务（供方）和参保人（被保险方或需方）行为约束，使基本医疗服务消费保持在适当的水平，从而有效地使用有限的医疗保险基金，确保医疗保险基金的抗风险能力。选择合理的费用支付方式，从而在供方、被保险方、医疗保险管理部门三方之间形成有效的激励约束机制，既调动供方的积极性，又使医疗保险基金得到有效分配，是医疗保险基金管理中的焦点和难点。

一、医疗保险费用支付的概念

医疗保险费用支付（medical payment），也称为医疗保险费用偿付或结算。它是指由医疗保险组织（机构）按照保险合同的规定，在被保险人接受医疗服务后对其所花费的医疗费用进行部分或全部补偿。也可以理解为对医疗服务供方所消耗的医疗成本进行补偿。医疗保险费用支付的单位、价格和范围就是医疗保险费用的支付方式（payment system）[1]，其中，支付单位是支付主体对供方支付时的计费单元，即按照何种单位来支付。一个完整的医疗保险支付制度至少需要包含三个方面：一是医疗保险与医疗服务提供者之间交易的预算；二是付费方式和付费标准；三是结算办法。另外，在整个支付制度运作的各环节中均需要谈判机制。[2]

二、医疗保险费用支付的性质

医疗保险费用支付是医疗保险的一个重要环节，是医疗保险的保障功能得以最终实现的有效途径。首先，它是一种经济补偿制度。由雇主和雇员缴纳或由政府划拨的医疗保险基金，专门用于补偿参保人因病就医所造成的经济损失，而这种损失的补偿就是通过医疗费用的支付方式实现的。它既可以是对参保人为医治疾病而发生的各种医疗费用所造成经济损失的补偿，也可以是对医疗服务提供者（医院、医生）为参保人提供适宜医疗服务所消耗卫生资源的补偿。其次，它是一种经济契约关系。医疗保险费用支付是医保部门、参保单位或参保人及约定的医疗服务提供者之间的一种经济契约关系，即由社会上的法人或参保人按法定义务向医保部门缴纳一定数额的保险费，借以建立专门用途的保险基金；医保部门为参保人选定医疗服务提供者，并为之签订合同；参保人因病获得医疗服务后，医保部门按照约定的医疗保险保障范围承担医疗费用补偿和给付责任。

---

① 仇雨临，孙树菡. 医疗保险 [M]. 北京：中国人民大学出版社，2001：111.
② 熊先军. 医保评论 [M]. 北京：化学工业出版社，2016：117-118.

三、医疗保险费用支付的特点

医疗保险费用支付因涉及保险人、被保险人或参保人以外的第三方（医疗服务提供者），而不同于其他社会保险直接、单向的费用支付方式，它有着自身显著的特点。①

第一，医疗保险支付的是参保人获得的医疗服务。其他社会保险，如养老保险、失业保险这两个险种，其缴费和享受待遇都是收入的形式，因此支付对象都是参保人。在医疗保险中，参保人在享受了医疗服务后获得医疗费用的补偿（支付），但支付行为涉及两个主体，一个是参保人，另一个是医疗机构。也就是说，医疗保险待遇享受对象虽然是参保人，但医保部门在进行费用支付时，对象既包括参保人，也包括医疗服务提供者。参保人只负责自己承担的费用支出部分，其他（大部分）医疗费用由医疗保险机构同医疗机构进行结算。

第二，医疗保险的支付环节将医疗保险的提供者与医疗服务的提供者连接起来，成为二者直接发生经济关系的纽带。这一特点使医疗费用的支付与享受医疗服务相分离，使医患之间的经济关系退到次要地位，解除了双方尤其是患者对费用的担忧。在医疗保险制度下，原来的医生与病人的双方关系变成了医疗服务提供者、患者和医疗保险机构之间的三角关系。在新的关系结构中，医生向病人提供医疗服务的关系没有改变，变的只是费用支付关系，即由医疗保险机构为病人支付医疗费用。

第三，医保部门与定点医疗机构的费用支付关系是一种法律关系。为了便于管理，一般医保部门都会为参保人选定一家或几家医院，作为患者就医的医疗机构，被选定的医院叫作定点医疗机构。医保部门与定点医疗机构必须签订保险费用支付合同来规定各自的权利和义务。定点医疗机构具有向参保患者提供合同规定的医疗服务的义务，同时有权从医保部门获得经济补偿。医保部门有义务承担医疗费用支付的责任，同时有权对定点医疗机构进行检查和监督。医保双方的这种法律关系，保证了医疗费用支付的可靠性与及时性。

第四，医疗费用支付的有限性。参保人在医疗机构获得的医疗服务是多方面的，特别是随着医学技术高速发展、人们生活水平日益提高，医疗服务数量和质量也不断增长。但是由于医疗保险基金是有限的，故其提供的医疗保险保障范围和水平也是有限的。因此，医疗保险一般都规定参保人就医也要自付一部分医疗费用，同时医保部门必须通过合同，在费用支付上限制医疗机构提供过度的服务。这样做的目的是控制医疗费用的不合理增长。

---

① 仇雨临，孙树菡. 医疗保险［M］. 北京：中国人民大学出版社，2001：111-112.

总的来说，由于医疗的不确定性和供需双方信息不对称的特点，决定了有什么样的支付方式，就有什么样的医疗行为，并不存在完美的支付方法，因此，需要与时俱进地改革医保支付方式。

四、医疗保险费用支付的基本原则

医疗保险费用支付由医保部门负责实施，在费用支付的过程中应遵循的基本原则有四项。[①]

（一）以收定支，收支平衡原则

根据医疗保险筹资水平确定医疗保险费用的支付水平，以保证医疗保险基金的收支平衡。一般应从保障大多数参保者身体健康的角度出发，优先解决常见病、多发病的治疗问题。医疗保险费用支付要充分运用经济学和医学的相关技术和方法，从药品、诊疗项目、医疗服务设施等方面合理、科学确定医疗保险的保障范围。医疗保险费用支付要严格限定在不能高于所能筹集到的可用的医疗保险基金数额内。

（二）权利与义务对等原则

医疗保险是一项社会公共事业，具有福利性，以保障参保者的身心健康、促进经济发展和维护社会稳定为最高宗旨。国家通过法律强制实施医疗保险，任何单位及其员工都必须依法参加医疗保险，参保者在发生治疗后有得到经济补偿的权利，但是个人、单位也应按照法律规定履行缴纳医疗保险费的义务，无故停止缴费将丧失发生疾病后享受医疗保险支付的权利。同样，对于定点医疗机构，获得医疗服务成本经济补偿的权利也和其必须为参保者提供安全、快捷、周到的医疗服务的义务相对应。

（三）按时、足额、合理支付的原则

医疗保险费用支付应按照医疗保险有关合同的规定，按时、足额、合理地进行支付。具体包括以下四个方面。

（1）医疗保险费用支付必须限定在医疗保险保障范围内所发生的费用，超出保障范围所发生的医疗费用，医疗保险不予支付。

（2）医疗保险费用支付应以参保人实际所发生或支出的医疗费用为限，即医疗保险支付的费用不得超出参保人实际所发生的医疗费用。

---

① 姚宏. 医疗与生育保险 [M]. 北京：中国劳动社会保障出版社，2005：130-132.

（3）医疗保险费用支付仅限于参保人患病就医所发生的直接医疗费用，对于不是疾病直接造成的费用，如就医路费、伙食费、因医生失职造成的医疗误差或医疗事故等损失，以及因工导致的工伤就医费用等，医保部门均不承担费用支付的责任。

（4）医疗保险费用不能支付给未参保的人。不属于医疗保险覆盖范围，或属于覆盖范围但是没有参保，或参加医疗保险但没有按时、足额缴纳保险费的，均没有理由和权利享受医疗保险费用支付。

五、医疗保险费用支付方式的分类

世界各国的医疗保险费用支付方式种类繁多，这些方式可以从不同角度进行划分。[①]

（一）按支付主体分类

根据支付主体不同，可以把支付方式分成两类：一类是分离式，即医保部门与医疗服务提供者相互独立，医保部门负责医疗费用的筹集与支付，医疗服务提供者负责为参保者提供医疗服务；另一类是一体化方式，即医保部门与医疗服务提供者联合成一体，既负责医疗费用的筹集与支付，又为参保者提供医疗服务，如美国的健康维护组织（Health Maintenance Organizations，HMOs）是一体化方式的典型代表。医保部门与医疗服务机构的结合关系可分为两种：第一种是医保部门通过各种方式（如自办、购买、合营等）拥有自己的医院和医生；第二种是有实力的医院自办医疗保险业务，并随着业务增长逐渐演变为医疗保险一体化组织。

相较于分离式，由于筹资的医保部门与开支的医疗机构合成一家，两者之间的利益冲突内化，互相制约的有效性增强，合作的空间增大。为了控制成本，在医疗许可的基础上，会更多使用预防保健服务来降低参保人员未来对较昂贵的医疗服务的需求；改变参保人员的生活习惯，尽量使参保人维持健康少生病；更多地利用门诊以及家庭医生服务而非住院服务，减少了不必要的医疗开支。[②]

（二）按支付对象分类

按支付对象一般可以将支付方式分为两种类型：直接付费型和间接付费型。直接付费型是被保险人发生医疗费用后，由医保部门直接把费用支付给医疗机构，即与医疗机构直接结算，参保人只支付个人承担部分即可。这种方式对参保人比较方便，且

---

① 张肖敏. 医疗保险基本理论与实践［M］. 香港：世界医药出版社，1999：114-115.

② 王保真，钟建威. 医疗保险中的费用支付制度分析［J］. 中国卫生经济，2001（11）：8-10.

操作简便，有利于制约医疗服务供方的服务行为，合理控制医疗费用，管理成本相对较低。间接付费型是被保险人发生医疗费用以后，被保险人先向医疗服务提供者支付费用，然后再按规定向医保部门报销，由后者对参保人进行补偿，这种方式患者要先垫付医疗费用，且操作复杂、工作量大、管理成本高。

（三）按支付内容分类

按照支付内容可以把支付方式分成三类：第一类是对医疗机构的支付，如按服务项目付费（Fee For Service；FFS）、按人头付费（per capita）、按疾病诊断相关分组（DRG）付费等；第二类是对医生进行支付，包括工资制、以资源为基础的相对价值标准付费等形式；第三类是对医疗服务进行支付，又可分为对门诊医疗服务付费、对住院医疗服务付费、对护理服务付费等形式。

（四）按支付水平分类

按支付水平可以把支付方式分为全额支付和部分支付两大类。全额支付指费用全部由保险机构支付，参保人享受免费医疗。部分支付是保险机构通过利用起付线、按比例给付、封顶线等形式，仅承担部分医疗费用、部分支付，比全额支付对参保人的制约作用强，有利于节约医疗费用。

（五）按支付时间分类[①]

1. 预付制（prospective payment system）

预付制，又称为前瞻性支付方式，是医保部门按照不同的付费单元确定付费标准，从而向医疗机构付费的方式。

在制定年度预算时，需通盘考虑每个定点医疗机构的规模、地理位置、服务地区人口密度、医院的服务量、人群年龄构成及死亡率、医疗设施与设备配置情况、医院等级、上年度财政赤字或结余情况、通货膨胀指数等因素后，再与各定点医疗机构商议，最后确定每个定点医院的下年度医疗费用总预算额。医院一旦采纳这种支付方式，医院必须在预算内精打细算，对所有前来就诊的参保人提供医疗保险范围内的服务，控制过量医疗服务，在保证医疗质量的前提下努力降低成本。

预付制一般可以分为四种类型。（1）总额预算制（global budget）。由医保部门确定，或者由医保部门与医疗机构共同协商确定各类医疗机构的年度预算总额。（2）按

---

① 王保真，钟建威. 医疗保险中的费用支付制度分析［J］. 中国卫生经济，2001（11）：8-10.

服务单元付费或按标准定额付费。例如，按预先确定的次均费用或者床日费用定额，根据医疗机构实际服务量（门诊服务人次或住院床日）支付医疗费用。（3）按疾病诊断分类定额预付制，即按确定的病种费用标准支付费用。（4）按人头付费。即按预先确定的人均费用乘以医疗机构服务的人口数量支付费用。我国通常将这种支付方式称为"包干制"或"承包制"。

预付制的优点是由于其对医疗费用预算进行硬约束，可有效抑制医疗服务供方的诱导行为，防止发生道德风险，因此，对医疗费用控制效果显著。其缺点是供方可能减少医疗服务数量，降低医疗服务质量。

2. 后付制（post-payment system）

后付制是目前大多数国家使用的一种费用支付方式，由医保部门根据事先与定点医疗机构签订的定点协议，按一定的支付方式和考核指标，在医疗行为发生之后支付医疗费用，一般采用按月支付结合年终总决算的办法来实现。

（1）按月支付。一般当月发生的医疗费用经对账审核后，在次月的约定日期前支付，结付标准可以设置为90%~95%，剩余部分列入年终总考核。按月支付时可以结合平常的监督情况，以督促医疗机构进一步规范医疗行为，提高服务质量。

（2）年终总结算。根据各定点医疗机构全年的医疗费用发生情况，结合有关指标进行总支付。支付考核指标主要有：平均门诊人次费用、平均住院床日、平均床日费用、药品收入占总收入比率、住院医疗费用大处方率、门诊处方分解率、门诊违规大处方率、不合理收入占总收入比率等。通过这些指标的考核，凡符合规定的，医保部门必须保证支付；不符合规定的或超支付标准的费用，医疗机构要相应地承担责任，在5%~10%的考核费用中抵扣。

后付制的优点是能调动医疗服务提供者的积极性，患者对服务有较多的选择性。其缺点包括：一方面，医保部门的审核管理成本高，工作量大，漏洞不可避免，与医疗机构的争议较多；另一方面，该方式鼓励医疗服务供方通过信息优势提供过多或昂贵的医疗服务，容易产生诱导需求等道德风险，进而导致医疗费用不断攀升。

3. 混合制（mixed payment system）

混合制医疗保险支付方式是预付制与后付制的结合，进而形成控制医疗费用增长的最佳组合。混合制包括两部分：一是固定支付部分，与实际医疗费用无关，与预付制类似；二是按实际成本的一定比例支付部分，与后付制类似。在理论上，由于医疗服务供方承担一部分医疗成本，所以能够激励其控制医疗费用。

目前，混合支付方式是不少国家对全科医生支付的普遍做法和改革方向，通过采取工资制、按服务项目付费、按人头付费、按绩效付费、一体化付费等混合付费，实行固定支付和灵活支付方式相结合的付费方式，能达到提高服务质量和控制医疗服务成本的目的。具体来看，欧洲国家全科医生支付方式发展情况为：英国由按服务项目付费到按人头付费再向按人头付费和按绩效付费混合支付转变；法国由按服务项目付费向按项目付费、按人头付费和按绩效付费的混合付费方式转变；比利时由按项目付费向按项目付费、按人头付费和一体化付费的混合付费方式转变；荷兰由公共医疗保险的按人头付费结合商业保险的按服务项目付费向统一公共医疗保险的按人头付费、咨询服务项目付费和一体化付费的混合支付方式转变。① 在美国，加利福尼亚州全科医生的薪酬制度是与医保挂钩的混合支付方式，即以按人头付费为主，并结合按绩效付费。②

我国多地实施的基本医疗保险按病种分值付费是按服务项目付费、按病种以及总额预算制的混合体，实质是兼具预付制和后付制特征的按绩效付费。③

第二节　参保人的支付方式

医疗保险费用支付主要是向参保人支付和向医疗机构支付，不同的支付对象有不同的规则和方式，但目的是一致的，都是对所消费的医疗服务的费用进行补偿。

一、参保人支付方式的内涵及其意义

医疗保险参保人的费用支付（cost sharing）方式主要是指参保人（需方）在社会医疗保险费用支付过程中分担一部分医疗费用的支付方法。

个人是自身健康的第一责任人，因此，参保人支付一部分（通常是少部分）医疗费用是个人责任的体现。参保人参与费用支付或费用分担，有利于参保人树立费用意识，增强自我保健意识，进而控制自己的医疗需求行为，达到合理使用医疗服务和控制医疗费用的目的。此外，费用分担也是医保部门支付医疗服务供方报酬的另一个渠道，是医保部门通过支付制度来调节需求，从而调节医疗保险资源的分配和使用的补充办法。

---

① 朱晓丽，代涛，黄菊. 若干欧洲国家全科医生支付方式演变及启示 [J]. 医学与哲学，2017（4A）：56-59.

② 王思敏，徐伟，崔子丹，施琼华. 美国加利福尼亚州以价值为本的按绩效付费项目及其对我国全科医生绩效考核体系和激励机制的启示 [J]. 中国全科医学，2019（13）：1522-1527.

③ 贾洪波，段文琦. 基本医保按病种分值付费的实践探讨 [J]. 卫生经济研究，2018（5）：57-59.

二、参保人支付方式的内容

医疗保险参保人支付常见的方式主要包括以下四种。

（一）起付线

起付线又称为扣除法（deductible），指参保人发生医疗费用后，首先自付一定额度的医疗费用，超过此额度标准的医疗费用由保险方支付。这个自付额度标准称为起付线（俗称"门槛"）。其功能包括：防止在信息不对称情况下，接诊时医患双方对疾病严重程度的弄虚作假；制约部分非必需医疗需求，抑制"小病大养"。

起付线一般可以分为三种类型[①]：

（1）年度累计费用起付线法，采取医疗费用年度累计计算，在一个年度内累计医疗费用在一定额度内由参保人自付，年度累计费用超过此额度后由医保部门支付；

（2）单次就诊费用起付线法，参保人每次就诊均需自付一定额度的费用，每次就诊费用超过此额度的由医保部门支付；

（3）单项目（一般为特殊医疗项目）费用起付线法，即对某些特殊的诊疗项目，参保人每使用一次，所发生医疗费用均自付一定部分，其余部分由医保部门支付。

起付线的优点有：

（1）有利于集中有限财力，保障高费用风险的疾病医疗，实现风险分担；

（2）医保部门不支付起付线以下的费用，有利于增强参保人的费用意识，减少浪费；

（3）将大量小额的医疗费用剔除在医疗保险支付之外，减少了医疗保险支付的工作量，降低了管理成本。

起付线控制的管理难点在于起付线的合理确定。起付线的高低对医疗服务的利用效率与参保人的就医行为具有直接影响。一般认为，应根据绝大多数参保人的经济收入水平和医疗费用的频率分布状况来确定起付线。如果起付线设置不当将会出现下述情况：起付线过低，可能导致参保人过度利用卫生服务，不利于医疗费用的控制；起付线过高，会超越部分参保人的经济承受能力，抑制其正常的医疗需求，可能使部分参保人不能及时就医，小病拖成大病，不仅有害身体，反而增加医疗费用。[②]

（二）按比例分担

按比例分担（cost-sharing）又称共付法，即医保部门和参保人按一定的比例共同

---

① 姚宏. 医疗与生育保险［M］. 北京：中国劳动社会保障出版社，2005：137.
② 张肖敏. 医疗保险基本理论与实践［M］. 香港：世界医药出版社，1999：116.

支付医疗费用，这一比例又称共同负担率或共同付费率。共同付费可以是固定比例，如无论费用多大，参保人都自付 30%，医保部门支付 70%；也可以是变动比例，把医疗费用分成几段，费用越高，自付比例越低或越高。

按比例分担的优点是：

（1）简单直观，易于操作，参保人可根据自己的支付能力选择适当的医疗服务，有利于调节医疗服务消费，控制医疗费用；

（2）由于价格需求弹性的作用，参保人往往选择价格相对较低的服务，有利于降低卫生服务的价格。

按比例分担的难点在于自付比例的合理确定，自付比例的高低直接影响参保人的就医行为。自付比例过低，对参保人制约作用小，达不到控制卫生费用不合理增长的目的；自付比例过高，可能超越参保人的承受能力，抑制正常的医疗需求，造成小病不治拖成大病，加重参保人的经济负担，达不到保险的目的。另外，不同人群和不同收入状况采用同一自付比例，可能出现卫生服务的不公平现象。国际上，参保人自付比例一般为 20% 左右，自付比例超过 25% 时，病人就诊率会有明显降低。[①]

（三）封顶线

封顶线（ceiling）可以分为最高保险限额法和最高自付限额法。

最高保险限额法（maximum）会先规定一个医疗费用封顶线（最高限额），医保部门只支付低于封顶线的医疗费用，超出封顶线的医疗费用由参保人或由参保人与其单位共同负担（俗称"给付封顶"）。对个人来说，起付线和封顶线是一下一上两道支付门槛。起付线是个人享受医疗保险的"支付门槛"，超过起付线，医保统筹基金开始支付；封顶线是医保统筹基金支付的最高限，超过封顶线的费用，要由个人承担。

最高自付限额法是指参保人在一定时间内自付的医疗费用达到一定额度后，不再继续负担医疗费用（俗称"需方封顶"）。这将使参保人的经济负担限制在一定范围内，避免少数发生重大疾病的参保人发生经济困难。此方法一般与单次就诊费用起付线法、单项目费用起付线法和按比例分担联合使用，在经济发达国家多采用这种方法。

医疗保险基金封顶线设置的优点有：

（1）在社会经济发展水平和各方承受能力较低的情况下，设立封顶线有利于保障享受人群广、费用比较低、各方都可以承受的一般医疗；

（2）有利于限制参保人对高额医疗服务的过度需求，以及医疗服务供方对高额医

---

① 张肖敏. 医疗保险基本理论与实践 ［M］. 香港：世界医药出版社，1999：116-117.

疗服务的过度供给;

（3）有利于鼓励参保人重视自身的身心健康，提高参保人的身体素质，防止小病不治拖成大病。

从保险本质来看，大病、重病的发生概率小，但经济风险高，是所有医疗服务中最符合保险原理、最需要保险的部分。然而，封顶线的设立把消费者的这一巨大风险又还给参保人，违背了医疗保险损失分担的基本原理，也难以对大病、重病患者提供有效的保障。[1] 因此，封顶线的确定需要综合考虑参保人的收入水平、医疗保险基金的风险分担能力、医疗救助情况等因素，需要通过建立各种形式的补充医疗保险对超出封顶线以上的疾病给予保障。

个人自付封顶线设置是将个人支出限制在个人和家庭经济可承受范围内，主要目的是确保参保人不会"因病致贫"。

（四）混合支付

混合支付是将上述多种支付方式综合起来应用的支付方式。由于上述三种费用支付办法各有优缺点，在实际的医疗费用支付方式的使用中，往往不是孤立地使用单一的办法，而是将几种办法结合起来使用，形成优势互补，更有效地促进医疗保险基金的合理利用，控制医疗费用的过度增长。混合支付的缺点是支付操作比较复杂。

第三节　对医疗服务供方的支付方式

一、对医疗服务供方支付方式的内涵及其意义

医疗保险对医疗服务供方的费用支付方式是指医保部门作为第三方代替参保人向医疗服务供方（机构、医生）支付医疗服务费用的方法，对医疗服务机构的支付是医疗保险主要的费用支付方式。世界各国的实践表明，鉴于医疗服务供方在医疗服务市场的特殊地位，对医疗服务供方的控制是控制医疗费用的关键和核心，而对医疗服务供方的费用支付方式又是控制医疗服务机构行为进而控制医疗费用的最有效手段。

医保部门通过费用支付方式对参保人在医疗服务机构消耗的医疗费用进行补偿，以此实现对参保人的基本医疗保障。医保部门根据医疗保障范围和待遇支付政策，采取合理的费用支付方式，可以有效防止医疗服务供方提供医疗服务不足或者过度，从

---

[1]　程晓明. 医疗保险学［M］. 上海：复旦大学出版社，2003：117.

而规范医疗服务行为，保证医疗服务质量，最终达到基本医疗保障的目的。

此外，采用对医疗服务供方的费用支付方式也有利于实现社会化的服务与管理。实现社会化的服务与管理是医疗保险的客观要求，它不仅体现在基金统一调剂使用上，更重要的是体现在医疗服务管理社会化上。[①] 对医疗服务供方的费用支付方式正是实现社会化服务与管理的重要措施。

二、对医疗服务供方支付方式的内容

（一）按服务项目付费

按服务项目付费（FFS）是医疗保险中最传统也是运用最广泛的一种费用支付方式。它是指患者在接受医疗服务时，按服务项目（如诊断、治疗、检查、化验、药品和护理等）的价格计算费用，然后由医保部门向病人或医疗服务提供者支付费用，所支付费用的数额取决于各服务项目的价格和实际服务量（价格×数量）。按服务项目付费属于典型的"后付制"类型。

按服务项目付费的优点主要有：

（1）参保人对医疗服务的选择性较大，对服务的各种要求容易得到满足，比较容易得到数量较多和方便及时的医疗服务；

（2）由于医疗服务供方和医务人员的收入与医疗服务的实际数量有着直接的联系，因此，按服务项目付费有利于调动医疗服务供方和医务人员的工作积极性；

（3）按实际发生的服务项目和项目价格标准计算并支付医疗费用，操作方法比较简单，所需要的配套条件比较少；

（4）由于按服务项目付费符合一般的市场常规，比较容易得到参保人和医疗服务机构的支持。因此，按服务项目付费的方式适应范围相当广泛。

但是按服务项目付费也存在很多缺陷：

（1）由于按服务项目付费属于后付制类型，它只能在事后对医疗服务的账单进行监督检查，难以在事前对供方提供正确的费用导向，供方诱导需求的现象比较严重，容易产生检查、用药、治疗等服务项目的增加，住院天数延长，高新医疗技术过度使用等问题，难以有效遏制医疗费用过快增长；

（2）由于医疗服务项目种类繁多，较难对所有项目制定合理的服务价格；

（3）监管难度大，为了实施对医疗保险的有效管理，医保部门还必须对医疗服务

---

① 姚宏. 医疗与生育保险［M］. 北京：中国劳动社会保障出版社，2005：142.

逐项进行审核、付费，因而工作量大，管理成本相对较高。[①]

世界各国普遍认为，按服务项目付费的支付办法是导致医疗费用上涨的主要原因之一。据国外研究估计，卫生医疗费用上涨的 12% 左右是由于医保部门按服务项目支付造成的。

（二）按服务单元付费

按服务单元付费（flat rate）也叫按平均费用付费或定额支付。

服务单元是指将医疗服务的过程按照一个特定的参数分为相同的部分，每一个部分成为一个服务单元，如一个门诊人次、一个住院人次和一个住院床日。

按服务单元付费是指医保部门根据历史资料以及其他因素制定出平均服务单元费用标准，然后根据医疗机构的服务单元量进行支付，其总费用公式为：总费用＝∑平均服务单元费用×服务单元量。按服务单元付费方式的突出优点是操作简便，管理成本低。其缺点是由于未对单元服务的总量进行控制，医院会通过增加单元服务量多获取收入，易导致医疗费总额失控；由于支付标准统一、固定，容易诱使医疗机构降低服务质量，推诿重症病人。

根据参保人就医时间的长短可将医疗服务分为门诊服务和住院服务两部分。参保人如果病情轻，就医当日即可获得治疗、离开医院，门诊服务的时间短；病人若病情重，需要留在医院继续诊治，所花费的时间就比较长。因此，在医疗保险费用支付办法的计算上也会不同。对门诊医疗服务费用支付一般采用平均门诊人次费用标准，而对住院医疗服务费用支付采用平均住院费用标准。平均数的计算可采用算术平均数、几何平均数和中位数的办法。

1. 平均门诊费用人次（门诊次均费用）标准

平均门诊费用人次标准的计算，是将某段时间内门诊发生的所有医疗费用除以该段时间内所有就诊人次，获得的该段时间内每一门诊平均花费的医疗费用就是平均门诊费用人次标准（单元费用）。一旦确定了定点医院的平均门诊费用人次标准或门诊次均费用支付标准，医保部门就可以以合同规定的期限（如一年）作为计量单位，根据实际发生的门诊人次，向医院支付医疗费用。其公式为：

$$门诊总费用＝平均门诊费用×门诊次数$$

2. 平均住院日（日均）费用标准

平均住院日是根据某段时间内所有出院病人的住院天数之和，除以出院人数，得

---

① 卢祖洵. 社会医疗保险学 [M]. 北京：人民卫生出版社，2003：136-137.

到该段时间内每一个住院病人的平均住院日。日均住院费用是指将某段时间内所有出院病人花费的总住院费用除以总住院天数，即得到日均住院费用。这两个指标确定后，医保部门按合同规定的期限向定点医院支付住院病人的医疗费用。理论上讲，病人住院一次的总费用为：

$$病人住院一次的总费用 = 平均住院日费用标准 × 住院天数$$

对同一家医院来说，按这种方式支付医疗费用，所有病人每次门诊和每日住院费用都是相同的，无论病人实际花费的医疗费用是多少都按此标准支付。按住院日定额支付的特点是医院或医生的收入与其提供服务的次数有关，所以，这种方式能够鼓励医院和医生降低每次门诊和每个住院日的成本，但这种方法却在客观上刺激了医院和医生增加门诊次数和平均住院日天数。对门诊来说，虽然门诊费用标准是事先确定的，但增加门诊次数，就可以增加服务量和收入；对住院来说，尽管住院日费用标准是定数，但增加住院天数也可以扩大服务量和收入。这种状况会使病人增加不必要的多次就诊以及延长住院日的麻烦。对医保部门而言，虽然平均费用标准在某种程度上限制了所提供的服务量，但医生或医院可以通过增加服务次数达到增加服务量，以获取更多服务收入，这也会造成医疗费用的增长。这就要求医保部门在与医院制定标准时要格外慎重，并且对医院建立监督制约机制。

（三）按病种付费

按病种付费是以疾病的诊断为标识，由医保部门根据预先设定的付费标准向医疗机构支付医疗费用的一种付费方式。主要包括单病种付费和按疾病诊断相关分组付费两种方式。在中国的实践探索中经历了"初阶版的单病种付费——中阶版的病种分值付费——高阶版的按疾病诊断相关分组付费"三个阶段。[①]

1. 单病种付费

单病种付费是指对一个不包括合并症和并发症、相对独立的单一的疾病开展诊疗全过程的独立核算与费用总量控制，并制定相应的付费标准，医疗保险机构按标准向医疗机构支付费用的一种方式。单病种付费实质上就是 DRG 付费的简化版。

单病种付费方式有两种实施模式：一种是单病种标准定额收费制度，即选择适合单病种管理的部分常见病和多发病，通过费用测算和专家论证，确定一个单病种标准费用额度，对实行定额收费的单病种疾病患者一律收取相同的费用；另一种是单病种最高限价收费制度，即通过测算确定病种费用的最高额度，患者所有费用总和不得超

---

① 廖藏宜. 中国医保 DRG 付费改革探索的三个阶段［J］. 中国人力资源社会保障，2020（1）：60.

出最高限价，低于最高限价者按实际费用收费，超出者按最高限价收费。

对于单病种付费而言，其优点是可以控制医疗费用，进而降低基金风险；促进医疗机构加强内部成本管理。其缺点是单病种付费覆盖的病种与病例较为有限，无法实现全病种覆盖；医疗机构容易推诿费用较高、重症的病例，而挑选费用较低、有利可图的病例予以收治；医疗机构可能减少服务，降低服务质量；单病种付费的支付标准测算相对困难，力图遵循临床路径的医院与希望遵循历史数据的医疗保险之间往往存在较大争议。

单病种付费作为按病种付费的初级形式，随着疾病谱的变化，不可能覆盖所有疾病，因此，仅作为按 DRG 付费的过渡期来使用。

2. 按疾病诊断相关分组预付费制（DRG-PPS）

按疾病诊断相关分组预付费制（Diagnostic Related Groups—Prospective Payment System，DRG-PPS），是根据国际疾病诊断分类标准，将住院患者的疾病按诊断、年龄和性别等分为若干组，每组又根据疾病的轻重程度及有无合并症、并发症分为几级，结合循证医学（Evidence -Based Medicine，EBM）依据，通过临床路径（Clinical Pathway，CP）测算出病种每个组、各个分类级别的医疗费用标准，按此标准对某组、某级疾病的诊疗全过程一次性向医疗机构支付费用。作为一个重要的医疗管理工具，DRG 既可以应用于微观的费用支付、服务单位绩效评价，也可以应用于宏观的预算管理、资源分配和绩效管理政策。

从 DRG 的演变过程来看，第一代 DRG 于 1976 年完成，首次根据解剖学与病理生理特点和临床特点，将所有的病例划分为 83 个主要诊断，再按照第一诊断、第二诊断的应用，主要手术操作、年龄等因素进行划分，最后将疾病分为 492 个单病种，每个病种的病例均具有相同的临床特点与统一的住院天数。第二代 DRG 采用了 ICD-9-CM 分类编码，在第一代基础上扩展了不少信息，如增加了患者入院方式等，从而使第二代 DRG 组内病例具备相同的临床特征、住院天数与卫生资源消耗。1985 年第二代 DRG 运用于美国老年医疗保险中，一共具有 1 170 个单病种分组。第三代 DRG 主要考虑了八个因素，包括：主要诊断、附加诊断、主要手术、重要合并症与并发症、年龄、新生儿体重、昏迷时间、是否死亡。分组更全面，更符合实际。第四代 DRG 追加 24 个病种分组，共计 652 个病种分组。第五代 DRG 将新生儿排除在外，取消了第三代 DRG 原有的年龄、重要合并症与并发症分组，代之以两个系列的四个次级分组。一个系列阐述患者疾病严重程度，另一个系列阐述患者的死亡危险程度。两个系列各分为轻微、中度、严重、非常严重。第六代 DRG 不仅运用于老年医疗保险系统，而且成为医疗支出的评估系统。它包括 330 个基础 DRG 分组，每个分组包括三个严重性程度次级分组，附加两个误差型国际单病种分组，共计 992 个 DRG 分组，其优势在于可以做内部修改。[1]

医疗 DRG 与医保 DRG 之间相互关联，但理念导向不同。前者通过病例分组实现了医疗管理的可比性、循证化和标准化，重视诊断与操作选择的合理性、时间费用数据的有效性、统计学意义与临床效果、医疗质量与安全，属于方法学和管理工具范畴；而后者则通过医疗 DRG 的病组权重和基金预算所确定的基础费率，实现了医疗服务补偿的科学性、精细化和精准化，不仅注重分组科学、权重合理、费率公平，还注重基金支付效率、医疗资源配置、临床技术发展、医疗行为引导、医疗过程监督、利益相关人博弈均衡等，属于政策机制与政策体系范畴。二者的相关性在于，医疗 DRG 所确定的病组定额均值为医保 DRG 付费提供了统筹区内医疗服务补偿的定价标杆，医疗 DRG 在医保 DRG 付费政策体系中起到了定价作用。[2]

DRG-PPS 的优势在于，一是以年度预算总额为基础，可防止医疗保险基金收支失衡；二是疑难、危重病症权重相对较高，与总额预付制中"一刀切"的次均住院费用标准相比，更符合具体病例的实际资源消耗情况，可有效避免推诿危重病例的情况；三是 DRG-PPS 以历年大数据制定本地 DRG 分组器与权重费率，计算出的同一疾病诊断分组的预付费价格一致，更加科学、公平、合理；四是通过 DRG 组数、病例综合指数、时间消耗指数、费用消耗指数、中低风险组死亡率、中高风险组死亡率等比较指标进行医疗机构之间的绩效评价，可以激励医疗机构加强医疗质量管理，实现控费目标。[3]

DRG-PPS 的缺陷在于，由于医疗服务的诊断分组会影响医疗保险支付标准，为了获得更多收入，医疗服务供方可能会夸大患者病情，将患者分组到更复杂、支付标准更高的诊断组；医疗服务供方出于控制成本的需求，可能减少对高新技术的应用，抑制某些技术的发展；该支付方式对信息系统、技术标准与管理水平要求都很高，因此管理成本较高，基础工作投入较大。[4]

实施这种付费方式的困难在于如何恰当地进行疾病分组。该方案的批评者基本上都是医院的管理人员，他们认为对所有医院或各类病人建立恰当的分类系统是不可能的。在服务项目、服务质量以及病例组合方面，各医院的水平参差不齐，将疾病划分

---

① 苏颖. 北京 DRGs 医保支付方式的应用分析 [G] //中国医疗保险研究会，中国医疗保险理论研究与实践创新（2011 年卷）. 北京：化学工业出版社，2012：2-3.

② 廖藏宜. 医保 DRG 费率法和点数法的政策意涵 [J]. 中国人力资源社会保障，2020（4）：56.

③ 陈文晞，严雪峰，魏小蕾. DRGs 在医保费用结算中的研究与应用 [G] //中国医疗保险研究会，中国医疗保险理论研究与实践创新（2017 年卷）. 北京：化学工业出版社，2018：589.

④ 卢祖洵. 医疗保险学（第 4 版）[M]. 北京：人民卫生出版社，2017：131.

成几个主要类别大组，根本无法充分反映医院间的差异。这种简单的分组只能导致一个奖罚不公的支付补偿体系。该方案的问题和缺点是如何为一个病人进行恰当的 DRG 分组。医院有可能在自身利益的驱动下，为了多获取收入，在诊断界限不明时，使诊断升级，将病人重新分类到高补偿价格的 DRG 组中，诱导病人做手术和住院，让病人出院后再住院，这样做缩短了住院日却增加了住院次数。在美国新泽西州，有一些广为流传的 DRG 分类错误例证。其中之一是关于一个垒球选手损伤手指的病例，他只需要住院两天，医生就可以用金属针将其手指骨修复。可是经 DRG 分类，却认定为"外科性重大骨折"，而通常这种诊断对应的是全髋关节置换类的手术。由此，根据 DRG 的分类结果，这个病人应该支付 5 000 美元，而实际上对这类病人的收费却不足 1 000 美元。①

从发展现状来看，世界上已经有 30 多个国家引入各种 DRG 或类似 DRG 的系统，几乎所有发达国家均不同程度地运用了 DRG 付费，不少中等收入国家与发展中国家正在积极引入。② 目前在国际实践中，DRG 主要是作为住院付费方式中的一种，不过，随着 DRG 系统与临床数据及病案系统的完善，DRG 正从住院治疗向日间手术、精神疾病与康复领域扩展（见表 8-1）。

表 8-1　　　　　　　　　　典型国家对 DRG 覆盖服务的界定

国家	急性住院服务	短期手术	精神病服务	康复服务
美国（Medicare）	√	—	—	—
澳大利亚	√	√	—	—
奥地利	√	√	—	—
英格兰	√	√	在扩展的过程中	
爱沙尼亚	√	√	—	—
芬兰	√	√	√	√
法国	√	√	在扩展的过程中	
德国	√	√	2013 年纳入	
荷兰	√	√	√	√
爱尔兰	√	√	—	√
波兰	√	√	在扩展的过程中	

① ［美］保罗·J. 费尔德斯坦. 卫生保健经济学［M］. 北京：经济科学出版社，1998：205.

② Mathauer I., Wittenbecher F. Hospital Payment Systems Based on Diagnosis-Related Groups：Experiences in Low- and Middle-Income Countries［J］. Bulletin of the World Health Organization，2013，91（10）：746-756A.

续表

国家	急性住院服务	短期手术	精神病服务	康复服务
葡萄牙	√	√	—	—
西班牙	√	—	—	—
瑞典	√	√	√	√

资料来源：Reinhard Busse. Diagnosis-Related Groups as the Basis for Classifying, Grouping and Paying-European Experience and Implications for Transparency［J］. Efficiency and Quality, 2013；赵斌, 王宗凡. 疾病诊断相关分组系统的国际经验和中国模式——基于关键制度因素比较的视角［G］//中国医疗保险研究会. 中国医疗保险理论研究与实践创新（2018 年卷）. 北京：化学工业出版社, 2020：222.

在 DRG 概念的引入上，我国与其他国家几乎同步。早在 20 世纪 80 年代末，北京协和医院就将国际上的 DRG 相关概念引入中国，并首创了"疾病诊断相关组"的中文译法。表 8-2 显示了 DRG 中国化的历史脉络。

表 8-2　　　　　　　　　　我国 DRG 引入和应用的时间线索

时间	事件
20 世纪 80 年代末	北京协和医院引入概念，疾病诊断相关组译法诞生
20 世纪 80 年代末 90 年代初	卫生系统研究（单个医院、单个病组为主，北京医院管理研究所样本最大），验证 DRG 中国可行性
2003 年起	BJ-DRG 的前期开发；AR-DRGs 为模板，本地化；AR-DRG+AP-DRG = BJ-DRG
2006 年	BJ-DRG 基本成型，数据校验和调整
2010 年前后	C-DRG 启动 AR-DRG 的本地化，上海启动 AR-DRG 的本地化
2011 年	BJ-DRG 运用于支付，分化出 CN-DRG；BJ-DRG 的 CC 表形成
2013 年	北京市完成 BJ-DRG 相关临床术语的论证和分组系统升级工作，开发出 BJ-DRG（2014 版）分组管理系统软件，并建立了 CN-DRG 分组方案（2014 版）
2014 年	截至 2017 年 2 月，北京市公共卫生信息中心已建立包含超过 2 000 万份出院病案首页信息的数据库
2015 年	北京启动了怀柔区新农合综合支付制度（DRG）改革试点工作
2016—2017 年	各地试点，自主选择
2018 年	国家医疗保障局正式成立，成为推动医保支付体系改革的主力；国家医疗保障局发布《关于申报按疾病诊断相关分组付费国家试点的通知》（医保办发〔2018〕23 号），深入推进中国式 DRG 的具体实施
2019 年	30 个试点城市共同启动了疾病诊断相关分组（DRG）付费国家试点工作
2020—2021 年	区域点数法总额预算和病种分值付费首批试点覆盖 71 个城市

资料来源：赵斌, 王宗凡. 疾病诊断相关分组系统的国际经验和中国模式——基于关键制度因素比较的视角［G］//中国医疗保险研究会. 中国医疗保险理论研究与实践创新（2018 年卷）. 北京：化学工业出版社, 2020：232；2013—2015 年、2018—2021 年的信息由作者根据资料自制。

3. 中国版"DRG"：总额控制下的按病种分值付费

在我国的医疗保险管理实践中，部分统筹地区医疗保险主管部门因地制宜，综合运用总额控制与按病种付费制度，创造了总额控制下的按病种（组）结算方式（简称"病种分值结算"），成为中国本土的疾病诊断相关分组的雏形，被称为中国版本的疾病诊断相关分组类似系统（DRG-like System）。这一方式通过预先设定的病种分值表中各病种（组）的分值（权重）来表示不同病种（组）治疗时的资源消耗情况，但只标明相对消耗情况，不明确具体的结算价格。各医疗机构通过提供服务、按照所接诊患者的病种情况与诊疗情况积累分值。地区住院医疗保险基金预算总额作为硬性预算约束，年末根据区域内各个医疗机构提供服务的分值总额确定分值单价，分值单价与各医疗机构通过提供服务累积的分值相乘，最终确定各医疗机构的结算额。由于其在运行逻辑上类似于计划经济时期的工分制，加之相应的病组点数系统，又被称为"点数法"。江苏淮安是按病种分值结算的发源地。从各地实践看，截至 2017 年年底，病种分值结算已在十多个地市予以应用，并取得了良好效果。[1] 目前，病种分值结算的实践经验包括金华市"病组点数法"、东营市"病种分值点数法"、淮安市"病种点数法"、中山市"病种分值点数法"以及银川"病种分值点数法"等。2018 年年初，广州市全面实施基于大数据的按病种分值付费，在规范医疗行为、科学合理支付、创新监管办法等方面效果良好。

病种分值结算具有如下特点。一是病种分组以国际疾病分类 ICD-10 编码[2]中的病种为标准，普遍精确到类目（小数点后一位），少部分精确到小数点后四位。一般只纳入常见病和多发病。这样分组与 DRG 分组相比略显粗糙，进而也引发了诸多后续问题。二是点数法结构，普遍以统筹地区设立总额预算，全部医疗机构共享一个总额。实行硬性预算约束，超支不补。分值单价以一个时期内本地区的预算金额与所有医疗机构提供的服务所累积的点数有关。超额提供服务则分值单价下降，医院收入下降。三是病种分值结算在本质上是一种分组相对粗糙、未达到相应统计学检验标准的 DRG 系统。[3]

2020 年 11 月 9 日发布的《国家医疗保障按病种分值付费（DIP）技术规范》中规

---

① 赵斌. 中国原生的 DRGs 系统：病种（组）分值结算 [M]. 北京：社会科学文献出版社，2019：4-5.

② ICD-10（The International Statistical Classification of Diseases and Related Health Problems 10th Revision），即疾病和有关健康问题的国际统计分类（第 10 次修订本），也称为国际疾病与相关健康问题统计分类第十版，是世界卫生组织（WHO）根据疾病的某些特征，按照规则将疾病进行分类，并用编码来进行表示的系统。现有版本包括 15.5 万种编码，并记录多种新型诊断及预测，与 ICD-9 版本相比，该版本增加了 1.7 万个编码。

③ 赵斌，王宗凡. 疾病诊断相关分组系统的国际经验和中国模式——基于关键制度因素比较的视角 [G] // 中国医疗保险研究会，中国医疗保险理论研究与实践创新（2018 年卷）. 北京：化学工业出版社，2020：211.

定了"按病种分值付费"（Diagnosis-Intervention Packet，DIP）的定义。按病种分值付费是运用大数据优势所建立的完整管理体系，发掘"疾病诊断+治疗方式"的共性特征对病案数据进行客观分类，在一定区域范围的全样本病例数据中形成每一个疾病与治疗方式组合的标准化定位，客观反映疾病严重程度、治疗复杂状态、资源消耗水平与临床行为规范，可应用于医保支付、基金监管与医院管理等领域。在总额预算机制下，按照年度医保支付总额、医保支付比例及各医疗机构病例的总分值计算分值点值。医保部门基于病种分值和分值点值形成支付标准，对医疗机构每一病例实现标准化支付，不再以医疗服务项目费用支付。[①]

（四）按人头付费

按人头付费是指医保部门根据医院提供服务的参保人的总人数，定期向医院支付一笔固定费用。即先确定每一人头的支付标准，医疗费用支付总额由每人头支付标准乘以服务的人头数量决定。医院提供合同规定的一切医疗服务，不再另行收费。

按人头付费包括按"定点"人头付费和按"就诊"人头付费两种方式。前者是按参保人在医疗机构"定点"的人头数向医疗机构支付费用，而后者是按参保人在医疗机构"就诊"的人头数（同一参保人多次就诊只能算一个就诊人头数）向医疗机构支付费用。前者对当地医疗机构的条件（包括医疗健康服务体系）有较高要求，而后者并无此要求；前者能激励医疗机构主动开展参保人的预防保健工作，而后者则不能；前者能有效防止推诿病人，遏制医保基金的浪费与流失，而后者则会借口推诿高治疗费用患者，尤其是推诿复诊患者，并设法吸引更多的首诊患者无病开药和准许复诊患者的"人证不符"行为（即鼓励复诊患者使用未就诊亲友的证件就诊）。因此，与按"就诊"人头付费相比，按"定点"人头付费具有更大的优势。按"定点"人头付费在国外应用广泛，而按"就诊"人头付费只有在我国江苏镇江等极少数城市存在。[②]

在实施按人头付费的情况下，医疗机构的收入与其提供服务的人数成正比，提供服务的人数越多，医院收入越多；反之，医疗机构收入也越少。对医疗服务供方实行按人头付费，每一人头的支付标准固定，因此，有利于医疗服务供方强化内部管理，增强医疗机构的费用意识和经济责任，控制医疗机构过度提供医疗服务的行为。此外，按人头付费方式适应范围比较广泛，只要每一人头的支付标准确定，都可以实施此种方式，管理成本相对较低。

---

① 国家医疗保障按病种分值付费（DIP）技术规范［EB/OL］．（2020-11-09）［2021-02-09］．http://www.gov.cn:8080/zhengce/zhengceku/2020-11/30/content_5565845.htm.

② 熊茂友. 采用医保按人头付费应注意的问题［J］. 中国财政. 2016（21）：52-53.

按人头付费的弊端在于，可能出现医疗服务供方为节省费用而减少提供必要的服务或降低服务质量、拒绝重症患者等现象，因此可能引发医患矛盾。为保证医疗服务质量，按人头付费方式通常规定服务对象的最高人数限额，以防止病人太多，以及医疗机构因对病人的照顾不周而降低服务质量。

丹麦、荷兰、英国是最早实行按人头付费的国家，美国健康维护组织广泛使用了按人头付费方式，印度尼西亚和哥斯达黎加也采用这种办法支付医疗费用。[①] 在瑞士，早在2012年大约10%的全科医生收入与9%的专科医生收入，都是以按人头付费的方式来补偿。[②]

（五）总额预算制

总额预算制指的是医疗保障的出资方与医疗服务的提供方开展谈判，就下一年度医疗总费用达成预算方案的过程。其中存在两个核心要素，即总费用预算与买卖双方谈判确定。[③] 其根本目的是通过预先确定支出额度来激励医疗服务提供者提高运行效率，从而控制医疗费用总额。

从适用范围来看，总额预算制不仅可适用于全部医疗服务，也适用于单纯的门诊或住院医疗服务，还适用于单个医疗机构、某一区域或某一类医疗服务。因此，总额预算包括全部门总额预算、单个部门总额预算、单个机构总额预算、区域总额预算以及某一类服务总额预算等多种形式。不过，总额预算对于超过该适用范围的部门、机构、区域和服务类别所发生的费用不加限制。[④]

合理确定预算是实施该支付方式的关键环节，预算的确定主要考虑如下因素：医院规模、服务质量、服务地区人口密度、医院设备与设施情况、是否为教学医院、上年度预算执行情况和通货膨胀率等。预算总额一般每年协商调整一次。

目前，总预算额的测量方法主要有以下三种。[⑤]

1. 总量测算法

总量测算法一般是用往年总费用作为基数进行预测：

$$预测年总预算额＝往年实际总费用×赔付率×变化系数$$

①　侯文若，叶子成. 城镇职工基本医疗保险制度全书［M］. 北京：中国言实出版社，1998：192.
②　中国医疗保险研究会，中国劳动和社会保障科学研究院. 部分国家（地区）最新医疗保障改革研究（2017年报告）［M］. 北京：经济科学出版社，2018：65.
③　熊先军. 医保评论［M］. 北京：化学工业出版社，2016：120.
④　赵斌，王超群等. 我国"宏观"和"微观"住院总额预算制度模式的选择——基于社会医疗保险制度国家（地区）经验的选择［G］//中国医疗保险研究会. 中国医疗保险理论研究与实践创新（2014年卷）. 北京：化学工业出版社，2015：40.
⑤　姚宏. 医疗与生育保险［M］. 北京：中国劳动社会保障出版社，2005：147-148.

其中，往年实际总费用可以是当年的总费用，也可以是几年的平均费用，或用其他预测方法推算的总费用。变化系数是对种种影响因素综合结果的总体判断，如果总的结果是会使费用上升，则系数大于 1，反之，则小于 1。

2. 人头测算法

人头测算法一般是按某一医疗服务供方在预测年里将要负责的参保人数进行预测：

预测年总预算额＝预测期参保人数×人均费用×赔付率×变化系数

其中，　　　　　　人均费用＝往年实际总费用÷往年总人数

此方法也较为方便易行，而且考虑了参保人数的变化，较总量测算法准确了一些。但主要看参保人就诊的医院是否较固定，而且未考虑未来实际医疗服务工作量的情况，仍然是较粗略的。

3. 服务量测算法

服务量测算法可以通过测量一个参保人群医疗服务利用情况，即住院率、就诊率，来判断服务提供者的实际工作量，进而测量总预算额。例如：

住院总预算额＝某一人群预测总住院次数×每次平均费用×赔付率×变化系数

其中，　　　　每次平均费用＝往年实际总费用÷往年总住院人数

预测总住院次数＝预测期参保人数×住院率

住院率可以从以往统计资料中获得。门诊的总预算额也可用同样方法测算出，住院和门诊总费用加在一起就是总预算额。

这种方法考虑了医疗服务供方未来实际工作量的情况，相对前两种方法更准确、客观一些。而且，这一方法的另一实际意义在于，当年终费用结果和预测结果不一致的时候，通过工作量的比较，可以容易地找到原因是工作量的变化，还是费用的变化。存在的问题是，测算资料和统计数据较多、较严，因而工作量较大，也较困难。

总额预算制的最大优点是费用结算简单，而医疗服务供方同时又成为医疗费用支出的控制者，费用风险意识增强，医疗服务供方将在总额内精打细算，努力以最低成本提供一定量的医疗服务，也有利于医疗保险机构宏观地控制医疗费用总支出，降低管理成本，减小费用风险。其缺点是预算标准难以准确制定，预算过高，将导致医疗服务供给不合理增长；预算偏低，将影响医疗服务供方和参保人的经济利益。同时，在监督机制不健全的情况下，医疗服务供方可能不合理减少医疗服务供给，抑制需方的合理医疗需求，还可能阻碍医疗服务技术的更新与发展，可能影响医疗服务供方的积极性，导致医疗服务数量的减少，服务强度和质量的下降。在这种方式下，医保部门应对医疗服务质量进行有效监督，以保障参保人不至于因医疗机构"偷工减料"而享受不到应有的医疗待遇。

在我国，有学者提出，住院付费与门诊付费都将以区域总额预算为基础，实行总额预算管理，区别于过去的单个机构预算额度。区域预算的优势远高于单个机构额度管理。[①]

（六）按工资标准支付

按工资标准支付（wage system）也称薪金制，即医保部门根据定点医院或其他医疗服务人员提供服务时间的价值或服务质量给他们定期发放工资，以补偿定点医院人力资源的消耗。一般依据医疗服务人员所提供医疗服务的时间、医生的技术职称、医疗服务的数量和质量来确定他们的劳动价值。这种费用支付方式广泛应用于芬兰、瑞典、西班牙、葡萄牙、希腊、土耳其、印度、印度尼西亚、以色列等国家。实行全民医疗保障的国家，如英国、加拿大，以及美国的健康维护组织等也使用此方法。

由于医生的收入与其提供服务的数量和质量无关，因此，按工资标准支付对医保部门来说，最大的好处是能够较好地控制总成本和人员开支；对医生的好处是医生的收入有保障，工作比较稳定，有利于医务人员提高自己的专业技术水平，便于管理工作的开展和各部门之间的相互合作；对患者来说，该方式最大的优点是能够在一个医疗中心接受多种治疗，就医比较方便。

由于医生的收入与其提供服务的数量和质量无关，所以按工资标准支付方式缺乏对医生的经济刺激，医生的工作积极性往往不高，可能会导致服务质量下降和工作效率低下；医疗机构可能通过转诊来转移医院的成本负担；在按工资标准支付的情况下，患者就诊往往没有相对固定的医生，医疗服务没有连续性，有可能会影响患者的及时诊治。

（七）按以资源为基础的相对价值标准支付

1991 年美国医疗保健财政管理局（Health Care Financing Association，HCFA）公布了以资源为基础的相对价值标准（Resource Based Relative Value System，RBRVS）支付制，并计算出各项医疗保健服务项目的医师报酬表，1996 年全美国进行了推广实施。

按以资源为基础的相对价值标准支付，即以资源消耗为基础，以相对价值为尺度来支付医生劳务费用的方法。以资源为基础的相对价值标准是美国哈佛大学经过 10 年研究而确定的一种医生服务酬金支付系统，最先由美国联邦医疗保险和医疗救助服务中心采纳，后来在美国老年人和残疾人医疗保险也得到运用。该方法的基本思想是根

---

① 应亚珍. 国家医疗保障研究院应亚珍解读 DIP：应关注这些关键点［EB/OL］.（2020-11-29）［2021-02-05］. https://www.sohu.com/na/435062788_100009435.

据医疗服务中投入的各类资源要素成本，计算出医生服务或医疗技术的相对价格或权数，应用一个转换因子把这些相对价值转换为收费价格。

从适用对象来看，RBRVS 主要用于临床医师、护理人员、医技人员的医师费支付。在临床医师中，RBRVS 还特别关注老年科、全科医生劳动价值的度量。从应用的区域来看，目前 RBRVS 已被引入中国、韩国、新加坡、德国、日本、法国、澳大利亚、加拿大等国家与地区。①

相对价值以成本为基础来确定，这是一项相当复杂的工作。大体上要为 7 000 多项服务制定相对价值，而且需要对数据不断进行分析和更新。制定相对价值标准所依据的医生在提供医疗服务时进行的资源投入主要有三种：医师工作投入、专业执业成本和医疗过失保险费。用一定的数学模型综合上述三种要素可以估算出某一特定医疗服务按资源投入为基准的相对价值即 RBRVS。其基本思想是通过比较医师服务时投入的资源要素成本的高低，计算每次服务的相对值，即确定以非货币单位表示的服务项目的相对价值比率（Relative Value Scale，RVS），并结合服务量和服务费用总预算，算出货币转换系数（Conversion Factor，CF），该系数与每项服务 RVS 点值的乘积算出该项服务的酬金价格。

$$RBRVS = (TW+RPC+RLI) \times GAF$$

其中，RBRVS 表示某项医疗服务按资源投入为基础计算的相对价值；TW 表示医师工作投入（时间、复杂度），占 52%；RPC 表示专业执业成本系数（不同专业之间比较系数），占 44%；RLI 表示医疗过失保险费（风险系数），占 4%；GAF 表示地区调整因素。

RBRVS 绩效分配模式与基本结构见图 8-1。其基本特点包括：一是每个诊疗项目都包含了医师所投入的时间、操作复杂程度、风险程度和不同专科之间执业成本（教育程度，能独立操作所需的培训、实习等），故评价每个项目的技术含量比较公正；二是明细到了每一个诊疗项目（CPT②），使得医院现有的诊疗项目与 CPT 能——对应；三是每一 CPT 都有确定的点数值，做完 CPT 与医院诊疗项目的对应表后，即可查到医院某个诊疗项目的对应点数。

按以资源为基础的相对价值标准支付的优点在于：能够对医生的服务行为提供一个中性激励机制，可能会在很大程度上改变医生的医疗模式，促使医生将其活动范围

① 于挺，万亚平等. RBRVS 的兴起与发展对我国社会医疗保险支付的政策启示 [J]. 中国卫生政策研究，2018（9）：15-23.

② 每个收费项目称为当前诊治专用码（Current Procedural Terminology，CPT），这是一个五位数的编码，分别确定了 1、2、3 项目的相对价值单位（Relative Value Unit，RVU），即点值。即每一个 CPT 都有如下公式：总点数值=1 点数值+2 点数值+3 点数值。

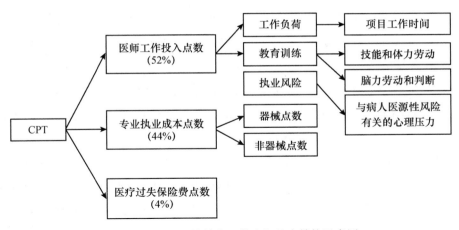

图 8-1　RBRVS 绩效分配模式与基本结构示意图

向诊治及管理性服务转移，减少不必要的外科手术、手术性诊断试验，这样既可能使医疗质量得到提高，又可降低医院及医疗设施的使用率，进而增进整体医疗保健效益，减少卫生保健费用支出；能够全面合理地估计和比较每个医生服务资源的投入，并以此为基础使各种服务在市场竞争中得到近似于理想的补偿标准；改善目前各医学专业补偿不公平的现象，能够潜在地影响医科院校毕业生的专业选择，改善初级卫生保健专业人员短缺状况，引导卫生人力资源合理流动。

按以资源为基础的相对价值标准支付的缺点在于：在制定以资源为基础的相对价值标准时，没有考虑到医生的能力差异和患者疾病的严重程度及复杂程度，没有考虑到医疗服务的产出质量，即治疗效果；教学医院和医疗中心收治的病人病情相对较重，因而 RBRVS 将对教学医院和医疗中心带来不利影响；在制定支付方式标准时，往往需要搜集大量的资料以及运用复杂的计算公式，管理成本较高。

（八）按资源消耗分组支付

美国老年人和残疾人医疗保险（Medicare）从 1982 年开始在医院推行 DRG 付费方式，在缩短平均住院日、减少医疗开支方面收效明显，但与此同时，大量急性病康复期患者涌向了专业的护理机构，如护理院，导致 Medicare 用来支付护理院住院患者的医疗费用激增，且护理院出于经济效益的考虑，倾向于收治病情较轻的患者，对于患有精神疾病和认知功能低下的患者往往不予接收，而这部分患者往往是长期护理的主要服务对象之一。为此，美国国家卫生财政管理局于 1998 年将 DRG 付费方式理念引进长期护理机构中，开发了按资源消耗分组（Resource Utilization Groups，RUG）付费方式。从此以后，RUG 成为美国各州长期护理机构普遍采用的付费方式。①

作为美国 Medicare 向专业护理机构付费的方式，RUG 支付方式是将具有相似资源利用特征的患者分到一组，并为每组计算病例组合指数或支付权重后对专业护理机构进行支付，与按疾病诊断相关分组法类似。最初的分组系统为 RUG-Ⅲ，共有 44 组；随后在 2006 年增加 9 组，称为 RUG-53；2011 年增加至 66 组，称为 RUG-Ⅳ 支付方式。②

按 RUG-Ⅲ 支付是用于慢性病人医疗费用支付的病例分类模式，主要针对 DRG 中存在的重病患者入院困难或提前出院的情况而设计。RUG-Ⅲ 的基本思想是根据医疗机构服务对象的病例构成确定支付的医疗资源，对医疗机构按照其服务对象的医疗需要进行资源分配。RUG-Ⅲ 分类方法分为三个阶段：第一阶段，按临床医疗服务工作量分为七类，如康复、思维障碍、行为问题等；第二阶段，按病人的日常生活机能进行分类；第三阶段，按思维障碍、行为问题等临床表现是否实行康复护理等进行分类。相对 DRG 而言，RUG-Ⅲ 具有以下优点：分类方法更具有临床适用性，即考虑了慢性病患者的日常生活机能和身心医学方面的需要；考虑成本更加全面，增加了人事费用；管理控制更加全面，根据治疗的工作量分组，结合病人的生活机能来分配资源，可以有效控制供给过度；消除了重症患者不能从医院转到护理院的待床状况。RUG-Ⅲ 的缺点是：在实际操作中，病例分组难以确定，因为某一患者可能同时属于几个组，所需支付的费用也需几组合并计算。

RUG-Ⅳ 分组主要包含三个阶段，先根据服务类型将患者分为八大类——康复服务附加广范围服务、康复服务、广范围服务、高消耗的针对性特定服务、低消耗的针对性服务、复杂临床服务、行为症状和认知功能问题、身体机能缺失，再根据日常生活活动能力（Activities of Daily Living，ADL）量表得分和服务使用情况，如抑郁症情况、恢复性服务等进行第二阶段和第三阶段的分组，最后共计 66 组。每一组都会分配一个病例组合指数（CMI），再乘以预先设定好的费率，得出 Medicare 支付该组患者的价格，但最终支付某一机构的价格会根据机构所在地域差异做调整。与过去的后付制相比，尽管 RUG-Ⅳ 支付方式提高了精确度和科学性，但却没有完全实现控制医疗费用增长的初衷，仍是一种按数量付费，主要基于服务提供时间（分钟）来决定，并没有考虑患者特征和需求。

与 RUG 支付方式实施前相比，专业护理机构的平均住院日并没有下降，同时提供

---

① 王敏，谢红. 资源利用分组付费方式介绍与启示 [J]. 中国护理管理，2013（8）：93-95.
② 杜天天，刘跃华，杨燕缓. 美国专业护理机构以患者为导向的病例分组支付方式研究——从 RUG 到 PD-PM [J]. 中国卫生政策研究，2020（6）：73-80.

治疗性服务的强度却在增加。主要原因有：（1）在 RUG-IV 下，Medicare 按日向专业护理机构进行支付，而不是对整个住院期进行打包付费，因此削弱了"预付"的特征；（2）RUG-IV 支付主要是基于提供给患者康复治疗的分钟数，这容易造成服务供方诱导患者增加治疗数量或提供无关治疗；（3）没有准确针对非治疗辅助服务（如药品）的付款，存在推诿非治疗辅助服务成本较高的患者的可能。针对上述问题，美国医疗保险和医疗救助服务中心（Centers for Medicare and Medicaid Services，CMS）委托第三方探讨更科学的支付方式，并于 2019 年 10 月正式实施以患者为导向的支付系统（Patient Driven Payment Model，PDPM）。PDPM 包括五个病例组合调整部分，具体为：物理治疗（Physical Therapy，PT），言语治疗（Speech Language，SLP），作业治疗（Occupational Therapy，OT），护理服务（nursing），非治疗辅助服务（Non-Therapy Ancillary，NTA）以及一个非病例组合部分，同时，PDPM 也把每日调整变量（Variable Per Diem，VPD）与地域差异纳入整个治疗费用预测中。[①]

（九）按价值付费

在世界范围内，人们对当前以投入或供应为导向的医疗保健体系感到不满，因为这些系统的特点是单学科和分段护理，导致护理过程支离破碎、质量不理想和资源浪费，而不合理的医疗保险支付方式是造成这一问题的原因之一，特别是主要支付方式在提供服务方面对医疗保健提供者产生了不正当的激励。例如，按服务项目付费（FFS）可能会产生一种"越多越好"的倾向，从而导致超支，而医疗服务供方也可能会受到经济处罚。按人头付费方式存在会鼓励供给不足和风险选择的缺陷。此外，按服务项目付费和按人头付费以及其他主要支付方式并没有对高质量的护理和创新提供奖励。同时，由于这些支付方式传统上是对单一、单学科的提供者而不是多学科的提供者群体进行支付，因此它们具有分散性，并阻碍了整个护理过程中的合作与协调。因此，医疗保险主要支付方式与"价值"并不完全一致，为了解决与当前支付方式相关的问题，世界各地的政策制定者与医疗服务购买者正在探索替代支付策略，以帮助引导医疗保健系统实现价值。[②]

按价值付费方式（Value-Based Payment，VBP）是指在了解医疗服务真实成本与标准化疗效的基础上，建立以医疗服务价值为基础的购买计划，奖励高价值医疗服务的

---

① 杜天天，刘跃华，杨燕绥. 美国专业护理机构以患者为导向的病例分组支付方式研究——从 RUG 到 PDPM [J]. 中国卫生政策研究，2020（6）：73-80.

② Daniëlle Cattel，Frank Eijkenaar，Frederik T. Schut. Value-Based Provider Payment：Towards A Theoretically Preferred Design [EB/OL]. （2018-10-01）[2020-05-10]. https：//www. cambridge. org/core.

供方，减少对表现差的医疗服务供方的资金支付，是一种较为理想的管控费用与提升医疗质量的支付方式。换句话说，它是一种根据医疗服务价值来支付医疗保险费用的激励性支付方式，目的是利用医保费用作为经济杠杆，通过规制和激励医疗服务供方关注医疗卫生服务质量、成本控制和经济可负担性，来改变单纯以服务量为依据的支付方式，从而提高服务质量与医保基金使用率。

国际上早期按价值支付的项目中，"价值"主要是指医疗服务产出，即用经济激励或惩罚的措施鼓励医疗服务供方提高医疗质量。随着医疗卫生的发展和面临环境的变化，目前价值所涵盖的内容已经更加宽泛，价值不仅包括高质量的护理，还包括多学科合作、医疗服务成本控制。价值意味着患者健康改善，包括医疗质量提升、患者体验改善、减少过度医疗。以价值为导向并不仅仅意味着以最低的费用支付获得最高质量的医疗服务，更是使医疗价值、医生价值、患者价值和医保价值得以均衡体现的发展性政策理念。在这一导向下，医疗服务提供方和医保购买方不是对立关系，而是合作关系，医保支付方不仅仅是单纯通过经济惩罚机制来防范医疗机构不当行为实现基金平衡目标，而是注重通过奖励和责任规则，在尊重医生价值的基础上实现患者良好就医体验和全人群的健康水平提升。

在按价值付费方式中，医疗服务供方的收入是由患者诊疗后的评估价值而非服务数量决定。医疗服务供方之间的竞争主要围绕提高患者所感知的医疗服务价值而展开，这也是费用支付的标准与依据。①

2009 年 1 月，美国政府正式提出将传统的"按服务项目付费和服务数量付费"变革为"按价值付费"，并提出支付改革目标为"到 2018 年，医疗保险支付范围内过半项目按价值付费"。② 美国医疗保险和医疗救助服务中心（CMS）是推进价值医疗的重要部门。2010 年成立医疗保险和医疗救助创新中心（CMMI），负责评估和衡量 CMS 各项创新的医疗服务模式和价值支付方案的效果，并在支付模型的开发和测试上起监督作用。③

美国的医疗项目改革目标是从传统的医疗服务机构碎片化、按服务项目付费的模式逐步转向整合式服务、按医疗和健康结果付费以及多方风险共担的模式。从 2012 年开始，CMS 逐步推出不同模式的价值医疗试点项目，每个项目选择不同的地区和合作伙伴，单个项目为期 3~5 年。项目结束后，CMS 通过效果分析，进而迭代推出新的试

---

① 王冬. 基于价值医疗的医疗保险支付体系改革创新 [J]. 社会保障评论，2019（3）：92-103.

② 顾昕，郭科. 从按项目付费到按价值付费：美国老人医疗保险支付制度改革 [J]. 东岳论丛，2018（10）：79-87.

③ 孙辉，王海银等. 美国以价值为导向医保支付模式研究的经验与启示 [J]. 中国卫生经济，2020（1）：93-96.

点项目，并逐步带动商业健康保险公司的参与，扩大试点范围。目前主要由以下四种类型的项目[①]组成：

一是按绩效支付方式（Pay for Performance，P4P）。P4P 将支付方式与医疗质量、服务效率和患者满意度等要素连接起来，医保支付方对医疗服务提供方在传统按服务项目支付上拨出部分款项，用于医疗服务绩效评估后的支付。这是 CMS 最早提出的价值医疗项目，需要在按服务项目付费基础上根据服务绩效的结果进行支付调整（正向的奖励或者负向的罚金），是医疗服务机构从传统的按服务项目付费模式转向价值医疗的第一步。适用于符合一定服务量阈值之上的 Medicare 签约医务工作人员。在结果衡量上，CMS 按照医疗质量、成本、持续改进和推动信息共享四个方面对医生进行综合评分。

按绩效支付方式与其他支付方式相比有质的区别，以前的支付方式如按服务项目付费、按人头付费、总额预算制、按病种付费、以资源为基础的相对价值标准支付方式等都是以"量"为基础的支付方式，包括服务项目的数量、服务对象的数量、服务病种的数量等，但无论提供多少卫生服务、消耗多少卫生资源，最终目标是居民健康水平的提高。按绩效支付方式是一种以质量和健康结果为基础的支付方式，将对卫生服务的支付和卫生服务的总体效益联系起来，给医疗服务供方以适当的经济激励，控制和约束医疗服务供方的行为。按绩效支付方式也存在不少负面的作用，如美国老年人和贫困人口医疗保险中心提出减少对医疗服务负面结果的支付，但有些情况下这一措施也不尽合理，如美国传染性疾病协会观察到尽管采取了所有已知的防止医院感染的措施，医院感染还是会出现。同时，按绩效支付方式也可能对医院整体的护理带来损失，因为很多评价指标是按疾病划分的；按绩效支付方式还可能对没有评价的疾病或相关医疗带来不利的影响。

二是患者为中心的家庭式医疗模式（Patient-Centered Medical Home，PCMH）。这是一种对信息系统支撑依赖性很强的先进医疗模式，由初级保健医生领导的医疗团队为患者提供包括预防、诊疗、慢性病管理以及心理疾病服务等在内的综合医疗保健服务。PCMH 虽然以初级卫生保健模式为基础，但是却有别于全科医生的"守门人制度"，即如果患者没有遵从医生建议，也不会受到医疗费用报销的制约。从 20 世纪 80 年代中期开始，美国许多州的贫困人口的医疗救助（Medicaid）开始尝试初级护理病例管理（PCCM）模式，由此逐步优化到近期，以患者为中心的家庭式医疗（PCMH）模式形成并得到了长足发展。其目标是围绕慢性病患者的需求提供一个专业初级护理医疗团队。其中，以人群（健康）为基础的付费模式出现，更是为了实现与按服务项

---

① 复旦大学健康金融研究室，艾社康. 价值医疗在中国：推动行业合作和业务模式创新　加速医疗体系转型 [EB/OL]. (2019-11)［2020-6-1］. http://www.accessh.org.cn/vbhc-report.

目收费的支付结构脱钩。

以人群（健康）为基础的付费，即医疗（和非医疗）机构（或集团）根据覆盖的人群收取保险费，为其提供全面的医疗保健服务，其服务应符合内在的质量和成本控制要求，已经在美国、德国和西班牙的一些地区实施。相对于其他支付方式，以人群为基础的付费是最高层次的打包支付，能作为一个独立的支付机制运行。如果在整个医疗卫生体系内实行，其内在动力将完全转变，医疗服务供方将基于对人群健康的有效管理获得更多支付，而不是基于服务数量；也就是最大限度以人为中心，以实现患者价值为主要任务。[①]

三是捆绑支付（Bundled Payments，Episode Based Payment）。捆绑支付是一种预付制，它是一种介于一次一付和按人头计算之间的支付方式。与传统的一次一付不同，捆绑支付的核心在于医疗保险报销与医疗服务的最终结果即医疗质量相关。捆绑支付是指对特定疾病（如骨关节置换、心脏搭桥等）全病程管理的费用捆绑支付。适用于与手术等住院治疗相关的一系列医疗服务。结果衡量的依据是护理质量与成本开支。此前，不同阶段的医疗服务分散在各个医疗服务机构或科室，如门诊、手术、术后康复、再入院等，患者和支付方需要根据单个服务项目进行付费，导致医疗服务机构之间缺乏合作，不以患者价值为导向的服务和资源整合造成了一定程度的医疗浪费。捆绑支付模式采取"病种+病程"的打包付费，目的是推动不同医疗服务机构间的全病程合作，并在双方之间形成风险共担机制来激励医疗服务机构降低整体费用。

20世纪80年代，美国首次在医疗保险的住院病患者预付系统（IPPS）中实施捆绑支付，引入了DRG支付。2006年，盖辛格健康计划（Geisinger Health Plan）成为第一家实施捆绑支付的私人保险公司。同时，捆绑支付已获得广泛传播，除了美国以外，也在荷兰、葡萄牙、瑞典、英国和丹麦使用。荷兰是欧洲第一个采用捆绑支付的国家。2007年，荷兰推出了一种适合2型糖尿病的捆绑支付模式。美国和荷兰的捆绑支付模式不同之处在于，前一种模式的下游重点是改善住院期间和出院后90天的护理。在这种情况下，主要目标是限制重新入院的需要。相比之下，荷兰的捆绑支付模式则侧重于改善初级保健，主要目标是减少昂贵的门诊专科护理和住院费用。[②]

四是责任制医疗组织（Accountable Care Organizations，ACOs）。在美国，医疗服务系统中存在一个促进医疗服务协调性的新兴模式，即责任医疗组织。责任医疗组织是

---

① 顾雪非，刘小青. 从数量到价值：医保支付如何驱动医疗卫生体系整合 [J]. 卫生经济研究，2020（1）：7-10.

② Volker Eric Amelung. Healthcare Management：Managed Care Organisations and Instruments（2nd ed.） [M]. Berlin：Springer，2019：128-129.

对总额预付和风险共担的尝试，其实质是一个传统的按项目付费与按人头付费的混合体。责任制医疗组织是指不同的医疗服务提供者（包括家庭医生、专科医生、医院等）自发组织为一个协同合作整体，与支付方签订合作协议，为指定人群提供医疗服务，确保患者（尤其是慢性病患者）能够得到准确医治，以避免、预防医疗错误和不必要的重复医疗。该模式适用于以人群为基础的初级护理和专科等各类医疗服务，结果衡量的依据是护理质量与成本开支。该模式在保证医疗服务达到一定质量标准的前提下，医疗支出如果低于预先设定的费用标准，ACOs可得到一定的经济奖励。换言之，节约的医疗费用越多，ACOs拿到的经济奖励越多。ACOs的运行逻辑是给初级保健医生和团体提供一个结余共享与风险共担的环境，并使其灵活配置患者所需资源，而不是回到按服务项目付费的传统方式上。不过，ACOs尚存在争议，有观点认为可能存在"为不服务付费"的情况。

欧洲正从传统的按服务项目付费转型为基于价值的创新支付模式，尤其是按绩效支付方式在欧洲得到了广泛推广。例如，英国于2009年推出的医院绩效项目（Commissioning for Quality and Innovation，CQUIN），支付方可以提取医院总体支出的2.5%，通过五个相关指标来分配这一部分的绩效奖励。同时，各国在捆绑支付模式方面创新较多，例如，荷兰于2010年推出在糖尿病、慢阻肺和心血管几个疾病领域的捆绑支付项目。但相比之下，欧洲按人头付费的支付创新项目相对较少。

综上所述，医疗保险对医疗服务供方费用支付方式多种多样，不局限于本节中所列的几种。这些方式各有利弊，各有各的经济诱因，对医保部门、医疗服务提供者以及被保险人的影响也各不相同。医疗保险费用的支付方式决定着整个医疗费用的支出水平，医疗机构的收入与效益以及医疗服务的质量。

三、我国医疗保险支付方式改革

尽管我国目前已经基本实现全民医保，医保覆盖面大大扩展，但目前的医保支付模式还是普遍以服务量为基础，容易导致卫生服务和医疗资源的过度使用，缺少对医疗效果和人群健康的衡量，从而无法较好体现医疗服务和医疗技术的价值，最终不但影响医疗服务质量，而且也加重了患者的经济负担和医保基金的财政压力，同时也无法激励最佳实践的医疗服务或产品。

在医疗费用不断上涨、人口老龄化以及慢性病的挑战下，我国现有医疗保险支付问题更加突出，而《"健康中国2030"规划纲要》《"十三五"深化医药卫生体制改革规划》分别提出要全面推动以治病为中心向以健康为中心转变，在此背景下，医保部门开始积极推动以价值为导向的战略购买。2018年年初，国务院发布《深化党和国家机构改革方案》，确定了国家医疗保障局的正式成立，对我国的卫生治理体系进行了重大改革。国家医疗保障局的长期目标是建立以价值为导向的战略采购模式，通过医保购买来推动新医改。《中共中央　国务院关于深化医疗保障制度改革的意见》《国务院办公厅关于进一步深化基本医疗保险支付方式改革的指导意见》以及《关于申报按疾病诊断相关分组付费国家试点的通知》（医保办发〔2018〕23 号）等文件，要求持续推进医保支付方式改革。截至 2019 年年底，中国 97.5% 的统筹区开展了医保付费总额控制，86.3% 的统筹区实施了按病种付费，60% 以上的统筹区实行了对长期、慢性病住院医疗服务按床日付费，并探索对基层医疗服务按人头付费与慢性病管理相结合。[①] 因此，多种支付方式在不同地区业已开展，但其科学性与规范性还有待加强。

（一）国家医保支付方式改革的政策内容

根据《国务院办公厅关于进一步深化基本医疗保险支付方式改革的指导意见》规定，我国医保支付方式改革的方向是全面推行以按病种付费为主的多元复合式医保支付方式。对住院医疗服务，主要按病种、按疾病诊断相关分组付费，长期、慢性病住院医疗服务可按床日付费；对基层医疗服务，可按人头付费，积极探索将按人头付费与慢性病管理相结合；对不宜打包付费的复杂病例和门诊费用，可按项目付费。探索适合中医药服务特点的支付方式，鼓励提供和使用适宜的中医药服务。

2018 年 2 月 7 日，人力资源社会保障部印发《关于发布医疗保险按病种付费病种推荐目录的通知》（人社厅函〔2018〕40 号），提出因地制宜确定医保付费病种，要求各地确定不少于 100 个病种开展按病种付费，合理制定医保付费病种支付标准。同时，公布《医疗保险按病种付费病种推荐目录》，其中包含 130 种疾病及其主要操作与处理方式。根据疾病严重程度、治疗方法复杂性与实际资源消耗情况等对病种进行分组。

2018 年 8 月 20 日，国务院办公厅发布《关于印发深化医药卫生体制改革 2018 年下半年重点工作任务的通知》（国办发〔2018〕83 号），提出要深化医保支付方式改革，统筹基本医保与大病保险，逐步扩大按病种付费的病种数量；开展按疾病诊断相关分组（DRG）付费试点；促进医保支付、医疗服务价格、药品流通、人事薪酬等政策之间的衔接。2018 年年底，国家医疗保障局正式启动 DRG 付费准备工作，并于 2019 年 5 月公布 30 个国家试点城市名单，按照"顶层设计、模拟运行、实际付费"的总体思路开展试点工作。2020 年，《中共中央　国务院关于深化医疗保障制度改革的意见》要求大力推进大数据应用，推广按疾病诊断相关分组付费。

---

① 应亚珍，曹庄. 如何认识 DIP 改革的后发优势 [J]. 中国卫生，2020（12）：47.

2020 年 11 月 4 日，国家医疗保障局发布了《关于印发区域点数法总额预算和按病种分值付费试点城市名单的通知》（医保办发〔2020〕49 号），首批试点覆盖 71 个城市，这是继 2019 年国家医疗保障局、财政部等四部委颁发《关于印发按疾病诊断相关分组付费国家试点城市名单的通知》（医保发〔2019〕34 号）后的又一医保支付改革试点，这项试点工作方案预示着针对住院费用的复合支付方式，基于大数据按病种分值付费方式（DIP），成为与按疾病诊断相关分组（DRG）付费平行推进的主要支付方式。2021 年全面推行区域点数法总额预算和按病种分值付费（DIP），作为一种基于"预付+病种"的新型医保支付方式，DIP 将会深刻影响医改。

DIP 是通过大数据优势而建立的完整管理体系，基于 DIP 的分值付费通过组别定位与付费标准建立统一的标准体系与资源配置模式，从而提高管理透明度与公平性，促进各方在统一标准框架下建立沟通渠道，实现有效合作取代互相博弈。DIP 主要适用于住院医疗费用结算，而精神类、康复类及护理类等住院时间较长的病例则不宜纳入。DIP 有助于探索建立门诊付费标准和改革医疗机构的收费标准。

DRG 与 DIP 分组的区别见表 8-3。现有研究和实践表明，DRG 和 DIP 未来可能融合为一体：（1）数据池的融合，两种支付方式使用的数据均来源于医疗保障结算清单与收费明细，数据标准均是医疗保障信息业务编码，因此，基于标准化、规范化数据采集体系和数据库的建立，将能实现不同支付方式的无缝切换；（2）分组的融合，当两种支付方式逐渐成熟以后，可逐步向中间靠拢，以大数据为基础，探索形成以临床路径与临床实际为综合依据的分组。[①]

表 8-3   DRG 与 DIP 分组的区别

比较维度		DRG	DIP
分组依据		临床路径（经验）	临床数据
分组目标		覆盖所有编码（疾病编码与手术操作代码）	覆盖所有住院病例
分组思路		人为主观筛选、归并	穷举匹配、客观聚类
分组指南		固定分组框架	确定分组标准（公式、指标及目录体系）
分组层级		三层（MDC、ADRG、DRG）	四层（三级、二级、一级、主索引）
最细组别的变异系数（CV）		平均值<0.7	平均值<0.6
国家版分组	病例费用数据来源	30 个城市近三年 6 500 万份	东、中、西部 10 省市近 6 000 万份
	修改完善	根据临床论证、人为修改	根据真实数据拓展、动态调整
本地化分组		MDC、ADRG 须与国家版一致	分组标准须与国家规范一致

资料来源：应亚珍. DIP 与 DRG：相同与差异［J］. 中国医疗保险，2021（1）：41.

---

① 应亚珍. DIP 与 DRG：相同与差异［J］. 中国医疗保险. 2021（1）：39-42.

（二）典型地区医保支付方式改革实践

2004 年之前，我国医疗保险支付方式主要是按服务项目付费和按床日付费，2004 年，开始推动按病种付费的试点。2009 年新医改启动后，提出了总额预算付费、按人头付费、按绩效付费、按疾病诊断相关分组付费等一系列支付模式的创新。为了配合当地医疗改革，各地进行了不同形式的医疗保险支付方式试点改革，典型实践包括以下五种。[①]

一是"总额管理，结余留用，合理超支分担"的支付制度。如深圳罗湖医院集团在运营中以医疗保险基金总额预付为主要利益导向机制，实行"总额管理、结余留用、合理超支分担"，推动实现控制医疗服务成本、提高医疗服务质量、降低医药费用的目标。

二是按人头付费。我国已有政策鼓励对基层医疗服务按人头付费，并提出要积极探索将按人头付费与慢性病管理相结合。在提升基层医疗服务机构服务能力与鼓励医疗服务机构加强慢性病患者健康管理的目标指引下，以安徽天长为代表的县域医共体实行按人头付费方式，医保结余资金按一定比例由医疗服务机构自行分配使用，超支部分按照实际情况按比例结算，进而实现了从以治病为中心向以维护健康为中心的理念转移。

三是按绩效支付。为减轻肝移植患者医疗费用负担，浙江省于 2018 年 1 月 1 日起实行了肝移植术基本医疗保险按绩效支付试点工作。除应由患者个人承担的费用外，医保按患者实际存活情况与医疗服务机构实施结算。该支付模式是一种基于医疗效果的风险共担支付机制，有利于激励医疗服务机构提高医疗服务能力与质量。

四是 DRG 付费制度。2011 年，北京在六家医院首次对 108 个疾病诊断组实施了 DRG 付费制度。从效果评估来看，试点医院实行 DRG 付费后，患者平均住院天数下降、住院费用下降。2019 年 6 月，国家医疗保障局发布通知，确定北京、上海、天津等全国 30 个城市为按疾病诊断相关分组（DRG）付费国家试点城市；2019 年 10 月 16 日，国家医疗保障局正式公布了《国家医疗保障 DRG 分组与付费技术规范》和《国家医疗保障 DRG（CHS-DRG）分组方案》两个技术标准。CHS-DRG 的制定标志着我国完成了 DRG 付费国家试点顶层设计；2020 年 12 月至 2021 年 12 月，由符合条件的试点城市率先实行 DRG 实际付费。

总的来说，我国医疗保险费用支付方式改革是以保障人民健康为出发点，逐渐从

---

① 复旦大学健康金融研究室，艾社康. 价值医疗在中国：推动行业合作和业务模式创新　加速医疗体系转型 [EB/OL].（2019-11）[2020-06-01]. http://www.accessh.org.cn/vbhc-report.

以服务量为主的支付模式转变为基于医疗价值的战略购买，并且根据实践情况不断优化升级。

 本章小结

医疗保险费用支付是医疗保险的一个重要环节，是医疗保险的保障功能得以最终实现的有效途径。

医疗保险费用支付有以下特点：（1）医疗保险支付的是参保人获得的医疗服务；（2）医疗保险的支付环节将医疗保险的提供者与医疗服务的提供者连接起来，成为二者直接发生经济关系的纽带；（3）医疗保险机构与定点医疗机构的费用支付关系是一种法律关系；（4）医疗费用支付的有限性。

医疗保险费用支付应遵循以收定支、收支平衡原则，权利与义务对等原则和按时、足额、合理支付原则。

医疗保险费用支付的目的是分担参保人的疾病经济风险，同时它还具有以下作用：经济补偿；控制医疗保险费用支出；调节医疗服务供需双方的行为；影响卫生资源的配置与利用；体现医疗保险的政策取向等。

医疗保险费用支付方式种类繁多。按支付主体划分，可分为分离式和一体化式两类；按支付对象划分，可分为直接付费型和间接付费型两类；按支付的内容划分，可分为对医疗机构的支付、对医生进行支付和对医疗服务进行支付三类；按支付水平划分，可分为全额支付和部分支付两类；按支付时间划分，可分为预付制、后付制和混合制三类。

参保人的费用支付方式是指参保人在医疗保险费用支付过程中分担一部分医疗费用的支付方法。参保人分担医疗费用有利于树立参保人的费用意识和增强自我保健意识。参保人分担医疗费用主要有四种方式：起付线法、按比例分担法、封顶线法（包括最高保险限额法和最高自付限额法）以及混合支付法。

医疗保险对医疗服务供方支付方式主要有按服务项目付费、按服务单元付费、按病种付费、按人头付费、总额预算制、按工资标准支付、按以资源为基础的相对价值标准支付、按资源消耗分组支付、按价值付费等。

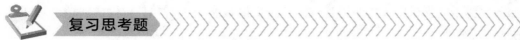

复习思考题

1. 如何理解医疗保险费用支付方式在医疗保险制度中的重要地位?

2. 试述医疗保险费用支付的基本原则。

3. 医疗保险参保人的费用支付方式有哪些?

4. 试比较医疗保险对医疗服务供方的支付方式有哪些? 各有什么特点?

第九章
世界医疗保障制度的主要模式

>> 学习要点

　　通过本章学习，可以全面了解世界上典型的四种医疗保障制度模式，包括以英国为代表的国民健康服务体系、以德国为代表的社会医疗保险模式、以美国为代表的商业健康保险主导模式、以新加坡为代表的储蓄医疗保险主导模式，了解它们各自的特点和运行状况，并在此基础上进一步了解各国医疗保险制度目前面临的问题和改革情况。

>> 关键概念

　　国民健康服务体系（NHS）社会医疗保险模式　商业健康保险主导模式　老年人和残疾人医疗保险（Medicare）　贫困人口的医疗救助（Medicaid）　奥巴马医改法案　保健储蓄计划（Medisave）　健保双全计划（Medishield）　保健基金计划（Medifund）　终身健保计划（Medishield Life）

第一节　国民健康服务体系

　　国民健康服务体系（NHS），也被翻译为国家医疗服务体系、国民医疗服务体系、国民卫生服务体系、国民医疗保健体制、全民医疗保健制度、免费医疗制度等。最早建立国民健康服务体系的国家是英国，目前澳大利亚、加拿大、瑞典等 13 个国家也实施这种模式的医疗保障制度。英国人对于拥有 NHS 十分骄傲和自豪，2012 年伦敦奥运会开幕式上，专门花四分钟用舞蹈形式向全世界展示 NHS。

一、英国国民健康服务体系的建立和特点

英国是最早实行全民医疗保健制度的国家，也是此种类型中最具有代表性的国家，其他实行此类模式的国家，都是向英国学习来的。应该说，今天英国的整个社会福利制度，包括国家医疗保障计划与"贝弗里奇报告"有十分密切的关系。1941 年 6 月，英国政府成立了一个综合研究机构"各部研究社会保险及有关福利联合会"，任命经济学家、牛津大学教授贝弗里奇（W. H. Beveridge，1879—1963 年）为委员会主席。贝弗里奇经过一年多的调查与研究，于 1942 年发表了《社会保险和相关服务报告书》（《Social Insurance and Allied Services》），也称"贝弗里奇报告"。在这个报告中，贝弗里奇向政府提出了建立"福利国家"的方案，主张实行失业、残废、疾病、养老、生育、寡妇、死亡等七个项目的社会保险。他还提出：社会保险的对象是全体国民，个人所得待遇同个人缴费多少没有多大的联系，以保证大家都享受到最低的保障水平。该报告进一步提出了有关社会保险的基本原则，即所有的家庭不管其收入水平如何，应当一律按照统一的标准上缴供款（保险费）和领取津贴；领取津贴的时间与数额应当充分；行政管理应当统一。[①] 第二次世界大战后，英国工党政府全面推行"贝弗里奇计划"，终于在 1948 年宣称建立了"从摇篮到坟墓"都有保障的"福利国家"。此后，英国的"福利国家"被其他工业化国家，尤其是北欧国家和英联邦国家争相效仿，先后建立普遍保障的社会福利制度。

1944 年，英国政府提出"国家卫生服务"的口号和建议，并提出医疗保障服务的三个原则：第一，要对所有人提供广泛的医疗服务；第二，卫生服务经费应该是全部或大部分从国家税收中支出；第三，卫生服务应该由初级卫生服务、地段服务和医院服务三个部分组成。初级卫生服务由通科开业医生（家庭医生）提供，地段服务由当地政府提供，医院服务主要是对重大疾病提供专科医疗服务。1948 年，英国通过了《国家卫生服务法》，建立了国民健康服务体系。《国家卫生服务法》的主要内容有以下五点：

（1）对全英国的医院进行国有化改革；

（2）初级卫生服务实行全科医生制度；

---

① 黄素庵. 西欧"福利国家"面面观 [M]. 北京：世界知识出版社，1985：48.

（3）地方政府的卫生当局负责健康中心和救护的管理，同时承担公共卫生、学校卫生、产妇服务以及防疫等职能；

（4）所有的医疗服务一律免费，所需费用由国家财政在税收中列支；

（5）保留国民与医生的自由选择权利。

1964年英国又通过了《国家卫生保健法》，该法规定，凡居住在英国的合法居民，均可免费得到NHS的医疗服务。当然患者就医时，还需要对镶牙、配眼镜以及一定的处方费等支付费用。下列人群可以免交处方费：住院患者所必需的药剂，16岁以下或19岁以下的学生，孕妇或产后一年以内的妇女，65岁以上男性、60岁以上女性老人，持续性治疗的癫痫、恶性贫血等患者，身体残疾者，失业或拿救济金的对象及其抚养者，因军务引起的疾病与残疾的治疗。[1]

NHS的最大特点是国家主要通过税收方式来支付全体国民的医疗服务费用，个人负担较轻，同时向特殊群体（弱势群体和对国家特殊贡献者）倾斜。

二、英国国民健康服务体系的主要内容

英国NHS包括医疗保障资金来源（筹资方式）、医疗保障待遇、管理体制以及运行机制四个方面。

（一）筹资方式

英国国民健康服务体系是靠政府通过税收筹集医疗卫生经费，政府通过预算分配方式，将税收形成的基金有计划地拨给有关部门或直接拨给公立医院以及全科医生（家庭医生），公立医疗机构的经费95%来自政府拨款。英国的国民健康服务体系基金主要有三个来源：税收筹资占76%，国家健康保险费占19%，使用者付费占5%。卫生资金和当前预算是从国家到地区，然后到地方进行配置。[2] 在政府的直接领导下，由英国卫生部和财政部承担基金的管理职能，向初级卫生保健信托机构分配资金及部分政府预算。初级卫生保健信托机构是制度的关键环节，掌握多达80%的国民健康服务体系的预算资金。[3] 英国医疗卫生资金来源情况见表9-1。

---

① 郑晓曼，王小丽. 英国国民医疗保健体制（NHS）探析［J］. 中国卫生事业管理，2011（12）：919-921.

② 舍曼. 富兰德，艾伦·C. 古德曼，迈伦·斯坦诺. 卫生经济学（第6版）［M］. 北京：中国人民大学出版社，2011：509.

③ 仇雨临. 社会保障国际比较［M］. 北京：中国人民大学出版社，2019：121.

表 9-1　　　　　　　2011—2020 年英国卫生保健支出资金来源情况　　　单位：美元/人，%

年份	2011	2012	2013	2014	2015	2016	2017	2018	2019	2020
公共资金	2 810.6	2 895.2	2 928.1	3 002.8	3 041.2	3 174.7	3 230.6	3 366.7	3 533.2	4 306
私人资金	641.8	692.2	762.9	776.8	790.5	814.2	865.4	922	966.9	961.7
公共占比	81.41	80.70	79.33	79.45	79.37	79.59	78.87	78.50	78.51	81.74
私人占比	18.59	19.30	20.67	20.55	20.63	20.41	21.13	21.50	21.49	18.26

数据来源：https://data.oecd.org/healthres/health-spending.htm. 2021-11-12.

（二）医疗保障待遇

英国的国民健康服务体系保障全面，所提供的医疗服务项目基本覆盖英国居民的所有健康需求，大部分服务免费提供，欧盟成员国公民或与英国签订互惠协议的国家其在英国居住的公民也可享受同等待遇，其他非欧盟成员国的旅游者或非法移民患有特定传染疾病可以在应急救助部门得到免费治疗。目前由 NHS 负担的费用大约包括：家庭医师的诊疗费、住院医疗费、产前检查与生产医护费用等。

随着 NHS 支出不断增加，财政负担压力日益严重，英国政府不得已采取了一些调整措施，开始对一些项目进行收费。（1）全科医生处方收费。在英格兰，病人凭全科医生开的处方药单去买药，每一种处方药需要自付费用 7.2 英镑，这与药品本身的价格没有关系，在苏格兰自付费用是 3 英镑。（2）牙科治疗收费。从 2006 年开始，牙科治疗根据复杂程度收费标准从 17 英镑到 204 英镑不等。[①]（3）医疗机构门诊处方药每次 12 美元（约 8.6 英镑），住院的处方药是免费的。[②]

国民健康服务体系还规定向老人、伤残病人和精神病患者免费提供治疗和假肢、假眼、助听器、轮椅等医疗辅助工具；重伤残疾病人可以免费使用响铃、无线电、电视、电话和取暖器等设备。[③]

（三）管理体制

英国的国民健康服务体系实行政府统一管理。英国的卫生行政管理机构由卫生部、战略医疗局、当地 NHS 执行部门、初级保健和二级保健信托机构组成。卫生部是英国医疗制度的最高权力机构，卫生部控制资源分配，对 NHS 整体运行情况向议会总负责，承担制定有关 NHS 的各项政策的任务。卫生部之下，设立了 10 个战略医疗管理

---

① 郑春荣. 英国社会保障制度［M］. 上海：上海人民出版社，2012：183.

② Elias Mossialos, Martin Wenzl, Robin Osborn etc. International Profiles of Health Care Systems 2014. 2015：43-44.

③ 林闽钢，周薇，周蕾. 社会保障国际比较（第二版）［M］. 北京：科学出版社，2015：129.

局（Strategic Health Authorities，SHAs），主要负责监督管辖区内的 NHS 执行情况；在其之下的是 152 家基础保健信托（Primary Care Trusts，PCTs），具体负责评估社区医疗需求并向有关 NHS 或私人医疗服务提供者采购医疗服务。此外，还设有独立的医疗质量委员会监管所有公立和非公立医疗服务提供者的服务质量。① 战略医疗管理局在 2002 年建立之初为 28 个，2006 年缩减到 10 个，其主要职责包括制定计划，改善当地居民医疗服务数量和质量，保证国家优先项目融入地方医疗服务计划；信托机构职责主要负责当地国民健康服务的提供及运作，它又分为初级保健信托机构和医院信托机构，分别负责初级卫生保健和管辖下的医疗卫生保健服务。②

（四）运行机制

英国国民健康服务体系的运行主体是英国的医疗服务体系。这个体系呈金字塔型结构，从上到下分为中央医疗服务、地区医疗服务和地段初级卫生服务三级组织。

英国的公立医院占全部医院总数的 95%，包括综合医院和专科医院，其主要职能是向必须住院的病人提供治疗，服务项目包括急诊、少量门诊、短期住院和长期住院。

初级卫生服务是 NHS 的主体和基础部分，提供初级卫生服务的医生称为家庭医生或全科医生（General Practitioner，GP）。家庭医生和诊所属于私人性质，不隶属于政府任何部门，但接受政府的管理和监督。政府从家庭医生处为居民购买初级卫生服务，包括一般门诊、预防保健等。家庭医生通过家庭医生协会与地方卫生局签订医疗服务提供合同，为居民提供初级卫生服务。政府规定居民一律在所在地段的家庭医生诊疗所登记注册，全科医生的注册居民数少于 1 800 人不得开业③，全国平均每个家庭医生的注册居民数为 2 200 人。居民患病时首先到家庭医生诊疗所去就医，如果病人需要转院的话，也必须通过家庭医生的介绍才能转到上一级医院（地区综合医院或专科医院）继续治疗。家庭医生根据登记注册的居民数和所提供的医疗服务量领取政府发给的津贴。初级卫生服务是国民健康服务体系的第一道防线，全科医生扮演了"守门人"的角色。90% 的人在基层医疗服务体系接受诊断和治疗，不需转诊到二级医疗服务机构。④

医院（主要是综合医院）负责提供地区（二级）医疗服务。医院的专科医生（specialist）根据家庭医生的转诊单了解患者的病史和病情，对症治疗。患者出院时，

---

① 刘亚莉. 英国基本医疗卫生法律制度概述及对我国的启示 [J]. 医药论坛杂志，2013（7）：67-69.
② 张晓，黄明安. 医疗保险国家比较 [M]. 北京：科学出版社，2015：85.
③ 胡玲. 英国全民医疗服务体系的改革及启示 [J]. 卫生经济研究，2011（3）：21-23.
④ 郑晓曼，王小丽. 英国国民医疗保健体制（NHS）探析 [J]. 中国卫生事业管理，2011（12）：919-921.

医院医生会将患者的康复事宜转交给家庭医生，即实行从社区诊所到医院，再从医院到诊所的"双向转诊"制度。如果患者的病情严重，超出了医院诊治能力，医院的专科医生会请本专科领域的专家帮助，进入三级医疗服务机构。

中央（三级）医疗服务是指在临床某专业内用于解决特殊疑难杂症的专家服务，提供三级医疗服务的主要是专科医院。专科医院一般不负责普通的治疗，有些规模较大的医院既提供二级医疗服务，也提供三级医疗服务。[①]

三、英国国民健康服务体系的问题与改革

英国 NHS 的优势是很好地解决了国民就医的公平性问题，三级医疗服务网络使医疗资源配置比较合理，整体医疗服务成本较低。但同时，NHS 也仍然存在着制度设计缺陷和管理效率低下的问题，具体表现在以下三个方面。

第一，在宏观筹资方面，医疗保障资金基本上靠政府财政拨款，来源单一。面对国民日益增长的医疗需求和医疗科技的发展，政府的财政责任越来越大，难以为继。

第二，在微观医院运行层面，由于医院按照就医人头、床位拨款，医务人员领取政府支付的固定工资，医院靠政府下拨的财政预算运作，职工的报酬与所付出的劳动无关，因而缺乏应有的激励机制，在医疗系统中滋生了惰性，服务意识和服务质量不高。

第三，医生短缺，服务效率低下。公共医疗服务系统为了节约开支，控制成本，尽量少雇用医务人员；加上对医务人员缺乏激励机制，因此造成医生和护士数量不足和工作积极性不高，其结果是影响了医院的服务质量和效率，病人得不到及时的医疗服务。据英国皇家医学会调查，需要住院的慢性病人中有 65% 的病人至少要等一个月的时间才能入院，30% 的病人要等待半年，5% 的病人需要等一年以上。[②]

针对以上问题，英国自 20 世纪 70 年代就开始对其医疗体制进行改革。改革目标是结合市场和政府干预两者的优点，把 NHS 建成一个完美的制度：既有政府干预的公平性和成本可控性，又具有市场的高效性和灵敏性。

（一）建立医疗服务"内部市场"[③]

英国政府试图通过引入市场机制，在医疗卫生行业中增强竞争和激励功能。即政府在维持公共部门整体组织架构不变的情况下，在其内部模拟市场机制，通过政府购

① 李莉，刘志强. 英国国家卫生服务制度改革及对我国的借鉴 [J]. 改革与战略，2006（9）：21-24.
② 周绿林，李绍华. 医疗保险学 [M]. 北京：科学出版社，2006：237.
③ 程晓明. 医疗保险学 [M]. 上海：复旦大学出版社，2003：29-30.

买服务的方式，来促进公共服务提供者之间的竞争。[1] 具体做法包括四点。

1. 将医疗服务购买者与提供者分离

从 20 世纪 80 年代中后期开始，英国将国家卫生服务体系的组织与管理部门划分为需方和供方：需方包括三个机构，即地方卫生局、初级保健部门（家庭卫生服务局）和通科医生资金持有者（全科医生基金持有者或全科医生联盟）；供方由原国家医疗管理机构组成，包括公立医院和私立卫生机构、全科医生。

2. 扩大全科医生的权力

改革的一大亮点是把预算医疗费的使用权交给全科医生。地区卫生行政部门将大部分资金按照注册人数分配给全科医生，使其成为资金持有者，并决定费用的使用，如为居民看病和代表所管辖的居民购买二级和三级医疗服务（转诊）。其在卫生服务中具有重要作用，作为医疗服务的"守门人"，引导卫生资源的合理流向。

3. 患者和卫生局对医疗服务提供者的选择

地方卫生局根据当地的实际情况，以合同形式向医院或全科医生购买各种类型的卫生保健服务。同时个人也可以自由选择全科医生，医疗经费的流向取决于个人的流向，即"钱跟着病人走"。

4. 医院成为独立核算和经营的公营企业

改革后，公立医疗机构尤其是公立医院失去了垄断地位，成为独立于政府的法人实体，不再是政府的预算单位，其业务收入是通过竞争获得医疗服务使用者的付账。医院变成了自我管理和发展的医院联合体，拥有一定的自主权。具体内容为：医院可独立核算，保留财务结余并建立现金保存账户；自主经营卫生服务，决定员工工资；有独立的人事雇佣权；有自己的管理委员会；医院联合体收入主要来源于与地方卫生局商定的预算金额或与地方卫生局、资金持有者签订合同，以及少量的特殊服务和自费患者服务。

（二）鼓励私人资本和私营医疗机构进入医疗服务领域[2]

为了增加医疗服务供给，加强医疗服务机构之间的竞争，21 世纪以来，英国在医疗保障体制改革中，注重引进民营资本，拓宽服务渠道。政府号召有实力的社会力量和个人成为 NHS 的合作伙伴，将私人医院融入国家医疗保障体系。据统计，2005 年年底，英国约 80% 的私营诊所开设了包括门诊处方和小型外科手术等在内的非住院服务，

---

①　顾昕. 全民免费医疗的市场化之路：英国经验对中国医改的启示 [J]. 东岳论丛，2011（10）：25-31.

②　王雁菊，孙明媚，宋禾. 英国医疗保障制度的改革经验及对中国的启示 [J]. 医学与哲学，2007，8.

分担了公立医疗机构的负担。近几十年来，独立（私人和慈善）医疗机构、卫生和社会保健得到复兴。现在，有数百万人选择私立的医院、诊所、疗养院、牙医和其他面向市场的医疗服务。

英国自 20 世纪 70 年代末撒切尔夫人执政时期对 NHS 进行改革以来，后来的继任者如工党布莱尔等在撒切尔夫人改革方案的基础上进行了局部的调整，沿着市场化的改革路线，颁布了一系列法律和政策。尽管政府对 NHS 的投入越来越大，英国政府 2010 年在 NHS 上的开支占公共开支的 29%，预计到 2023 年达到 38%。但由于医保体系改革是世界性难题，受多种因素影响，原有的问题依然存在。据有关统计，2018 年夏，候诊人数为 412 万人，他们通常要等待 18 周才能得到必要的诊治。这一数据同比增长 3%，与 2010 年 3 月底的 242 万人相比，增长 59%。

第二节　社会医疗保险模式

医疗保险是按照大数法则分摊风险机制和社会互助共济原则，将少数社会成员随机产生的各种疾病风险分散到全体社会参保成员的一种医疗保险制度。医疗保险一般通过国家立法强制实施，其基金的筹集主要来自雇主和雇员的缴费，政府酌情补贴；当参保人及其家属因病、受伤或生育需要医治时，由社会提供医疗服务和医疗费用的补偿，同时个人还要承担一定比例的费用支出（一般为 20%～30%）；依法设立社会化管理的医疗保险机构，作为"第三方支付"组织，代表参保人统一管理医疗保险基金，并按规定向为参保人提供医疗服务的医疗机构支付医疗费用。代表性的国家有德国、法国和日本等。以下以德国为例介绍这种制度模式。

一、德国医疗保险制度的产生与医疗保险系统

德国是世界上最早建立社会保险制度的国家。1883 年，德国颁布了《工人健康保险法》，是世界第一个社会保险法律，被多数人看作现代社会保险制度诞生的标志。德国在最初的立法中就已确立了社会保险的对象是从事经济活动的雇佣劳动者，社会保险费由雇主和雇员共同负担，缴费按工资收入的一定比例征集，通常是雇主和雇员各承担一半。虽然德国的社会保险已经有了近 130 年的历史，其间的法律和规定历经多次修改，但是其基本原则并没有改变，仍然是实施社会保险制度国家的制度基础。

德国的医疗保险由两大系统构成：法定医疗保险和私人医疗保险。工资收入低于

社会义务界限（年收入 57 000 欧元）[1] 的雇员、失业者、领取养老金的退休人员、自雇人员（农民和家庭手工业者）、义务兵、大学生和就业前的实习生等，必须参加法定医疗保险。月收入高于社会义务界限的雇员、公务员、自由职业者、法官、律师、军人等，可以选择参加法定医疗保险或私人医疗保险。贫困人口由政府通过向医疗保险基金支付定额费用而参加法定医疗保险，符合收入条件的家庭成员（雇员的子女和无工资配偶）自动参加法定医疗保险，即法定医疗保险覆盖参保人的家庭成员。[2] 2020 年德国有 88% 的人口（7 300 万）参保法定医疗保险，其中约 78% 为缴费人群，约有 22% 为家庭联合参保人；约 11% 的参保人参保商业健康保险，法定医疗保险是卫生体制最重要的支柱。

二、德国医疗保险制度的主要内容

（一）就医模式

德国的医生分为住院医生（专科医生）和诊所医生（开业医生或家庭医生），诊所医生必须是注册医生。诊所治疗（主要是门诊）和住院治疗是分开的，病人看病首先要到诊所就医，医院不直接接受门诊，只负责急诊和住院，只有诊所医生根据病人病情开转院单后才能到医院治疗。德国《健康保险法》明确规定实施家庭医生首诊制。德国有近 5 万名家庭医生，约占临床医生的 42%[3]，绝大多数是全科医生。他们除了看病外，还要负责健康咨询、转诊、转院、开药、出院后治疗、慢性病护理、决定病人是否继续工作（开病假条）等。

（二）筹资与待遇

德国医疗保险的资金主要来源于雇主和雇员的缴费。由于医疗保险实行分散管理，一直以来全国没有统一的医疗保险缴费率。费率由各医疗保险机构根据收支预算自行确定，报监督机关审批后实施。2007 年改革后，在联邦层面有一个统一的缴费率，从 2015 年 1 月 1 日起至今的法定医疗保险缴费率是 14.6%，雇主和雇员各承担一半。各个基金会还会在这个费率的基础上征收一定的额外费率，以平衡其收支状况。各个基金会征收的额外费率比例不同，从 0.3% 到 1.6% 不等。缴费的基数是参保人的毛工资，缴费基数有上限和下限规定，每年调整一次，超过上限和低于下限的工资都不参加缴费。

①③　周静. 德国医疗保险制度的经验借鉴 [J]. 今日海南，2020（2）：49-51.
②　褚福灵. 德国法定健康保险制度框架与借鉴 [J]. 中国医疗保险，2017（8）：69-72.

德国医疗保险待遇优厚。医疗保险支付范围包括医疗服务待遇和现金待遇。医疗服务待遇涵盖了所有的保健和医疗项目，如疾病预防和早期诊断、疾病治疗、康复、生病期间的护理、丧葬待遇、妇女孕期和哺乳期的待遇、器具服务（如助听器和轮椅等）以及处方药服务等项目等；现金待遇包括自身因病或照看病童得到的病假工资待遇。自身因病得到的病假工资待遇一般是当雇员因病不能工作时雇主所支付的六周工资；此后，健康保险基金支付毛工资的70%。[①]

（三）医疗费用分担

在医疗保险计划中，个人要分担一部分医疗费用。根据现行法律，18岁以上的法定医疗保险参保成员要为医疗待遇支付相应费用（除了看牙科及就医交通费用外，儿童及18岁以下的青少年豁免医疗费用的支付）。个人需要支付5~10欧元的门诊处方药费，实际上仍然有超过5 000种药物是免费提供的。每年28天内的住院，每天需要支付10欧元，使用医疗急救需要5~10欧元的费用（见表9-2）。2013年，个人现金支付占总医疗支付的12.9%，大部分是家庭护理服务、药品和医疗辅助费用。政策规定，普通成年人医疗费用分担的年度个人自付限额不超过家庭收入的2%。2012年有50万法定医保参保人的花费超过了个人支付最高限额，超过的部分医疗费用被豁免；其中慢性病患的自付限额为1%。在2012年有近700万人从这个制度受益，大约占法定医保人数的10%。[②]

表9-2　　　　德国某些医疗服务的共付费用（2014年至今）

服务项目	共付比例和数额
药品	药店零售价的10%；最低5欧元，最高10欧元
绷带	药店零售价的10%；最低5欧元，最高10欧元
运送服务	10%的交通费用；最低5欧元，最高10欧元（每次）
治疗措施（如药物或者理疗）	每张处方10%的售价+10欧元
辅助医疗工具	成本的10%；最低5欧元，最高10欧元
对于特定辅助工具的消耗	费用的10%，每月最多10欧元
住院治疗	每天10欧元，最长28天
门诊康复措施	每天10欧元

---

① 周静. 德国医疗保险制度的经验借鉴［J］. 今日海南，2020（2）：49-51.

② Elias Mossialos, Martin Wenzl, Robin Osborn etc. International Profiles of Health Care Systems 2014. 2015: 63-64.

续表

服务项目	共付比例和数额
住院服务和康复措施	每天 10 欧元
出院后康复治疗	每天 10 欧元，最长 28 天
对于父亲或者母亲的康复措施	每天 10 欧元
预防性温泉治疗和住院病人康复服务	每天 10 欧元

资料来源：舍曼·富兰德，艾伦·C. 古德曼，迈伦·斯坦诺. 卫生经济学（第 6 版）［M］. 北京：中国人民大学出版社，2011：515；Bundesministerium für Gesundheit（BMG）. Zuzahlungen der Krankenversierung. https://www.bundesgesundheitsministerium.de/zuzahlung-krankenversicherung.html.（2021-03-26）［2021-11-11］.

（四）医疗保险管理体制

德国法定医疗保险的管理体制别具一格，是一种统一制度、分层管理、鼓励竞争、社会自治的管理体制。其特点体现在以下四个方面。

1. 分层管理

德国政府的医疗卫生管理体制分为三个层次：联邦卫生部负责全国医疗卫生管理，其主要职能是制定和颁布卫生、医疗保险方面的立法和政策，对全国卫生和医疗保险运行中的重大问题进行研究和宏观调控，制定卫生防疫规划等；第二个层次是各州的卫生管理部门，负责对医院的监督和医生的组织，并负责对医院的规划和建设等；第三个层次是州以下一级的地区，包括市县，共有 500 个卫生局负责公共的医疗问题，如社会公众和企业的卫生医疗和防疫工作等。另外，政府的职能还包括对各医疗保险机构进行监督。

2. 社会自治

德国的医疗保险是社会团结互助行为，政府不参与法定医疗保险的具体运作，国家也没有统一的医疗保险经办机构。所有医疗保险经办机构都不属于政府的某个部门，而是实行自治管理的社会组织，在医疗保险的管理机构内部，由雇员和雇主平等负责，并接受国家的监督。德国的法定医疗保险由竞争性、非营利性、自治性的疾病基金会提供，这些基金会的数量一直在减少，从 1970 年的 1 815 个下降到 2021 年的 103 个。这些基金会由六个不同类型的医疗保险基金会组成。根据德国社会法的规定，医疗保险基金会是公法意义上自我管理的法人机构，按照区域、行业、职业等划分，分为地区性医疗保险基金会、企业医疗保险基金会、行业医疗保险基金会、农村医疗保险基金会、矿工—铁路—海员养老保险医疗保险基金会、医疗互助基金会（见表 9-3）。保险的基本待遇是由联邦层面的共同自治管理组织——联邦共同委员会统一决策，所有基金会都是统一的。因此，虽然法定医疗保险的承保机构并非单一，但医疗保险制度是整合与统一的。无论投保哪家机构，缴费率基本一致，并在同样的制度框架下公平地享有基本医疗保险权益和待遇。①

表 9-3　　　　　　　　　　　　医疗保险基金会的数量　　　　　　　　　　单位：个

保险基金会类型	年份								
	1995	2000	2005	2010	2015	2016	2017	2018	2019
法定医疗保险基金会总计	960	420	267	169	124	118	113	110	109
地区性医疗保险基金会	92	17	17	14	11	11	11	11	11
企业医疗保险基金会	690	337	210	130	99	93	88	85	84
行业医疗保险基金会	140	32	19	9	6	6	6	6	6
农村医疗保险基金会	21	20	9	9	1	1	1	1	1
矿工—铁路—海员养老保险医疗保险基金会	—	—	1	1	1	1	1	1	1
医疗互助基金会	—	—	6	6	6	6	6	6	6

注："—"表示数据有缺失；数据来自德国联邦卫生信息中心. http://www.gbe-bund.de/oowa921-install/serv-let/oowa/aw92/WS0100/_XWD_PROC？_XWD_2/2/XWD_CUBE.DRILL/_XWD_30/D.008/4364.

德国政府委派相关自治团体对疾病基金会和医疗服务提供者协会进行监管。其中，最重要的自治团体是 2004 年成立的联邦联合委员会，法律规定联邦联合委员会有广泛的监管权，包括制定和实施疾病基金会提供服务的标准等。2008 年，联邦联合委员会的成员包括联邦疾病基金协会、医院联盟和法定医疗保险医师协会。联邦联合委员会制定疾病基金会所需保障的医疗服务种类及质量标准；医院联盟、法定医疗保险医师协会和联邦疾病基金协会分别负责监督其成员执行。②

3. 谈判与合同

医疗保险经办机构与提供医疗服务的医生、药店和医院等通过谈判签订合同，实行合同管理和服务。德国医疗保险谈判以自治管理、共同参与为基础，国家只提供法律框架和监督，具体的实施和细节的拟定则交由自治管理的疾病基金会和医疗服务供方。医疗服务买方和供方通过透明的利益协商、平等的谈判互动，取得共识和平衡点，达成提供服务的合同。如果达不成一致意见，则由中立的仲裁机构裁决。因此医疗保险谈判的主要参与者包括以法定医疗保险疾病基金会及其协会为代表的医疗保险机构，和由医师、医院及其协会、医药行业等组成的医疗服务供方。③ 谈判内容主要包括门诊

---

① 华颖. 德国医疗保险自治管理模式研究［D］. 北京：中国人民大学，2014.
② 房珊杉等. 德国医疗保障体系改革及启示［J］. 中国卫生政策研究，2013（1）：28-33.
③ 华颖. 德国法定医疗保险谈判机制探析［J］. 中国医疗保险，2013（6）：68-70.

医疗服务谈判、医院医疗服务谈判以及整合医疗服务谈判（即门诊与医院服务之间的治疗服务谈判），三类谈判又根据经济性和适用性原则，在联邦和州级层面分层进行。[①]其中，联邦层面的谈判聚焦于制定框架性的规则，特别是对全德统一的医疗保险基本待遇范围、医疗服务质量保障措施等做出规定；地区层面的谈判则更多地依据各地实际情况和地区差别，在附加服务、医师报酬规则、地区的点数价格、药品供应、可行性评估等方面进行协商。[②]

4. 监督机制

政府对医疗保险经办机构的监督范围和监督内容是有明确限定的。联邦政府和各州政府只能在法律方面对医疗保险基金会进行监督，而不能在业务方面进行监督，但如果医疗保险经办机构和医生或医院所签订的合同存在违背社会公德或一般法律准则的内容时，国家监督部门有权进行干预并要求其整改。就监督的责任而言，由于德国有不同类别的医疗保险基金会，因此国家对他们的监督责任也有所不同。其中联邦政府下辖的监督机构负责本州内的地区性医疗保险基金会，地区性医疗保险基金会所占的市场份额为36%。此外州政府还负责监督当地的企业和行业医疗保险基金会。而联邦卫生部和联邦保险局负责对医疗互助基金会进行监督，医疗互助基金会的市场份额占到近1/3。联邦卫生部和联邦保险局还负责全国性的企业和行业医疗基金会，这类医疗保险机构的数量在不断增加。如果企业和手工业同业行业医疗保险经办机构的业务范围涉及两个联邦州，那么联邦政府就会对该机构进行监督。此外联邦政府还负责对联邦医疗保险基金协会进行监督。[③]

三、德国医疗保险制度的问题与改革

德国的法定医疗保险制度最突出的特点是遵从四大原则。[④]

第一是团结互助原则。无论参保人的经济条件如何，其缴纳的保险费多少，每个人都可获得同等的医疗服务。这种互助保障确保人们在患病情况下能够得到一切必要的医疗服务，而不至于在财政上负担过重。

第二是实物待遇原则。参保人从医生和医院那里获得医疗服务，而所发生的医疗费用由医疗保险机构直接偿付给医疗服务提供者，病人无需向医院和医生支付费用。

---

① 赵莹. 社会医疗保险谈判机制比较研究——基于典型欧洲国家的实践与经验 [D]. 北京：中国人民大学，2019.
② 华颖. 德国法定医疗保险谈判机制探析 [J]. 中国医疗保险，2013（6）：68-70.
③ 哈特姆特·莱纳尔斯，佟文斌. 德国国家机关对社会医疗保险机构的监督 [J]. 社会保障研究，2007（1）：45-52.
④ 于广军等. 德国医疗保险制度改革及趋势分析 [J]. 卫生经济研究，2007（3）：45-46.

第三是自我管理原则。医疗保险实行社会自治管理。通过疾病基金会、法定医疗保险医师协会等自治组织实施制度的运作，政府负责监管和调控。

第四是自由选择原则。参保人有权选择开业医生和医疗保险基金会。

这些原则历经近130年一直坚守如初，成为德国医疗保险制度的根基，确保了德国的医疗服务和保险制度的公平而有效的运行。但进入20世纪70年代以来，由于人口老龄化加剧，医疗技术进步使得新药品与新疗法不断出现，经济不景气导致德国失业人口增加、缴费人数减少等各因素的影响，医疗卫生费用持续上升，医疗保险基金支出风险不断加大。

为了解决上述问题，自20世纪70年代中期起，德国开始进行卫生政策改革，当时改革的主要目的是降低医疗成本。具体措施包括通过支付制度改革，鼓励供方控制成本；提高个人承担医疗费用比例；加强对疾病基金会的管理。

20世纪90年代起，德国开始对卫生系统进行结构性改革。1993年《卫生结构法案》生效，为改革提供法律支持。改革的核心目标是通过在医疗领域建立竞争机制，以形成一个有管制的医疗服务市场。具体改革路径是对医疗服务的筹资、供给和监管这三者的权责进行再分配。这个过程的主要举措包括：扩大疾病基金会之间的竞争程度，允许基金方有选择地签订合同，个人承担一定的治疗费用，广泛采用预算制和DRG支付方式。

进入21世纪以来，改革进一步深化。2007年2月2日，德国联邦议院通过了《法定疾病保险——强化竞争法》，新一轮医疗保障体制改革从2007年4月1日起正式开始实施。2007年的卫生改革决定废除疾病基金会自行确定保险费率的权力，而将此权力移交给国家。另一项改革措施是通过税收进行融资，以扩大医疗保险基金的来源。根据当前的法令，国家税收是医疗保险体系融资的一个组成部分，是联邦政府从税收中支付给法定医疗保险的非保险福利（如儿童和配偶的非缴费型家庭联保和产妇或孕妇的医疗保险权益）。联邦财政从2004年开始补贴10亿元。2004年到2021年联邦政府的财政补贴呈现先上升后下降的整体趋势，2017年起联邦政府的补贴每年固定为155亿欧元，2020年为180亿欧元，占当年法定医疗保险基金总支出的7.4%。2021年新冠肺炎疫情之后联邦政府的财政对于法定医疗保险的补贴增加至195亿欧元。①

---

① Bundesministerium für Gesundheit（BMG）. Finanzierungsgrundlagen der Gesetzlichen Krankenversicherung. http://bundesgesundheitsministerium. de/finanzierung-gkv. html.（2021-02-16）［2021-11-11］.

第三节　商业健康保险主导模式

商业健康保险主导模式实际上是一种混合模式，即社会保险与商业保险的混合，以商业保险为主。美国是这种模式的典型代表，美国的医疗保障体系主要由两大类构成，一类是政府主导和出资的社会医疗保险；另一类是商业健康保险，由营利或者非营利的私人或社会组织主办。

一、美国的社会医疗保障

美国社会医疗保障制度依据 1965 年通过的《社会保障法修正案》建立，由美国卫生与人类服务部下设机构医疗保险和医疗救助服务中心（CMS）直接管理，主要包括五个计划。[①]

（一）老年和残疾人医疗保险（Medicare）

老年和残疾人医疗保险也被称为医疗保健计划，主要覆盖 65 岁及以上的退休人员及部分残障人士。Medicare 分四个部分，通过美国财政部的两个基金账户来支付，这两个账户中的资金也只能用于医疗服务。

A：第一个账户是住院保险（hospital insurance）信托基金。该基金仅用于 A 部分覆盖下的住院医疗，其资金来源是工资税。奥巴马医改前，美国雇主和雇员各自缴纳的工资税是 1.45%，自雇群体缴纳的工资税是 2.9%。

B：第二个账户是补充医疗保险（supplement medicare insurance）信托基金。该基金主要覆盖住院保险没有覆盖到的项目，包括门诊临床服务、医疗检查以及特定人群的部分耐用医疗设备等项目费用。由个人选择投保，绝大部分老年人参加了该项目。75% 左右的资金来自联邦政府的一般性财政收入，25% 左右来自参保人每月缴纳的保险费。

C：第三个是医疗优选计划，也叫委托照管护理。这是由与之有签约关系的私人公司经营的，该项目为受益人提供商业健康保险服务。个人需要向商业健康保险机构支付一定费用，并且每次看病时也要缴纳一定费用。商业健康保险机构可以给予参保人额外的福利补助，这一部分主要是前面 A 和 B 两部分不包括的项目，如处方药、牙科保健、视力保健或健身俱乐部会员资格等。

---

① 袁伟. 美国医疗保险制度考察报告［J］. 中国医疗保险. 2015（6）：68-71.

D：第四个是处方药物覆盖计划。该项目由 2003 年的《医疗保险现代化法案》通过，自 2006 年 1 月 1 日起执行，是美国政府为参加前述 A、B 部分的参保人进行处方药补贴的社会保障措施，即用联邦政府的补贴来覆盖参保人的处方药开支。该计划类型较多，缴费标准变化也较大，由参保人自行决定是否加入，由商业健康保险机构运营管理，CMS 对发生的费用在限定标准内予以报销。

（二）贫困人口的医疗救助（Medicaid）

贫困人口的医疗救助也是根据 1965 年《社会保障法修正案》建立的，主要由各州政府直接主办。各州依据自己的经济发展条件确定贫困线，对低收入人群、失业人群和残疾人群等提供程度不等的、部分免费的医疗保障服务。目前，有一些州已经将医疗救助计划扩展到所有家庭收入低于特定标准的人群，一般是联邦贫困线的 133% 或 138%，部分州使用不同的收入标准。另有一部分州则是根据家庭收入、家庭规模、残疾情况以及其他的因素综合确定 Medicaid 的资格，具体的规则因各州而异。[①] 医疗救助计划资金来源于政府的一般税收，由联邦和州政府共同负担。具体运作由各州负责，CMS 对各州的执行情况进行监督。服务项目包括门诊、住院、家庭保健等。有的州、市还提供药品、配眼镜、助听器等十多个项目的医疗资助。[②]

（三）儿童健康保险计划（Children's Health Insurance Program，CHIP）

根据《1997 年平衡预算法》建立，主要以联邦政府提供资金的形式，向各州中低收入家庭（收入高于享受医疗救助计划的条件，但又没有能力购买商业健康保险）的儿童提供健康保险。CHIP 和 Medicaid 一起构成了美国针对低收入人群的医疗保障的重要部分。

（四）军人医疗保障计划

联邦政府为现役和退伍军人及家属提供的特定的医疗保障计划，由联邦政府专门机构负责，通过政府建立的军人医疗服务体系（政府医院）提供服务。

（五）少数民族医疗保障计划

享受对象为印第安人和阿拉斯加州的少数民族，由卫生和公共服务部印第安人卫生服务办公室领导，经费实行单独列支。

---

① https://www.healthcare.gov/medicaid-chip/medicaid-expansion-and-you/.
② 胡安娜. 美国医疗保险制度概述［J］. 九江医学. 2008（3）：90-92.

（六）联邦雇员健康福利计划（Federal Employees Health Benefits Program，FEHB）

联邦政府为联邦雇员提供了另一项健康保险计划，保障对象包括联邦雇员、已退休联邦雇员及他们的家属。

二、美国的商业健康保险

除了社会医疗保障覆盖的特殊人口以外，其他多数人口靠市场化的商业健康保险提供保障，即美国是以商业健康保险为主的医疗保障体制。美国的商业健康保险非常发达，商业健康保险组织有 1 800 多家，为各类参保人提供服务。商业健康保险形式包括：营利性保险计划、非营利性保险计划（如双蓝计划）以及管理型保健计划等。此外，还有雇主举办的企业自保计划。其中以双蓝计划和管理型医疗保健计划最具代表性，是美国商业健康保险的主要服务商。

（一）"双蓝"计划

"双蓝"，指蓝十字（blue cross）和蓝盾（blue shield），是美国最具有代表性的两家非营利性的商业健康保险公司。目前美国在职人员的医疗保险主要是由商业健康保险公司经办的，其中一半由各州的蓝十字和蓝盾组织经办，另一半由其他商业健康保险公司经办。"双蓝"创立于 20 世纪 30 年代，蓝盾由医生组织发起，承保范围主要为门诊服务；蓝十字由医院联合会发起，承保范围主要为住院医疗服务。医疗保险费用主要来源于参保人交纳的保险费，一般在职雇员以自愿原则在蓝十字等私营的医疗保险机构投保，费用由雇员和雇主共同负担。蓝盾按合同规定将医疗费用支付给医生，但有一个上限；蓝十字根据参保人的医疗情况向医院支付住院费用，但享有一定比例折扣待遇（个人负担一定比例的医疗费用支出）。

1982 年，蓝十字协会和蓝盾协会进行了彻底的整合，称为蓝色组织（"双蓝"）。"双蓝"涉及两种不同的关系：一是向参保人提供保险服务；二是与医疗服务商约定受益人的医疗费用合同，这种安排通常要求参保人接受蓝色组织指定的医疗服务商的服务。经过 90 年发展，目前该组织覆盖全美 90% 以上的医院和 80% 以上的医师，是美国规模最大、知名度最高的医疗保险服务机构。即使是政府主管的老年人和残疾人医疗保险和医疗救助，也常常把业务委托给商业健康保险公司经办。

（二）管理型医疗保健计划（managed care）

管理型医疗保健计划也叫管理型医疗计划。20 世纪 70 年代以来，美国的医疗费用增长加速，并逐渐超过军费开支，成为第一大财政支出项目。因此，70 年代中期以来，美国开始对医疗保险制度进行调整和改革，于是管理型医疗保健计划逐渐受到重视，并得到推广。改革的核心是改变医疗保险支付方式和医疗服务提供方式分割的制度设计，将医疗服务供给和需求合二为一。美国的管理式医疗保险组织（prepaid group practice）是一种将保险与卫生服务合为一体的组织模式，投保人向该组织交纳保险费后，该组织承保参保人的医疗需求，提供给参保人必要性的医疗健康服务。它与传统的医疗保险最大的不同在于：它提供保险的形式不是费用赔偿，而是一次性到位的健康治疗。① 采用这种模式的医疗保险组织也大量涌现。到 1996 年年初，加入各种管理型保健组织的参保人达到 1.1 亿人。随着时间的推移，这种计划涵盖的内容从一般门诊和住院扩展到各种专科治疗；在医疗费用支付方式上，使用按人头付费的预付制替代过去的按项目付费的后付制，大大降低了费用，取得了良好的效果。

管理型医疗保健对医疗保健的价格、医疗服务的质量和人们获得医疗服务的途径都进行严格的管理，并逐渐发展成为集医疗服务和经费管理为一体、以控制医疗费用为主要目的的保险模式。管理型医疗保健计划的关键是保险人直接参与医疗服务的管理，它具有以下几个要素②：

（1）确定若干个医疗服务提供者（医院、诊所、医生）；

（2）将选出的医疗服务提供者组织起来，为参保人服务；

（3）医疗服务按规定执行，以确保服务质量，并经常复查医疗服务使用情况；

（4）强调预防和身体健康的重要性，以减少对医疗服务的使用；

（5）参保人只有到指定的医疗服务提供者那里治疗时，才可享受经济上的优惠。

管理型医疗保健计划主要有以下三种类型：健康维护组织、优选提供者组织、服务点保险计划，其中健康维护组织是最著名的管理式医疗形式。

1. 健康维护组织（Health Maintenance Organization，HMO）

HMO 是由医务人员和管理人员自愿结合而成的医疗保健组织，它向每个参保人收取一定的保险费，在合同有效期内，负责参保人的健康。健康维持组织开办自己的合同医院和招收医师，直接为参保人提供医疗服务。它将医疗服务的提供者（供方）和医疗保险经费的出资者（第三方）合二为一。参保人按会员制的办法定期交纳一定的会费，其就诊只能到指定的医院，不能随便选择医生和医院（急诊除外）。在 HMO 工作的医生是其雇员，只拿薪水，不从病人服务中提酬。HMO 的医生很少像一般私人医生那样诱导病人多开药或多向病人提供服务，而是把工作重点放在健康教育和强化预

① 段昆. 美国管理式医疗保险组织评介 [J]. 消费导刊，2007（10）：118-119.
② 程晓明. 医疗保险学 [M]. 上海：复旦大学出版社，2003：38-39.

防措施方面，目的是节约医疗费用开支，如加强预防性出诊、健康检查，开办戒烟和减肥等服务，做好入院前的准备、尽量缩短平均住院日等。

　　健康维护组织因其重要的作用受到国家的重视，1973 年美国国会通过《健康维护组织法案》，明确规定了它的法律地位，并给予经费支持。据统计，运行 HMO 的地区，医疗费用平均下降 25%。政府也将大部分公办的医疗保险业务，如老年人和残疾人医疗保险计划交给健康维护组织经办。

　　2. 优选提供者组织（Preferred Provider Organization，PPO）

　　优选提供者组织也是一种新兴的医疗保险组织。PPO 代表参保人的利益，就服务收费与医院或医生进行谈判和讨价还价，最终选择同意降低收费价格（一般压低价格 15% 左右），并愿意接受监督的医院或医生签订合同，为参保人提供服务。实际上，保险机构与医院或医生的关系是医生或医院通过承诺以较低的报酬提供服务，来换取从 PPO 获得稳定的患者来源。PPO 保险费较低，并且可以在 PPO 预先指定的医生和医院网络自由选择医院和医生，因此比较受欢迎。

　　3. 服务点保险计划（Point of Service，POS）

　　POS 是为克服 HMO 的参保人不能自由选择医生的缺陷而发展起来的一种新的医疗保险组织形式。POS 的特点是实行初级保健医生（gatekeeper）制度。POS 由参保人选择他的初级保健医生来配合个人医疗，该医生负责为他专门治疗，或者由其负责为参保人转诊以寻找其他医疗服务。参保人在选择医生时有更大的自由，即经初级保健医生同意，每次医治既可选择计划内的医生，也可选择计划外的非 POS 医生。为鼓励参保人选择 POS 医生，当参保人选择非 POS 医生时，必须交纳部分医疗费用。①

三、美国的医疗服务体系

　　美国的医疗服务体系可分为营利性、非营利性和政府办的公立医院三大类型。一是营利性医院，医院运营以营利为目的，一般收取的医疗费用较高。二是非营利性医院，不以营利为目的，其收入不能用于分红，可以享受免税政策。美国《国家税收法》第 501 条第 3 项规定，非营利性组织应该具备四个条件：非个人利益的公益性机构；不得参与政治活动和与医院业务无关的集团活动，不得接受政治性捐款；不得进行资产分配和支付额外工资；关闭时不得对私人分配资产。非营利性医院是为参保人服务的主体。三是政府办的公立医院，主要是联邦政府拥有和举办的综合性医院，为应由政府负责的特殊人员服务，如现役军人、退伍军人等。美国建立的军人和退伍军人医院

---

　　① 段昆. 美国管理式医疗保险组织评介［J］. 消费导刊，2007（10）：118-119.

就有 200 多所，为现役军人和不能支付商业健康保险的伤残退伍军人提供免费的医疗保健服务。[1]

四、美国的医疗保险制度改革（奥巴马医改）

CMS 年度报告显示，美国 2010 年全年医疗系统总开支为 2.6 万亿美元，相当于平均每人 8 402 美元。医疗支出占政府财政总支出的 24%，医疗开支涨幅为 3.9%。截至 2010 年，有 16.3% 约 4 990 万美国人没有医疗保险。这些人如果去医院接受治疗，将自己支付全部费用，而他们大多是穷人。尽管美国医疗开支巨大，但并没有带来相应的健康绩效。世界卫生组织的数据显示，在其调查的 191 个国家中，美国国民的总体健康水平排名第 72 位，医疗筹资分配的公平性排名第 55 位。[2]

奥巴马自 2009 年 1 月入主白宫之后，就开始着手医疗保障制度改革。2009 年 6 月，美国参议院和众议院开始陆续讨论各自的医改方案，经过反复的协商、讨论、修改、审议、投票表决，2010 年 3 月 21 日，历时 14 个月后，美国众议院以 219：212 的投票结果，通过了参议院医改方案。2010 年 3 月 23 日，时任美国总统奥巴马签署医疗保险改革法案，即《患者保护和平价医疗法案》（Patient Protection and Affordable Care Act，ACA），并于 2014 年 1 月正式全面生效。改革目标是让更多美国人获得负担得起的医疗保险，扩大医保覆盖率，将覆盖率从 85% 提高到 95%。提高医疗保健和医疗保险的质量，规范医保行业行为，并最终实现减少美国医疗支出增长的目的。

《患者保护和平价医疗法案》也常常被称为奥巴马医改法案，主要内容包括六点。

（1）每一名美国公民必须投保，否则将面临每年至少 695 美元罚款。这一规定于 2014 年生效。

（2）雇用超过 50 名员工的企业必须向员工提供医保，否则政府将对其处以罚金。

（3）子女可以享用父母的医保服务至 26 岁。

（4）保险企业不得在参保人患病后单方面终止保险合同，不得对参保人的终身保险赔付金额设置上限。参保人如因过往病史遭拒保，可申请医疗补助。

（5）2014 年后，任何保险企业不得以参保人过往病史为由拒绝保险或收取高额保费。

（6）政府建立专门机构监督和评估保险企业的保险费率调整，有权否决不合理的保险费上调方案。

该法案计划 10 年内投入 9 400 亿美元，根据法案实施时间，2013 年按 3.8% 的税

[1] 胡安娜. 美国医疗保险制度概述 [J]. 九江医学，2008（3）：90-92.
[2] 郭林，杨植强. 奥巴马医疗保障制度改革综论 [J]. 江汉论坛，2013（3）：125-129.

率，向收入高于 20 万美元的个人或收入高于 25 万美元的夫妇的收入、红利或利息收入征收医保税。[①]

受美国崇尚自由放任、强调个人利益、反对政府干预市场和国家控制社会的主流价值观的诱导，政党派系的阻挠，以保险公司、医院、医药为代表的利益群体的抵制，高收入者对加征税收的反感和抗拒等多方面影响，奥巴马医改法案饱受争议、推行困难。当奥巴马医改法案获得通过后，全美相继有 26 个州提出了"医改违宪"诉讼，遍布全国的地方性反医改集会甚至大规模的抗议活动不时出现。[②] 2017 年 1 月，特朗普总统上任签署的第一条行政令即是限制奥巴马医疗法案的有效运行。奥巴马医保改革到底能够走多远，是否能够实现其改革目标面临诸多不确定性因素，其改革措施的实施也必将是一个漫长和艰难的过程。

第四节　储蓄医疗保险主导模式

储蓄医疗保险制度是国家通过立法强制雇员和雇主双方缴费，以雇员的名义建立保健储蓄账户（即个人账户），用于支付个人及家庭成员的医疗费用的医疗保险制度。1983 年 2 月，新加坡卫生部发布《国家健康计划蓝皮书》，提出建立强制性医疗保险计划——保健储蓄计划（Medisave）。1984 年 4 月，新加坡正式建立了以个人储蓄账户为基础的医疗保险制度，并成为世界上第一个将个人储蓄账户强制引入医疗保障制度的国家。[③]

一、多重保障的制度框架

新加坡整体医疗保障体系具有多层次、多维度的特点。在以个人时间纵轴的调节为主的基础上，又有群体横向互助共济，同时政府承担对弱势群体的兜底作用。在医疗服务方面，政府主要承担补贴供方的责任，在公立医院支出总费用中政府财政补贴占比达 80%，所有新加坡人都可以获得政府补助。在医疗保障方面，包括保健储蓄、健保双全、保健基金、乐龄健保、暂时性乐龄伤残援助、基本护理合作等计划。其中前三个计划是新加坡基本医疗保障的主体制度，即保健储蓄计划（Medisave）、健保双全计划（Medishield）和保健基金（Medifund）计划，又称为"3M"制度；后三个计划主要针对特殊群体进行保障，以进一步减轻他们的医疗负担。

---

① 郭林，杨植强. 奥巴马医疗保障制度改革综论 [J]. 江汉论坛，2013（3）：125-129.
② 许飞琼. 从奥巴马医改一波三折看利益集团的较量 [J]. 中国医疗保险，2014（6）：66-70.
③ 丁一磊. 新加坡健康保障制度演变的特点及启示 [J]. 中国卫生政策研究，2018（10）：34-42.

新加坡多重保障制度设计的基本思路和实施流程如下。第一，由政府对基本医疗服务直接进行大量的补贴，国民在享受基本医疗服务时，所支付的费用是政府补贴后的价格，但新加坡只对本国国民提供补贴；第二，医疗保障计划主要负担住院和大病费用，国民在享受绝大多数的普通门诊医疗服务时，需要自己支付所有费用（部分慢性病除外）；第三，当住院治疗时，在享受政府补贴的基础上，自付部分可以使用个人公积金（保健储蓄计划）支付；第四，在个人公积金支出达到一定额度后，由健保双全计划（终身健保计划）支付起付线以上部分的大部分费用；第五，对困难人群由保健基金计划进行救助。[①]

二、公私混合的医疗服务体系

新加坡的医疗卫生服务体系既有政府建立的公立医疗服务机构，也有市场化的私人医疗服务机构。

（一）公立医疗服务机构

全国共有 9 家公立医院和 8 个专科中心，提供 80% 的住院医疗服务。根据患者住院的病房等级给予不同的津贴：A 级病房，有独立房间，配有空调、电视，政府不提供津贴；B1 级病房，每个病房有 4 张床，配有空调、电视，政府提供 20% 津贴；B2 级病房，每个病房有 6 张床，政府提供 65% 津贴；C 级病房，每个病房有 8~10 张床，政府提供 80% 津贴。除了公立医院外，政府还拥有公立诊所 18 家，诊所负责辖区内的医疗、预防保健并负责向医院转诊病人。诊所只有简单的医疗设备，如小型 X 光机、B 超等，不设病床。公立诊所提供全国约 20% 的初级卫生保健服务，患者就诊可以享受政府医药费 50% 的津贴，18 岁以下和 65 岁以上的国民可享受 75% 津贴，中低收入者和"建国一代"还可以享受进一步补贴（见表 9-4）。患者若由政府综合诊所推荐到专科医院就医，同样也能享有政府补贴。

表 9-4　　　　　　　　　医疗机构服务费用补贴比重　　　　　　　　　%

服务类型	公立医院住院服务				公立诊所门诊服务	
病房/人群	C 级病房	B2 级病房	B1 级病房	A 级病房	成年人	儿童和老年人
政府补贴比例	80	65	20	0	50	75
个人支付比例	20	35	80	100	50	25

---

① 丁一磊. 新加坡健康保障制度演变的特点及启示 [J]. 中国卫生政策研究，2018（10）：34-42.

（二）私人医疗服务机构

包括私人医院和私人诊所两类：私人医院共 12 家，约提供全国 20% 的住院服务，不享受政府津贴；私人诊所 2 000 家，提供全国 80% 的初级医疗服务，不享受政府津贴。

（三）社区医疗服务

包括社区医院、养老院、住家医疗等类型：社区医院为出院后慢性病病人提供中期康复医疗和护理；养老院给老人提供长期生活护理；住家医疗对行动不便的病人给予家庭医疗和护理服务；其他服务还包括社会力量承办的各种康复中心，如老人康复中心、失智老人护理中心、精神病护理中心、多动症儿童护理中心等。患者首次就诊必须在基层医疗机构，否则会影响其医疗费报销比例。①

三、3M 计划

新加坡的医疗保障制度包含三个部分，即以强制性的、以个人储蓄方式支付医疗保险费用为目的的保健储蓄计划（Medisave），非强制性的、对大病进行保险的健保双全计划（Medishield），政府拨款为帮助贫困国民支付医疗费用建立的保健基金计划（Medifund）。保健储蓄、健保双全、保健基金共同构筑了新加坡的医疗保障网，保证每一位国民都能获得基本医疗服务。新加坡的医疗保障制度包含了个人储蓄（个人账户）、医疗保险和医疗救助三个并列的制度。新加坡实行统一的医疗保障制度，各个阶层（群体）之间在待遇上基本没有区别。

（一）保健储蓄计划（Medisave）

新加坡中央公积金制度建立于 1955 年，由中央公积金局主管。最初是强制储蓄的个人账户式养老金制度，后来个人账户规模不断扩大，逐步成为包括养老、住房、医疗和投资的综合账户制度。1984 年，在原有公积金制度的基础上，新加坡开始推行保健储蓄计划（Medisave），将个人储蓄账户分为三个账户：（1）普通账户，1976 年开始实施，相当于工资的 30% 用来缴费计入该账户，用于购房、投资、教育等；（2）医疗账户，工资的 6% 左右计入该账户，用于支付住院和重病医疗费用；（3）特别账户，工资的 4% 左右计入该账户，只能用于养老和特殊情况下的紧急支付，一般在退休前不能动用。

---

① 奕栋洪，杨波意. 新加坡医疗保健制度改革经验探讨［J］. 全科医学临床与教育，2017，15（5）：536-538.

保健储蓄计划要求参加公积金计划的会员按照法律规定都参加保健储蓄计划，如果是自雇者，年营业纯收入超过 6 000 新元，也要缴费参加该计划。保健储蓄计划的缴费比例根据年龄不同而不同，由雇主和雇员各承担 50%，存入个人的保健储蓄账户。35 岁以下为本人工资收入的 6%，35～44 岁为 7%，45 岁以上为 8%。新加坡自 2011 年 7 月 1 日起将保健储蓄基金的最高缴费额（封顶线）定为 41 000 新元，2016 年的最高缴费额是 49 600 新元。在个人 55 岁时，保健储蓄账户中积累的基金可以提取，但必须保持一个最低限额，以确保参保人在退休后患病时有足够的储蓄金支付住院费用。为防止保健储蓄账户累积过多，2016 年新加坡公积金局规定，保健储蓄账户超过 49 600 新元的部分，自动转入特别账户，可以获得高达 6% 的利息，以确保更高的退休待遇。此外，为了鼓励生育，每名新生儿自动获得 4 000 新元在保健储蓄账户，帮助父母解决婴儿的看病就医费用。[①] 缴纳的保健储蓄基金可以免缴个人收入所得税。保健储蓄账户所有者去世后，基金的余额可以由亲属继承，且不缴遗产税。法律规定，保健储蓄户头要求与 10 年期新加坡政府债券利率挂钩，外加 1% 的利率，且政府确保其利息不低于 4%。2016 年新加坡各年龄段保健储蓄账户的缴费情况见表 9-5。

表 9-5　　　　　　　　2016 年新加坡各年龄段保健储蓄账户的缴费情况

年龄	缴费比例（月工资大于 750 新元的雇员）占工资百分比（%）			存入占工资百分比（%）		
	雇主缴费	雇员	总计	普通账户	特别账户	医疗账户
<35 岁	17	20	37	23	6	8
35～45 岁	17	20	37	21	7	9
45～50 岁	17	20	37	19	8	10
50～55 岁	17	20	37	15	11.5	10.5
55～60 岁	13	13	26	12	3.5	10.5
60～65 岁	9	7.5	16.5	3.5	2.5	10.5
>65 岁	7.5	5	12.5	1	1	10.5

资料来源：新加坡公积金局. https://www.cpf.gov.sg/Members/Schemes/schemes/healthcare/medisave. 2016-01-21；https://www.cpf.gov.sg/Employers/EmployerGuides/employer-guides/paying-cpf-contributions/cpf-contribution-and-allocation-rates, 2016-01-21.

1984 年，保健储蓄账户只被允许支付本人及家庭成员在公立医疗机构的住院服务费用。随后，这种限制被放宽到私营医院和各种类型病房，2002 年开始，允许用于部分昂贵的门诊费用，如检查、日间手术、放射治疗、化疗、肾透析等。

---

① 丁一磊. 新加坡健康保障制度演变的特点及启示 [J]. 中国卫生政策研究，2018（10）：34-42.

（二）健保双全计划（Medishield）

为了弥补保健储蓄计划保障能力的不足，1990 年，政府制定和实施了健保双全计划（Medishield）。这是一种非强制性的低价医疗保险计划（大病统筹保险），带有社会保险性质，其设立的目的是为了帮助参保人支付住院或特殊门诊大病（如透析和肿瘤化疗）或慢性病的医疗费用，是保健储蓄计划的补充。它由中央公积金局从参加这项保险计划的会员账户中提取少量费用实行社会统筹、调剂使用。根据参保人年龄设计缴费标准，年龄越高、缴费越多。

大病住院的医疗费用，先按保健储蓄计划规定支付一定数额后，剩余部分再按健保双全计划从统筹基金中支付。在支付时，设置了起付线和封顶线。2016 年起付线 C 类病床 80 岁及以下为 1 500 新元，80 岁以上为 2 000 新元；B2 类病床 80 岁及以下为 2 000 新元，80 岁以上为 3 000 新元。日间手术，80 岁及以下为 1 500 新元，80 岁以上为 3 000 新元。个人负担部分，可从个人保健储蓄账户中扣除。起付线以上的费用健保双全计划支付 80%～90%，个人负担 10%～20%（见表 9-6）；随着医疗费用开支增长，个人负担比会下降。健保双全计划支付的封顶线最初是每个人一年最高补偿 5 万新元，一生可获得最高补偿为 20 万新元；后来提高到每年 7 万元，一生可获得最高补偿为 30 万新元。从 2016 年起，健保双全计划转变为终生健保计划后，封顶线改为每年 10 万元，一生可获得的补偿没有封顶线。健保双全计划可索赔补偿数目是根据住院天数、外科手术种类或是否用到移植物而计算的。

表 9-6　　　　　　　　　　　2016 年新加坡健保双全计划待遇表　　　　　　单位：新元

		C 病房	B2 病房
免赔额（起付线）	80 岁以下	1 500	2 000
	80～90 岁	2 000	3 000
共同保险（自付比）	20%	1 501～3 000	2 001～3 000
	15%	3 001～5 000	3 001～5 000
	10%	5 000 元以上	5 000 元以上

资料来源：新加坡卫生部官网. 2016-01-21.

（三）保健基金计划（Medifund）

保健基金计划（Medifund）建立于 1993 年，是由政府设立的救济基金，为那些无钱支付医疗费用的低收入者提供一个安全网。1993 年，新加坡政府拨款 2 亿新元作为创立保健基金的启动基金，同时接受社会捐款。到 2001 年，基金总额达到了 7 亿新元。新加坡政府根据财政收入和国家经济状况，每年拨 1 亿~2 亿新元，并随预算盈余而逐渐增加到 20 亿新元。保健基金主要用利息进行救助，确保保健储蓄账户不足以支付医疗费或者没有保健储蓄账户的贫困国民看得起病。无力支付住院费用的困难人群可向保健基金管理委员会（每所公立医院设有政府委任的、由平民和社区领导组成）申请，基金自 1993 年成立以来，向基金申请补助的 99% 的人都获得批准而得到财政资助[1]，主要救助住院时使用 B2 和 C 类病房的人。

四、新加坡医疗保障制度的改革——建立终身健保计划（Medishield Life）

长期以来，新加坡 3M 医疗保障制度存在着保健储蓄计划筹资有限、健保双全计划限制较多、国民医疗自费比例过高（平均 40% 以上）、保障能力不足等问题，近次大选中国民对医疗改革的呼声越来越高。因此，政府从 2012 年开始酝酿医疗改革，着手设计覆盖全部新加坡国民及永久居民的强制性全民医疗保险制度。新加坡政府在 2015 年 12 月 1 日推出终身健保计划取代了健保双全计划，并于 2016 年在新加坡全面推开，之前参加了健保双全计划的人自动转入终身健保计划，自动享有保障。

相比健保双全计划，新的终身健保计划覆盖面更广泛，覆盖所有的新加坡人，如永久居民、高龄老人（最大的参保年龄从 92 岁调整为无限制）和之前已经患有疾病的患者；政府为低收入者、"建国一代"提供补贴；每年补偿上限提高到 10 万新元，无终身补偿上限；保障范围主要涵盖住院服务以及部分昂贵的门诊服务（肾脏透析、癌症的化疗和放射治疗等）；公积金账户所有者可以使用保健储蓄账户积累金进行缴纳。

为了保障健保双全计划顺利转向终身健保计划，新加坡政府拨款 40 亿新元，为国民缴费提供四年的过渡津贴，同时对中低收入者提供永久性的保费津贴、对"建国一代"提供长者津贴及对中低收入者永久津贴等。当政府过渡性津贴在第五年结束时，保费有所增长。

新加坡健保双全计划、终身健保计划的缴费补贴以及个人自付比例情况见表 9-7、表 9-8。

---

① 丁一磊. 新加坡健康保障制度演变的特点及启示 [J]. 中国卫生政策研究，2018（10）：34-42.

表 9-7　　　　　　　新加坡健保双全计划、终身健保计划缴费及补贴　　　单位：新元/年

年龄	健保双全保费	终身健保保费（补贴前）	2015 年终身健保保费（补贴后）				2019 年终身健保保费（补贴后）			
			低收入者	中低收入者	中高收入者	高收入者	低收入者	中低收入者	中高收入者	高收入者
1~20 岁	50	130	60	61	62	66	98	104	111	130
21~30 岁	66	195	82	84	86	92	146	156	166	195
31~40 岁	105	310	131	134	137	146	233	248	264	310
41~50 岁	220	435	237	241	246	263	305	326	348	435
51~60 岁	345	630	364	371	377	402	441	473	504	630
61~65 岁	455	755	462	470	477	515	491	529	566	755
66~70 岁	540	815	530	546	554	595	530	571	611	815
71~73 岁	560	885	563	572	581	625	575	620	664	885
74~75 岁	646	975	634	653	663	712	634	683	731	975
76~78 岁	775	1 130	678	735	778	846	678	735	791	1 130
79~80 岁	865	1 175	705	764	823	927	705	764	823	1 175
81~83 岁	1 123	1 250	750	813	875	1 148	750	813	875	1 250
84~85 岁	1 150	1 430	858	930	1 001	1 206	858	930	1 001	1 430
86~88 岁	1 190	1 500	825	900	975	1 252	825	900	975	1 500
89~90 岁	1 190	1 500	825	900	975	1 252	825	900	975	1 500
90 岁以上	—	1 530	765	842	918	1 258	765	842	918	1 530

资料来源：新加坡卫生部官网. 2016-01-26.

表 9-8　　　　　健保双全计划、终身健保计划医疗费用个人自付比例　　　单位：新元，%

住院及日间手术费用段	健保双全	终身健保
0~3 000	20	10
30 001~5 000	15	10
5 001~10 000	10	5
大于10 000	10	3
门诊治疗	20	10

资料来源：新加坡卫生部官网. 2016-01-26.

第五节　医疗保障模式的比较与评价

纵观以上四种典型国家医疗保障制度，可以发现它们既有共同点，也有差异性。

一、医疗保障模式的共同点

（一）与本国经济、社会、文化和历史条件相适应

各国的国情不同，因此其选择的医疗保障制度也不同，经济、社会、文化和历史条件是医疗保障制度产生的土壤和根基。英国的国民健康服务体系（NHS）是在"福利国家"背景下建立的。德国社会医疗保险模式中的社会自治管理体制可以追溯到历史上为应对工业化生产方式产生的风险（工伤、疾病等），工人自发形成的"基尔特"互助保险组织。美国一贯崇尚经济自由主义和市场经济，不希望政府干预市场、国家控制社会，因此面对奥巴马医改法案，反对力量非常强大。抗议者认为医改使他们失去五项自由：选择医保计划的自由、随时调整计划的自由、选择自付比例的自由、保留现有医保计划的自由以及选择医生的自由。新加坡之所以能够长期实行储蓄医疗保险模式，与其人民行动党长期一党执政，政府包揽了国民几乎一切事务，通过建立中央公积金制度提供养老、医疗、教育、住房等保障的行为，以及受东方文化影响，国民能够接受和习惯于对收入进行储蓄积累的传统密切相关。

（二）一种制度为主、其他制度为辅

英国以国民健康服务体系（国家保障制度）为主，但也存在商业健康保险制度；在德国，医疗保险制度本身就分为法定医疗保险和商业健康保险两种模式，根据收入水平确定参保哪种制度；而美国是商业保险与社会保险制度的混合，政府为特殊人群（包括经济脆弱群体）提供保障，其他群体只能选择商业健康保险或没有保险；新加坡尽管以3M制度为主体，但也存在商业健康保险市场。同时这些国家的医疗服务体系也是公立和私立医疗机构混合的模式，有的以公立医疗机构为主，如英国；有的以私立医疗机构为主，如美国；有的公立和私立相差不多，在提供医疗服务时形成互补关系，如新加坡。

（三）向弱势群体倾斜

英国的国民健康服务体系本身就是全民医保，且对国民的保障无差异，公平性体现得非常充分。德国的医疗保险制度由政府为低收入群体支付定额保费来参加法定医疗保险，符合收入条件的家庭成员（雇员的子女和无工资配偶）自动参加法定医疗保险。美国尽管是以商业健康保险为主导的医疗保障模式，但对老年人、残疾人和贫困者专门设计了 Medicare 和 Medicaid 两项保障制度。新加坡 3M 制度中的保健基金计划

（Medifund）就是为低收入者专门设计的医疗救助计划，确保贫困人口也能够享受到医疗服务。由此可见，由于医疗保障是关乎国民健康和生命安全的社会制度，因此各国的医保制度都不同程度地体现了公平性的要义。

（四）制度改革是普遍趋势

无论采用什么模式，各国医疗保障都面临一系列的问题和挑战，例如，人口老龄化、医药技术水平和医疗服务价格提高、疾病谱改变（从急性传染性疾病向非传染性慢性病转变）、医疗费用开支快速增长、政府财政对医保投入能力降低以及医保覆盖面不足等，都进行了不同形式和内容的改革。如英国引进"内部市场"机制，加强医疗机构之间竞争，放松对外部市场的管制，提高医疗服务效率；德国政府通过对疾病基金会的整合和加大监管力度、扩大筹资来源，以及医保支付制度的调整等为百年医保制度赋能；美国经过艰难曲折的各方博弈，终于推出奥巴马医改法案，目的是实现覆盖95%人口的全民参保，但改革进程步履维艰；新加坡政府将健保双全计划扩展为终身健保计划，在制度上实现全覆盖和公平医保。

二、医疗保障模式的差异性

各国医保制度差异性主要表现在制度的体制、机制层面，包括覆盖对象、筹资方式、待遇水平和管理手段。[①]

（一）覆盖对象不同

英国的国民健康服务体系覆盖所有合法居民，甚至扩展到欧盟成员国的参保人。德国根据职业的特点建立了法定医疗保险制度，除了具有自由选择权或者豁免权的部分人群可以选择参加私人保险外，所有符合资格的雇员都必须参加法定医疗保险，并且这种保障延伸到雇员的家属，包括未成年人和无工作的配偶。美国的社会医疗保障的覆盖对象有严格限制，仅限于特殊人群，如老年人、穷人、妇女儿童、现役和退役军人、印第安人等，其他的群体选择参加商业健康保险，因此在奥巴马医改完成之前总有部分群体没有被任何医保覆盖。新加坡保健储蓄计划主要对参加公积金计划的会员进行覆盖，同时达到一定标准的自雇者也需要参加该计划，2015年后健保双全计划转变为终身健保计划，提高了参保率，覆盖人群较充分。

---

① 仇雨临. 社会保障国家比较 [M]. 北京：中国人民大学出版社，2019：147-149.

（二）筹资方式各异

英国的国民健康服务体系资金主要来源于国家公共财政，即税收，资金来源比较单一，财政负担较重。德国医疗保险是强制性参保，资金来源于雇主和雇员缴费，筹资水平受经济发展、就业状况和人口结构的影响，因此缴费率具有不断增加的趋势。美国公共医疗保障（Medicare、Medicaid）基金有部分来源于社保税，有部分来源于参保人个人缴费以及政府财政资金，而商业健康保险完全通过市场化的手段进行筹资，是否拥有商业健康保险主要取决于企业雇主是否为员工进行投保，不确定性比较大，这也是造成美国有 16% 人口没有医保的重要原因。新加坡的保健储蓄计划主要通过雇主和雇员缴费筹资，健保双全计划是从保健储蓄账户中提取少量费用实行社会统筹、调剂使用，而保健基金由政府拨款和社会捐赠。

（三）待遇水平不齐

英国除少数项目如牙科、药品等收取少量的费用外，大部分医疗服务都免费提供，保障全面且充分。德国医疗保险相对来说保障上有一定的限制，但是由于缴费率较高，达到了雇员收入 14.6% 的占比，加上管理经办能力较强，因此保障项目很全面，并且建立了自付封顶、豁免等相应的制度，使国民能够得到全面的保障，医疗负担较轻。美国多元的制度安排，商业健康保险根据缴费的不同保障水平有一定差异，而政府提供的相关医疗保险计划保障水平和范围受到一定的限制。新加坡的制度虽然强调个人责任，但是政府对医疗服务的供给进行了大量的补贴，且政府对贫困和弱势群体进行医疗救助，减轻了国民的大病经济负担，避免了灾难性医疗支出的出现。

（四）管理方式多样

英国的制度模式决定了政府对医疗服务供给的监管和影响巨大，虽然在改革中英国政府致力于减少政府干预，实现内部市场，但是整体来说，管理体制依然具有较强的行政管理特点。德国的管理采取社会自治模式，即疾病基金会相对独立、自我管理。美国商业健康保险一般按照市场的原则进行运作，但是大部分的保险公司都属于非营利的机构，行业协会和组织对制度的运行影响深远。新加坡在管理上强调政府、市场和社会共同参与，即使是政府举办并提供资金支持的公立医院，在运行上也都注重发挥市场的作用，促进公平竞争，提高效率。

通过比较可以发现，四种典型的医疗保障模式既有共同点，又有差异性。世界上没有最完美的制度，选择适合本国国情的制度才是最明智的选择。任何医疗保障制度都不可能使公平与效率同时达到极致，只能在两者之间进行适度平衡，同时向公平方更多倾斜。政府和市场（社会）的适当合作，才是医疗保障制度有效治理和可持续发展的路径。

本章小结

　　本章主要介绍四种典型国家的医疗保障模式，包括筹资、待遇、管理和经办等各个方面；同时也涉及医疗服务体系及与医疗保障制度的关系，国外医疗保障制度遇到的主要问题及改革的措施；最后对四种模式从共同点和差异性两个层面进行了比较和评价。通过本章学习，可以使读者对世界上最有代表性的医疗保障模式有一个全面系统的了解，对其发展脉络和发展方向有一定的认识，对分析中国的医疗保障制度有一定的借鉴意义。

复习思考题 〉〉〉〉〉〉〉〉〉〉〉〉〉〉〉〉

1. 本章主要介绍了哪几种医疗保障模式，各自的特点有哪些？
2. 目前国外医疗保障制度的主要问题是什么？
3. 为什么说医疗保障制度改革是世界性难题？
4. 你认为各国医疗保障制度有什么发展规律？

第十章
中国医疗保障制度体系

>> 学习要点

通过本章的学习，应该全面和深入地了解中国医疗保障制度的历史脉络、发展、改革、创新以及不断完善的过程，通过计划经济时期劳保医疗和公费医疗制度、城镇职工基本医疗保险制度和城乡居民基本医疗保险制度、城乡医疗救助制度等的学习，总体上把握中国医疗保障制度体系的特点和发展趋势。

>> 关键概念

劳保医疗　公费医疗　农村合作医疗　城镇职工基本医疗保险　城乡居民基本医疗保险　城乡医疗救助制度

我国社会结构长期呈现城乡二元分割局面，国民的医疗保障制度也按照城乡地域和户籍制度分为两个部分。计划经济时期，在城镇有劳保医疗和公费医疗，在农村有农民的合作医疗。20世纪80年代后，随着中国经济体制改革，医疗保险制度也随之发生了根本性变革。以1998年《国务院关于建立城镇职工基本医疗保险制度的决定》颁布为标志，在城镇逐渐建立了城镇职工基本医疗保险制度；2003年起在农村地区开展新型农村合作医疗制度；2007年开始建立城镇居民（非从业人员）医疗保险制度。2016年国务院发布《关于整合城乡居民基本医疗保险制度的意见》，将城镇居民医疗保险与新农合整合为城乡居民基本医疗保险制度。目前我国已经形成以基本医疗保险为主体，以各种形式的补充医疗保险（大病医疗保险、公务员医疗补助、职工大额医疗互助、商业健康保险、企业补充医疗保险等）为补充，以医疗救助为托底的多层次医疗保障体系。

第一节　计划经济时期的医疗保障制度

我国医疗保障制度自诞生之时就存在城市和农村两条道路发展并行的轨迹，这一特征起源于计划经济时期并一直延续。城镇职工的劳保医疗和公费医疗组成了城市的医疗保障，为体现社会主义国家的优越性，医疗保障制度以高水平保障为特征；在农村，农民自发探索的合作医疗在我国首创了集体与个人合作分担医疗费用的形式，表现为小范围内的集体保障。

一、城市医疗保障

（一）劳保医疗

劳保医疗是对城市企业职工（产业工人）医疗费用予以保障的制度，实施范围包括全民所有制企业和城镇集体所有制企业的职工及离退休人员。改革开放后，还包括中外合资企业职工。1951年政务院颁布的《中华人民共和国劳动保险条例》对企业职工所享有的劳动保险进行了具体规定，劳保医疗作为劳动保险的组成部分得以建立。根据该文件，劳动保险的各项费用全部由实行劳动保险的企业行政方面或资方负担，属于职工福利基金，在职工的工资总额中提取，列入企业成本，个人不需要负担。在个人享有的医疗待遇方面，其一，关于诊疗费用，工人与职员因工负伤，其全部诊疗费、药费、住院费、住院时的膳费与就医路费，均由企业行政方面或资方负担，医疗期间工资照发；工人与职员患病或非因工负伤，其所需的诊疗费、手术费、住院费及普通药费均由企业行政方面或资方负担，而贵重药费、住院的膳费及就医路费由本人负担。其二，对于工人和职员致残中止工作的情况，参照是否因工致残、残疾程度、停工时间、个人工资、企业工龄等指标，对工人和职员的残疾救济费、抚恤费等费用予以补助。此外，劳保医疗的保障对象除工人和职员自身外，还覆盖了职工亲属，即规定工人与职员供养的直系亲属患病时，手术费及普通药费由企业行政方面或资方负担1/2，贵重药费、就医路费、住院费、住院时的膳费及其他一切费用，均由本人自理。

据国家劳动总局 1967 年的典型调查和上海市的统计，劳保医疗费用实际上已占到工资总额的 6.6%，1980 年人均支出为 52.43 元，但是长期以来，医疗费用出现不断上升和浪费等现象。1957 年，周恩来同志在党的八届三中全会上关于劳动工资和劳保福利问题的报告中提出了医疗制度中存在的弊病，明确要求劳保医疗和公费医疗实行少量收费（门诊、住院和药品），取消一切陋规（如转地治疗由医院开支路费，住院病人外出由医院开支车费等），以节约开支。[①] 1977 年以后，国家有关部委开始陆续作出了一些有关基金方面的政策调整的规定。其中，对职工福利基金计提的渠道和比例给予了进一步的明确，将职工福利基金改按扣除奖金后的工资总额计提，还专门对集体企业的费用提取列支问题做了规定。1992 年年底和 1993 年年初，财政部对企业财务制度进行了全面改革，分别发布了《企业财务通则》和分行业的企业财务制度，规定企业按工资总额（包括副食品价格补贴和全部奖金）的 14% 提取职工福利费，并且规定企业职工福利费主要用于企业的医疗卫生支出和职工的其他福利支出，企业职工福利设施费用从税后利润提取的公益金中开支，不再从职工福利费开支，提取的职工福利费分别记入企业的成本。通过一定方式解决了企业职工福利基金的赤字问题，提高职工医疗费用的保障能力。

（二）公费医疗

公费医疗的覆盖对象主要是国家机关、事业单位的工作人员。1952 年颁布的《中央人民政府政务院关于全国各级人民政府、党派、团体及所属事业单位的国家工作人员实行公费医疗预防的指示》《国家工作人员公费医疗预防实施办法》，以及 1953 年卫生部发布的《关于公费医疗的几项规定》，对公费医疗的实施进行了具体规定，标志着公费医疗的建立。公费医疗涵盖全国各级人民政府、党派、社会团体、各种工作队，以及文化、教育、卫生、经济建设等事业单位的国家工作人员和革命残废军人；公费医疗所需经费由国家财政拨款负担，国家确定每人每年享受公费医疗待遇的预算定额，由财政统一拨给各级卫生主管部门统筹统支；公费医疗保障对象的门诊、住院所需的诊疗费、手术费、住院费，门诊或住院中经医师处方的药费均统一由公费医疗资金拨付，参保人享受免费医疗；住院的膳费、就医路费由病者本人负担，如有困难，由机关给予补助，在行政经费内报销。此后，1956 年颁布的《关于办理各国在华专家公费医疗预防几项规定》《国务院关于同意国家机关工作人员退休后仍享受公费医疗待遇给卫生部的批复》等，将公费医疗的覆盖面扩大至外国专家、国家机关的退休人员等群

---

① 黄树则，林士笑. 当代中国的卫生事业（下）[M]. 北京：中国社会科学出版社，1986：63-64.

体。公费医疗制度实施的初期，享受人数约为 400 万人，截至 1981 年，已达到 1 800 万人。①

公费医疗制度在确立了基本的保障对象、保障范围、保障水平等制度框架后，后续在实施中对保障的具体内容作出了部分调整。在调整中，以控制医疗费用支出为主要目标，以明确规定和限制公费医疗的保障内容、规范资金管理为主要形式。1957 年《卫生部关于干部（行政十级及司长级以上）公费医疗报销几项问题的通知》规定了10 种不得报销的情况，并规定报销必须凭借公费医疗证；对于转诊的费用，需要到指定的医疗机构或经指定医疗机构同意，转到其他医疗机构的方能报销费用，试图遏制干部医疗费用的滥用。1965 年卫生部、财政部发布的《关于改进公费医疗管理问题的通知》，规定除因公致伤人员和外国在华专家的医疗费用按原先规定予以报销外，门诊挂号费、出诊费个人自理，营养滋补药品实行自费。1977 年卫生部、财政部、国家劳动总局《关于检发〈享受公费医疗、劳保医疗人员自费药品范围的规定〉的通知》明确了公费医疗与劳保医疗个人的药品自费范围，主要是一些滋补、营养类的药品以及非治疗必需的药品均按自费处理，不能在公费中报销。1989 年卫生部、财政部印发的《公费医疗管理办法》，从待遇范围、报销范围、自费范围、定点管理、经费预算等方面对公费医疗的管理制度进一步完善。

虽然公费医疗为国家机关、事业单位等部门的工作人员提供了高水平的保障，但在后续不断的调整中也表现出其权利与义务不对等、医疗资源浪费等弊端。1984 年卫生部、财政部在《关于进一步加强公费医疗管理的通知》中指出，公费医疗存在"经费支出都由国家包下来，超支与浪费并不由享受公费医疗的个人承担任何经济责任"的弊端，并提出"公费医疗制度的改革势在必行"，在具体管理中"可以考虑与享受单位、医疗单位或个人适当挂钩"。

二、农村合作医疗

中国计划经济下二元户籍制度建立之初，政府财力有限，只能顾及城镇职工医疗保障制度的建立；同时，在土地改革、土地由农民均等化私有的背景下，确定了"以土地换保障"的农村社会保障思路，当时农村地区缺乏一个以国家力量为依托的社会保障制度，农村医疗保障出现了制度性空缺。合作医疗保健制度简称合作医疗，它是我国农民群众在长期实践中探索出来的，适合我国国情的农民健康保障制度的一种有效形式。我国农村合作医疗制度在 20 世纪 50 年代后期开始，六七十年代全面推行，80

---

① 黄树则，林士笑. 当代中国的卫生事业（下）［M］. 北京：中国社会科学出版社，1986：64.

年代初期后日趋萎缩。

我国农村正式出现具有医疗保险性质的合作医疗制度是在 1955 年农业合作化高潮时期。那时在山西、河南、河北等省的农村出现了一批由农业生产合作社举办的保健站，先后办起了合作医疗制度。保健站经费的来源有三：一是农民出的"保健费"；二是从农业社公益金中提取 15%~20%；三是医疗业务收入。每个社员每年只出几角钱，便可享受医疗保健服务。医生（赤脚医生）的报酬采取记工分与支付现金相结合的办法予以解决，三方筹资建立了集体医疗保健制度。20 世纪 60 年代以后，合作医疗制度逐步在全国推行。1968 年，毛泽东同志批示，推广湖北长阳乐园公社的合作医疗经验。同年，卫生部、农业部和财政部联合下发了《农村合作医疗章程（试行草案）》，全国掀起了举办合作医疗的高潮。合作医疗曾惠及多数农村居民，受到国际社会的关注。合作医疗、村级保健站和赤脚医生被誉为中国农村医疗卫生的"三件法宝"。世界银行和世界卫生组织把中国农村的合作医疗称为"发展中国家解决卫生经费的唯一典范""以最少投入获得了最大健康收益"的"中国模式"。到 1976 年，全国已有 90% 的农民参加了合作医疗；到 1977 年年底，全国有 85% 的生产大队实行了合作医疗，赤脚医生数量一度达到 150 多万人，极大地缓解了农村人口在医疗保健方面缺医少药的问题。1978 年的《中华人民共和国宪法》中指出，"国家逐步发展社会保险、社会救济、公费医疗和合作医疗等事业，以保证劳动者享受这种权利"，1979 年 12 月卫生部发布的《农村合作医疗章程（试行草案）》对合作医疗从任务实施、管理机构、合作医疗基金、医务人员及中草药的采种制用等方面进行了制度化的规范，将农村合作医疗定义为是人民公社社员依靠集体力量，在自愿互助的基础上建立的一种社会主义性质的医疗制度，是社员群众的集体福利事业，农村合作医疗的组织实施正式在制度上得到了确立。到 20 世纪 80 年代，农村经济体制发生了巨大的变化。随着家庭承包责任制的实行、人民公社制度的废除，合作医疗失去了赖以生存的经济基础。此后，由于种种原因，在相当长的一段时间内，农村合作医疗逐渐萎缩，农民重新陷入医保制度缺失的境地。

公费医疗、劳保医疗与农村合作医疗保障制度的特点见表 10-1，这三个制度共同构成了我国计划经济时期的医疗保障体系，与爱国卫生运动等卫生工作一道，为提高国民健康水平做出了突出贡献。但与此同时，在国家-单位保障、集体保障的保障类型，以及城乡二元制度的背景下，留下了城乡分割的历史桎梏，即医疗保障制度城乡分设，城乡医疗资源配置缺乏公平、医疗保障待遇差别大等问题；同时也产生了医疗保障个人责任过少、权责不清、资源浪费等制度弊端，这些计划经济时期医疗保障制度的缺陷，也成为日后医疗保险建立和推行的主要原因和动力。

表 10-1　　　　　　　　　我国计划经济时期医疗保障制度的特点

类别	享受对象	资金来源	报销范围
公费医疗 （国家保健服务制）	国家机关、事业单位工作人员，革命残废军人，高等学校学生等	国家预算支出	基本属于免费医疗
劳保医疗 （健康保险制）	铁路、邮电、航运及工矿企业单位的工人和职员	企业留成	基本属于免费医疗，直系亲属还享有部分医疗费报销待遇
合作医疗 （公共资助及互助制）	主要是农民	集体和个人共同筹集	视资金而定减免费，报销范围比例不一

资料来源：黄树则，林士笑. 当代中国的卫生事业（下）［M］. 北京：中国社会科学出版社，1986：67.

第二节　城镇职工基本医疗保险制度

1978 年党的十一届三中全会宣告了中国将以经济建设为中心作为党和政府工作的主基调。此后，在经济体制改革的背景下，中国社会保障制度开始经历重大变化。在这种变化之中，传统职工劳保医疗制度逐步失去了自身存在的基础，医疗保险作为社会保险制度的组成部分。随着社会主义市场经济体制建立而改变，医疗保险体制在这个时期也发生了转变，经历了由企业和单位自发变革到地方政府介入（试点），再到中央政府出面直接领导推动（试点、扩面、全面实施）这样三个不同层次的责任主体主导变革的阶段，最终实现全国政策统一。

一、城镇职工基本医疗保险探索与试点 （1981—1998 年）

第一阶段从 1981 年到 1985 年 8 月。针对企业职工医疗费用开支过高问题，部分企业和单位开始进行自发控制医疗费用的变革。一些单位将医疗费定额发给职工个人，节约归己、超支自理；还有一些单位将医药经费拨付企业医院承包使用等。这些办法在控制费用上取得了一定的成效。1983 年 9 月，劳动人事部召开部分省市医疗制度改革座谈会，进一步推动了各地医疗制度的改革。此后，这种医疗费用支付与个人利益挂钩的办法得到了比较广泛的推行。与此同时，公费医疗也在基层进行着一些改革尝试，如将费用与享受单位、医疗单位或个人的利益适当挂钩。1984 年 4 月 28 日，卫生部和财政部联合发出通知，专门针对实际存在的问题，提出了改革和加强公费医疗管理的意见，要求积极慎重地改革公费医疗制度。上述改革实践的持续发展也为职工个人负担医疗费用打下了一定的心理基础。

第二个阶段从 1985 年 9 月到 1989 年 3 月。地方政府开始直接介入，在增强费用控制的基础上，通过试验费用社会统筹，使制度变革开始转向追求效率。从 1987 年起，北京、四川等地区的部分行业和市县，先后实施了职工大病医疗费用社会统筹和退休人员医疗费用社会统筹。由于大病统筹风险小、易于操作，被越来越多的地方所采用，使医疗保障制度向社会化迈出了可喜的一步，成为我国医疗保险制度改革的一个重要雏形。

第三个阶段从 1989 年到 1998 年。1988 年，卫生部、财政部、劳动部等八部门成立医疗保险改革研讨小组，研究社会医疗保险改革方案并进行试点。1989 年 3 月 4 日国务院发文批转了国家体改委《1989 年经济体制改革要点》，正式确定在丹东、四平、黄石、株洲四市进行医疗保险制度改革试点。这四个城市主要改革措施包括：改革医疗费用支付方式；制定基本药品目录和公费医疗用药报销目录；三方负担，政府、用人单位、医院都要分担医疗费用的经济责任。为进一步适应社会主义市场经济的发展要求，提高医疗保险以及整个社会保障体系的社会化程度，1993 年党的十四届三中全会通过的《中共中央关于建立社会主义市场经济体制若干问题的决定》中指出，建立合理的社会保障制度，城镇职工养老和医疗保险金由单位和个人共同负担，实行社会统筹和个人账户相结合，由此明晰了多方分责、统账结合的社会化养老保险和医疗保险改革思路。

在多方分责、统账结合的改革思路下，1994 年 4 月，国家体改委、财政部、卫生部、劳动部共同制定了《关于职工医疗制度改革的试点意见》，提出建立社会统筹医疗基金与个人医疗账户相结合的社会保险制度，并使之逐步覆盖城镇所有劳动者，在江苏省镇江市和江西省九江市开展试点，即"两江试点"。1994 年 11 月，国务院发布《关于江苏省镇江市、江西省九江市职工医疗保障制度改革试点方案批复的通知》，对《镇江市职工医疗制度改革实施方案》和《九江市职工医疗社会保险暂行规定》进行了批复，提出从 1994 年 12 月开始在镇江市、九江市实施职工医疗保险制度改革的方案，"两江试点"初步确立了我国城镇职工基本医疗保险的基础框架（见表 10-2）。

表 10-2　　　　　　　　　　"两江试点"的相关政策规定

文件名称	关于职工医疗制度改革的试点意见	镇江市职工医疗制度改革实施方案	九江市职工医疗社会保险暂行规定	关于江苏省镇江市、江西省九江市职工医疗保障制度改革试点方案批复的通知
改革目标	建立社会统筹医疗基金与个人医疗账户相结合的社会保险制度，并逐步覆盖城镇所有劳动者，使城镇全体劳动者都能获得基本医疗保障			

续表

改革原则	基本医疗保障水平和方式与社会经济发展水平以及各方面的承受能力相适应，职工享受基本医疗保障的待遇与个人对社会的贡献适当挂钩		
覆盖范围	职工医疗制度改革实行属地原则，所有的中央部属和省属企、事业单位都必须参加所在地的医疗制度改革，执行当地统一缴费标准		重申职工医疗保障制度改革实行属地原则。考虑私营企业情况比较复杂，可以先行试点
	—	暂不含乡镇企业、私营企业	—
费用筹集	职工医疗保险费用由用人单位和职工共同缴纳，根据经济、社会发展情况和实际医疗费用水平适时调整缴费比例； 职工个人缴费，先从本人工资的1%起步，由用人单位从职工工资中代扣		
	单位缴费不超过职工工资总额10%的，由省人民政府决定；超过职工工资总额10%的，由省人民政府审核后，报经财政部批准	国家机关、事业、企业单位按全市统一的提取比例缴纳医疗保险基金。改革起步时，以本单位在职职工年工资总额与离退休人员费用总额之和为基数，暂按10%提取	
统账结合	个人医疗账户的本金和利息为职工个人所有，可以结转使用和继承		原则同意两市提出的单位缴纳的医疗保险费中，计入个人医疗账户的部分，可按职工年龄确定不同的比例
	用人单位为职工缴纳的医疗保险费用大部分（不低于50%）和职工缴纳的医疗保险费用，记入个人医疗账户	用人单位为职工缴纳的医疗保险费对45岁以上和45岁以下的职工按不同比例与职工个人缴纳的医疗保险费一并计入个人医疗账户	
医疗费用支付	医疗费用首先从个人医疗账户支付；个人医疗账户不足支付时，先由职工自付。按年度计算，职工在个人医疗账户之外自付的医疗费，超过本人年工资收入5%以上部分，由社会统筹医疗基金中支付，但个人仍要负担一定比例。个人负担比例随费用的升高而降低		
	超过本人年工资收入5%以上，不足5 000元的部分，个人负担10%~20%；5 000元至10 000元的部分，个人负担8%~10%；超过10 000元的部分，个人负担2%	超过本人年工资额5%以上至5 000元的部分，个人负担10%；5 000元以上至10 000元的部分，个人负担8%；10 000元以上部分，个人负担2%。退休人员按在职职工规定比例的一半支付	超过本人年工资额5%以上至5 000元的部分，个人负担15%；超过5 000元至10 000元的部分，个人负担9%；超过10 000元的部分，个人负担2%

资料来源：金维刚，李珍等. 中国社会保障70年［M］. 北京：中国财政经济出版社，2019：86-87.

　　1996年国务院在总结"两江试点"经验的基础上，决定将医疗保障制度改革试点范围再次扩大，进一步推广实施。《关于职工医疗保障制度改革扩大试点的意见》（国办发〔1996〕16号）肯定了"两江试点"的初步成效，决定在全国扩大试点范围。

1996 年年底由各地上报 57 个城市参加医疗保险社会统筹与个人账户相结合的改革试点。

二、城镇职工基本医疗保险制度的建立和发展（1998 年至今）

在广泛试点的基本上，1998 年颁布了《国务院关于建立城镇职工基本医疗保险制度的决定》（国发〔1998〕44 号，以下简称《决定》），标志着我国的医疗保险制度改革进入了一个崭新的阶段。《决定》正式提出在全国范围内进行城镇职工医疗保险制度改革，根据财政、企业和个人的承受能力，建立保障职工基本医疗需求的社会医疗保险制度，社会医疗保险制度就此正式建立。《决定》基本在前期试点的经验框架下，对城镇职工基本医疗保险的覆盖主体、筹资来源、待遇给付、统账结合的设立、管理方式等作出了细化的规定。城镇职工基本医疗保险覆盖城镇所有用人单位，包括企业（国有企业、集体企业、外商投资企业、私营企业等），机关、事业单位、社会团体、民办非企业单位及其职工，采取用人单位和职工共同缴费的方式筹集医疗保险费用，其中用人单位缴费率控制在职工工资总额的 6% 左右，职工缴费率一般为本人工资收入的 2%，随着经济发展，用人单位和职工缴费率可做相应调整。职工个人缴纳的基本医疗保险费，全部记入个人账户，用人单位缴纳的基本医疗保险费分别划入统筹基金和个人账户，划入个人账户的比例一般为用人单位缴费的 30% 左右，具体比例由统筹地区根据个人账户的支付范围和职工年龄等因素确定。对于待遇的给付，统筹基金主要支付起付线以上和最高支付限额以下的部分，其中起付标准原则上控制在当地职工年平均工资的 10% 左右，最高支付限额原则上控制在当地职工年平均工资的 4 倍左右。基本医疗保险实行定点医疗机构（包括中医医院）和定点零售药店管理。

城镇职工基本医疗保险在建立至今 20 多年的发展过程中，逐步将企业职工、机关事业单位、农民工和灵活就业人员纳入保障范围，覆盖越来越多的城市就业群体。

根据"2020 年全国医疗保障事业发展统计公报"，2020 年参加职工医保 34 455 万人，其中在职职工 25 429 万人，退休职工 9 026 万人，在职退休比为 2.82。2020 年职工医保基金（含生育保险）收入 15 732 亿元，基金（含生育保险）支出 12 867 亿元。2020 年职工医保统筹基金（含生育保险）收入 9 145 亿元，统筹基金（含生育保险）支出 7 931 亿元。统筹基金（含生育保险）当期结存 1 214 亿元，累计结存（含生育保险）15 327 亿元。2020 年职工医保个人账户收入 6 587 亿元，个人账户支出 4 936 亿元，个人账户当期结存 1 650 亿元，累计结存 10 096 亿元。

第三节　城乡居民基本医疗保险制度

一、新型农村合作医疗

改革开放后，随着农村地区集体经济的解体和家庭联产承包责任制的推行，以合作社为组织基础的农村合作医疗制度也失去了生存的载体，农村合作医疗在农村地区迅速衰落。20 世纪 80 年代末，全国行政村的合作医疗覆盖率不到 5%。① 党和政府为了扭转农村合作医疗制度的颓废局面，在加大投资改造公共卫生保健设施和整顿医药市场的同时，寄希望于改革和重建农村合作医疗制度。1993 年，中共中央在《关于建立社会主义市场经济体制若干问题的决定》中提出，要"发展和完善农村合作医疗制度"。在该文件的指导下，1997 年 5 月，《国务院批转卫生部等部门关于发展和完善农村合作医疗若干意见的通知》（国发〔1997〕18 号）指出，我国农村人口多，经济还不够发达，解决农民的基本医疗保障问题，不可能由国家和集体全包下来，也不能完全靠农民个人自费医疗，只能走互助共济的合作医疗道路，提出力争到 2000 年在农村多数地区建立各种形式的农村合作医疗制度。2000 年，世界卫生组织对成员国 1997 年卫生筹资与分配公平性的评估显示，中国卫生系统在财务公平性方面位列 188 位②，这直接反映了我国广大农民没有医疗保障的客观事实。

在此背景下，国家开始探索建立新型农村合作医疗制度。2002 年 10 月，《中共中央、国务院关于进一步加强农村卫生工作的决定》提出，建立以大病统筹为主的新型合作医疗制度和医疗救助制度，2010 年新型农村合作医疗制度要基本覆盖农村居民，为发展新型农村合作医疗制度提出了规划和目标。2003 年 1 月，国务院办公厅转发卫生部等部门《关于建立新型农村合作医疗制度意见的通知》（国办发〔2003〕3 号），正式提出建立新型农村合作医疗制度（简称"新农合"），将新型农村合作医疗制度定义为"是由政府组织、引导、支持，农民自愿参加，个人、集体和政府多方筹资，以大病统筹为主的农民医疗互助共济制度"。要求各省从 2003 年起至少选择 2~3 个县（市）先行试点，取得经验后逐步推开；规定新农合采取自愿参加的原则，实行个人缴费、集体扶持和政府资助相结合的筹资机制，其中，原则上农民个人每年每人缴费不低于 10 元，地方财政每年对参加新农合的农民的资助不低于人均 10 元，从 2003 年起，

---

① 宋晓梧. 建国 60 年我国医疗保障体系的回顾与展望 [J]. 中国卫生政策研究，2009，2（10）：6-14.

② 世界卫生组织. 2000 年世界卫生报告——卫生系统：改进业绩 [R]. 北京：人民卫生出版社，2000：152.

中央财政每年通过专项转移支付对中西部地区除市区以外的参加新农合的农民按人均10 元安排补助资金。

新型农村合作医疗制度的建立，使得我国农民群体第一次拥有了由国家出资保障的医疗保险制度，农村地区的医疗保障从小规模、分散化、缺乏稳定筹资来源的集体性保障走向了区域性、集中化、由国家财政补贴进行资金支持的社会保险制度。

二、城镇居民基本医疗保险

1998 年我国开始建立城镇职工基本医疗保险制度，2003 年又启动了新型农村合作医疗制度，但城镇仍有 2.9 亿非就业人口还没有相应的医疗保险制度安排。为实现基本建立覆盖城乡全体居民的医疗保障体系的目标，国务院决定，从 2007 年起开展城镇居民基本医疗保险试点。2007 年 7 月，国务院发布《关于开展城镇居民基本医疗保险试点的指导意见》（国发〔2007〕20 号），提出 2007 年在有条件的省份选择 2~3 个城市启动城镇居民基本医疗保险试点，2008 年扩大试点，争取 2009 年试点城市达到 80%以上，2010 年在全国全面推开，逐步覆盖全体城镇非从业居民。

根据试点的指导意见，城镇居民基本医疗保险覆盖对象包括不属于城镇职工基本医疗保险制度覆盖范围的中小学阶段的学生（包括职业高中、中专、技校学生），少年儿童和其他非从业城镇居民，与新农合类似，也是采用自愿参加的原则。在筹资来源上，对试点城市的参保居民，政府每年按不低于人均 40 元给予补助，其中，中央财政从 2007 年起每年通过专项转移支付，对中西部地区按人均 20 元给予补助，对低保对象等特殊群体予以再补助；在待遇支付上，城镇居民基本医疗保险重点用于参保居民的住院和门诊大病医疗支出，有条件的地区可以逐步试行门诊医疗费用统筹。

随着城镇居民基本医疗保险的建立，我国初步形成了包括城镇职工基本医疗保险、城镇居民基本医疗保险和新型农村合作医疗在内的基本医疗保险体系，分别保障城镇就业者、城镇非就业者和农村居民，在制度类型与参保身份上将所有人群纳入了医疗保险体系。

三、整合城乡居民基本医疗保险

尽管我国医疗保险已经覆盖所有人群，但呈现出城乡之间二元失衡、制度类型三维分立的特征，既不符合保险大数法则的风险分担原则，也损害了制度公平性和参保人的权益。在此背景下，推进医疗保险制度整合成为各地进行医疗保险制度改革的目标。自 2007 年城镇居民基本医疗保险制度建立开始，一些地区就开展了将新农合与城镇居民医疗保险合并实施的试点。2016 年 1 月，国务院发布《关于整合城乡居民基本医疗保险制度的意见》（国发〔2016〕3 号，以下简称《意见》），将城镇居民基本医疗保险和新型农村合作医疗合并为统一的城乡居民基本医疗保险，覆盖除职工基本医疗保险应参保人员以外的其他所有城乡居民，从国家层面对城乡居民医疗保险的整合作出了统一的部署。

在国家出台整合城乡居民基本医疗保险的文件之后，全国大部分地区均在《意见》的框架下出台了整合城乡医疗保险的政策文件，作出了工作部署，部分地区在《意见》发布之前已经将城乡医疗保险合并，《意见》发布之后又进一步细化完善。根据《意见》规定和各地的实践探索，城乡医保制度在整合过程中的内容安排包括四个方面。

一是在整合项目上，以"六统一"作为基本指导，即统一覆盖范围、统一筹资政策、统一保障待遇、统一医保目录、统一定点管理、统一基金管理。二是管理部门方面，整合初期存在人社部门管理、卫生部门管理、人社与卫生部门之外成立医改办等第三方机构统筹管理等多种管理形式。2018 年国务院机构改革方案提出建立国家医疗保障局作为国务院直属机构，统一管理城镇职工、城镇居民基本医疗保险制度和新型农村合作医疗制度。三是城乡居民医保的筹资主要包括一制一档、一制两档或一制三档等定额筹资方式，部分省份在省级文件中没有规定具体的缴费档次，允许各地级市自行设置差别档次，用两到三年的过渡期最终实现缴费的统一。同时，各地不同程度地提出要提高个人缴费比例，或是明确个人缴费在筹资总额中的比例下限。四是在待遇给付上普遍采取"目录就宽不就窄、待遇就高不就低"的原则，强调待遇与整合前相比不降低。整体上在城乡居民医保整合后住院费用支付比例保持在 75% 左右，门诊统筹 50% 左右，尽可能缩小与实际报销比例的差距。具体的支付比例依就诊医疗机构的级别设置不同标准，向基层医疗卫生机构倾斜，部分省份还规定了不同医疗机构支付比例的级差。

城乡医疗保险制度整合是惠及参保人、医疗机构和医疗保险管理部门等多方主体的民生举措，既加大了对参保人的保障力度，缩小了城乡居民的保障差距，也理顺了城乡居民医保的管理体制，优化了医疗机构和医疗保险管理部门的管理效率。随着政策规划的颁布和实施，城乡居民医疗保险整合逐步将大多数城乡居民覆盖到统一的基本医疗保险之中，参保人数持续增加。根据 2020 年国家医保局发布的"2020 年全国医疗保障事业发展统计公报"，2020 年，参加全国城乡居民基本医疗保险（以下简称居民医保）101 676 万人，比上年减少 0.8%。其中成年人、中小学生儿童、大学生分别为 75 010 万人、24 610 万人、2 056 万人，分别比上年增长-2.5%、4.6%、1.7%，分别占参保总人数的 73.8%、24.2%、2.0%。基金收入规模不断扩大。2020 年，居民医保基金收入 9 115 亿元，支出 8 165 亿元，分别比上年增长 6.3%、-0.3%。2020 年，居民医保基金当期结存 949 亿元，累计结存 6 077 亿元。2020 年，居民医保人均筹资 833 元，比上年增长 52 元。

第四节　其他医疗保险制度

除了上述基本医疗保险制度外，在我国的医疗保障体系中，还有其他类型的医疗保险制度，担当了补充医疗保险的责任。

一、城乡居民大病保险

我国医疗保障虽然实现了制度全覆盖即全民医保，但是看病难、看病贵的问题并没有得到根本解决，尤其是城乡居民基本医疗保险由于筹资和待遇水平低，个人就医负担仍然较重。在此背景下，国家抓住医保中的核心问题，即大病保障不足的问题，开展大病保险工作。城乡居民大病保险制度于 2012 年开始试点、2015 年全面实施，保障城乡居民的大额医疗费用支出，进一步拓展和延伸了基本医保的功能。2012 年 8 月，国家发展改革委等六部门发布了《关于开展城乡居民大病保险工作的指导意见》（发改社会〔2012〕2605 号），提出开展城乡居民大病保险工作。2014 年 1 月，《国务院医改办关于加快推进城乡居民大病保险工作的通知》（国医改办发〔2014〕1 号）要求，2014 年全面推开城乡居民大病保险试点工作，尚未开展试点的省份，要在 2014 年 6 月底前启动试点工作。试点全面推开之后，大病保险的覆盖人数迅速扩充，补偿水平在基本保险的基础上有所提高。2013 年全年新农合大病保险工作覆盖的参合人口近 3 亿人，共筹集大病保险基金 53. 38 亿元，123 万人次获得赔付，大病患者的实际报销比在新农合基本补偿基础上提高了 12 个百分点。2014 年 5 月底，农村居民大病保险试点工作已经覆盖了全国 50% 以上的县市区。[①]

在试点逐步推行之后，我国于 2015 年正式全面实施城乡居民大病保险。2015 年 7 月，《国务院办公厅关于全面实施城乡居民大病保险的意见》发布，提出在全国全面实施大病保险制度，目标在 2015 年年底前，大病保险覆盖所有城镇居民基本医疗保险、新型农村合作医疗参保人群，使得大病患者看病就医负担有效减轻；到 2017 年，建立比较完善的大病保险制度，与医疗救助等制度紧密衔接，共同发挥托底保障功能，有效防止发生家庭灾难性医疗支出，城乡居民医疗保障的公平性得到显著提升。根据《国务院办公厅关于全面实施城乡居民大病保险的意见》内容，城乡居民大病保险定义

---

① 国家卫生计生委. 农村大病保险试点已覆盖全国 50% 以上县市区. 人民网. http://politics. people. com. cn/n/2014/0807/c1001-25422668. html.

为基本医疗保障制度的拓展和延伸，是对大病患者发生的高额医疗费用给予进一步保障的一项新的制度性安排，城乡居民基本医保参保人是大病保险的保障对象。大病保险资金来源于城乡居民基本医疗保险基金中划出的一定比例或额度，对于城乡居民基本医疗保险基金有结余的地区，利用结余筹集大病保险资金；结余不足或没有结余的地区，在年度筹集的基金中予以安排。在统筹层次上，原则上实行市（地）级统筹，鼓励省级统筹或全省（区、市）统一政策、统一组织实施，提高抗风险能力。

此外，大病保险的保障范围与城乡居民基本医疗保险相衔接，参保人患大病发生高额医疗费用，由大病保险对经城乡居民基本医疗保险按规定支付后个人负担的合规医疗费用给予保障，支付的标准以上一年度城乡居民年人均可支配收入作为主要测算依据。在大病保险的经办上，通过政府招标选定商业保险机构承办大病保险业务，对商业保险机构承办大病保险的保费收入，按已有规定免征营业税、免征保险业务监管费，2015—2018 年试行免征保险保障金。到 2015 年年底，各省（自治区、直辖市）及新疆生产建设兵团所辖统筹地区全面实施了城乡居民大病保险，实现了地区全面启动、人员全面覆盖、待遇全面兑现"三个 100%"，大病保险在全国覆盖超过 10 亿人，惠及城乡居民基本医疗保险所有参保人员。

在城乡居民大病保险制度框架确定、实现人员全覆盖的背景下，为进一步巩固大病保险的保障效果，减少居民"因病致贫""因病返贫"的现象，国家提出了大病保险与城乡居民医疗救助制度有效衔接的要求。2017 年，民政部等六部门发布《关于进一步加强医疗救助与城乡居民大病保险有效衔接的通知》（民发〔2017〕12 号），提出对经大病保险报销后仍有困难的低保对象、特困人员、建档立卡贫困人口、低收入重度残疾人等困难群众（含低收入老年人、未成年人、重病患者）实施重特大疾病医疗救助，按照"保险在先，救助在后"的结算方法，对经基本医疗保险、大病保险以及其他补充医疗保险报销后的个人自付部分为救助基数，核算救助费用。

二、职工补充医疗保险

由于城镇职工基本医疗保险保基本的制度定位，以及"两定点""三目录""起付线""共付制""封顶线"等具体相关规定，在保障范围、报销内容、待遇水平等方面均有一定的限制条件，即相比过去的劳保医疗和公费医疗个人要承担一定的费用责任。为保障制度转轨过程中的平稳过渡，不降低城镇职工的医疗保障水平，国家提出在社会化的基本医疗保险基础上建立补充性医疗保险制度，以减轻职工个人的医疗负担。《国务院关于建立城镇职工基本医疗保险制度的决定》提出超过（基本医疗保险）最高支付限额的医疗保险费用，可以通过商业医疗保险等途径解决；《中华人民共和国劳动法》（以下简称《劳动法》）第七十五条指出，国家鼓励用人单位根据本单位实际情况为劳动者建立补充保险。根据承办主体的不同，职工补充医疗保险在我国目前主要包括大额医疗费用互助、公务员医疗补助、企业补充医疗保险、工会互助（大病）保险和商业补充医疗保险等形式，下面重点对前四种补充医疗保险形式进行介绍。

（一）大额医疗费用互助

大额医疗费用互助是政府组织和建立的面向城镇职工基本医疗保险参保人员的一种补充医疗保险，旨在对参保人员年度医疗费用超过封顶线以上的部分进行补助。国家没有出台有关职工大额医疗费用互助的文件，因此全国各地大额医疗费用互助的做法并不完全一样。职工大额医疗费用互助目前在全国的普遍做法是由个人和用人单位缴纳一定的保险费用，缴纳的保费统一由当地的医保中心负责管理，医药费用的支付由医保中心或者由医保中心与其所投保的商业保险公司联合负责，目前实行的职工大额医疗费用互助，与职工基本医疗保险制度并行，具有强制性的特点。

以北京市为例。北京市在 2001 年 2 月 20 日发布的《北京市基本医疗保险规定》中就提出建立大额医疗费用互助制度，同时发布了《北京市大额医疗费用互助暂行办法》[①]。大额医疗费用是指职工和退休人员在一个年度内累计超过一定数额的门诊、急诊医疗费用和超过基本医疗保险统筹基金最高支付限额（不含起付标准以下及个人负担的部分）的住院医疗费用，以及恶性肿瘤放射治疗和化学治疗、肾透析、肾移植后服抗排异药的门诊医疗费用。用人单位按全部职工缴费工资基数之和的 1% 缴纳大额医疗费用互助资金，职工和退休人员个人按每月 3 元缴纳。大额医疗费用互助资金不足支付时，财政给予适当补贴。职工在一个年度内门诊、急诊医疗费用累计超过 2 000 元的部分，大额医疗费用互助资金支付 50%，个人负担 50%。退休人员在一个年度内门诊、急诊医疗费用累计超过 1 500 元的部分，不满 70 周岁的退休人员，大额医疗费用互助资金支付 60%，个人负担 40%；70 周岁以上的退休人员，大额医疗费用互助资金支付 70%，个人负担 30%。大额医疗费用互助资金在一个年度内累计支付职工和退休人员门诊、急诊大额医疗费用的最高数额为 2 万元。职工和退休人员在一个年度内累计超过基本医疗保险统筹基金最高支付限额（不含起付标准以下及个人负担的部分）的住院医疗费用以及恶性肿瘤放射治疗和化学治疗、肾透析、肾移植后服抗排异药的门诊医疗费用，大额医疗费用互助资金支付 70%，个人负担 30%。大额医疗费用互助资金在一个年度内累计支付上述医疗费用的最高数额为 10 万元。

---

① 目前《北京市大额医疗费用互助暂行办法》的各项数据和比例均有调整。

（二）公务员医疗补助

公务员医疗补助是对于参加城镇职工基本医疗保险制度的公务员实施的一种补充性医疗保险制度，由政府主管和经办，医疗补助的经费将全部由财政拨付。《国务院关于建立城镇职工基本医疗保险制度的决定》中提出，"国家公务员在参加基本医疗保险的基础上，享受医疗补助政策"。在此基础上，2000 年 5 月，国务院办公厅转发劳动和社会保障部、财政部《关于实行国家公务员医疗补助意见的通知》，对公务员医疗补助政策做出规定。主要内容包括：参保对象是符合国家法律、法规的国家行政机关工作人员（包括参照国家公务员制度管理的工作人员）和退休人员；医疗补助经费由同级财政列入当年财政预算，具体筹资标准应根据原公费医疗的实际支出、基本医疗保险的筹资水平和财政承受能力等情况合理确定；公务员医疗补助由社会保险经办机构负责经办，医疗补助经费要专款专用、单独建账、单独管理，与基本医疗保险基金分开核算；医疗补助经费主要用于基本医疗保险统筹基金最高支付限额以上，符合基本医疗保险用药、诊疗范围和医疗服务设施标准的医疗费用补助，以及在基本医疗保险支付范围内，个人自付超过一定数额的医疗费用补助，同时中央和省级人民政府规定享受医疗照顾的人员，在就诊、住院时按规定享受医疗费用补助。

（三）企业补充医疗保险

1998 年《国务院关于建立城镇职工基本医疗保险制度的决定》规定，"允许建立企业补充医疗保险。企业补充医疗保险费在工资总额 4% 以内的部分，从职工福利费中列支，福利费不足列支的部分，经同级财政部门核准后列入成本"。此后，在确保参加城镇职工基本医疗保险制度的基础上，一些地方开始尝试建立企业补充医疗保险制度。

在实践中，主要有两种不同类型的企业补充医疗保险。一种是企业自办的补充医疗保险，大部分是企业为职工购买商业健康保险，主要针对医疗保险基金支付的起付线以下、封顶线以上，以及统筹基金支付以外需要个人负担的医疗费用进行二次报销；第二种是医疗保险机构主办，商业保险公司经办的企业补充医疗保险。例如，厦门市职工补充医疗保险是第二种形式的代表。[①] 1997 年 3 月 30 日厦门市人民政府颁布《厦门市职工补充医疗保险暂行办法》，于 1997 年 7 月 1 日在全国率先推出了由商业保险公司经营的职工补充医疗保险计划。厦门市职工医疗保险管理中心作为投保人，为参加厦门市基本医疗保险的职工集体向商业保险公司投保。参保职工是被保险人，补充

---

① 厦门市职工补充医疗保险政策中的数据后来经过多次修改，这里采用的是最初的数据。

医疗保险费为每人每年 24 元，其中从个人账户中支付 18 元，从社会统筹基金中提取 6 元。参保职工发生超社会统筹医疗基金支付最高限额 40 000 元以上的医疗费用，由商业保险公司赔付 90%，个人自付 10%。每人每年度由商业保险公司赔付的补充医疗保险医疗费用最高限额为 15 万元。

（四）工会互助（大病）保险

工会互助（大病）保险主要由工会组织主办的职工补充医疗保险，也叫职工互助医疗保险。其保险资金筹集一般来源于职工自愿为本人和家属交纳的互助医疗保险费、各级行政部门给予的补助、工会的资助以及利息等，职工互助医疗保险基金的管理主体是各级工会组织及其职工互助保险会。职工互助医疗保险的待遇支付主要是在参加互助医疗保险的职工及其家属在患大病、重病，享受国家基本医疗保险待遇后，依然存在个人负担医疗费用较高的情况时，可以按规定享受相应的互助医疗保险待遇。不同的互助医疗保险项目待遇支付办法不同。目前，各地已经开展了形式和名目多样的互助医疗保险。例如，中国职工保险互助会北京办事处推出"在职职工住院医疗互助保障活动""在职职工住院津贴互助保障活动""在职职工重大疾病互助保障活动""在职女职工特殊疾病互助保障活动""在职职工子女意外伤害互助保障活动""在职职工意外伤害互助保障活动"六项保障计划。北京市总工会还免费为全市工会会员提供"在职职工医疗互助保障计划"和"北京市工会会员非工伤意外及家财火灾损失互助保障计划"。[①] 再如，上海市总工会通过上海市职工保障互助会于 2000 年分别推出了"特种重病团体互助医疗保障计划"（2016 年修订）和"上海市在职职工住院补充医疗互助保障计划试行"（2006 年修订，修订后名称为"上海市在职职工住院补充医疗互助保障计划"），[②] 这些保障计划均以团体投保的形式参加，即参保人数不低于单位职工总数的 75%。"特种重病团体互助医疗保障计划"规定：在职职工保障费缴纳标准为每份 45 元，保期一年。患下列 12 类重大疾病，即恶性肿瘤，急性心肌梗死，脑中风后遗症，重大器官移植术（或造血干细胞移植术），冠状动脉搭桥术（或称冠状动脉旁路移植术），终末期肾病（或称慢性肾功能衰竭尿毒症期），急性、亚急性、中晚期慢性重症肝炎，良性脑肿瘤，心脏瓣膜手术，严重Ⅲ度烧伤，重型再生障碍性贫血和主动脉手术并且必须经住院治疗，可以获得 1 万元保障金。"上海市在职职工住院补充医疗互助保障计划"保障费缴纳标准为每份 50 元，被保障人在保障期限内只能参保一份。保

---

① 中国职工保险互助会北京办事处．http://www.bjszghzbz.org.cn/deptInfo/index.htm.
② 参加上海市总工会"特种重病团体互助医疗保障计划"和"上海市在职职工住院补充医疗互助保障计划"。

障范围：住院治疗、按住院标准结算医疗费用的急诊观察室留院观察治疗、门诊大病治疗、家庭病床治疗。其支出标准根据医保统筹基金不予支付的个人负担部分予以适当补充保障，补充保障金报销标准为个人支付部分的50%～70%，在保障期内被保障人的补充医疗保障金累计最高给付额为四万元。

第五节 城乡居民医疗救助制度

医疗救助是针对特殊困难群体的兜底医疗保障。这里所说的医疗救助，主要指针对贫困人口的医疗救助，也叫狭义的医疗救助，不包括对海啸、地震、大型疾病（公共卫生事件）等的灾难性救助，也不包括社会组织以及个人的慈善医疗救助。医疗救助是指政府和社会对贫困人口中因病而无经济能力进行治疗的人实施专项帮助和支持的行为。[1]

一、医疗救助制度的发展过程

目前学界普遍认为上海市是国内最早开展医疗救助工作的地区。1990年2月，上海市开始实施《城市贫困市民急病医疗困难补助办法》[2]；1993年6月1日，上海市率先建立了城市居民最低生活保障制度，为全国建立城乡居民最低生活保障（低保）制度奠定了基础；1999年9月，国务院颁布《城市居民最低生活保障条例》，并于当年10月1日正式实施；2001年11月，国务院办公厅发布《关于进一步加强城市居民最低生活保障工作的通知》，要求各地要认真落实最低生活保障对象在医疗等方面的社会救助政策；2003年11月，民政部、卫生部、财政部联合制定《关于实施农村医疗救助的意见》，决定在农村地区开展医疗救助的工作，2005年国务院办公厅转发民政部、卫生部等四部委《关于建立城市医疗救助制度试点工作的意见》，要求在试点过后的两到三年间，在全国范围内普遍建立城市医疗救助制度；2007年《国务院关于在全国建立农村最低生活保障制度的通知》颁布，自此我国分别建立了城市和农村低保制度。

2009年，在国务院《关于深化医药卫生体制改革的意见》（俗称"新医改文件"）的指导下，民政部牵头其他部门联合下发《关于进一步完善城乡医疗救助制度的意见》，提出三年内在全国范围内建立规范化的医疗救助制度，切实解决贫困人群的医疗问题；2012年1月，民政部联合财政部、人力资源社会保障部、卫生部下发《关于开展重特大疾病医疗救助试点工作的意见》，重特大疾病医疗救助试点工作正式启动；

---

[1] 马培生. 农村特困人口医疗救助制度研究 [M]. 北京：中国社会出版社，2007：16.
[2] 徐祖荣. 社会转型期城市医疗救助的理论与经验 [M]. 北京：中国经济出版社，2010：84.

2014 年,《社会救助暂行办法》出台,在第五章"医疗救助"中,对于医疗救助对象范围、实施方式和救助标准等进行了明确的规定;2015 年,国务院办公厅转发《关于进一步完善医疗救助制度全面开展重特大疾病医疗救助工作的意见》,在全国范围内将城市与农村医疗救助制度进行整合,统一为城乡医疗救助制度。

经过 30 多年的发展,我国已初步建立城乡一体化的综合医疗救助体系,医疗救助对象越来越广泛,从覆盖低保对象、特困人员、建档立卡贫困人员逐步扩展到低收入人群、因病致贫等困难人群;救助项目越来越丰富,从单一住院救助扩展到门诊救助和重特大疾病救助,目前包括参保补助、二次救助(报销)、门诊救助、住院救助等;救助体系越来越完善,从保障层次较低到"三重保障",即城乡居民基本医疗保险、大病保险和医疗救助有机衔接,有效提高对贫困人口的保障水平。

二、医疗救助制度的主要内容

(一)医疗救助对象

《关于进一步完善城乡医疗救助制度的意见》指出,在切实将城乡低保家庭成员和五保户纳入医疗救助范围的基础上,逐步将其他经济困难家庭人员纳入医疗救助范围。其他经济困难家庭人员主要包括低收入家庭重病患者以及当地政府规定的其他特殊困难人员。《社会救助暂行办法》第二十八条规定,下列人员可以申请相关医疗救助:(1)最低生活保障家庭成员;(2)特困供养人员;(3)县级以上人民政府规定的其他特殊困难人员。因此可见,医疗救助对象大致包括: (1)农村五保对象、孤儿;(2)城市"三无"对象;(3)城乡低保对象;(4)城乡重点优抚对象;(5)城乡低收入家庭重病患者中 60 岁以上老年人;(6)经城镇职工基本医疗保险、城镇居民基本医疗保险、新型农村合作医疗及各种商业健康保险支付后,个人仍难以负担医疗费用的城乡医疗救助对象;(7)政府部门规定的其他特殊困难家庭人员。

(二)医疗救助资金来源

医疗救助资金的筹集主要是以地方政府财政为主,中央政府适度补贴、社会捐助、福利彩票公益基金等其他筹资体系为辅。《关于进一步完善城乡医疗救助制度的意见》中指出,要多渠道筹集资金,要强化地方政府责任,地方各级财政特别是省级财政要切实调整财政支出结构,增加投入,进一步扩大医疗救助基金规模。中央财政安排专项资金,对困难地区开展城乡医疗救助给予补助。各地要动员和发动社会力量,通过慈善和社会捐助等,多渠道筹集资金。财政部、民政部颁发的《城乡医疗救助基金管理办法》（财社〔2013〕217号）规定了城乡医疗救助基金筹资来源，县级以上人民政府建立城乡医疗救助基金，城乡医疗救助基金来源主要包括：（1）地方各级财政部门每年根据本地区开展城乡医疗救助工作的实际需要，按照预算管理的相关规定，在年初公共财政预算和彩票公益金中安排的城乡医疗救助资金；（2）社会各界自愿捐赠的资金；（3）城乡医疗救助基金形成的利息收入；（4）按规定可用于城乡医疗救助的其他资金。

（三）医疗救助方式

《社会救助暂行办法》第二十九条规定，医疗救助采取下列方式：（1）对救助对象参加城镇居民基本医疗保险或者新型农村合作医疗的个人缴费部分，给予补贴；（2）对救助对象经基本医疗保险、大病保险和其他补充医疗保险支付后，个人及其家庭难以承担的符合规定的基本医疗自付费用，给予补助。在实践中，对参保人缴费救助主要是减免被救助对象个人缴纳的医保费。国家医疗保障局会同财政部制定的《关于做好2021年城乡居民基本医疗保障工作的通知》明确，2021年城乡居民医保人均财政补助标准新增30元，达到每人每年不低于580元。同时，个人缴费同步新增40元，达到每人每年320元。个人缴费部分可得到医疗救助资金的减免。对救助对象自付医疗费用的补助主要方式是直接救助，即对于参保救助对象要自己支付的医疗费用，给予一定比例的补偿。具体操作方法为先由医疗保险、大病保险及其他形式的补充保险，对救助对象进行支付，剩余部分再由医疗救助基金进行支付。直接救助的途径可分为：（1）门诊救助，针对门诊就医，对医疗救助的对象进行的门诊治疗给予一定金额的补偿，或者对患有慢性疾病需要进行长期门诊治疗的救助对象，由医疗救助基金对其进行一定比例的补偿；（2）住院救助，对救助对象在定点医疗机构发生的住院费用，经医疗保险、城乡居民大病保险及其他保险形式报销后的个人负担费用，在年度救助限额内按一定比例（70%及以上）给予救助。

（四）医疗救助申请

《社会救助暂行办法》第三十条规定，申请医疗救助的，应当向乡镇人民政府、街道办事处提出，经审核、公示后，由县级人民政府医疗保障部门审批。最低生活保障家庭成员和特困供养人员的医疗救助，由县级人民政府医疗保障部门直接办理。

需要说明的是，2018年3月国家医疗保障局建立，在此之前医疗救助工作由民政部门负责，在此之后医疗救助工作划归医疗保障局负责。

根据"2020年全国医疗保障事业发展统计公报"的数据，2020年全国医疗救助基金支出 546.84 亿元，资助参加基本医疗保险 9 984 万人，实施门诊和住院救助 8 404 万人次，全国平均次均住院救助、门诊救助分别为 1 056 元、93 元。2020 年中央财政投入医疗救助补助资金 260 亿元，比去年增长 6%，安排 40 亿元补助资金专项用于支持深度贫困地区提高贫困人口医疗保障水平。截至 2019 年年底，农村建档立卡贫困人口参保率达到 99.9% 以上。医保扶贫综合保障政策惠及贫困人口近 2 亿人次，帮助 418 万因病致贫人口精准脱贫。

第六节　我国医疗保障体系的发展趋势

我国已建立基本医疗保险、补充医疗保险、医疗救助、商业健康保险等多层次的医疗保障体系。但是这些制度之间仍存在定位不清、衔接不畅、重复保障等问题，表现在医疗救助与医疗保险保障内容与待遇水平的互相挤占，基本医疗保险与商业健康保险缺乏科学合理的协作机制等。而近年来的健康扶贫政策，强调对建档立卡贫困人口的托底保障，这无疑是利民的好措施，但健康扶贫的资金如何界定，是否需要从基本医疗保险基金中划转成为争议性问题。实践中确实有一些地区用医疗保险基金提高建档立卡人员医保报销和救助水平，其实是模糊了医疗保险基金与医疗救助基金的使用范围。此外，就基本医疗保险与商业健康保险的关系来看，目前商业健康保险的产品众多、保障范围和水平多样，但由于长期以来受到其在整个医疗保障体系中定位与角色不够明晰、政策支持力度有限、专业经营能力不高等因素的影响，商业健康保险还没有发挥出重要的补充作用。因此，如何进一步厘清多层次医疗保障体系各自的制度定位，划清彼此之间的界限，完善衔接机制，是医疗保障制度未来高质量发展需要关注的问题。

2016 年发布的《"健康中国 2030"规划纲要》提出，要通过健全全民医疗保障体系，深化医疗体制改革。加强各类医保制度整合衔接，改进医保管理服务体系，实现保障能力长期可持续。2020 年 3 月中共中央、国务院发布的《关于深化医疗保障制度改革的意见》提出，"到 2030 年，全面建成以基本医疗保险为主体，医疗救助为托底，补充医疗保险、商业健康保险、慈善捐赠、医疗互助共同发展的医疗保障制度体系""促进多层次医疗保障体系发展。强化基本医疗保险、大病保险与医疗救助三重保障功能，促进各类医疗保障互补衔接""完善和规范居民大病保险、职工大额医疗费用补助、公务员医疗补助及企业补充医疗保险。加快发展商业健康保险""鼓励社会慈善捐赠，统筹调动慈善医疗救助力量，支持医疗互助有序发展"。

根据国家层面的发展战略和政策规划，建成以基本医疗保险为主体，医疗救助为托底，补充医疗保险、商业健康保险、慈善捐赠、医疗互助共同发展的多层次医疗保障制度体系，是我国医疗保障制度深化改革的目标。但不同保障层次因资金来源不同、性质不同，其背后的保障逻辑和发展逻辑也不同，因此需要明晰不同制度在多层次医疗保障体系中的定位，进而畅通衔接机制，最终完善多层次医疗保障体系。①

一方面，就基本医疗保险与医疗救助而言，在资金来源上，医疗保险来源于参保人、用人单位的缴费和财政补助；医疗救助多来源于财政补助。在性质上，医疗保险具有长期可预期性，是一种稳定的常态化的保障，其支付规则反映的是权利与义务、缴费与待遇的匹配性；医疗救助是对因病致贫者的帮助，是一种兜底性保障，与医疗保险有所区别。因此，不能用保险资金做救助的事情，导致重复保障；也不能出现过高的个人负担使参保人无法承受高额医疗费用支出，导致保障不足。二者应在目录内外、起付线、封顶线、个人自付比上做好衔接，医疗保险在统一的待遇规则下支付所有参保人的合规医疗费用，剩余的个人自付费用，如果是困难人群，则根据个人负担比例由医疗救助突破医保目录内外的限制，再次兜底保障。

另一方面，在基本医疗保险与商业健康保险之间，商业健康保险在运行逻辑上是市场化的机制，保障与营利是共同的目标；在技术手段上遵从纯粹的保险精算原则，因此被纳入保障范围的可能更多的是低风险群体，真正需要保障的高风险群体却可能被排斥在产品设计之外。因此，商业健康保险需要规范和创新并存，除了原有的为企业职工和高收入人群提供补充医保外，政府还可以通过政策引导、税收补贴方式鼓励其开展针对其他社会群体的商业健康保险险种，以高效率的市场机制补充政府承办的社会保险的不足，实现商业健康保险市场利益与社会利益、精算原则与社会原则的平衡。而在衔接上，仍可以医疗保险没有覆盖的所有医疗项目和费用为目标，起到对医疗保险的重要补充作用。

同时继续完善企业补充医疗保险，鼓励和支持慈善捐赠、医疗互助等发挥多层次和多元化的保障功能，给国民带来更多的获得感、幸福感、安全感。

 本章小结

本章系统地介绍了我国医疗保障制度的历史沿革。20 世纪 50 年代计划经济时期建立了劳保医疗、公费医疗、农村合作医疗；改革开放后，随着社会主义市场经

---

① 仇雨临，王昭茜. 从有到优：医疗保障制度高质量发展内涵与路径 [J]. 华中科技大学学报（社会科学版），2020，34（4）：55-62.

济的发展，国家对城乡医疗保障制度进行了一系列的改革，逐步实施了城镇职工基本医疗保险、农村新型合作医疗、城镇居民基本医疗保险和城乡居民基本医疗保险。与此同时，还推出了城乡居民大病保险、职工大额互助等补充保险制度以及针对困难人群的医疗救助制度，形成了多层次的医疗保障体系，在实践中不断完善。

 复习思考题 》》》》》》》》》》》》》》》》》》》》》》》》》》》》

1. 为什么要对劳保医疗和公费医疗制度进行改革？

2. 城乡居民基本医疗保险与城镇职工基本医疗保险有什么异同？

3. 如何理解我国基本医疗保险制度中"基本"的含义？

4. 为什么说"医疗救助"是"兜底"保障？

第十一章
中国医疗保障法制、政策与管理

>> **学习要点**

　　通过本章的学习，应当掌握医疗保障法制、政策、管理体制、经办管理、信息管理的基本概念和特点。了解国内外医疗保障法律和政策体系的构成内容，医疗保障的管理体制与经办管理的不同模式，尤其是中国医疗保障法律政策与管理体制的演变轨迹，熟悉现行医疗保障的政策体系。同时，在学习既有法制、政策与管理等内容的基础上，能对未来医疗保障的法制建设、政策完善、管理优化等主题有自己的分析和思考。

>> **关键概念**

　　医疗保障法　医疗保障政策　医疗保障管理体制　医疗保障经办机构

第一节　医疗保障法律和政策体系

一、医疗保障法律体系

（一）医疗保障法概述

医疗保障法是国家为了维护医疗保障的正常运行，规范医疗保障制度当事人之间的权利与义务关系而颁布的各种法律规范的总称，也是调整医疗保障中存在的各种社会关系的法律规范的总称。医疗保障的当事人涉及参保人、参保单位、定点医疗机构、定点零售药店以及医疗保障管理机构。医疗保障法体现了保险人、投保人、被保险人和受益人间的相互关系。

（二）医疗保障法的产生与发展

1. 典型国家医疗保障法的产生与发展

许多国家的医疗保障法律法规历经百余年的发展，已经形成了与其经济发展和卫生事业相适应的发展模式，这里主要介绍德国、英国、美国几个典型国家的医疗保障法律法规。[①]

（1）德国的医疗保障法律法规

德国是世界上第一个以社会立法实施社会保障制度的国家。1883 年 6 月，在铁血宰相俾斯麦的推动下，帝国议会通过了《工人健康保险法》，建立了世界上的第一个社会医疗保险制度。该法规定：对全部从事工业性经济活动的工人实行强制性社会保险（农业工人不包括在内），保险费由雇主和雇员共同筹措，保险法对参加保险的工人在医疗和药品费用上实行免费制。1883 年的《工人健康保险法》连同于 1884 年和 1889年分别颁布的《意外伤害保险法》《伤残老年保险法》，对德国也对世界许多国家的社会保障制度的发展产生了重要影响。

1994 年德国颁布了《护理保险法》，对符合条件的失能人员进行保障。入住养老院的老人和康复医疗机构的伤残病人所发生的护理费用，均可得到护理保险基金的支付，但享受护理保险需要医师的诊断证明，并有严格的定义和诊断分类。

（2）英国的医疗保险法律法规

1601 年英国颁布《伊丽莎白济贫法》，主要通过建立"贫民习艺所""收容所"等措施，以解决当时社会上普遍存在的失业、贫困和无家可归等问题。17 世纪末至 18 世纪初，英国工人自发组织起来，由同一行业或同一地区的工人出资建立了共济会、友谊社等大规模的互助组织，以应付生老病死等问题。第二次世界大战后，英国建立福利国家，实施医疗制度改革，医院国有化，建立全民免费医疗制度；1946 年通过的《国民保险法》，是对 1911 年《国民保险法》的完善和修正，纳入了更多的保障项目，是一项以社会保险为核心的全民社会保障计划，实现了较为全面的保障，这也是对《贝弗里奇报告》的制度回应；在 1948 年通过并颁布了《国民健康服务法》，继续扩大

---

① 卢祖洵. 社会医疗保险学（第 4 版）[M]. 北京：人民卫生出版社，2017：257-259.

了医疗服务体系的范围，建立了英国特色的国民健康服务体系（NHS）。

为了解决国民健康服务体系供应能力不足、医疗机构效率不高、医护人员工作积极性不高等问题，英国从 20 世纪 90 年代起持续不断地进行医疗保险体制改革。以1999 年通过的《健康法案》作为分水岭，英国的医疗保险体制改革大致可分为两个阶段，即 20 世纪 90 年代的"试验阶段"和 21 世纪后的"推进阶段"。

（3）美国的医疗保险法律法规

美国医疗改革的首倡者是担任过两届共和党总统的西奥多·罗斯福。1912 年总统大选期间共和党分裂，西奥多·罗斯福作为新生的进步党总统候选人参选，在竞选纲领中首次提出了建立全国性医疗保险制度，联邦政府设立国家卫生部等有关医疗改革的主张。

20 世纪 30 年代大萧条时期，富兰克林·罗斯福总统于 1935 年签署《社会保障法》，并开始设计全民医疗保险制度。

1949 年 11 月 19 日，美国总统杜鲁门向国会正式提出建立由政府主管的全民医保制度的设想。医疗费用由强制保险和国家支付，因病因伤的工资损失由政府补助，医院和医疗机构由地方政府兴办。但由于"反对集团"的阻挠，使得这一方案未能立法。

1965 年约翰逊总统就职后立即开始实行其以医疗和教育改革为特色的"伟大社会"构想。当年春季，国会通过了《社会保障法修正案》，决定设立针对老年人和残疾人的医疗保险（Medicare）和针对贫困人口的医疗救助（Medicaid），7 月 30 日该修正案经总统签署成为法律。约翰逊还先后使国会通过 40 多个其他医疗法案，从而完成了自 1935 年《社会保障法》以来美国最重大的一次社会改革。

1974 年 2 月 6 日尼克松总统向国会提出实施"综合医疗保险计划"的建议，以便让全体美国人都能享有"广泛、平衡并负担得起的"医疗保险。

1977 年执政的卡特政府曾经试图进行以控制开支为重点的医疗改革，但相关的短暂努力迅速以失败告终。1993 年克林顿总统上台后，把医疗改革作为最重要的施政内容，期望通过改革让每一位美国公民都享受到负担得起的、高质量的医疗保健服务。第一夫人希拉里受命领衔由多位内阁成员和 600 多名专家组成的全国医疗改革特别小组，但最终也没有成功。

上述改革经历与成果，尤其是 1912 年西奥多·罗斯福总统提出的全民医疗保险的理想和 1965 年约翰逊政府创建的为老年人、残疾人和穷人服务的医疗保险计划，对后来产生了持久而深远的影响。前文所述的奥巴马政府的医疗改革正是在这些前人的一系列理念、原则、方案、经验和教训基础上的最新尝试。2010 年 3 月，美国国会通过了由美国时任总统奥巴马提出的医改法案，即《患者保护与平价医疗法案》，这项法案使美国没有保险的民众从 2010 年的 16.3% 下降到 2015 年的 9.1%，下降约 43%。[①]

2. 中国医疗保障法的建立与发展

新中国成立初期，国家颁布了一系列政策、法规、条例对医疗保障予以规范。1951 年政务院颁布《中华人民共和国劳动保险条例》，确立了企业职工的劳保医疗制度；1952 年国家发布《关于全国各级人民政府、党派、团体及所属事业单位的国家工作人员实行公费医疗预防的指示》，1953 年国家发布《关于公费医疗的几项规定》，确立了公费医疗制度；1979 年国家颁布了《农村合作医疗章程（试行草案)》，合作医疗从地方实践正式上升为国家统一的政策文本，在制度上予以肯定。新中国成立初期到改革开放之前的这段时间内，虽然还没有真正意义上的医疗保险制度，但这一系列的行政法规、部门规章和规范性文件，构成了我国计划经济时代独具特色的医疗保障政策体系。

改革开放后，为适应新的市场环境，20 世纪 80 年代开始了一系列医疗保障的改革试点。直到 1998 年 12 月颁布《国务院关于建立城镇职工基本医疗保险制度的决定》，决定在全国范围内进行城镇职工医疗保险制度改革，建立属地管理、双方负担、社会统筹和个人账户相结合的医疗保险新模式；2003 年 1 月，国务院办公厅转发了卫生部等部门《关于建立新型农村合作医疗制度的意见》，要求从 2003 年起，各省、自治区、直辖市至少要选择 2~3 个县（市）进行试点；2007 年 7 月，国务院又发布了《关于开展城镇居民基本医疗保险试点的指导意见》，将不属于城镇职工基本医疗保险制度覆盖范围内的中小学阶段的学生（包括职业高中、中专、技校学生），以及少年儿童和其他非从业城镇居民纳入城镇居民基本医疗保险保障的范围。随着各项医疗保障制度依次建立，我国正式建立了一个覆盖全体国民的医疗保障体系，无论处于何处，无论是何种职业，都被纳入基本医疗保障体系，而后又在实践中实现真正的人群全覆盖，历年来基本医疗保险覆盖率稳定在 90% 以上。但这些制度依旧是以部门规章为主，并不是真正的法律制度。

2010 年 10 月 28 日《社会保险法》正式公布，成为中国社会保障发展史上的一个里程碑。该法涵盖十二章，涉及基本养老保险、基本医疗保险、工伤保险、失业保险、生育保险、社会保险费征缴、社会保险基金、社会保险经办、社会保险监督以及社会保险法律责任等社会保险制度的各个方面。[②] 其中，围绕基本医疗保险，规定了覆盖范围、基金的筹集方法、医疗保险待遇项目、管理机构和管理规范等内容，具体规定如下所述。

① Obama B. H. United States Health Care Reform: Progress to Date and Next Steps [J]. Jama, 2016, 316 (5).
② 仇雨临. 从《社会保险法》看中国医疗保险制度的不断完善 [J]. 中国工人, 2011 (4)：18-19.

（1）医疗保险的覆盖范围。社会保险制度坚持广覆盖、保基本、多层次、可持续的方针，社会保险水平应当与经济社会发展水平相适应。职工应当参加职工基本医疗保险，无雇工的个体工商户、未在用人单位参加职工基本医疗保险的非全日制从业人员以及其他灵活就业人员可以参加职工基本医疗保险。《社会保险法》提出国家建立和完善城镇居民基本医疗保险制度和新型农村合作医疗制度，虽没有明确指出两项制度的覆盖范围，但根据两项制度建立之初的规定，分别覆盖未参加职工医保的城镇非从业人员和农村居民。

（2）基本医疗保险基金筹集方式。对于职工医疗保险，用人单位和职工按照国家规定共同缴纳基本医疗保险费。无雇工的个体工商户及各类灵活就业人员由个人按照国家规定缴纳基本医疗保险费。失业人员在领取失业保险金期间，参加职工基本医疗保险，享受基本医疗保险待遇，其应当缴纳的基本医疗保险费从失业保险基金中支付，个人不缴纳基本医疗保险费。参加职工基本医疗保险的个人，达到法定退休年龄时累计缴费达到国家规定年限的，退休后不再缴纳基本医疗保险费，按照国家规定享受基本医疗保险待遇；未达到国家规定年限的，可以缴费至国家规定年限。

城镇居民基本医疗保险实行个人缴费和政府补贴相结合，享受最低生活保障的人、丧失劳动能力的残疾人、低收入家庭60周岁以上的老年人和未成年人等所需个人缴费部分，由政府给予补贴。由于新型农村合作医疗的管理方法由国务院规定，因而在《社会保险法》中未明确列出其基金筹集方式，在后续的制度规定与实践中，与城镇居民基本医疗保险基金筹集方式一致。

（3）基本医疗保险待遇范围。职工基本医疗保险、新型农村合作医疗和城镇居民基本医疗保险的待遇标准按照国家规定执行。符合基本医疗保险药品目录、诊疗项目、医疗服务设施标准以及急诊、抢救的医疗费用，按照国家规定从基本医疗保险基金中支付。有部分医疗费用不纳入基本医疗保险基金支付范围，包括：1）应当从工伤保险基金中支付的；2）应当由第三人负担的；3）应当由公共卫生负担的；4）在境外就医的。对于医疗费用依法应当由第三人负担，第三人不支付或者无法确定第三人的，由基本医疗保险基金先行支付。基本医疗保险基金先行支付后，有权向第三人追偿。

在具体结算中，参保人员医疗费用中应当由基本医疗保险基金支付的部分，由社会保险经办机构与医疗机构、药品经营单位直接结算。社会保险行政部门和卫生行政部门应当建立异地就医医疗费用结算制度，方便参保人员享受基本医疗保险待遇。

（4）基本医疗保险管理规范。基本医疗保险管理规范包括服务协议、关系转移、基金核算与统筹层次等内容。1）社会保险经办机构根据管理服务的需要，可以与医疗机构、药品经营单位签订服务协议，规范医疗服务行为。医疗机构应当为参保人员提供合理、必要的医疗服务。2）个人跨统筹地区就业的，其基本医疗保险关系随本人转移，缴费年限累计计算。3）各项社会保险基金按照社会保险险种分别建账、分账核算，执行国家统一的会计制度。社会保险基金专款专用，任何组织和个人不得侵占或者挪用。社会保险基金通过预算实现收支平衡。县级以上人民政府在社会保险基金出现支付不足时，给予补贴。4）关于基金统筹层次，基本养老保险基金逐步实行全国统筹，其他社会保险基金逐步实行省级统筹，具体时间、步骤由国务院规定，即基本医疗保险统筹层次目标为省级统筹。

2018 年 12 月 29 日，《社会保险法》迎来首次修改，将之前五大险种分别建账、分账核算，基金预算按社会保险项目分别编制，修改为"基本医疗保险基金与生育保险基金合并建账及核算""基本医疗保险基金与生育保险基金预算合并编制"，其他三项保险（养老、工伤和失业）依旧分别建账、分账核算，基金预算分别编制。

总之，纵观我国医疗保障相关法律法规建立、发展和改革的历程，从其法律规范的层面来看，新中国成立初期医疗保障方面的法律法规最高表现形式为行政法规，其次为部委规章、规范性文件以及政策、规定。而自 20 世纪 80 年代开始的医疗保障制度改革，至今多以部门或地方政府规章的形式存在，辅之以大量的规范性文件、政策和决定等。2010 年《社会保险法》的颁布，虽然使得社会保险有了全国统一的由全国立法机关制定的法律，医疗保险有了一定的法律依据，但该法多是原则性规定，缺乏细化的规范，随着多层次医疗保障制度的发展，医疗保障法的发展过程仍然任重道远。

（三）医疗保障法的展望

医疗保障立法既是规范和完善国家在医疗保障中的责任的体现，又是规范各方权利义务关系的工具。如前所述，国际上，英国、德国、日本等健康保障发展较为完善的国家，都拥有自己专门的医疗保险或医疗保健的法律体系，例如，德国以《工人健康保险法》为标志创立了世界上第一个社会保险法，英国以 1946 年的《国民健康服务法》创设了国民健康服务体系。

我国基本医疗保险已经具备了完善的制度体系与制度架构，全国及各地实践也为基本医疗保险的立法提供了实践基础。[①] 虽然《社会保险法》有所涉猎基本医疗保险内容，但主要还是依据《国务院关于建立城镇职工基本医疗保险制度的决定》以及一系列的规范性法律文件而规制的。对于医疗救助，《社会救助暂行办法》仅有简单的六条规定，无法满足中国特色医疗保障体系建设的实践需求。法制的缺失已经在医保实践

---

① 仇雨临，王昭茜. 全民医保与健康中国：基础、纽带和导向 [J]. 西北大学学报（哲学社会科学版），2018，48（3）：40-47.

中造成了一系列问题。医疗保障政策在实践中的多变性与不稳定性极易损害参保群体切身利益，也极易扭曲这一制度的实践路径。尽管目前各项医保行政管理工作已经整合到了新成立的国家医疗保障局，但由于缺少法律授权，导致现行监管工作无法可依，给工作的正常开展带来了较大阻力。医疗保障政策在实践中容易出现失范行为，特别是针对医疗保险基金的各类欺诈骗保行为，亟待依法治理。我国急切需要制定专门的医疗保障法进行规制。由于《社会保险法》只能规范社会保险制度，难以规范医疗救助、非营利性医疗保障与商业健康保险，难以仅仅通过修订《社会保险法》完成整个医疗保障制度的法制化。而包括医疗保险、医疗救助和非营利性医疗保障、商业健康保险在内的医疗保障制度体系不仅是独立的制度安排，也是一个多层次的完整体系，分散立法不利于医疗保障各项具体制度的衔接，也不利于统一的管理主体管理职能的实现，更不利于完整地解决全体人民疾病医疗的后顾之忧。因此有必要单独制定医疗保障法。[①] 通过"基本医疗保障法"或者"基本医疗保障条例"，对基本医疗保障的基本原则、参保人群、筹资缴费、待遇支付标准、基金的监督管理以及相关利益群体的责任要求从法律层面予以规范，将医疗保障纳入法治化管理轨道，为全民医保、健康中国建设建立强制性的稳固保障。

二、医疗保障政策体系

（一）医疗保障政策的结构体系

每个国家的医疗保障体系都不是单一的制度类型，这些不同的制度类型组成了医疗保障政策的结构体系。例如，中国的医疗保障政策结构体系以基本医疗保险为主体，同时包括大病保险、医疗救助、商业健康保险等多元化和多层次内容。英国医疗保障体系以国民健康服务体系为主体，医疗救助和商业健康保险为补充；德国医疗保障制度体系由法定医疗保险、私人医疗保险、针对特殊人群的医疗保障制度组成；美国医疗保障体系则包括商业健康保险、老年人和残疾人医疗保险、医疗救助、儿童健康保险计划、军人医疗保障计划等；新加坡医疗保障体系由保健储蓄计划、健保双全计划、保健基金计划、终身健保制度构成。

总体来看，各个国家的医疗保障政策结构体系主要由三大部分组成。第一部分是主体的保障计划，如中国的基本医疗保险、英国的国家卫生服务、美国的商业健康保险等，是最主要的政策内容；第二部分是针对特殊人群的保障计划，如老年人、儿童、

---

① 向春华. 全面推进社会保障法制化——访全国人大常委会委员、中国社会保障学会会长郑功成 [J]. 中国社会保障，2019（3）：18-19.

低收入者、军人等，部分国家还对国家的功勋人员有专门的保障计划，如新加坡的"建国一代"，主要起到对困难人群进行医疗救助和特殊人群获得优待的双重作用；最后一部分则是补充保险，更多是个人的自愿性行为，国家主要起到监督引导的作用。需要说明的是，即使是同一种制度类型，在不同国家的政策结构中，所占的地位也是不同的，例如，商业健康保险在德国等社会医疗保险模式为主体的国家，属于补充性的结构，而在美国则属于主体结构。

（二）医疗保障政策的要素体系

医疗保障由各个独立的制度构成，而每个制度内部，又由目标、待遇、筹资、支付、监管等具体的制度要素组成，互相关联又彼此独立的制度要素支撑起一个完整的制度规范，而各个制度要素优化组合与科学配置则是医疗保障高质量发展的内在条件。下面以中国的医疗保障政策要素为例，具体说明医疗保障政策的要素构成。

2020 年 2 月，中共中央、国务院发布的《关于深化医疗保障制度改革的意见》提出"1+4+2"的总体改革框架：一个目标，到 2030 年，全面建成以基本医疗保险为主体，医疗救助为托底，补充医疗保险、商业健康保险、慈善捐赠、医疗互助共同发展的多层次医疗保障制度体系；四个机制，健全待遇保障、筹资运行、医保支付、基金监管四个机制；两个支撑，完善医药服务供给侧和医疗保障公共管理服务两个支撑。其中，多层次制度体系便是政策的目标要素，四个机制和两个支撑则属于内容要素。在中国医疗保障制度的政策体系中，这些要素的规范化管理，有的有专门的规章予以规范，有的则散落在各类政策结构内容的规范之中。

1. 待遇保障与筹资运行

待遇和筹资是医疗保障制度要素中最核心的两个环节，决定资金从哪里来到哪里去，任何一项新制度的出台或是年度的工作安排，首先就需要明确筹资来源、筹资金额、待遇范围、待遇水平等内容。例如，每年度的城乡居民医疗保险工作计划都会提出国家财政补助和个人缴费的标准、待遇的目标水平；专项文件如"两定点""三目录"以及《基本医疗保险用药管理暂行办法》《国务院办公厅关于建立健全职工基本医疗保险门诊共济保障机制的指导意见》等便是对待遇的具体规定。

2. 支付制度

医保支付是保障群众获得优质医药服务、提高基金使用效率的关键机制，如何推行精细化的支付方式一直是政策调整的重点领域。2017 年《国务院办公厅关于进一步深化基本医疗保险支付方式改革的指导意见》是对支付方式改革的系统指导，近年来DRG 付费方式相关文件的密集出台则是对具体单项支付方式的细化说明。

3. 监管制度

医疗保障基金是人民群众的"看病钱""救命钱"，医疗保障基金安全是医疗保障基金有效发挥其功能的基础。健全监管制度体系、完善激励约束机制，进而提高医疗保障基金使用效率、严厉打击欺诈骗保行为是政策设计中不可缺少的环节。我国一直在各项制度建立之时就强调基金监管的重要性，2020 年《国务院办公厅关于推进医疗保障基金监管制度体系改革的指导意见》更是强化了监管制度的规范化，明晰了推进监管制度体系改革的路径。

4. 医药服务供给侧

医疗保障制度第三方支付的角色决定了其不能独立发挥作用，必须依靠医药服务的供给侧。因此，在制度要素中，除了医保制度本身的设计环节，还需要有对医药服务供给侧的规范，包括医保如何对医药服务进行协议管理，医保、医疗与医药三项制度如何协调配合等。例如，2016 年人力资源社会保障部就曾印发《关于积极推动医疗、医保、医药联动改革的指导意见》，部署医疗、医保、医药"三医"联动改革工作。

5. 医疗保障公共管理服务

公共管理服务直接关系亿万群众切身利益，制度本身设计好之后，如何实现服务递送，同样是医疗保障制度的政策要素。近年来，国家鼓励商业健康保险机构承办大病保险，推进医疗保障信息化建设等相关的政策规定，都是属于优化医疗保障公共管理服务的内容。

（三）医疗保障政策的主体规范

不同的制度结构构成了医疗保障政策的主干内容，各种制度要素又丰富了医疗保障政策的细则规范，但这些制度主干与细则规范最终通过各个主体的行为规范得以实现。医疗保障政策的主体是指参与医疗保障的各方当事人，也就是医疗保障关系中的权利享有者和义务承担者。医疗保障政策规范中的主体包括：劳动者的雇佣单位（用人单位）、参加保险的劳动者或其他国民（参保人和受益人）、医药服务机构（定点医疗机构和定点零售药店）和医疗保障管理和经办机构（保险人）。

1. 用人单位

用人单位一般包括企业单位、国家机关、事业单位、工会组织、社区服务机构、慈善机构等非政府组织和非营利组织（non-profit organization，NPO）以及其他社会团体等，它们在医疗保障政策体系中享有一定的权利并承担一定的义务。

2. 参保人

每一位国民（包括一切拥有本国国籍的人，如城镇人口、农村人口、政府机关工作人员和企业职工等）都享有医疗保障的权利，老、弱、病、残、幼、贫困低收入人群，光荣复员、退役的军人和军烈属等则对保障有着更针对性的需求，参保人是医疗保障政策的服务对象。

3. 医药服务机构

医药服务机构给参保人提供医药服务，并在政策规定下得到医疗保障费用的支付，对医药服务机构的政策规范是保障参保人享有优质、高效、可负担的医药服务的重要环节。

4. 医疗保障管理和经办机构

医疗保障管理和经办机构包括医疗保障的政策管理机构和经办机构，其中医疗保障政策的管理机构既是医疗保障政策的制定者，同时也是政策的规范对象；医疗保障的经办机构主要从事医疗保障业务经办、医疗保障基金的筹集、偿付和管理等工作。

总之，医疗保障关系主体的广泛性，决定了医疗保障政策关系的复杂性。这些关系的相互作用构成了一个系统的政策体系，对各类主体行为的政策规范则是医疗保障制度有效实施的保障。

第二节　医疗保障管理体制

一、医疗保障管理体制概述

医疗保障管理是一个集医疗保障本身的政策设计、医疗服务供给侧调节、面向参保人的服务提供于一体的制度供给链条。在"政事分开、管办分离"的框架下，医疗保障管理可以分为宏观政策管理职能与微观服务递送职能。本节将主要关注宏观的医疗保障政策设计、组织等管理职能，第三节的经办管理将重点聚焦医疗保障的服务提供职能。在这一划分框架下，本节关注的医疗保障管理体制也就是领导医疗保障制度设计、调节医疗保障责任主体间关系的组织形式，偏重于政策管理。第三节关注的医疗保障经办机构更偏重于行政职能，直接面向参保人和医药服务机构提供医疗保障服务。

在国际上，医疗保障管理体制主要包括大部制或卫生部门主管模式、部门合作模式和委托管理模式几种类型。[①]

---

① 卢祖洵. 社会医疗保险学（第 4 版）[M]. 北京：人民卫生出版社，2017：180-182；作者有改动。

（一）大部制或卫生部门主管模式

大部制模式或卫生部门主管模式是指卫生部门统筹管理医疗保障和医疗服务，多见于国家财政资助的医疗保障制度，如英国、加拿大、瑞典等国家。这种模式的特点是国家医疗保障计划与政策通过卫生部门来贯彻实施，卫生部门既负责分配医疗资源，又负责组织医疗服务。此外，还有一些国家实行社会保障（社会福利）大部制模式，以社会保障为主监管医疗保障与服务提供，如葡萄牙的劳动与社会团结部。

这种模式的优点：（1）有利于医疗保障和医疗服务的集中统一管理；（2）以预算制和工资制为主要补偿和支付方式，有利于实行成本控制；（3）有利于实现预防、治疗和康复相结合，构建一体化、无缝式整合型医疗服务体系。这种模式的缺点：（1）医疗保障的水平和医疗卫生事业的发展受国家财政状况影响较大；（2）需要建立较强的监管机制才能保障参保人获得满意的医疗服务；（3）对预算分配制度的设计要求较高。

（二）部门合作模式

部门合作模式指卫生部门主管医疗服务，医疗保障部门主管医疗保障。在政府调控下医疗保障部门和卫生部门实行合作。这种模式一般见于医疗市场比较发达的国家，如德国和法国等。政府制定强有力的法律框架，并通过某个主管部门进行宏观调控。在法律框架内，各机构有自主权：医疗保障部门由许多相对独立的公共机构组成，负责筹集和管理资金、支付费用；卫生部门负责提供医疗服务，医疗机构具有自主经营权。医保双方独立、相互协商，通过签订合同、执行合同规定的服务内容及确定支付办法等环节，保障受益人的健康。

这种模式的优点：（1）两个部门相互独立，有利于相互制约和监督；（2）通过协议和合同进行管理，法制化和规范化程度更高。这种模式的缺点：（1）这种分离模式使医疗保障制度与医疗服务脱节，容易造成管理分散，甚至部门间扯皮现象；（2）实行这种模式需要医疗保障部门和医疗机构紧密衔接、高效合作，对管理能力和技术的要求较高。

（三）委托式管理模式

鉴于公共服务完全由政府机构举办，会带来低效率、管理不善和浪费等问题，国外出现了公私合营模式来举办公共事业。当前，我国也出现了把医疗保险委托给商业保险公司参与管理的尝试。在这种模式下，政府和保险公司签订委托管理合同，明确双方的权利义务。保险公司提供方案测算、报销管理、结算支付等服务，并收取相应的管理费用，但不对基金盈亏承担责任，也不能以任何形式分享基金的运行收益，医疗保障基金不记入保险公司保费收入大账，而是存入政府指定银行账户。

这种模式的优点：（1）有利于转变政府职能，实现管办分离，将政府及相关部门从烦琐的事务性和技术性工作中解脱出来，专注于政策制定、规划指导、监督管理工作，提高管理效能；（2）有利于降低政府成本，利用保险公司的专业技术、服务网络和人力资源，减轻政府财政负担；（3）有利于医疗保险的风险控制，发挥保险公司在理赔、精算、风险管理等方面的专业优势，增强了医疗保险的风险管理能力；（4）有利于商业健康保险的发展。商业保险公司在参与医疗保险经办的同时，扩大了自身的社会影响，开拓保险市场，带动其他保险业务发展。但也要注意防范商业保险公司逐利性对公益性事业的潜在损害。

二、中国医疗保障管理体制演变历程

中华人民共和国成立70余年来，医疗保障制度类型不断演变，与制度环境相适应，医疗保障的管理体制也不断变化，经历了从企业以及财政、卫生部门管理，到社会化多部门管理，再到国家医疗保障局成立单部门独立管理的演进过程。

（一）计划经济时期的财政、卫生部门管理[①]

从中华人民共和国成立至改革开放前，我国对各类企业人员实行劳保医疗制度，对国家公职人员实行公费医疗制度。

1. 劳保医疗管理体制

1949年11月，中央人民政府劳动部成立，统一管理全国劳动工作。劳动部下设劳动保险局，负责全国劳动保险的管理工作。1954年，随着大行政区撤销和随后的社会主义改造完成，由当时劳动部主管的劳动保险业务逐步移交给全国总工会统一管理，撤销了劳动保险局。劳动部和全国总工会于同年6月联合发布《关于劳动保险业务移交工会统一管理的联合通知》，规定工会具体管理劳动保险业务，劳动部门履行监管职责的管理体制，形成了劳保医疗在执行和监督上的分离。1958年10月，由于工会管理体制的调整，劳动保险下放给地方管理。

"文化大革命"之前，我国劳动保险管理体制采取的是国际上通行做法，即由社会团体（工会）负责经办管理、企业行政配合、政府部门（劳动部门）负责监督的管理

---

① 温兴生. 中国医疗保险学 [M]. 北京：经济科学出版社，2019：142-143.

体制。全国总工会作为全国劳动保险业务的最高领导机构，其主要职责是统筹全国劳动保障事业、督导地方工会组织的劳保业务，各产业工会组织负责劳动保险业务的执行。各地基层工会是执行劳动保险业务的基层组织，它下设劳动保险委员会，具体负责监督、审核劳保医疗费用的开支，协助企业改进医疗卫生工作。在此体制下，劳动部作为劳动保险事业的最高监督机关，负责劳动保险制度的行政立法和宏观指导。在"文化大革命"期间，全国的劳保工作实际上归由企业自行管理。

2. 公费医疗管理体制

计划经济时期，公费医疗由地方负责，地方各级卫生行政机关负责具体业务管理。各级政府成立了公费医疗管理委员会，负责公费医疗管理工作。该管理委员会由各级政府的卫生、财政、劳动、人事等部门负责人员参加，主任委员由卫生部门担任，劳动、人事和财政部门为副主任委员单位。公费医疗管理委员会负责协调医疗机构与享受公费医疗单位的关系，统筹管理公费医疗的费用支出，审核、监督各单位享受公费医疗的人数和经费使用情况。由于公费医疗的经费完全由财政承担，因此，公费医疗费用支出的监督职责主要由财政部门负责，主要是对公费医疗经费的预（决）算和预算执行过程的审查和监督。

总体来看，计划经济时期的公费医疗，实行的是由财政与卫生部门共同管理、以卫生部门为主的管理体制。需要说明的是，由于政府财政上的卫生事业费和公费医疗经费是一个科目，统一由卫生部门管理。所以，卫生部门实际上是"一手托两家"，它既是公费医疗经费的"付款员"，同时也是公立医院的"收银员"。

（二）改革开放后的多部门管理

改革开放后随着宏观经济环境的变化，原有的医疗保障制度不再适应，我国开始了医疗保险改革的探索。这一阶段的管理部门主要是各种改革小组，主要任务是负责研究医疗保险改革方案的试点工作。例如，1988 年 3 月，经国务院领导批准，由卫生部牵头，国家体改委、财政部、劳动人事部、全国总工会等八个部门成立医疗制度改革研讨小组，1994 年 4 月，国家体改委、财政部、卫生部、劳动部共同制定了《关于职工医疗制度改革的试点意见》，此后开始了著名的"两江试点"。但总体来看，由于制度方案还处于探索期，因而管理部门也没有得到明确，虽然相关的管理部门较多，但管理权限归属不明。

直到 1998 年、2003 年和 2007 年城镇职工基本医疗保险、新型农村合作医疗和城镇基本居民医疗保险制度相继建立，明确了城镇职工医保与城镇居民医保由劳动保障部门管理，新农合由卫生部门管理。与其同期，城乡医疗救助制度也开始建立，主要由民政部门管理。截至 2018 年上半年，医疗保障的管理部门主要包括人力资源社会保障部门、卫生部门和民政部门，部分由地方政府或专设医改领导小组管理。其中，中央层面，人力资源社会保障部是城镇职工基本医疗保险和城镇居民基本医疗保险的行政管理机构，负责制定医疗保险政策、规划和标准。全国所有统筹地区在省、市、县三级人力资源社会保障部门都已建立了内设的医疗保险行政管理机构，有的医疗保险行政机构还同时承担生育保险或工伤保险的管理职责。卫生部是新型农村合作医疗的行政管理机构，负责对其综合管理，同时承担医疗机构（含中医院、民族医院等）和医疗服务的全行业监督管理等职责。民政部是城乡医疗救助的行政管理机构。此外，还有少数尚未参保的企业继续实行并管理传统的劳保医疗等。中央和部分地区省会城市，仍然存在享有公费医疗的公务员、事业单位职工、民主党派和人民团体人员，由相关的卫生和财政部门共同负责管理，其中卫生部门仍然保留公费医疗办公室。①

（三）新时代国家医疗保障局的独立管理

受限于长期以来多部门分别管理的弊端，统一医疗保障管理体制成为医疗保障发展过程中的重要一步。党的十八大报告明确提出要整合城乡居民基本医疗保险制度，健全社会保障经办管理体制。2013 年《国务院机构改革和职能转变方案》提出，城镇职工基本医疗保险、城镇居民基本医疗保险、新型农村合作医疗的职责等，分别整合由一个部门承担，对医疗保障行政管理体制提出了明确的改革要求。2018 年 3 月，中共中央印发了《深化党和国家机构改革方案》，组建国家医疗保障局。为完善统一的城乡居民基本医疗保险制度和大病保险制度，不断提高医疗保障水平，确保医保资金合理使用、安全可控，推进医疗、医保、医药"三医"联动改革，更好保障病有所医，将人力资源社会保障部的城镇职工和城镇居民基本医疗保险、生育保险职责，国家卫生计生委的新型农村合作医疗职责，国家发展改革委的药品和医疗服务价格管理职责，民政部的医疗救助职责整合，组建国家医疗保障局，作为国务院直属机构。2018 年 5 月国家医疗保障局正式挂牌。2018 年 8 月，《国家医疗保障局职能配置、内设机构和人员编制规定》出台，具体细化了国家医疗保障局的组织性质、主要职责等。

1. 机构性质与组织构成

国家医疗保障局是国务院直属机构，为副部级。下设部门包括办公室、规划财务和法规司、待遇保障司、医药服务管理司、医药价格和招标采购司、基金监管司、机关党委（人事司）。

---

① 单大圣. 改革开放以来医疗保障行政管理体制的变迁 [J]. 医学与社会，2014，27（7）：30-34.

2. 主要职责

国家医疗保障局贯彻落实党中央关于医疗保障工作的方针政策和决策部署，在履行职责过程中坚持和加强党对医疗保障工作的集中统一领导。

（1）拟订医疗保险、生育保险、医疗救助等医疗保障制度的法律法规草案、政策、规划和标准，制定部门规章并组织实施。

（2）组织制定并实施医疗保障基金监督管理办法，建立健全医疗保障基金安全防控机制，推进医疗保障基金支付方式改革。

（3）组织制定医疗保障筹资和待遇政策，完善动态调整和区域调剂平衡机制，统筹城乡医疗保障待遇标准，建立健全与筹资水平相适应的待遇调整机制。组织拟订并实施长期护理保险制度改革方案。

（4）组织制定城乡统一的药品、医用耗材、医疗服务项目、医疗服务设施等医保目录和支付标准，建立动态调整机制，制定医保目录准入谈判规则并组织实施。

（5）组织制定药品、医用耗材价格和医疗服务项目、医疗服务设施收费等政策，建立医保支付医药服务价格合理确定和动态调整机制，推动建立市场主导的社会医药服务价格形成机制，建立价格信息监测和信息发布制度。

（6）制定药品、医用耗材的招标采购政策并监督实施，指导药品、医用耗材招标采购平台建设。

（7）制定定点医药机构协议和支付管理办法并组织实施，建立健全医疗保障信用评价体系和信息披露制度，监督管理纳入医保范围内的医疗服务行为和医疗费用，依法查处医疗保障领域违法违规行为。

（8）负责医疗保障经办管理、公共服务体系和信息化建设。组织制定和完善异地就医管理和费用结算政策。建立健全医疗保障关系转移接续制度。开展医疗保障领域国际合作交流。

（9）完成党中央、国务院交办的其他任务。

（10）职能转变。国家医疗保障局应完善统一的城乡居民基本医疗保险制度和大病保险制度，建立健全覆盖全民、城乡统筹的多层次医疗保障体系，不断提高医疗保障水平，确保医保资金合理使用、安全可控，推进医疗、医保、医药"三医"联动改革，更好保障人民群众就医需求、减轻医药费用负担。

（11）与国家卫生健康委员会的有关职责分工。国家卫生健康委员会、国家医疗保障局等部门在医疗、医保、医药等方面加强制度、政策衔接，建立沟通协商机制，协同推进改革，提高医疗资源使用效率和医疗保障水平。

国家医疗保障局成立后，在医疗保障政策规划、药品招标采购谈判、打击欺诈骗保、医疗保障扶贫等方面持续推进了一系列工作，我国医疗保障的管理体制自此从分散化管理走向了统一管理，职能得到了扩充和整合。

第三节　医疗保障经办管理

一、医疗保障经办机构及其组织特征[①]

医疗保障经办机构更偏向于医疗保障管理的服务职能，具体负责医疗保障中的资金筹集、费用支付、基金监管等业务，提供面向参保人和医药服务机构的医疗保障公共管理服务。

（一）医疗保障经办机构的性质

在我国，医疗保障经办机构在行政归属上是医疗保障行政部门所属的全民事业性机构，在业务上依据政府颁发的医疗保障法律法规开展各项医疗保障活动。医疗保障本身是一种社会经济活动，所以又带有经济性质。但它的运营又不同于一般的商业保险公司。由于医疗保障机构经办的医疗保障主要集中在医疗保险或医疗救助，因此不同于商业健康保险（营利性要讲求经济效益），其不以营利为目的，但在它的运营过程中也会产生结余（surplus），这种结余被限制在很小的范围内（如5%~15%），并且结余部分要投入医疗保障其他活动中，增强基金的实力。

由于医疗保险作为强制实行的社会保险险种，医疗保障经办机构就成了国家法规的一种执行机构，代理落实国家有关医疗保险的法规。因此，医疗保障经办机构不可能像商业保险公司那样有真正意义上的独立自主经营权，表现在经营策略、经营方法、规章制度等方面的自主权都是有限的。从性质上看，医疗保障经办机构是具有一定的独立自主经营权的非营利性机构。

（二）医疗保障经办机构的分类

1. 政府主导型

政府主导型医疗保障经办机构的运行，主要是保证政府保障政策目标的落实，基本上按照政府的有关计划和规定行事，没有独立经营的余地，可以看作是政府的派出机构。行政管理水平的高低影响经营的好坏。目前，中国的医疗保障经办机构主要是

---

① 周绿林，李绍华. 医疗保险学（第三版）[M]. 北京：科学出版社，2016：22-24；作者有改动。

这种类型。

2. 独立经营型

这类医疗保障经办机构总体上按照国家有关医疗保障的法规办事，接受国家的监督，但在经营上基本独立，有经营决策权，对经营对象有选择权，自负盈亏，可以发展，也可以倒闭。商业性的医疗保险可以划在这一类。美国是这一类型的典型代表。

3. 半独立型

一方面，这类医疗保障经办机构要接受政府的统一法律和规划约束；另一方面，它也有相对的经营自主权，表现在保险范围、保险费率和经营方式方面有一定的自行决策权。居民可以自行选择保障机构，保障机构之间也存在着竞争。这类保障机构既能够保持社会公益性，又能够体现公平和效率，是一种较合理的形式，如德国的医疗保障机构便是由若干公法人团体构成。

二、我国医疗保障经办的基本任务

我国《社会保险法》规定，社会保险经办机构提供社会保险服务，负责社会保险登记、个人权益记录、社会保险待遇支付等工作。因此，医疗保障经办机构的基本任务就是按照国家的医疗保险法律法规，有效地开展医疗保险业务，保证医疗保障体系的正常运转。具体任务包括：医疗保障登记、个人权益记录、医疗保障待遇支付等，即记录一生、保障一生、服务一生。

这一任务可细化为以下几个方面。[①]

（一）参与医疗保障有关法律法规和政策的制定

医疗保障经办机构是医疗保障制度的直接实施部门，最了解医疗保障整个系统的运行情况。因此，当国家要制定医疗保障有关的法律法规时，最需要医疗保障经办机构的参与，有时甚至是首先由医疗保障经办机构拿出方案。

（二）筹集医疗保障基金

这项工作主要包括：对医疗保障制度的有关指标进行测算和预算，选择有效的资金筹集方式，组织缴纳医疗保障费等。

（三）保证医疗卫生服务的提供

医疗保障经办机构一般不直接提供医疗卫生服务，但是要负责组织提供医疗卫生

---

① 周绿林，李绍华. 医疗保险学（第三版）[M]. 北京：科学出版社，2016：24-25.

服务。其工作主要包括：选择合适的医疗卫生服务提供机构，确定医疗卫生服务的范围和种类，确定被保险人享受医疗卫生服务的方式。

（四）偿付医疗保障的医疗费用

这是医疗保障经办机构日常工作中工作量最大的一项，它主要包括：选择和确定合适的偿付方式，按照政策规定支付参保人的就医费用，检查审核提供医疗服务的情况等。此外，还包括大量的财务会计工作。

（五）对医疗服务供方和参保人的监督

在医疗保障的运行过程中会出现各种违反医疗保障法规和政策的行为，对这些行为的监控是开展医疗保障业务不可缺少的一部分。医疗保障相对其他社会保障制度而言，涉及的对象较多，因而监督工作也更加复杂。

对医疗服务供方的监督包括对医疗服务范围、种类的监督，对医疗服务价格、收费的监督以及对医疗服务水平和质量的监督。对参保人的监督主要是对其是否存在各种违反医疗保障规定的欺诈行为进行监督。

（六）医疗保障基金的管理和运营

尽管医疗保障基金相对于其他社会保障资金周转速度较快、沉积时间较短，但是，从基金的筹集到偿付毕竟有个时间差，为了抵御不可预料的疾病风险，有一部分资金必须积蓄下来。这样就产生了对医疗保障基金进行管理的任务。它主要包括：对医疗保障基金进行分配、核算、分析，确保医疗保障基金的保值和增值。

以上六个方面构成了医疗保障经办机构的基本任务，可以简单地概括为：计划、筹资、服务、付费、监督和管理。除这些基本任务外，随着信息技术的发展，还包括医疗保障信息统计与管理，计算机管理以及医疗保障科研工作等。

三、优化我国医疗保障公共管理服务

医疗保障公共管理服务关系亿万群众切身利益。要完善经办管理和公共服务体系，更好提供精准化、精细化服务，提高信息化服务水平，推进医保治理创新，为人民群众提供便捷高效的医疗保障服务。

（一）优化医疗保障公共服务

推进医疗保障公共服务标准化、规范化，实现医疗保障一站式服务、一窗口办理、一单制结算。适应人口流动需要，做好各类人群参保和医保关系跨地区转移接续，加快完善异地就医直接结算服务。深化医疗保障系统作风建设，建立统一的医疗保障服务热线，加快推进服务事项网上办理，提高运行效率和服务质量。

（二）高起点推进标准化和信息化建设

统一医疗保障业务标准和技术标准，建立全国统一、高效、兼容、便捷、安全的医疗保障信息系统，实现全国医疗保障信息互联互通，加强数据有序共享。规范数据管理和应用权限，依法保护参保人员基本信息和数据安全。加强大数据开发，突出应用导向，强化服务支撑功能，推进医疗保障公共服务均等可及。

（三）加强经办能力建设

构建全国统一的医疗保障经办管理体系，大力推进服务下沉，实现省、市、县、乡镇（街道）、村（社区）全覆盖。加强经办服务队伍建设，打造与新时代医疗保障公共服务要求相适应的专业队伍。加强医疗保障公共管理服务能力配置，建立与管理服务绩效挂钩的激励约束机制。政府合理安排预算，保证医疗保障公共服务机构正常运行。

（四）持续推进医保治理创新

推进医疗保障经办机构法人治理，积极引入社会力量参与经办服务，探索建立共建共治共享的医保治理格局。规范和加强与商业健康保险机构、社会组织的合作，完善激励约束机制。探索建立跨区域医保管理协作机制，实现全流程、无缝隙公共服务和基金监管。更好发挥高端智库和专业机构的决策支持和技术支撑作用。

第四节　医疗保障信息管理

一、医疗保障信息概述

（一）医疗保障信息的概念与特点[①]

医疗保障信息是反映医疗保障活动过程的发生、发展、结果及其影响因素的定性

[①]　卢祖洵. 社会医疗保险学（第 4 版）[M]. 北京：人民卫生出版社，2017：183-184.

和定量化数据、情报等。具体包括：（1）医疗保障政策信息，如医疗保障费的缴纳比例和医疗保障的待遇水平等；（2）医疗保障的基本信息，包括医疗保障经办机构、定点医疗机构、定点零售药店、参保单位、在职人员、离退休人员等基本情况；（3）医疗保障业务信息，包括参保单位的登记和申报、缴费核定、费用征集、个人账户管理、费用审核、费用偿付以及与审核相关的医疗服务信息；（4）医疗保障基金管理信息，包括基金收入、支出、结余等信息；（5）医疗保障统筹区内国民经济和社会发展的信息。

（二）医疗保险信息的特点

医疗保障信息除了具有一般信息所共有的准确性、及时性、适用性等特点外，还具有其自身的特殊性，包括以下三个方面。

1. 综合性

医疗保障信息是一国劳动生产力状况、社会事业和国民经济发展以及社会稳定的综合反映，体现了国家的社会保障水平、居民的健康状况、社会事业和国民经济的运行情况以及未来的发展趋势等。

2. 流动性

医疗保障与每一个劳动者和用人单位都有产生信息的交流互动，而劳动者个人和用人单位经济状况及组织形式是经常变动的，由此产生的信息流动可动态地反映居民健康状况、劳动生产力状况、卫生保健服务水平、经济状况和基金使用效率等。

3. 随机性

参保人群个体间的健康状况差异较大，疾病风险在很大程度上也具有不可避免性和不可预知性，这些都导致了医疗保障信息的随机性。

二、医疗保障信息管理总述

（一）医疗保障信息管理的内容

随着互联网、信息化等信息技术的发展，医疗保障的信息管理越来越朝着标准化、智能化方向发展，大大提高了医疗保障信息管理的便利性、科学性与准确性。在中国，医疗保障信息管理曾经属于整个社会保障信息系统，金保工程便是其中的代表，是国家电子政务建设的重要内容。

金保工程是指利用先进的信息技术，以集中管理的数据中心为基础，以覆盖全国、联通城乡的信息网络为依托，支持人力资源社会保障业务经办、公共服务、基金监管和宏观决策等核心应用，是安全、高效、全国统一的人力资源社会保障电子政务工程。金保工程是政府电子政务工程建设的重要组成部分，是全国人力资源社会保障信息化工作的总称。2002 年 8 月，《中共中央办公厅　国务院办公厅关于转发〈国家信息化领导小组关于我国电子政务建设指导意见〉的通知》将社会保障信息系统列为重要业务系统建设的 12 项工程之一。

国家医疗保障局成立后，继续大力推进医疗保障信息化建设，其发展目标与现有的突出成果便是建立一套系统的医疗保障标准体系。具体包括建立国家医疗保障局主导、相关部门认同、各地协同推进的标准化工作机制，形成与医疗保障改革发展相适应的标准化体系。到 2020 年，在全国统一医疗保障信息系统建设基础上，逐步实现疾病诊断和手术操作等 15 项信息业务编码标准的落地使用。"十四五"期间，形成全国医疗保障标准清单，启动部分医疗保障标准的研究制定和试用完善工作。2019 年 6 月，完成了疾病诊断和手术操作、药品、医疗服务项目、医用耗材四项信息业务编码规则和方法；2020 年 11 月发布《国家医疗保障局办公室关于贯彻执行 15 项医疗保障信息业务编码标准的通知》，表明 15 项标准已全部制定完毕，将在地方逐步落地；此后，也根据实际情况进行了一定的更新调整，例如，2021 年 7 月国家医疗保障局对《医疗保障基金结算清单》（医保发〔2019〕55 号）和《医疗保障基金结算清单填写规范（试行）》（医保办发〔2020〕20 号）进行了修订。①

1. 医疗保障信息业务编码概况

为贯彻落实党中央、国务院重大决策部署，加快推进新时代医疗保障事业的高质量发展，国家医疗保障局高度重视医保标准化和信息化建设，按照统一规划、统一分类、统一发布、统一管理的要求，制定了医疗保障相关标准，以形成全国统一的医保信息编码标准体系，提升医保业务运行质量和决策管理水平，发挥信息标准化在医保管理中的支撑和引领作用。随着业务编码的建设，我国医疗保障信息交换开始使用通用语言，业务编码标准让医保业务管理在信息高速公路上"纵向全贯通、横向全覆盖"。编码标准的基本原则是顶层设计、统筹规划、科学权威、以人为本、需求导向、急用先立、试点先行、平稳推进。

2. 医疗保障信息业务编码的内容

医疗保障信息业务编码包括：医保疾病诊断和手术操作分类与代码、医疗服务项目分类与代码、医保药品分类与代码、医保医用耗材分类与代码、医保系统单位分类

---

① 根据国家医疗保障局《关于印发医疗保障标准化工作指导意见的通知》《一图读懂国家医疗保障信息业务编码标准》《国家医疗保障局办公室关于贯彻执行 15 项医疗保障信息业务编码标准的通知》等医疗保障信息业务编码标准相关文件改编。

与代码、医保系统工作人员代码、定点医疗机构代码、定点零售药店代码、医保医师代码、医保护士代码、医保药师代码、医保门诊慢性、门诊特定病种目录、医保按病种结算目录、医保日间手术病种目录、医保结算清单。这里简要介绍最早完成的医保疾病诊断和手术操作、医疗服务项目、医保药品、医保医用耗材四项编码标准。

（1）医保疾病诊断、手术操作分类与代码。医保疾病诊断和手术操作分类与代码是依据国际疾病分类的基本原理和分类规则，以及卫生健康部门发布的先行标准，结合医保业务工作要求制定，是我国医疗保障部门开展病种相关信息采集、分析、统计和支付的重要工具，包括西医疾病诊断分类与代码、手术操作分类与代码、中医病症分类与代码医保版。

（2）医疗服务项目分类与代码。按照最大公约数和最小改造原则，在《全国医疗服务价格项目规范（试行 2001 年版）》等规定的基础上，参考《全国医疗服务价格项目规范（2012 年版）》，集中梳理各地制定的医疗服务项目，根据行业专家共识，形成统一的医疗服务项目分类与代码，包括综合医疗诊疗类、医技诊疗类、临床诊疗类、中医及民族诊疗类。医疗服务项目分类与代码能够实现医保系统一码通，从而服务异地就医结算、助力支付方式改革、便于项目费用分析以及支持医保政策完善。

（3）医保药品分类与代码。融合《社会保险药品分类与代码》（LD/T 90—2012）、药品本位码、国家药管平台药品采购唯一性识别码的核心要素，结合国家医疗保障局职能制定医保药品分类与代码，覆盖了经药品监督管理部门批准上市的全部药品。包括西药、中成药、中药饮片、医疗机构制剂等内容。医保药品分类与代码能够便于公众查询、提供资源共享、支持数据分析以及服务异地就医结算。

（4）医保医用耗材分类与代码。按照国家医疗保障局职能，遵循系统性、实用性、稳定性、唯一性原则，借鉴相关单位现行耗材编码方法，根据专家共识，对医疗服务项目中可单独收费的一次性医用耗材，形成统一分类与代码，共包含各个医学科室 17 大类材料。医保医用耗材分类与代码能够服务异地就医结算、支撑招采与支付、支持数据分析、利于转入与监管、满足信息共享、兼顾临床应用。

（二）信息化时代的医疗保障信息管理

1. 医疗健康大数据

在数据时代，大数据技术已在众多领域成功崛起并带来可观的经济效益和社会效益，随着信息分析向数据分析的深入，大数据在医疗领域和医疗保险中的应用越发广泛，势必成为医疗改革中的一项核心驱动因素。医疗保障信息管理正是建立在精确、大量的信息基础之上，而这些信息中医疗健康大数据是最重要的组成内容。医疗健康大数据泛指所有与医疗保障医疗和生命健康相关的信息，贯穿医疗保障生命的全周期。医疗健康大数据除具备大数据普遍具有的大量、高速、多样、有价值等特点外，还具有时效性、不完整性、隐私性、冗余性等特点。医疗健康大数据应用广泛，主要表现在疾病预防、临床辅助医疗保障决策、科学研究、医疗评价、健康医疗保障管理、个性化治疗、医保支付等多个方面。[①] 当前，医疗健康数据的海量汇聚已经超出了传统的信息处理能力，因此需要结合创新性技术、服务性理念、开放性思维，依托大数据技术，通过医疗健康数据的集成、互通、共享，进行数据分析和决策辅助，为医疗改革提供一个全方面、持续性、符合各方应用需求的设计，实现资源配置能力提升（效率化）、医疗服务质量增进（精准化）和医保治理功能优化（现代化）。

2. 信息化背景下医疗保障信息管理的发展前景

大数据在医疗服务与医保治理中的应用，既是信息化技术革新的必然产物，同时也是医疗服务革命和医保治理创新的应然要求。在信息化、大数据背景下，医疗保障信息管理可以超越现有的单一管理职能的限制，朝着医疗服务、医保治理综合创新的角度发展，最终助力健康中国建设。[②]

（1）整合数据信息从分散到集成。大数据技术在医疗改革应用中的基础是建设医疗健康大数据平台，进行数据资源跨域整合，通过数据采集、清洗、存储，实现碎片化、非标准化的信息由分散到集成。医疗健康大数据平台的建设首先要确保数据资源的全面性和完整性。

（2）由数据互联到资源互通的数据动态化应用。大数据技术在医疗改革应用中的重要环节是数据互通共享，医疗健康数据体系的建设并非是简单地实现信息数字化和由点到面的连接，其价值在于数据满足多方的需求，即大数据的多方可获性和可用性。医疗健康大数据的互通共享，是进行真实、有价值的数据分析的关键，能够打破行业壁垒和传统体制机制，促进信息透明化；打通国家、省、市、县四级信息平台，促进跨行业、跨业务、跨部门、跨层级、跨地域的信息融合互补；促进信息互信互认，推进业务、数据的协同共享；通过数据融合创新，打造数据公开透明的医疗健康信息平台，提供信息查询等支持服务，赋予医疗和医保参与各方获取信息和选择的权利；通过运用大数据资源和数据分析技术，监测并优化医疗改革资源布局，分析预测变化趋势，完善各项制度。

---

① 戴明锋，孟群. 医疗健康大数据挖掘和分析面临的机遇与挑战 [J]. 中国卫生信息管理杂志，2017，14（2）：126-130.

② 翟绍果，陈兴怡. 大数据在医疗服务与医保治理中的应用——基于数据技术、网络形态和政策支持的向度 [J]. 江汉学术，2018，37（3）：5-10；本部分内容参考此文献整理。

（3）以信息化持续推动医保治理能力提升。一方面，通过深入挖掘医保数据，保障基金安全。通过纵向变化展示和横向差异展示，对医保数据历年变化情况与基金筹资、基金结余、基金支付流向、就医总人次、住院就医流向等数据进行结合，评估医保政策实施绩效，并为后续规划决策提供参考。分析住院"次均支付情况"，根据医院级别，对各经办机构的次均支付情况进行排名公示，以此督促各经办机构加强对辖区内定点医疗机构的有效管控。提高医保审核能力，降低医保基金面临的道德风险，维持基金收支平衡。另一方面，借助大数据技术弥补经办力量不足，提升医保精细化管理。随着医保全覆盖和老龄化程度加深，医保经办机构的业务急剧增加，所面临的新问题也随之增多，大数据技术可以提高办公效率，同时，也可以作为医保经办机构的现代化智库提供改革精细化指导。一是辅助医保精算，促进从定额筹资到按可支配收入为基数筹资的机制过渡，完善对弱势人群的经济保护。借助大数据技术的全面统筹和计算分析，能够提高医保精算水平，设计合理、可持续发展的医保筹资机制，在制定对低收入人群、慢性病患者医疗卫生经济保护的政策时，为政策倾斜力度提供数据信息支撑。二是完善管理制度，促进服务公平。大数据技术通过数据流通压缩不必要的服务成本和环节，让公共服务真正便民利民，提升政府治理能力。为异地报销、医疗保险关系转移接续等服务提供共享互通的信息和便利的办事办公渠道，形成跨地区、跨部门的有效管理机制，有节奏、有方向地规范各地的医保管理制度。

 本章小结

　　本章主要介绍了医疗保障的法律体系、政策体系、管理体制与经办服务、信息管理等内容。首先，从纵向演进的角度概述了世界范围内医疗保障的法律体系构成，梳理了新中国成立以来重要的法律文件和政策规章，并展望未来完善医疗保障法制建设的方向。其次，以中国为例，介绍了医疗保障的政策要素构成。再次，从管理体制和经办服务两方面分类探究了医疗保障管理的主要模式和中国实践。最后，介绍了医疗保障信息系统的概念、特点与内容构成，并提出信息化背景下完善医疗保障信息系统的思考。通过本章学习，读者可以对医疗保障的法制、政策与管理有一个综合的了解，熟悉现行的医疗保障政策内容，并对未来医疗保障的法制建设、优化公共管理服务、信息化与标准化等话题有自己的思考。

复习思考题 〉〉〉〉〉〉〉〉〉〉〉〉〉〉〉〉〉〉〉〉〉〉〉〉〉〉〉

1. 简要概述中国法律体系与政策法规的发展轨迹和代表性文件。

2. 以中国为例，说明医疗保障政策体系可以由哪些要素构成？

3. 医疗保障管理体制主要包括哪几种模式？

4. 中国的医疗保障管理体制经过了怎样的演变过程？

5. 医疗保障经办机构主要有哪些类别？

6. 在信息化时代，如何完善医疗保障的信息管理？

第十二章
中国医疗医药服务管理

>> **学习要点**

通过本章的学习，能够掌握医疗医药服务管理的相关概念，全面和深入地了解我国医疗医药服务管理的政策演变、现状和未来发展方向，具体包括医疗服务协议管理、医疗服务价格管理、药品与器械价格管理以及医疗机构的支付管理，进一步理解医保在医疗医药服务管理中的定位和作用以及推进医保、医疗、医药联动改革系统集成的重要性。

>> **关键概念**

协议管理　政府定价与政府指导价　药品集中招标采购　医保支付标准

医疗、医保与医药（包括器械）是维护国民健康的"三驾马车"，共同形成"三医"联动态势，相互依靠、相互影响。医院和医生作为供方为参保患者提供医疗服务；医保作为需方的代理人为参保患者消耗的医疗费用买单，包括补偿医院的支出和为参保患者报销费用；医药（包括药品、器械、耗材、设备等）则是实现医疗服务所使用的工具和产品。因此，医保制度在运行中需要对医疗服务和医药市场进行管理，包括医疗服务的协议管理、医疗服务价格管理、药品与器械价格管理和医疗机构支付管理。

第一节　医疗服务的协议管理

医疗保险区别于其他社会保险项目的一个显著特点，就是医疗保险经办机构不能直接向参保人提供医疗服务，而必须借助于医疗机构来提供医疗服务。因此在医疗保险中对医疗服务的管理是很重要的一个方面。而在我国，经过多年的发展完善，目前对医疗服务采用的是协议管理模式，即医疗保险经办机构根据管理服务的需要，与医药机构通过签订服务协议的形式，明确双方权利义务，从而实现规范定点机构医药服务行为、维护参保人基本权益、确保医保基金安全等的医保治理目标。

一、协议管理的提出与目标

在我国，自1998年城镇职工基本医疗保险制度建立以来，各地医疗保险经办机构按照国家政策规定对医药服务机构普遍实施了"基本医疗保险定点医疗机构资格审查"和"基本医疗保险定点零售药店资格审查"，即所谓的"定点管理"模式。定点资格的审核办法由医疗保险主管部门会同其他相关部委联合制定，医疗保险经办机构可根据中西医并举，基层、专科和综合医疗机构兼顾，方便职工就医的原则与通过审查的医疗机构和零售药店签订合同。在此后建立的城镇居民基本医疗保险制度中基本沿用了这一管理方式。

2010年《社会保险法》出台，在基本医疗保险的章节中规定，社会保险经办机构根据管理服务的需要，可以与医疗机构、药品经营单位签订服务协议，规范医疗服务行为。随后，人力资源社会保障部颁布了相关行政规章及协议文本的指导文件加强对协议行为的管理。此阶段可被视为"定点—协议管理"模式，在强调准入资格的同时，加强与医疗机构关于服务协议的沟通，构建了与定点医疗机构的协议框架、内容形式与程序性规则。

2015年10月，为实现简政放权目标，国务院颁布《关于第一批取消62项中央指定地方实施行政审批事项的决定》（国发〔2015〕57号），要求全面取消社会保险行政部门实施的"两定"资格审查项目。人力资源社会保障部为落实这一要求，在同年12月随即出台了《关于完善基本医疗保险定点医药机构协议管理的指导意见》（人社部发〔2015〕98号），明确取消基本医疗保险"两定"资格审查项目，并提出改革目标：各统筹地区要在认真总结经验的基础上，完善经办机构与医药机构的协议管理，提高管理服务水平和基金使用效率，更好地满足参保人员的基本医疗需求。随后，人力资源社会保障部办公厅在2016年发布了《关于印发基本医疗保险定点医药机构协议管理经办规程的通知》（人社厅发〔2016〕139 号），进一步明确了医疗保险经办机构的协议主体资格和协议的缔结、履行和管理规范。这标志我国医疗服务的管理模式实现重大转变，从"定点管理"正式走向"协议管理"，更加强调公平竞争、多方参与、平等协商、强化监管，并最终促进医药机构为患者提供良好服务。

随着党的十九大顺利召开，中国特色社会主义进入新时代。为深入贯彻党的十九大关于全面建立中国特色医疗保障制度的决策部署，2020 年 2 月中共中央、国务院出台了《关于深化医疗保障制度改革的意见》，其中对我国医疗服务的协议管理提出了新目标：创新医保协议管理。完善基本医疗保险协议管理，简化优化医药机构定点申请、专业评估、协商谈判程序。将符合条件的医药机构纳入医保协议管理范围，支持"互联网+医疗"等新服务模式发展。建立健全跨区域就医协议管理机制。制定定点医药机构履行协议考核办法，突出行为规范、服务质量和费用控制考核评价，完善定点医药机构退出机制。

二、协议管理的流程与内容

（一）协议管理的流程

协议管理的流程大致包括申请受理、评估签约、协议履行、协议暂定或终止等环节。[①] 具体而言，医疗保险经办机构根据依法设立的各类医药机构的申请，对其具体条件、能力等因素进行评估、协商并最终择优确定签约对象来签署基本医疗保险服务协议；签约的医药机构根据协议向参加基本医疗保险的人员提供相关服务，经办机构根据协议的权利义务约定付款并对医药机构履行协议的情况进行监督管理。[②]

首先，申请受理秉承公开、自愿的原则，经办机构公开申请条件，医药机构均可根据自身服务能力自愿向统筹地区经办机构提出申请。其次，申请受理后，经办机构负责评估工作的组织展开，基于多方评估、公平公正的要求，注重听取参保人员、专家、行业协会等各方面意见，通过第三方评价的方式开展评估，保证程序公开透明，结果公正合理。再次，经办机构根据评估结果，与医药机构平等沟通、协商谈判，并最终签订服务协议。最后，进入协议履行和监督管理阶段。协议经签署生效后，经办机构和医药机构要严格遵循服务协议的约定，认真履行协议。对违反服务协议约定的，应当按照协议追究违约方责任。

---

① 人力资源社会保障部办公厅. 关于印发基本医疗保险定点医药机构协议管理经办规程的通知. 2016-09-05.

② 张卿. 论医保基金监管中协议管理模式的优化使用 [J]. 中国医疗保险，2019（10）.

（二）服务协议的内容

协议管理的主要内容是服务协议的签订和履行。此处，服务协议实际上是医疗保险经办机构与定点医疗机构、定点零售药店签订的，用于规范双方权利、义务及违约处理等办法的专门合约。[①] 其内容除了包括服务人群、服务范围、服务内容、服务质量、费用结算、违约处理等基本项目外，还要适应预算管理、付费方式改革、医药价格改革、医保医疗行为监管、异地就医结算等政策和管理要求，进一步细化总额控制指标、具体付费方式、付费标准、费用审核与控制、药品和诊疗项目以及医用材料管理、监督检查、医保医生管理、信息数据传输标准等内容，并根据医保政策和管理的需要及时补充完善。

在此基础之上，很多统筹地区也结合本地实际，对协议的管理和内容进行了细化完善。例如，天津市采用了分类属地管理和协议内容动态完善等做法，在制定签署协议时对照机构级别、类型、区域、团体、特色等单独拟定协议文本，各有侧重。同时，结合实际，重建定点医药机构服务协议框架，梳理协议内容，遴选管理指标，形成"4+8+N"协议文本构架（4 类协议文本、8 个签订类型、N 个补充协议，见图 12-1）。天津的做法较好地实现了精细化的协议管理，提升了医保经办效能，并促进了协议约束激励机制的进一步发挥。

三、协议管理的协商谈判

协议管理最突出的特点是建立医疗保险经办机构与医药机构之间平等的协商谈判机制。在我国，医保谈判首次于 2009 年在《中共中央　国务院关于深化医药卫生体制改革的意见》中被明确提出，文件要求：积极探索建立医疗保险经办机构与医疗机构、药品供应商的谈判机制，发挥医疗保障对医疗服务和药品费用的制约作用。随后，各地陆续开始探索在协议管理中引入协商谈判，谈判内容包括服务范围、服务标准、服务价格、服务数量、支付方式和支付标准等。例如，镇江开展的基金预决算指标谈判、医疗服务质量谈判和基层医疗服务谈判，成都进行的基本医疗保险药品和医疗服务费用谈判，各地对公立医院进行的单病种支付谈判，以及上海、珠海和北京医保经办机构与医疗服务方进行了总额预付制、按人头付费和按病种付费的有关支付制度的谈判。[②] 协商谈判既能使医疗服务机构明晰医保协议管理的要求，又能充分听取医疗服务

① 中华人民共和国国家质量监督检验检疫总局、中国国家标准化管理委员会. GB/T 31596.4—2015 社会保险术语　第 4 部分：医疗保险. 2016-01-01.

② 仇雨临. 医保与"三医"联动：纽带、杠杆和调控阀［J］. 探索，2017（5）：2+67-73.

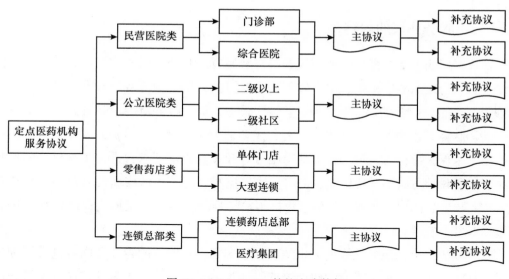

图 12-1 "4+8+N" 协议文本构架

资料来源：褚学震，王家钧，马洪琴等. 把握医保服务协议 有效落实属地化监管职责 [J]. 天津社会保险，2018，76（6）：47-50.

机构的诉求和建议，在各方达成共识的基础之上签订医保协议，能够在最大程度上保证协议的有效履行。

以上海总额预算谈判为例，从 2002 年起上海实施职工医保基金总额预算管理，经过多年探索，形成了"医保统筹协调、医院自主协商"的工作机制，并推行"四项公开、三轮协商"的办法。医保部门首先通过公开年度基金收支预算和医院预算安排总体计划、公开全市医院预算指标核定及实际执行情况、公开全市医院预算分配全过程和公开年终清算全过程，为协商谈判提供信息基础。其次，医保部门组织召开医院院长代表协商协调会议，赋予各医疗服务机构在总额预算管理过程中的发言权，并通过协商确定预算总额的划分比例和各家医院的预算额度。最终通过三轮协商，签订预算管理协议。通过公开协商机制，提高了医疗服务机构预算分配的自主性和公平性，使得预算指标分配过程透明化、分配原则公开化，预算分配结果的公平性、合理性得到提高，医疗服务机构对医保部门的信任度得到加强，在保障医保总额预算的执行更加有效的同时，也奠定了风险分担机制的基础。

四、协议管理的监管考核与退出机制

（一）监管考核

根据国家医疗保障局办公室 2018 年颁布的《关于当前加强医保协议管理确保基金

安全有关工作的通知》（医保办发〔2018〕21号）规定，在协议签署生效后，医保经办机构要加强对定点医药机构履行协议情况的监督检查，构建现场检查与非现场检查、自查与抽查、人工检查与智能监控、事先告知与突击检查相结合、相补充、多维度、全覆盖的检查模式。监督检查重点为医药机构是否具有诱导参保人员住院、盗刷和冒用参保人员社会保障卡、伪造医疗文书或票据、协助参保人员套取医保基金、虚记或多记医疗服务费用等行为。

其中，对定点医疗机构应采取日常检查、专项检查和年终检查的方式。（1）日常检查，各地根据实际情况确定检查频率和检查程序，原则上每家医疗机构每年至少进行2次实地检查；（2）专项检查，结合医保大数据分析、费用审核等发现的集中问题，经办机构应统一制定检查方案，开展专项行动，进行重点检查，原则上每年不少于4次；（3）年终检查，结合年底清算，通过相关信息系统筛查有异常指标的医疗机构，发放书面核查书，由被检查医疗机构提交相关材料，审核不通过的，开展实地核查。

对零售药店应采取日常检查、专项检查等方式，探索建立核查药品进销存储系统、远程视频监控等信息化监控方法，并针对可能存在问题的重点机构加大突击检查频次和范围。

同时，要求各级医保基金监管部门要加强行政监督，规范医保经办行为，督促经办机构建立内控机制，依法依规严厉查处各种违法违规行为。要加强监督检查，通过组织开展联审互查、"双随机一公开"抽查等方式，督促统筹地区经办机构加强和规范协议管理。要畅通举报投诉渠道，鼓励社会监督，促进社会各方举报欺诈骗取医疗保障基金行为。要组织开展综合监管，加强与公安、卫生健康、药品监督等部门的协调配合，形成监管合力。要加强监管能力建设，积极引入会计师事务所、商业保险公司等第三方力量参与监管，不断提高工作人员业务素质和工作能力。要加快推进诚信体系建设，建设基金监管长效机制。

（二）退出机制

2016年人力资源社会保障部办公厅发布的《关于印发基本医疗保险定点医药机构协议管理经办规程的通知》中指出，经办机构要加强协议履行监督，建立定点医药机构违规退出机制，探索建立末位淘汰机制。而在2018年国家医疗保障局出台的文件中也对退出协议管理的具体情形进行了明确规定。其中，定点医疗机构发生以下违约行为的，一律解除服务协议：（1）通过伪造医疗文书、财务票据或凭证等方式，虚构医疗服务"假住院、假就诊"骗取医保基金的；（2）为非定点医疗机构、暂停协议医疗机构提供医疗费用结算的；（3）协议有效期内累计3次被暂停协议或暂停协议期间未按时限要求整改或整改不到位的；（4）被吊销医疗机构执业许可证或营业执照的；（5）拒绝、阻挠或不配合经办机构开展必要监督检查的；（6）其他造成严重后果或重大影响的违约行为。

定点零售药店发生以下违约行为的，一律解除服务协议：（1）伪造虚假凭证或串通参保人员兑换现金骗取基金的；（2）为非定点零售药店或其他机构提供费用结算的；（3）将医保目录范围之外的项目按照目录内项目申报医保结算的；（4）协议有效期内累计 3 次被暂停协议或暂停协议期间未按时限要求整改或整改不到位的；（5）被吊销药品经营许可证或营业执照的；（6）拒绝、阻挠或不配合经办机构开展必要监督检查的；（7）其他造成严重后果或重大影响的违约行为。

被解除服务协议的定点医药机构，3 年内不得申请医保定点。

五、新医疗医药服务模式的协议管理

随着互联网技术的飞速发展，各行业纷纷借助"互联网+"转型升级，医疗医药服务也开始借力互联网大力发展，产生了互联网医院、互联网药店、互联网慢病管理、互联网辅助影像与病理诊断等新服务模式，逐步改变着传统医疗服务供给形式，这一方面使得医疗健康领域的服务平台、配送网络、服务载体、智能工具等多方面得到了巨大的提升，但另一方面也对医保协议管理提出了新的挑战，包括如何制定"互联网+"医药服务的准入条件、医保支付标准以及监督管理办法等。

（一）政策支持

2018 年 4 月，国务院办公厅出台了《关于促进"互联网+医疗健康"发展的意见》，要求由国家医疗保障局负责及时制定完善适应"互联网+医疗健康"发展的医保支付政策。具体包括：（1）逐步将符合条件的互联网诊疗服务纳入医保支付范围，建立费用分担机制，方便群众就近就医，促进优质医疗资源有效利用；（2）健全互联网诊疗收费政策，加强使用管理，促进形成合理的利益分配机制，支持互联网医疗服务可持续发展。

为贯彻落实该文件精神，国家医疗保障局在 2019 年 8 月颁布了《关于完善"互联网+"医疗服务价格和医保支付政策的指导意见》（医保发〔2019〕47 号），按照深化"放管服"、分类管理、鼓励创新、协调发展的原则健全完善政策，提出如下思路："互联网+"医疗服务价格，纳入现行医疗服务价格的政策体系统一管理；符合条件的"互联网+"医疗服务，按照线上线下公平的原则配套医保支付政策，并根据服务特点完善协议管理、结算流程和有关指标；积极适应"互联网+"等新业态发展，提升医疗服务价格监测监管信息化、智能化水平，引导重构医疗市场竞争关系，探索新技术条件下开放多元的医疗服务价格新机制。针对完善医保协议管理提出如下要求：各级医疗保障部门要根据"互联网＋"医疗服务的特点，合理确定总额控制指标，完善定点医疗机构服务协议，调整医保信息系统，优化结算流程，同时加强医疗服务监管，支持定点医疗机构依托"互联网＋"提供规范、便捷、优质、高效的医疗服务；对于定点医疗机构存在价格失信、欺诈骗保等行为的，纳入协议违约范围，按规定进行处理。

受新冠肺炎疫情影响，为做好疫情防控工作，国家医疗保障局和国家卫生健康委还在 2020 年 3 月出台了《关于推进新冠肺炎疫情防控期间开展"互联网＋"医保服务的指导意见》，要求将符合条件的"互联网＋"医疗服务费用纳入医保支付范围，具体为经卫生健康行政部门批准设置互联网医院或批准开展互联网诊疗活动的医疗保障定点医疗机构，按照自愿原则，与统筹地区医保经办机构签订补充协议后，其为参保人员提供的常见病、慢性病"互联网＋"复诊服务可纳入医保基金支付范围。

（二）各地实践

截至目前，全国大部分省份均出台了关于"互联网＋"医疗服务价格项目及收费标准的文件，主要项目包括远程会诊、互联网门诊、远程诊断、远程监测四大类。有学者通过比较发现，各省的"互联网＋"医疗服务项目清单有所不同，在价格制定上也存在较大差异，遵循的基本原则是以医疗机构级别与医生职称的高低来定价。[①] 以江苏省为例，规定互联网医院门诊诊查费依据医师职称的不同分为普通门诊诊查费、副主任医师门诊诊查费、主任医师门诊诊查费和享受政府特殊津贴待遇的临床医学专家门诊诊查费四类，每一类中又根据医院的不同级别分为三类医院与二类医院两种不同的收费标准，同时细化了具体医疗服务内容。而在医保支付上，贵州、宁夏、山东、四川等省（自治区）率先将符合条件的"互联网＋"医疗服务列入医疗保险报销范围，并采用与线下相同的报销标准。此外，上海、北京、广东、浙江、武汉等地则将具备互联网诊疗服务资质的医疗保险定点医疗机构为参保人员提供的常见病、慢性病"互联网＋"复诊服务纳入医疗保险支付范围，实现线上诊断、处方外配、在线支付和线下药物配送上门服务。目前，江苏、上海等地部分医院已经实现医保在线结算，医保患者在家问诊、线上脱卡支付、药品配送到家。截至 2020 年 6 月底，上海市有 12 家医疗机构实现医保在线实时结算，结算人次超过 1.78 万人次，涉及总费用 259.82 万元；截至同年 7 月 13 日，北京市 6 区 15 家医院实现与医保信息系统接口对接，通过互联网诊疗

---

① 崔文彬，张焜琨，顾松涛等．"互联网＋"医疗服务纳入医疗保险支付的政策建议［J］．中国卫生资源，2020，23（2）：102-105+147．

共接诊 5 122 人次，共发生费用 168.6 万元，其中医保支付 97 万元。[①]

全国各地对"互联网+"医疗服务项目纳入医保支付的探索，将在极大程度上促进"互联网+"医疗的发展，提高居民就医的可及性和方便度，同时也被寄希望于跟传统的线下医疗服务形成良性竞争以提高医疗服务效率。但也需看到"互联网+"医疗尚处于探索实践阶段，还存在不少困难和挑战，例如，"互联网+"医疗服务的规范与监管、与线下医疗服务的关系、各自定价的依据、医保支付的范围和方式以及诊疗风险防控等，还需要进一步研究解决。

第二节　医疗服务价格管理

医疗服务价格本质上是医疗服务价值的货币表现，是医疗机构对医疗服务项目的收费价格。[②] 医疗服务价格既是调节医疗服务总量与结构、理顺医患关系、优化医疗资源配置的重要经济杠杆，又是医务人员付出劳动的价值体现，是补偿医疗机构成本与保持医院正常运营的重要工具。

一、医疗服务价格形成机制

医疗服务价格形成机制从理论上大致可总结为三类，包括自由市场机制、行政管制机制和谈判协商机制。而在实践中，每种机制并不能截然分开，而多采用的是一种混合模式。

（一）自由市场机制下的医疗服务定价

目前，国内外大多数学者都承认绝大部分医疗服务属于私人产品，遵循一定的价值规律，即医疗服务价格可以由成本和供求关系两个因素形成。但由于医疗服务市场的特殊性，使得市场机制在对医疗服务定价中存在众多偏离和缺陷。从医疗服务提供者的角度来看，信息不对称、专业性及垄断性可能导致"价格歧视""诱导需求"等问题。而从医疗服务享有者的角度来看，因信息匮乏、医疗服务不确定性、医疗保险的普及，以及个人和社会对健康偏好和需求刚性，导致其对医疗服务需求价格弹性较小且存在道德风险，因此既缺乏"货比三家"的能力，也没有这么做的强烈动机。再加

---

① 国家医疗保障局. 对十三届全国人大三次会议第 9472 号建议的答复（医保函〔2020〕182 号）. 2020-11-30.

② 王虎峰，赵斌. 购买机制如何影响医疗服务价格——以美国医疗保险为例［J］. 北京航空航天大学学报（社会科学版），2016，29（2）：1-7.

上医疗服务产品本身的外部性和公平的重要性以及信誉商品的特性，使得医疗服务市场存在多种形式的市场失灵。总而言之，理论上的完全自由市场在医疗服务中并不存在，由于供方占据主导地位，市场自由定价会导致医疗服务价格虚高，造成资源浪费和公众负担。

（二）行政管制机制下的医疗服务定价

行政管制机制是指运用非市场方式对投入市场的商品或服务的数量、价格或质量进行调节。具体到在医疗服务定价中的应用，在我国又被称为政府行政定价，即政府为实现医疗卫生资源有效配置、控制医疗费用并保障低收入人群对医疗服务的利用等目标，以正常成本加上合理报酬得出的总成本来为医疗服务制定一个合理价格的直接的公共管制行为。由于政府管制需要考虑民意以及政府部门的服务效率等问题，导致这一价格难以随着市场供求关系和成本的变化而变化，往往形成价格远低于医疗服务价值的状况。各种形态的隐形价值补偿机制大量出现，如各类非正式付费、允许医生以脱离价格管制的方式接诊私人病人等。

（三）协商谈判机制下的医疗服务定价

医疗保险制度的建立使得在医疗服务定价中运用协商谈判机制成为可能。因医疗保险拥有大规模的市场需求，从而改变了医疗系统中的势力对比，与医疗服务供方构成双边垄断的市场机构，削弱了医疗服务机构的垄断势力，有效地提高了需方的议价能力。协商谈判机制遵循了公共治理中重视社会各种组织之间平等对话的系统合作关系。在自由市场和政府管制机制出现双失灵的情况下，通过医疗保险部门与医疗服务机构间谈判协商机制，可以在尊重医疗服务成本和价值的基础上，形成相对合理的医保支付标准。用平等的协商谈判来体现服务购买双方合同关系的平等性，用协商谈判的灵活性来适应医疗服务管理的复杂性。因此，协商谈判机制或将成为我国医疗服务价格形成机制的主要模式。

二、我国医疗服务价格管理政策

我国医疗服务价格管理政策的发展演变是在医疗领域改革不断深化这一大背景下发生的。随着医疗卫生领域的改革，我国医疗服务业逐渐从完全由政府计划控制转变为与市场经济接轨，并引入市场竞争机制，鼓励多渠道办医。再加上我国基本医疗保险制度的建立，特别是全民医保的实现，医疗服务价格管理政策也随之几经演变，并仍处于不断探索优化的过程中。

（一）我国医疗服务价格管理政策的发展演变①

我国医疗服务价格管理政策经历了从政府严格控制到逐步放松管制的过程，从最初政府按照低于成本定价并予以补贴到实行最高限价的政府指导价格，再到实行政府指导价和市场调节价相结合的管理方式，并探索制定医疗服务医保支付标准，大致可以分为以下四个阶段。

1. 政府补贴的公益期（从新中国成立到 1980 年）

在计划经济时期，我国政府将医疗卫生事业确定为纯福利事业，预防保健服务实行免费政策，同时实行公费医疗和劳保医疗制度，为群众提供低费医疗服务。国家举办的医院被规定为非营利性质，政府对其实行全额预算管理，负责补偿医院亏损。在此阶段，医院的医疗服务价格完全由政府制定，并且低于医疗服务成本（由医务人员劳务费和医疗物资消耗费组成），但由于有政府财政补助这一重要筹资来源，加上医疗机构享受社会服务机构的优惠（免缴税利），医疗机构基本能够实现收支平衡，维持正常运转。

然而，随着政府分别在 1958 年、1960 年和 1972 年先后三次大幅度降低医疗服务的收费标准，导致计划价格远远低于实际成本，政府财政补助远不能补偿医疗机构因收费标准下降导致的损失。在这种价格政策下，一方面国家背上了沉重的经济负担，对医疗机构的补偿越来越力不从心；另一方面医疗机构收不抵支、难以为继。为了弥补医院低收费造成的经费不足，保障其正常发展，政府允许医疗机构拥有并经营自己的药房，用药品收入弥补财政经费拨付的不足。此外，根据相关政策，医疗机构可以在药品进价的基础上加价 15% 后卖给消费者，形成了"以药养医"的局面。

2. 市场化转型的改革期（1980—2000 年）

随着改革开放的深入和计划经济向市场经济转轨，我国的价格体系和价格管理体制的改革也逐步深化，医疗服务的收费标准随之进行调整。政府对相关政策进行调整，规定基础建设和仪器设备的购置仍由政府负责，县及县以上医院财务管理的原则从"全额管理、定向补助、结余上缴"改革为"全额管理、定向补助、结余归己"。1983年，卫生部和财政部决定对自费医疗收费价格不变，对公费医疗和劳保医疗的部分收费项目按不含工资的成本收费，即实行两种收费标准，目的在于在不增加群众个人负担的条件下，使一部分医疗服务价格更接近成本，增加医院的收入，缓解补偿不足的问题。此外，在 20 世纪 80 年代中期，政府开始允许受管制的医疗服务价格有所提高，

---

① 李丽. 我国医疗服务价格规制的理论与实证分析 ［M］. 北京：经济科学出版社，2008.

且国务院同意每年可以调整医疗服务收费标准，对新项目和高新技术服务可按不含工资但包括折旧成本进行定价，高科技诊疗项目的定价远高于其成本可以补偿其他服务项目的一部分亏损。1992 年，两种收费标准并轨，一些省市还结合医院等级评审，对不同等级的医院制定了差别收费标准。1997 年 1 月，《中共中央　国务院关于卫生改革与发展的决定》中提出，完善政府对卫生服务价格的管理。要区别卫生服务性质，实行不同的作价原则。基本医疗服务按照扣除财政经常性补助的成本定价，非基本医疗服务按照略高于成本定价，供自愿选择的特需服务价格放宽。不同级别的医疗机构收费标准要适当放开，引导患者合理分流。当前，要增设并提高技术劳务收费项目和收费标准，降低大型设备检查治疗项目过高的收费标准。建立能适应物价变动的卫生服务价格调整机制及有效的管理和监督制度。适当下放卫生服务价格管理权限。各级政府要把卫生服务价格改革纳入计划，分步实施，争取在二三年内解决当前存在的卫生服务价格不合理问题。这一文件进一步调整了我国医疗服务政府定价的范围和方法，并下放了价格管理权限，明确了统一领导、分级管理的原则。

3. 政策探索完善期（2000—2009 年）

为改进医疗服务价格管制方式、规范医疗服务价格行为，2000 年 2 月国务院颁发《关于城镇医药卫生体制改革的指导意见》，提出要落实医疗服务价格政策，完善医疗服务价格体系。同年 7 月，国家计委、卫生部经国务院同意下发了《关于改革医疗服务价格管理的意见》（计价格〔2000〕962 号），提出取消政府定价，对公立非营利性医院实行政府指导价，对营利性医院实行市场调节价，并提出了改进医疗服务价格管理方法、规范医疗服务价格项目和调整不合理的医疗服务价格等意见，规定全国实行统一的医疗服务价格项目名称和服务内容以结束收费项目杂乱无章的局面。总原则是收费项目由全国规范，收费价格由各省制定。2001 年国家计委、卫生部和国家中医药管理局发布了《全国医疗服务价格项目规范（试行 2001 年版）》（以下简称"试行2001 年版规范"），是我国首部全民医疗服务价格项目规范，其对医疗服务价格项目分类、名称、内涵、除外内容及计价单位等作出明确和具体的规定。该规范中所列出的项目包括我国各级各类医疗机构向社会所提供的医疗服务价格项目共计 3 966 个，同时规定了每个项目的政府指导价，并分省、市、县三级定价。此后，相关部委还分别在 2007 年和 2012 年对试行 2001 年版规范进行了补充和修改，并正式颁布了《全国医疗服务价格项目规范（2012 年版）》。全国统一的规范的出台对理顺医疗服务价格、规范收费具有重要意义，指导着地方的医疗服务价格改革。

4. 体制改革深化期（2009 年至今）

在我国基本医疗保险制度建立之初，医疗服务价格一直由国家发展改革委及相关物价部门采用"统一政策、分级管理"的方法制定，医疗保险主管部门在定价中一直没有发言权，只是一个被动支付方。2009 年 11 月 9 日国家发展改革委《关于印发改革药品和医疗服务价格形成机制的意见的通知》（发改价格〔2009〕2844 号），开启我国医疗服务价格管理方式的改革，采用按照医疗机构和医疗服务类型实行政府指导价和市场调节价相结合的管理方式。并在该通知的第二十六条明确提出，在政府制定药品和医疗服务价格的基础上，改革医疗保险支付方式……积极探索医疗保险经办机构与医疗机构（医院协会）、药品供应商通过协商谈判，合理确定医药费用及付费方式。随后，2015 年 10 月在《中共中央　国务院关于推进价格机制改革的若干意见》中强调推进医疗服务价格改革，合理调整医疗服务价格，医保基金支付的服务项目由医保经办机构与医疗机构谈判合理确定支付标准。2016 年 7 月，国家发展改革委发布的《关于印发推进医疗服务价格改革意见的通知》（发改价格〔2016〕1431 号）中，提出按照总量控制、结构调整、有升有降、逐步到位的要求，积极稳妥推进医疗服务价格改革，合理调整医疗服务价格，同步强化价格与医疗、医保、医药等相关政策衔接联动，逐步建立分类管理、动态调整、多方参与的价格形成机制，确保医疗机构良性运行、医保基金可承受、群众负担总体不增加。并且，设定的主要目标就是积极探索建立通过制定医保支付标准引导价格合理形成的机制。其中，公立医疗机构综合改革试点地区可探索由政府主导、利益相关方谈判形成价格的机制；非公立医疗机构提供的医疗服务，落实市场调节价政策，由医保经办机构综合考虑医疗服务成本以及社会各方面承受能力等因素，与医疗机构谈判合理确定医保支付标准，引导价格合理形成。

2018 年国家医疗保障局成立后，将组织制定医疗服务项目、医疗服务设施收费等政策，建立医保支付医疗服务价格合理确定和动态调整机制，推动建立市场主导的社会医疗服务价格形成机制划入其主要职责范围，更为探索医疗服务医保支付价提供了组织保障。

（二）我国医疗服务价格管理现状

虽然国家层面已出台多项文件为医保部门参与医疗服务定价指明了方向，但目前我国医疗服务的定价和收费仍基本遵循《全国医疗服务价格项目规范》，部分地区在此基础之上对医疗服务价格结构进行了调整。

1. 我国医疗服务价格项目设置和实施情况

2000 年 10 月发布的试行 2001 年版规范首次要求各地区在经过一定过渡期后执行统一的医疗服务价格项目，同时规定各省（区、市）结合当地社会经济发展水平制定试行价格。该规范采用五级分类法将医疗服务项目分为四大类，包括综合医疗服务类、医技诊疗类、临床诊疗类、中医及民族医类，同时每类下设第二至第四级分类，共计3 966个项目。① 2007年，为进一步加强医疗服务价格管理，规范医疗服务价格行为，相关部委又发布了《关于〈全国医疗服务价格项目规范〉新增和修订项目（2007年）的通知》，在试行2001年版规范基础上进行了补充和完善，新增项目204项、修订项目154项，项目总数增加至4 170项。经过多年的运行，两版规范暴露出诸多问题，例如立项少、新增项目滞后、调价缓慢等。② 于是，在2012年5月，相关部委再次联合印发了重新修订的《全国医疗服务价格项目规范（2012年版）》，对项目的分类分级方法以及项目数量进行了较大调整。该项目规范采用三级分类法，将服务项目分为六大类，包括综合、诊断、治疗、康复、辅助操作和中医，同时下设三级，共形成9 360项医疗服务项目。同时，还要求各地统一规范医疗服务项目，进一步调整价格结构，理顺比价关系。

目前，全国各地仍执行不同版本的医疗服务价格项目，多数省份仍是以试行2001年版规范为主要内容，同时也结合当地医疗实际情况对项目进行拆分，拆分出了5 000～9 000项不等；也有少数省份完成了《全国医疗服务价格规范（2012年版）》的对接和价格制定工作，此外部分省份还结合取消药品加成政策制定和调整了部分项目价格。据统计，"十三五"期间，各省份上调价格的技术价值类医疗服务项目数量已经超过半数。与"十二五"末期相比，各省份诊疗类医疗服务价格涨幅20%～100%，手术类医疗服务价格涨幅40%～150%，护理类医疗服务价格涨幅50%～200%，中医医疗服务价格涨幅20%～60%。③

2. 各地改革实践④

自2016年起，各地遵循《关于印发推进医疗服务价格改革意见的通知》（发改价格〔2016〕1431号）的要求，结合本地实际进行了许多有益探索。一是利用取消药品加成腾出的费用空间，来提高诊疗、手术、康复、护理、中医等体现技术劳务价值的价格，降低大型设备检查治疗和检验价格，以理顺比价关系。例如，2017年1月和12月，深圳启动两阶段合计1 594项医疗服务价格调整，包括取消挂号费、降低大型设备检查费、上调手术和综合治疗类项目价格；2017年4月8日起，北京所有公立医疗机构取消挂号费、诊疗费和药品加成（不含中药饮片），并设立医事服务费，同时，435

---

① 方福祥. 医疗服务价格改革机制和路径探析［J］. 卫生经济研究，2018，375（7）：26-29.

② 邹俐爱.《全国医疗服务价格项目规范（试行2012年版）》政策特点解析［J］. 中国卫生经济，2013（1）：71-73.

③ 国家医疗保障局. 关于政协十三届全国委员会第二次会议第0537号（医疗体育类041号）提案答复的函. 2019-08-21.

④ 孙伟，许光建. 新一轮医疗服务价格改革回顾与建议［J］. 中国医院管理，2018，38（7）：1-4.

项医疗服务价格实施有升有降的调整。二是继续渐进调整医疗服务价格。例如，福建省三明市在 2013 年 2 月至 2015 年 9 月共 4 次调整约 5 000 项医疗服务价格；上海在 2010 年至 2017 年按照"小步走、不停步"原则，分 7 次调整医疗服务价格。三是有倾向性地提高部分诊疗项目的价格。例如，浙江省出台《关于调整儿童医疗服务项目价格的通知》，要求县级以上儿童医院和其他公立医疗机构儿科诊查费门诊加收 10 元/次、住院加收 10 元/日；综合医疗服务类中的"一般检查治疗项目"，临床诊疗类中的"有创活检和探查项目""临床手术类项目"，部分中医及民族医诊疗类项目，以及 6 周岁及以下儿童的诊疗项目在原价格基础上加收 30%。

（三）我国医疗服务价格管理存在的问题

尽管经过了一系列改革探索，但我国医疗服务价格管理仍存在诸多问题，作为医疗行为的"指挥棒"，不合理的医疗服务价格必然会导致医疗行为的扭曲。特别是医疗技术劳务价格定价偏低，而药品、耗材的价格普遍虚高，不仅容易导致医务人员乱作为或者不作为，也难以调动医务人员提高医疗服务水平的积极性，影响我国医疗卫生事业的发展。

1. 医疗服务价格的定价方法有待改进

由政府定价的医疗服务价格不完全由成本和供求关系决定，更大程度上表现为一种协议价格。但要想确保价格合理，就必须清晰掌握成本数据。《政府制定价格成本监审办法》（国家发展改革委 2017 年第 8 号令）规定，政府制定价格的基本依据是定价成本。但在全国各地的改革中，更多着眼于调整比价关系而不涉及成本，使得医疗服务价格仍存在与成本脱节的现象。例如，有研究表明，部分地区在进行调价时，只是按照测算得出的因取消药品加成而减少的收入的 80% 来平移调整医疗服务价格，并未综合考虑服务成本、诊疗量变化以及医务人员的劳务价值等价格影响因素，未能达到医疗服务价格内部结构的调整和优化。[①]

2. 医疗服务价格体系仍存在价格扭曲

我国执行的医疗服务收费标准存在的最大问题是医疗服务的价格偏离成本，未能充分体现医务人员的技术性劳务价值，而各类大型设备的检验检查价格却设定较高，具体体现在以下两点：（1）医疗服务价格内部构成比价不合理，例如，北京市在制定大型医疗设备检查收费标准中，劳务收费标准制定过低，医疗设备等物化劳动价格过高，是典型的"重物不重人"；（2）医疗服务价格与其他商品价格比价不合理，医疗服

---

① 李敏，左艺，郭帆帆等. 新医改背景下医疗服务价格调整研究 [J]. 中国卫生产业，2020，17（5）：110-112.

务的知识技术虽然是无形的，但却包含着医务人员技术劳务价值，长期以来医疗服务价格严重背离其价值。[①] 这样的医疗服务价格扭曲一方面挫伤了医务人员提升自身技术、提供优质服务的积极性；另一方面也容易造成医务人员行为的异化，通过"大处方、大检查"来弥补服务收费的不足，最终造成过度医疗和医保基金的浪费。

3. 医疗服务价格缺乏动态调整机制

《国家发展改革委关于全面深化价格机制改革的意见》（发改价格〔2017〕1941号）指出，要建立健全价格动态调整机制，综合考虑成本变化、服务质量、社会承受能力，依法动态调整公用事业和公共服务价格。然而，各地对医疗服务价格的动态调整机制基本没有涉及。动态调整机制与医疗服务成本和收入变化密切相关，非常重要。如果缺少此机制，则不需太长时间，现行医疗服务价格又会落后于时代发展，再次出现前几年应调而未调、应动而未动的局面。

4. 医保部门在医疗市场发挥的作用有待加强

一方面，医保部门作为参保者的利益代表，负有对纳入医保范围内的医疗服务行为和医疗费用进行支付和监督管理的职责，但包括过度医疗检查化验、不合理的用药和诊疗方案、不合理的就医选择等在内的种种问题导致医保基金浪费和流失现象仍十分严重，医保部门还需通过不断完善支付机制和监管机制尽可能提高医保基金的使用效率；另一方面，医保部门很大程度上只扮演了"买单者"的角色，在医疗服务价格形成、监督医疗行为、控制医疗费用增长过快等方面起到的作用还有待进一步加强。

三、医疗服务价格动态调整机制的构建

针对当前存在的问题，我国在先后出台的重大改革文件中都对医疗服务价格管理领域作出了相应的工作部署，希望建立医保部门参与的定价机制，发挥医保部门监管和控制作用，并通过联动改革，构建医疗服务价格的动态调整机制。

（一）政策支持

2019 年，国务院深化医药卫生体制改革领导小组印发《关于以药品集中采购和使用为突破口进一步深化医药卫生体制改革若干政策措施的通知》（国医改发〔2019〕3号），要求推进医疗服务价格动态调整等联动改革。具体指出各地要借鉴推广"腾空间、调结构、保衔接""三医"联动的改革经验，通过降低药品耗材费用等多种方式腾出空间，在确保群众受益的基础上，统筹用于推进"三医"联动改革。在总体上不增

---

① 李敏，左艺，郭帆帆等. 新医改背景下医疗服务价格调整研究［J］. 中国卫生产业，2020，17（5）：110-112.

加群众负担的前提下，稳妥有序试点探索医疗服务价格的优化。2020—2022 年，各地要抓住药品耗材集中采购、取消医用耗材加成等降低药品耗材费用的窗口期，每年进行调价评估，达到启动条件的要稳妥有序调整价格，加大医疗服务价格动态调整力度，因医疗服务价格调整增加的费用原则上纳入医保支付范围，与"三医"联动改革紧密衔接。制定医疗服务价格动态调整指导文件，推动各地形成符合医疗行业特点的定调价规则和程序方法，按照"总量控制、结构调整、有升有降、逐步到位"的原则，持续优化医疗服务比价关系。各地要依法依规改革完善医疗服务定调价程序。加快审核新增医疗服务价格项目，完善审核制度，规范审核流程，促进医学技术创新发展和临床应用。要严格落实区域卫生规划，按规定落实对符合区域卫生规划的公立医疗卫生机构的投入责任，并对中医医院给予适当倾斜。而在《中共中央　国务院关于深化医疗保障制度改革的意见》中同样要求，完善医疗服务项目准入制度，加快审核新增医疗服务价格项目，建立价格科学确定、动态调整机制，持续优化医疗服务价格结构。

（二）动态调整运行机制设计[①]

构建医疗服务价格动态调整运行机制，一方面需要从政策的角度明确调整的基本原则、参与主体和调整方法，另一方面可从调整的内容要素出发搭建动态调整框架，构成一个"以成本与收入结构变化为基础、以患者利益为根本、政府全程监管、医院与医保可承担"的开放式医疗服务价格动态调整运行机制。

1. 医疗服务价格动态调整运行机制的政策要素

（1）医疗服务价格调整的基本原则。合理补偿成本是医疗服务价格调整的基本原则。成本测算时既要考虑技术劳务、技术难度、风险程度等价值因素，还要考虑器械和耗材等物资消耗因素，理顺项目比价关系，缩小价格和实际成本的差距。最终按照成本测算结果动态调整医疗服务价格，上调技术含量高、价格严重低于医疗服务成本的项目价格，下调价格虚高的医疗服务项目。

（2）医疗服务价格调整的多方参与机制。价格调整涉及多方利益，需在利益相关方充分参与的情况下，才能使得结果更加客观合理，并且能够顺利落地实施。经过2018 年的改革，医保部门成为医疗服务价格管理的主管部门，需系统性地考量影响医疗服务价格的各类因素，并结合医保基金的收支情况，测算评估调价方案并组织动态调整；卫生健康部门则是医疗机构的主管部门，同时负有推进医改的职责，需发挥对医疗机构指导监督和与医保部门协商沟通的作用；财政部门对公立医疗机构的建设和

---

① 陆守坤，郑胜寒. 医疗服务价格动态调整运行机制研究 [J]. 中国卫生经济，2020，39（4）：54-57.

综合改革负有补助资金的职责，需要根据财政情况与价格补偿缺口情况，根据公立医院的实际运行情况进行补偿或财政兜底；医疗机构是价格调整的直接影响方，可通过提高自身价格管理水平，为价格调整提供真实有效的成本数据，积极参与价格调整的全过程。最终，形成和完善以"三医"联动为主的价格协商谈判机制，建立科学的"三医"联动决策机制、监督机制和评价机制，提高医院在定价过程中的参与度和联动性。

（3）医疗服务价格调整的基本方法。医疗服务价格形成的关键因素是医疗服务成本，这是决定价格的核心因素。主要需考虑：一是以成本为基础，保障比价关系合理性；二是考量医保、财政、区域经济等宏观因素，作为总量调整的阀门；三是价格调整思路要简洁，具有灵活性；四是对影响医疗服务价格的各类因素要按照不同权重区别对待，以实现调价的主要目标。

2. 医疗服务价格动态调整运行机制的内容要素

（1）明确动态调整的时间周期。综合权衡调价的及时性和成本费用，国家层面可每年进行一次医疗服务项目调整，以不超过3年为周期对医疗服务项目目录进行全面修订。各省级医疗保障局应根据国家发布的医疗服务价格项目规范，结合各省经济发展水平、当地特色和部门工作负荷确定相应调整周期，一般每两年内进行一次本地医疗服务价格的调整，发布本地区的"医疗服务价格目录"。

（2）明确动态调整要实现结构优化。动态调整并不单纯为了满足弥补成本上涨的需求，还要理顺不同类别医疗服务项目之间的比价，同类别内不同项目的比价关系，充分体现医务人员的劳动价值，实现价格有升有降、结构优化，同时发挥引导规范医疗服务行为的作用。

（3）明确动态调整要考虑的目标因素。医疗服务价格动态调整要在不同的政策目标之间进行平衡。从参保者来说，要保障总体医疗费用负担不增加；从医保方来说，需控制医疗费用不合理增长，提高医保基金的使用效率和可持续性；从医疗机构来说，要确保医疗服务定价应能够整体覆盖医院全部成本，促进其良性运行，并调动起医务工作人员的积极性。

第三节　药品与器械价格管理

药品与器械价格管理是一项复杂的系统工程，贯穿于生产、流通、销售等各个环节，涉及医保、卫生、发展改革、药品监督、财政等多个部门，也关系着供应商、医院、医生、患者等各方的利益。

一、我国药品与器械价格管理政策

我国药品与器械价格管理政策同样经历了计划经济时期的高度计划管理到市场经济转轨时期的全面放开再到当前调放结合、不断加强监管的发展历程，并在 2009 年新医改后出台了多项重要的改革措施，取得了一定的改革成效。

（一）发展历程①

在计划经济时期，由于所有工厂统一受中央的计划控制，包括商品的生产环节、供应部分以及最终的销售，均要按照国家规定的计划进行，因此，药品与器械厂商严格按照国家的计划生产，并按照规定比例供应给一级批发商（全国仅北京、上海、天津、沈阳、广州五家），并由一级批发商按计划供应给各地市的二级批发商，之后由二级批发商供应给三级批发商，最终由三级批发商将药品批发给各医疗机构和零售药店。在该流通过程中，各环节严格按照计划进行，且各环节的利润也统一由中央作出明确规定，药品与器械价格保持稳定。但由于计划管制在一定程度上违背了市场规律，药品价格并未完全反映药品的真实价值，没有发挥药品价格调节供需的积极作用，制药企业生产研发的主动性也受到影响，降低了卫生资源配置的效率。

1984 年，《中共中央关于经济体制改革的决定》出台，其中包含了有关价格体系改革的一系列规定。自此，政府开始改革药品价格管理体系，逐步缩小了国家统一定价药品的范围。药品主要由医药企业按规定自主定价，政府只对极少数用量大的基本药品实行价格管理，对这些药品的出厂价、批发价和零售价进行规范。此外，政府也开始引入市场机制，原有的严格分级的批发体制被打破，各级批发站都可以同时从药品生产企业进货，一级、二级批发站也可以直接与医院建立联系、销售药品。然而，由于缺乏统一的政府定价目录，相关部门对药品价格要不要管理、如何管理等问题在认识上并不统一，在管理标准上也没有协调一致，除了几十种基本治疗药物之外，绝大多数药品的价格都处于失控状态，并同时滋生了大量腐败现象。政府放开药品价格的改革措施并没有达到预期的效果，药品价格问题也逐渐成为社会关注的热点。

为了抑制药价的继续攀升，从 20 世纪 90 年代中期开始，政府加强了对药品的价格管理，并加大力度整顿药品价格秩序。按照《中华人民共和国价格法》和《中华人民共和国药品管理法》的相关规定，同时根据我国医疗卫生体制改革提出的要求，国家发展改革委等部门制定了一系列药品价格管理文件，构成了我国的药品价格管理政策

---

① 龚文君. 我国医疗保险谈判机制研究——以药品谈判为例［D］. 北京：中国人民大学，2015.

体系。纵观 1996 年以来政府药品价格管理政策的发展，可以归纳出下述几个特点。第一，政府定价药品的范围经历了较大的变化。从 2000 年开始，政府定价或指导定价的药品范围逐渐扩大，从原来仅有的 200 种扩大到 2014 年的 2 700 余种。2015 年 5 月，国家发展改革委等部门印发《推进药品价格改革的意见》（发改价格〔2015〕904 号）明确要求除麻醉药品和第一类精神药品外，全面取消药品政府定价，分类通过运用谈判、自主定价等市场机制来形成药品价格。第二，对中央医保部门和地方医保部门各自的权限进行了划分。2005 年，《国家发展改革委定价药品目录》按照处方药和非处方药的分类标准，对中央医保部门和地方医保部门的权限加以明确规定和区分。第三，政府定价的方式有所调整。2000 年之前，政府要对药品的出厂价、批发价和零售价进行全面的严格管理；2000 年之后，则放开了药品出厂价和批发价，只制定国家医保目录范围内药品的最高零售价格。第四，在药品采购上，省级药品集中招标采购制度取代了以往医院对药品的自主采购。在集中招标采购制度中，药品零售价格采取顺价作价的方法，在中标价基础上加价 15%。第五，对单独定价进行了规定，制药企业可以对政府定价的药品申请单独定价。[①] 第六，在药价虚高的现实情况下，日益重视将政府和市场两个方面的力量相结合，并更加注重凸显市场机制的作用。

（二）新医改以来的改革措施

2009 年新医改以来，政府更加重视对药品与器械价格的调放结合，在强调建立以市场为主导的药品、医用耗材价格形成机制的同时，不断加强监管，出台的改革措施主要包括以下六个方面。

1. 完善药品定价方法

一是出台药品价格调查方法。2010 年 11 月，国家发展改革委制定公布《药品出厂价格调查办法（试行）》（发改价格〔2011〕2403 号，已废止），由药品价格评审中心具体实施或委托省级价格主管部门实施，负责核对药品和企业基本情况以及整体财务指标信息，选取具有代表性的 1~2 个规格，调查核对药品现行零售价格水平，调查内容包括药品出厂价、现行零售价及销售等有关情况，重点调查治疗费用高、竞争不充分，以及市场虚假价格明显偏离行业平均水平的药品。二是修改药品差比价规则。2011 年 12 月，国家发展改革委修改完善了《药品差比价规则》（发改价格〔2011〕2452 号），要求同种药品不同剂型规格品，应当以代表品价格为基础，按照规定的药品差比价关系制定价格。确定药品差比价关系考虑的主要因素为社会平均成本、临床应

---

① 沈洪涛，梁雪峰，李东风. 中国药品价格治理困境与改进建议 [J]. 中国软科学，2012（2）：17.

用效果、治疗费用、生产技术水平、使用方便程度和产业发展方向等。三是引入药物经济性评价制度。新医改方案中提出了对新药和专利药品逐步实行上市前药物经济性评价制度。中国药学会、中国科协和中国医师协会等相关机构，与国内外相关领域专家共同协作，历时近三年时间完成了《中国药物经济学评价指南（2011版）》，为政府进行药品定价制定了质量标准。

2. 多次强制药品降价

2009年以来，国家发展改革委先后宣布了六次药品"降价令"。国家发展改革委宣布自2010年12月12日起降低48个通用名，174个品规单独定价药品最高零售价格，平均降价19%；2011年3月28日起，对部分治疗感染和心血管疾病的抗生素和循环系统类等162个品种、1 285种剂型药品实施降价，平均降幅达到21%；2011年9月1日起，降低部分激素类、调节内分泌类和神经系统类等药品的最高零售价格，共涉及82个品种、400多个剂型规格，平均降价幅度为14%；2012年5月1日起，部分消化系统类53个品种，300多个剂型规格药品实行调价，平均降幅17%，其中高价药品平均降幅22%；2012年10月宣布下调部分抗肿瘤、免疫和血液系统类等药品的最高零售限价，涉及95个品种、200多个代表剂型规格，平均降幅为17%；2013年2月1日起对20类药品调整最高零售限价，覆盖400多个品种、700多个代表剂型规格，平均降价15%，其中高价药品平均降幅达20%。

3. 建立基本药物制度

我国于2009年发布《关于建立国家基本药物制度的实施意见》（卫药政发〔2009〕78号）和《国家基本药物目录管理办法（暂行）》（卫药政发〔2009〕79号），标志着我国开始建立基本药物制度。根据《关于建立国家基本药物制度的实施意见》，国家基本药物制度是对基本药物的遴选、生产、流通、使用、定价、报销、监测评价等环节实施有效管理的制度，与公共卫生、医疗服务、医疗保障体系相衔接。国家基本药物工作委员会负责制定基本药物目录并实行动态调整；国家发展改革委制定基本药物全国零售指导价格；实行省级集中网上公开招标采购和统一配送制度；政府举办的基层医疗卫生机构配备使用的基本药物实行零差率销售，要求优先使用基本药物，严格控制非基本药物的使用；基本药物全部纳入基本医疗保障药品目录，报销比例明显高于非基本药物。国家基本药物制度的建立和实施，对健全药品供应保障体系、保障群众基本用药、减轻患者用药负担发挥了重要作用。同时，也还存在不完全适应临床基本用药需求、缺乏使用激励机制、仿制品种与原研品种质量疗效存在差距、保障供应机制不健全等问题。因此，在2018年9月国务院办公厅出台了《关于完善国家基本药物制度的意见》，从基本药物的遴选、生产、流通、使用、支付、监测等环节完善政策，强化基本药物"突出基本、防治必需、保障供应、优先使用、保证质量、降低负担"的功能定位，着力保障药品安全有效、价格合理、供应充分，缓解"看病贵"问题。

4. 推行公立医院改革，逐步取消药品和医用耗材加成

2012 年 6 月，国务院办公厅出台了《关于县级公立医院综合改革试点的意见》（国办发〔2012〕33 号），将前期县级公立医院改革试点的经验在全国进行推广。其重点在于破除"以药养医"机制，提出取消药品加成政策，所有药品全部实行零差率销售。2015 年，国务院办公厅发布《关于城市公立医院综合改革试点的指导意见》（国办发〔2015〕38 号），明确指出破除以药补医机制，将公立医院补偿由服务收费、药品加成收入和政府补助三个渠道改为服务收费和政府补助两个渠道，使得药品加成政策在所有公立医院中被取消。2019 年，国务院办公厅又出台了《治理高值医用耗材改革方案》（国办发〔2019〕37 号），要求取消公立医疗机构医用耗材加成，2019 年年底前实现全部公立医疗机构医用耗材"零差率"销售，高值医用耗材销售价格按采购价格执行。公立医疗机构因取消医用耗材加成而减少的合理收入，主要通过调整医疗服务价格、财政适当补助、做好同医保支付衔接等方式妥善解决。公立医疗机构要通过分类集中采购、加强成本核算、规范合理使用等方式降低成本，实现良性平稳运行。

5. 从"最高零售限价"转向"医保支付价格"

2015 年 5 月 4 日，国家发展改革委等七部门联合印发《推进药品价格改革的意见》（发改价格〔2015〕904 号），明确提出自 2015 年 6 月 1 日起，除麻醉药品和第一类精神药品外，取消原政府制定的药品价格；医保基金支付的药品，由医保部门会同有关部门拟定医保药品支付标准制定的程序、依据、方法等规则，探索建立引导药品价格合理形成的机制，标志着我国药品价格管理模式从"最高零售限价"向"医保支付价格"管控的转变。[①] 随着 2018 年国家医疗保障局的成立，制定药品、医用耗材价格和建立医保支付标准的职能得以整合，为进一步更全面的转变提供了组织保障。

6. 加强药品耗材集中采购管理

为进一步规范医疗机构药品集中采购工作，使其在控制虚高药价、减轻人民群众医药费用负担等方面发挥重要作用，2009 年，卫生部等六部门联合印发《关于进一步规范医疗机构药品集中采购工作的意见》（卫规财发〔2009〕7 号）并制定了《关于〈进一步规范医疗机构药品集中采购工作的意见〉有关问题的说明》（卫规财发〔2009〕59 号），其中具体要求，实行以省（自治区、直辖市）为单位的网上药品集中采购，提高药品采购透明度；由药品批发企业投标改为药品生产企业直接投标，减少

---

① 丁锦希，白庚亮，黄泽华等. 药品医保支付价格制度框架下的支付模式实证研究 [J]. 中国医药工业杂志，2015，46（6）.

药品流通环节；建立科学的药品采购评价办法，坚持"质量优先、价格合理"的原则；医疗机构只能采购中标药品，且和医药企业不得进行"二次议价"。而在 2018 年国家医疗保障局成立以后，更是在国家层面开始组织药品集中招标采购，截至 2021 年 9 月，已进行了五批国家组织药品集中带量采购和使用工作，使得药品集采步入规范化、常态化。同时，器械的集中招采模式也在探索推进之中。《治理高值医用耗材改革方案》中也提出了完善分类集中采购办法，按照带量采购、量价挂钩、促进市场竞争等原则探索高值医用耗材分类集中采购。

二、药品集中招标采购制度

药品集中招标采购制度（以下简称"药品集采"）是指在全国、省、市等层面通过多家医疗机构联合起来，以公开招标为主要方式进行药品集中采购的活动。我国药品集采兴起于 20 世纪 90 年代，是改革药品流通体制的重大举措之一，主要为了解决公立医院自主分散采购做法下"药价虚高""医院只进贵的、不进对的"，以及"大处方、高回扣"等一系列问题。经过 20 多年的探索，经历了从地市代理、省级平台、分类采购，以及国家组织集中带量采购等发展阶段，逐步建立了以市场为主导的新的药品价格形成机制，在降低药品采购成本、提高采购效率、纠正药品购销不正之风等方面发挥了积极作用。

（一）地市集采与中介代理阶段（2000—2005 年）

我国药品集采最早的实践探索起源于河南省。1993 年，河南省 22 家省直医院通过公开招标的方式选出 7 家规模较大的药品企业作为定点采购企业，而定点药企承诺让利销售，降低医院药品采购价格。[①] 随后，上海、江苏、广东等地也先后组织了试点并取得明显效果。2000 年年初，国务院办公厅转发《关于城镇医药卫生体制改革的指导意见》（国办发〔2000〕16 号），正式从国家层面提出进行药品集中招标采购工作试点。同年 7 月，卫生部、国家计生委等多部门印发《医疗机构药品集中招标采购试点工作若干规定》（卫规财发〔2000〕232 号），要求各省、自治区、直辖市要尽快抓好2~3 个药品集中招标采购工作试点，并对试点工作进行规范。2001 年，在总结试点地区运作经验的基础上，卫生部联合相关部门出台了《医疗机构药品集中招标采购工作规范（试行）》（卫规财发〔2001〕308 号），首次明确要求县级以上非营利性医疗机构实行以市地为最小组织单位、医疗机构为采购主体、公开招标为主要形式、委托中介

---

① 黄志勇. 药品集中招标采购现状和发展浅析 [J]. 中国招标，2010（22）.

机构承办采购事务的药品集中招标采购工作。[①] 这一文件的出台，确立了地市集采和中介代理的模式，并掀起了全国各地药品集中招标采购改革浪潮。[②]

（二）省级平台与政府主导阶段（2006—2014 年）

在这一阶段主要是针对地市集采与中介代理暴露出的问题，对药品集采的主体和方法进行了改革和完善。在集采主体方面，首先是药品企业普遍反映以地市为单位招标采购次数频繁、疲于应对；其次由于受到药品加成政策的影响，单个医疗机构作为采购主体，事实上缺乏降低药价的内生动力；最后是中介代理模式在运行过程中暴露出中介机构缺乏规范和监管的问题，既容易在招标过程中与医药企业勾结，又常常出现私设收费项目等情形。针对上述问题，2005 年四川省率先由政府出资建立采购机构和网络平台，在全省试行药品统一招采，有效降低了企业招投标成本，被多个省市效仿。2006 年开始，根据国务院有关文件，全国各地大力推进以政府为主导、以省为单位的网上药品集中招采工作。

在集采方法方面，实践中也同样暴露出较多问题。首先是先招后采的做法，导致招标与医院采购相分离，多家中标企业仍需再次促销；其次是对参与招标药品以生产管理和质量控制来划分药品质量层次的做法，既不完全科学合理又容易强化企业垄断现象；最后是综合评标方法在指标设置、专家遴选、评分计分等方面的运行机制不完善。针对上述问题，结合新医改的推进，2010 年卫生部相关部门起草了《医疗机构药品集中采购工作规范》（卫规财发〔2010〕64 号）和《建立和规范政府办基层医疗卫生机构基本药物采购机制的指导意见》（国办发〔2010〕56 号）两个药品集采相关文件，实施"招生产企业、招采合一、量价挂钩、双信封制、集中支付、全程监控"六项创新举措，使得我国药品集采制度在方法上得以完善，各省基本药物招标结果显示，价格普遍下降 30%～50%，药价水分被大幅压缩。

（三）分类采购与药品谈判阶段（2015—2018 年）

以政府为主导的省级集采确实在降低基本药物价格中发挥了较为明显的作用，但还是未能解决如何保证低价采购的药品质量以及部分专利药品、独家生产药品价格昂贵的问题。于是，2015 年年初，国务院办公厅发布《关于完善公立医院药品集中采购工作的指导意见》（国办发〔2015〕7 号），提出实行药品分类采购，构建了我国药品

① 傅鸿鹏. 药品集中招标采购的发展和展望［J］. 中国医疗保险，2020（3）：32-36.
② 高和荣. 改革开放 40 年药品采购制度的成就与挑战［J］. 人民论坛·学术前沿，2018（21）：81-87.

分类采购的整体框架。对临床用量大、采购金额高、多家企业生产的基本药物和非专利药品，仍由省级药品采购机构采取双信封制公开招标采购；对部分专利药品、独家生产药品，建立公开透明、多方参与的价格谈判机制；对妇儿专科非专利药品、急（抢）救药品、基础输液、临床用量小的药品和常用低价药品，实行集中挂网，由医院直接采购；对临床必需、用量小、市场供应短缺的药品，由国家招标定点生产、议价采购等。同年，专利药价格谈判正式启动。由国家卫生计生委和国务院医改办牵头，在纳入医院集采基础上，附加以医保目录准入为条件，实现3种药品价格大幅下降。2017年人力资源社会保障部结合医保目录准入开展药价谈判，用4个月的时间，实现了36种药品价格平均降幅44%的谈判成效。2018年，国家医疗保障局继续推进抗癌药医保准入专项谈判工作，经过3个多月的谈判，将17种抗癌药纳入医保报销目录，大部分进口药品谈判后的支付标准低于周边国家或地区市场价格。

（四）国家组织药品集中采购阶段（2018年至今）

2018年3月，随着国家医疗保障局的正式成立，药品招标采购被正式划为国家医疗保障局的主要职责之一，同时国家医疗保障局还整合了基金支付、目录准入和价格管理等职能，为在国家层面组织药品集采提供了强有力的制度和组织保障。同年11月，正式启动了由国家医疗保障局主导的第一批第一轮药品集采试点工作，即"4+7"药品带量集采试点，以临床价值为导向，以国家市场为"筹码"，在保证药品质量的前提下进行带量采购。根据《国家组织药品集中采购和使用试点方案》（国办发〔2019〕2号），以4个直辖市和7个其他城市为试点地区，按照"国家组织、联盟采购、平台操作"的总体思路，采取"带量采购、以量换价，招采合一、保证使用，确保质量、保障供应，保证回款、降低交易成本"等具体措施，组织31个经过一致性评价的药品品种进行带量采购，最终25个品种中选，平均价格降幅52%，最大价格降幅达96%。"4+7"药品带量集采是对既往药品集中采购制度的重大改革，一方面凭借国家医疗保障局职能的整合使得真正的带量采购成为可能，通过给予企业稳定的销量预期换取药价的下降，解决了以往药品集采中量价脱钩、只招不采的问题；另一方面借助仿制药一致性评价技术的发展，使得充分的市场竞争成为可能，通过一致性评价的仿制药可以在集采中与原研药展开公平竞争，"专利悬崖"开始在我国显现。随后，国家医疗保障局又在2019年扩大了药品集采试点范围，出台《关于国家组织药品集中采购和使用试点扩大区域范围的实施意见》（医保发〔2009〕56号），组织"4+7"试点城市之外相关地区以省为单位形成联盟，开展跨区域联盟集中带量采购。当年，全国范围内除"4+7"试点城市、福建省和河北省外，所有地区均加入联盟集采的行列，使得改革成果得到进一步推广，解决了价格洼地的问题。此轮集采，25 个药品与试点中选价格相比，平均降幅达到 25%。2019 年 12 月 10 日，国家医疗保障局印发《关于做好当前药品价格管理工作的意见》（医保发〔2019〕67 号），明确深化药品集中带量采购制度改革，坚持"带量采购、量价挂钩、招采合一"的方向，促使药品价格回归合理水平。2020 年 1 月，国家医疗保障局继续组织开展了第二批药品集采工作，从地区来讲覆盖了 31 个省份，并将集采药品品种扩大至 33 个，与联盟地区 2018 年最低采购价相比，拟中选价平均降幅 53%，逐步形成由点到面、全面推进、全国联动的趋势。近期，国家医疗保障局再次开展了第五批国家组织药品集中采购和使用工作，使得药品集采步入规范化、常态化，成为推动发挥市场在药品价格形成中的作用的重要机制。

　　在 2020 年 2 月出台的《中共中央　国务院关于深化医疗保障制度改革的意见》中继续强调了深化药品集中带量采购制度改革。坚持招采合一、量价挂钩，全面实行药品、医用耗材集中带量采购。以医保支付为基础，建立招标、采购、交易、结算、监督一体化的省级招标采购平台，推进构建区域性、全国性联盟采购机制，形成竞争充分、价格合理、规范有序的供应保障体系。推进医保基金与医药企业直接结算，完善医保支付标准与集中采购价格协同机制。

三、医疗器械集采模式的探索

（一）现状

　　医疗器械（特别是其中的高值医用耗材）的集采一直以来也是深化医药服务供给侧改革的重要抓手之一。但由于耗材和药品在产品属性方面有巨大差异，主要原因是耗材在品种和规格方面比较难以形成统一的标准，各个厂家都在工艺和材质上有不同的要求，医生也会有不同的使用习惯，由此也造成医用耗材在品种上要远远多于药品，在技术层面比较难以形成一致性评价。因此，我国目前对医疗器械的集采仍处于探索阶段。早在 2012 年，当时负责医疗器械招标采购工作的卫生部曾发布《高值医用耗材集中采购工作规范（试行）》（卫规财发〔2012〕86 号），规定：（1）县级及县级以上人民政府、国有企业（含国有控股企业）举办的有资质的非营利性医疗机构采购高值医用耗材，必须全部参加集中采购；（2）实行以政府为主导、以省（区、市）为单位的网上高值医用耗材集中采购工作；（3）集中采购周期原则上为两年一次，开展产品增补工作期限不得超过一年。按照该工作规范，2018 年以前，医疗器械招标工作分为两个层面：国家卫生健康委负责甲类医疗器械的集中招标采购工作，乙类医疗器械及其他医疗设备则根据各省实际情况，由各省或医院自行实施招标采购。国家医疗保障局组建后，承担药品和医用耗材招标采购政策制定的职能。目前对于未中标医疗器械和未招标医疗器械一般采取备案采购和线下采购的方式，即在省集中招标采购平台上备案或直接由医疗机构自行采购。

（二）试点探索

2019 年 7 月，国务院办公厅发布《治理高值医用耗材改革方案》（国办发〔2019〕37 号），提出完善分类集中采购办法。具体来说，（1）按照带量采购、量价挂钩、促进市场竞争等原则探索高值医用耗材分类集中采购；（2）所有公立医疗机构采购高值医用耗材须在采购平台上公开交易、阳光采购；（3）对于临床用量较大、采购金额较高、临床使用较成熟、多家企业生产的高值医用耗材，按类别探索集中采购，鼓励医疗机构联合开展带量谈判采购，积极探索跨省联盟采购；（4）对已通过医保准入并明确医保支付标准、价格相对稳定的高值医用耗材，实行直接挂网采购。加强对医疗机构高值医用耗材实际采购量的监管。同年，国务院深化医药卫生体制改革领导小组颁布《关于进一步推广福建省和三明市深化医药卫生体制改革经验的通知》（国医改发〔2019〕2 号），提出各地要针对临床用量较大、采购金额较高、临床使用较成熟、多家企业生产的高值医用耗材，按类别探索集中采购。并要求 2020 年 9 月底前，综合医改试点省份要率先进行探索。由此可见，试点探索推进方式有两种：一是地区试点，综合医改试点省份要率先进行探索；二是品种试点，第一步是挑单体价值高的高值医用耗材，第二步是挑采购金额大、社会影响大的植入和介入类耗材作为试点医用耗材品种。

随后，云南省成为第一个正式发布试点方案的省份，在 2020 年印发《云南省药品和医用耗材动态挂网方案（试行）》（云医保〔2020〕95 号），将血管介入类、非血管介入类、骨科植入类、神经外科、电生理类、起搏器类、体外循环及血液净化类、眼科材料、口腔科、其他等 10 类高值医用耗材纳入挂网采购。

四、药品与器械的医保支付标准

通过药品与器械价格管理政策的改革，以及国家组织药品集中采购的全面实施和高值医用耗材集中采购试点的推行，我国已经逐步建立以市场为主导的药品、医用耗材价格形成机制，并为医保参与药品与器械的定价打下了良好的基础。为了进一步加强我国医药价格与医保政策协同性，发挥医保基金战略性购买作用，下一步我国还将探索药品与器械的医保支付标准的制定。

在 2019 年出台的《关于以药品集中采购和使用为突破口进一步深化医药卫生体制

改革若干政策措施的通知》（国医改发〔2019〕3 号）中，明确要求推动实施药品医保支付标准。具体来说，在考虑药品质量和疗效的基础上，从国家组织集中采购和使用药品以及谈判药品开始，对医保目录内药品按通用名制定医保支付标准，并建立动态调整机制。原则上对同一通用名相同剂型和规格的原研药、参比制剂、通过质量和疗效一致性评价的仿制药实行相同的支付标准。此外，在 2020 年 7 月国家医疗保障局公布的《基本医疗保险用药管理暂行办法》（国家医疗保障局令第 1 号）中，更是明确规定了国务院医疗保障行政部门根据医保药品保障需求、医保基金的收支情况、承受能力、目录管理重点等因素，确定当年药品目录调整的范围和具体条件，并同步确定医保支付标准。建立药品目录准入与医保药品支付标准衔接机制。除中药饮片外，原则上新纳入药品目录的药品同步确定支付标准。其中，独家药品通过准入谈判的方式确定支付标准；非独家药品中，国家组织药品集中采购中选药品，按照集中采购有关规定确定支付标准，其他非独家药品根据准入竞价等方式确定支付标准。执行政府定价的麻醉药品和第一类精神药品，支付标准按照政府定价确定。该暂行办法的出台进一步指明我国药品和器械价格管理的发展方向。

第四节　医疗机构的支付管理

医疗机构的支付管理是医保机构代表参保人对医疗服务供方进行经济偿付的制度安排，对降低患者看病负担、控制医疗费用、调节医疗服务行为和促进医疗资源配置起到了重要的经济杠杆作用。在我国，医保对医疗机构的支付管理通常通过采用不同的医保支付方式进行，而我国医保支付方式改革的制度演进历程伴随医疗保险制度的建立、改革和完善而不断发展。

1998 年，《国务院关于建立城镇职工基本医疗保险制度的决定》（国发〔1998〕第 44 号）颁布，决定在全国范围内进行城镇职工医疗保险制度改革，拉开了我国医疗保险制度建设的大幕。其中，在加强医疗服务管理的章节中，明确要求劳动和社会保障部会同卫生部、财政部等有关部门制定基本医疗服务的范围、标准和医药费用结算办法。据此，劳动和社会保障部在次年发布的配套文件《关于加强城镇职工基本医疗保险费用结算管理的意见》（劳社部发〔1999〕23 号）中提出，基本医疗保险费用的具体结算方式，应根据社会保险经办机构的管理能力以及定点医疗机构的不同类别确定，可采取总额预付结算、服务项目结算、服务单元结算等方式，也可以多种方式结合使用。在该文件的指导之下，全国各统筹地区开始根据当地实际和基本医疗保险基金支出管理的需要，探索制定基本医疗保险费用结算办法。

2009 年，中共中央、国务院出台《关于深化医药卫生体制改革的意见》，开启了我国新一轮医药卫生体制改革。作为新医改纲领性的文件，该意见对医保支付方式改革做出整体部署，特别提到要完善支付制度，积极探索实行按人头付费、按病种付费、总额预付等方式，将支付方式改革的重要性提升到了深化医改重点工作任务之一的新高度。随后，为贯彻落实意见的要求，医保各主管部门相继出台了多项配套政策。人力资源社会保障部在 2011 年颁布《关于进一步推进医疗保险付费方式改革的意见》（人社部发〔2011〕63 号），明确要求医保付费方式改革以医保付费总额控制为基础，结合门诊统筹探索按人头付费，结合住院和门诊大病探索按病种付费并在有条件的地区可逐步探索按病种分组（DRG）付费办法。次年，针对医保付费总额控制方法专门出台了《关于开展基本医疗保险付费总额控制的意见》（人社部发〔2012〕70 号），明确要求将总额控制目标细化分解到各级各类定点医疗机构，细化分解总额控制指标，以近三年各定点医疗机构服务提供情况和实际医疗费用发生情况为基础，将统筹地区年度总额控制目标按照级别、类别、定点服务范围、有效服务量以及承担的首诊、转诊任务等因素，并区分门诊、住院等费用进一步分解到各定点医疗机构；用两年左右的时间，在所有统筹地区范围内开展总额控制。卫生部也在 2012 年出台了《关于推进新型农村合作医疗支付方式改革工作的指导意见》（卫农卫发〔2012〕28 号），要求将新农合的支付方式由单纯的按项目付费向混合支付方式转变，其核心是由后付制转向预付制。在门诊费用支付改革中，积极推行以门诊费用总额预付为主，并探索实行按人头付费和定额包干的支付方式；在住院费用支付改革中，积极推进按病种付费、按床日付费并鼓励各地参照疾病诊断相关组（DRG）付费。综上可见，这一时期在《关于深化医药卫生体制改革的意见》指导下，各部门在全国积极推动医保支付方式改革，从单一的按项目付费逐步走向多元化的付费方式，其中，人社部门更加强调医保付费总额控制的基础性地位，而卫生部门则更加推崇按病种付费的方式。

此后，随着全民医保目标的初步实现以及城乡居民医保制度整合的不断推进，我国开始进入建设"质量医保"的新阶段。在新阶段下，对医保支付方式改革也提出了新要求，即要进一步发挥其对供方的引导制约作用，更好地保障参保人员权益和提高医保基金使用效率。2016 年，国务院发布《关于整合城乡居民基本医疗保险制度的意见》（国发〔2016〕3 号），在提出建立统一的城乡居民基本医疗保险制度的同时，指出完善支付方式，系统推进按人头付费、按病种付费、按床日付费、总额预付等多种付费方式相结合的复合支付方式改革，明确了居民医保支付方式统一的改革方向。同年，人力资源社会保障部还出台了《关于积极推动医疗、医保、医药联动改革的指导意见》（人社部发〔2016〕56 号），强调要继续深化医保支付方式改革，要把支付方式改革放在医改的突出位置，并提出结合医保基金预算管理，全面推进付费总额控制，加快推进按病种、按人头等付费方式，积极推动按病种分组付费（DRG）的应用，探索总额控制与点数法的结合应用，建立复合式付费方式。

在此背景之下，2017 年 6 月，《国务院办公厅关于进一步深化基本医疗保险支付方式改革的指导意见》（国办发〔2017〕55 号）正式印发，成为我国近年来医保支付方式改革的纲领性文件。其中，明确提出改革的主要目标是从 2017 年起，进一步加强医保基金预算管理，全面推行以按病种付费为主的多元复合式医保支付方式。各地要选择一定数量的病种实施按病种付费，国家选择部分地区开展按疾病诊断相关分组（DRG）付费试点，鼓励各地完善按人头、按床日等多种付费方式。到 2020 年，医保支付方式改革覆盖所有医疗机构及医疗服务，全国范围内普遍实施适应不同疾病、不同服务特点的多元复合式医保支付方式，按项目付费占比明显下降。同时，通过对改革主要内容的部署搭建我国医保支付方式政策体系框架，即在总额预算管理下，针对不同医疗服务特点，分类进行医保支付，对住院医疗服务，主要按病种、按疾病诊断相关分组付费，长期、慢性病住院医疗服务按床日付费；对基层医疗服务，按人头付费，探索将按人头付费与慢性病管理相结合；对不宜打包付费的复杂病例和门诊费用，按项目付费；探索符合中医药服务特点的支付方式。

2018 年 12 月，国家医疗保障局为落实《国务院办公厅关于进一步深化基本医疗保险支付方式改革的指导意见》要求，发布《关于申报按疾病诊断相关分组付费国家试点的通知》，加快推进按疾病诊断相关分组（DRG）付费国家试点，探索建立 DRG 付费体系。该通知提出试点的工作目标要按照"顶层设计、模拟测试、实施运行"三步走的工作部署，通过 DRG 付费试点城市深度参与，共同确定试点方案，探索推进路径，制定并完善全国基本统一的 DRG 付费政策、流程和技术标准规范，形成可借鉴、可复制、可推广的试点成果。2019 年 6 月 5 日，国家医疗保障局、财政部、国家卫生健康委和国家中医药局四部委发布《关于印发按疾病诊断相关分组付费国家试点城市名单的通知》（医保发〔2019〕34 号），确定了 30 个城市作为 DRG 付费国家试点城市和试点工作方案，明确任务目标为以探索建立 DRG 付费体系为突破口，实行按病种付费为主的多元复合支付方式，有助于医保支付方式改革向纵深推进。具体的试点方案分为三个阶段。第一阶段（2019 年），进行顶层设计。成立试点工作组，以全国试点城市数据为基础，出台国家分组规范、确定核心 DRG（ADRG）分组和 DRG 细分组参考方案，并出台技术标准和经办管理规范。在此基础之上，试点城市完成 DRG 分组，规范基础编码和培训。第二阶段（2020 年），进行模拟测试。根据年度监测情况，总结分析各地 DRG 分组和运行情况，吸纳地方分组方案中出现频率较高的病组，扩大国家 DRG 分组数量，完善分组规范和标准。第三阶段（2021 年），正式实施运行。此阶段正式启动 DRG 付费，并进一步完善付费体系以便在全国范围内的推广。这一系列文件为 DRG 付费的实施和推广制定了明确的路线图和时间表，确保改革能够有序进行。

经过 20 多年的发展，我国医保的角色已经从制度建立初的事后付费方向战略购买方转变，支付方式也由单一支付不断向多元复合式支付模式发展，在总额预算管理下实现医保支付方式的组合化和精细化。目前，医保支付方式基本上形成了以总额控制为基础，以协商谈判和风险共担机制为核心，普通门诊按人头、门诊慢性病大病和急性住院按病种，长期住院（医疗康复类、精神疾病类、安宁疗护类）按床日付费为特点，项目付费不断减少，病种分值和 DRG 付费正在逐步推进，创新其他医疗服务的支付方式，包括医联体、日间手术等的政策体系框架。总体来看，截至 2019 年，总额控制（预算管理）在全国 97.5% 以上的统筹地区都已开展，其中大多数地区采用将总额控制目标细化分解到各级各类定点医疗机构的做法，17% 的统筹地区积极探索了点数法与总额预算管理的结合，使用区域医保基金总额控制代替了具体医疗机构总额控制。在全面实施总额控制基础之上，针对不同疾病、不同服务特点的多元复合式医保支付方式也在不断推进完善中。其中，按病种付费在所有统筹地区（除西藏）都已开展，80% 以上统筹地区达到 100 个病种，少数地区达到 300 个以上（如牡丹江 830 个、徐州 646 个、济宁 314 个）；实行按病种分值付费（点数法）的统筹地区达到 40 个以上，包括广东全省、淮安、银川、石嘴山、东营等地；另外，多数省份还开展了对医联体总额预付试点，典型地区包括深圳罗湖、安徽天长、浙江德清等。此外，国家医保 DRG 付费和 DIP 付费试点先后于 2019 年 5 月和 2020 年 10 月在 30 个和 70 个试点城市展开，城市预计均在 2021 年全部进入实际付费阶段。在医保付费中，初步形成了总额预算管理下的多元复合式付费方式体系，按项目付费占比明显下降。

2020 年《中共中央　国务院关于深化医疗保障制度改革的意见》的出台，标志着我国新的十年医保制度改革的启动。建立管用高效的医保支付机制被列入六项重点推进的改革任务之中，其中明确要求：持续推进医保支付方式改革。完善医保基金总额预算办法，健全医疗保障经办机构与医疗机构之间协商谈判机制，促进医疗机构集体协商，科学制定总额预算，与医疗质量、协议履行绩效考核结果相挂钩。大力推进大数据应用，推行以按病种付费为主的多元复合式医保支付方式，推广按疾病诊断相关分组付费，医疗康复、慢性精神疾病等长期住院按床日付费，门诊特殊慢性病按人头付费。探索医疗服务与药品分开支付。适应医疗服务模式发展创新，完善医保基金支付方式和结算管理机制。探索对紧密型医疗联合体实行总额付费，加强监督考核，结余留用、合理超支分担，有条件的地区可按协议约定向医疗机构预付部分医保资金，缓解其资金运行压力。这为我国医保支付方式下一步改革指明了方向。

 本章小结

　　本章系统地介绍了我国医疗医药服务管理的主要内容，包括医疗服务协议管理、医疗服务价格管理、药品与器械价格管理以及医疗机构的支付管理。第一节从目标、流程与内容、协商谈判机制、监管考核与退出机制以及新医疗服务模式的协议管理等五个方面阐释了协议管理的核心内容；第二节介绍了医疗服务价格形成机制并详细梳理了我国医疗服务价格管理政策的发展演变、现状与存在的问题，并提出医疗服务价格动态调整机制的构建；第三节介绍了我国药品与器械价格政策的发展历程以及改革措施，并详细梳理了药品集中招标采购制度在我国的发展，提出药品与器械医保支付标准的发展方向；第四节从我国医保支付方式改革推进的角度阐释了医保对医疗机构的支付管理。

 复习思考题 ≫≫≫≫≫≫≫≫≫≫≫≫≫≫≫≫≫≫

1. 医疗服务定点管理与协议管理的区别是什么？协议管理的核心机制是什么？
2. 医疗服务价格形成机制有哪些？以及各自的优缺点是什么？
3. 简述国家组织药品集中招标采购的具体做法。
4. 如何理解全面推进以按病种付费为主的多元复合式医保支付方式？

第十三章
中国医疗保障基金监管

>> **学习要点**

通过本章学习，应当了解医疗保障基金监督管理工作的重要意义；掌握医疗保障基金监管体制，包括法律监管、行政监管、财务监督、审计监督、综合监管、社会监督等；熟悉医疗保障基金的监管方式，包括现场监督、信息报告制度、信息披露制度、飞行检查、智能监控、网格化管理、专家审查等。针对医保欺诈骗保行为的监管，应了解欺诈骗保行为的类型，掌握欺诈骗保行为的监管方式。

>> **关键概念**

医疗保障基金监管　法律监管　综合监管　社会监督　智能监控　欺诈骗保行为举报奖励制度　信用管理

医疗保障基金是人民群众的"看病钱""救命钱"，维护基金的安全是确保医保制度稳定运行和可持续的关键，是基金管理的首要任务。因此，对医疗保障基金进行有效监管是医保制度必不可少的基本内容。医疗保障基金监管是医保部门、医保监督执法机构以及社会公众等，依据国家相关的法律法规和政策，对医保经办机构、定点医药机构、参保人使用医疗保障基金的过程和结果等实施监督、审核、分析和评价，以保证医疗保障基金安全，提高基金使用效率，维护医疗保障相关主体的合法权益的行为。

第一节　医疗保障基金监管体制

医疗保障基金监管涉及的监管内容和主体比较复杂，就我国目前的监管体系来说，法律监管、行政监管、财务监督、审计监督、综合监管以及社会监督构成了医疗保障基金监管框架。

一、法律监管

医疗保障基金监管是在法律法规基础上，政府管控医疗保障基金的一种形式。法律监管使医疗保障基金监管具有严肃性、强制性和权威性的特点。一方面，法律赋予监管机构法律地位、权威和职责，监管机构必须依照法律行使监管权力，不受其他部门或个人的干预；另一方面，法律确定监管对象的权利及义务。我国医疗保障基金监管的法律体系包括国家法律法规、部门规章和规范性文件、地方法规制度三个方面。

（一）国家法律法规

法律具有强制性、稳定性和长效性等特点，完善的法律监管体系有利于建立保障医疗保障基金安全的长效机制，确保医疗保障基金的完整和有效运行。

1. 《中华人民共和国劳动法》（中华人民共和国主席令第 28 号）

1994 年 7 月 5 日，第八届全国人民代表大会常务委员会第八次会议通过《中华人民共和国劳动法》。该法第七十四条规定："社会保险基金监督机构依照法律规定，对社会保险基金的收支、管理和运营实施监督。社会保险基金经办机构和社会保险基金监督机构的设立和职能由法律规定。任何组织和个人不得挪用社会保险基金。"第一百零四条规定："国家工作人员和社会保险基金经办机构的工作人员挪用社会保险基金，构成犯罪的，依法追究刑事责任。"该法首次将社会保险基金监管上升到了国家法律的层次，对医疗保障基金监管工作的开展起到了开创性的作用。

2. 《社会保险费征缴暂行条例》（国务院令第 259 号）

为了加强和规范社会保险费征缴工作，保障社会保险金的发放，国务院于 1999 年 1 月发布《社会保险费征缴暂行条例》。该条例规定，国务院劳动保障行政部门负责全国的社会保险费征缴管理和监督检查工作。县级以上地方各级人民政府劳动保障行政部门负责本行政区域内的社会保险费征缴管理和监督检查工作。同时，该条例还对监督机构的权利、被监督机构的义务、监督方式、法律责任等作出了规定。

3.《中华人民共和国社会保险法》（中华人民共和国主席令第 35 号）

2010 年 10 月，《中华人民共和国社会保险法》经第十一届全国人民代表大会常务委员会第十七次会议通过，2011 年 7 月 1 日起实施，它是我国社会保障法律体系中起主体支撑作用的重要法律。《社会保险法》总则部分明确："国家对社会保险基金实行严格监管。国务院和省、自治区、直辖市人民政府建立健全社会保险基金监督管理制度，保障社会保险基金安全、有效运行。县级以上人民政府采取措施，鼓励和支持社会各方面参与社会保险基金的监督。"此外，《社会保险法》在第八章、第十一章的有关条款，以及第十章社会保险监督中，对社会保险基金监管作出了比较系统全面的规定。社会保险基金包括基本养老保险基金、基本医疗保险基金、工伤保险基金、失业保险基金和生育保险基金。社会保险基金专款专用，任何组织和个人不得侵占或者挪用。社会保险监督主体包括：各级人民代表大会常务委员会、县级以上人民政府社会保险行政部门、财政部门、审计机关，以及由用人单位代表、参保人员代表、工会代表、专家等组成的社会保险监督委员会。《社会保险法》是我国社会保障法制建设中的一座重要的里程碑，使我国社会保险制度发展全面进入法制化轨道。

4.《医疗保障基金使用监督管理条例》（国务院令第 735 号）

为加强医疗保障基金监督管理，保障基金安全，提高基金使用效率，维护公民医疗保障合法权益，国务院于 2021 年 1 月公布《医疗保障基金使用监督管理条例》，该条例于 2021 年 5 月 1 日起实施。基本医疗保险（含生育保险）基金、医疗救助基金等医疗保障基金使用及其监督管理适用该条例；职工大额医疗费用补助、公务员医疗补助参照该条例执行；居民大病保险资金的使用按照国家有关规定执行。该条例明确了基金使用相关主体的职责：国务院医疗保障行政部门应当依法组织制定医疗保障基金支付范围；医疗保障经办机构应当建立健全业务、财务、安全和风险管理制度，规范服务协议管理；定点医药机构应当加强内部管理，提供合理、必要的医药服务，保管有关资料、传送数据和报告监管信息；参保人员持本人医疗保障凭证就医、购药，按照规定享受医疗保障待遇；禁止医疗保障经办机构、定点医药机构等单位及其工作人员和参保人员等通过伪造、变造、隐匿、涂改、销毁医学文书等有关资料或者虚构医药服务项目等方式，骗取医疗保障基金。在健全监督体制、强化监管措施方面：一是构建政府和医疗保障等行政部门的行政监管、新闻媒体舆论监督、社会监督、行业自律相结合的监督体制；二是建立医疗保障、卫生健康、中医药、市场监督管理、财政、审计、公安等部门的合作机制；三是要求国务院医疗保障行政部门制定服务协议管理办法，制作并定期修订服务协议范本；四是规定大数据智能监控、专项检查、联合检查、信用管理等监管形式；五是规范医疗保障行政部门监督检查的措施及程序。

5.《国务院办公厅关于推进医疗保障基金监管制度体系改革的指导意见》（国办发〔2020〕20号）

为全面提升医疗保障治理能力，深度净化制度运行环境，严守基金安全红线，国务院就推进医疗保障基金监管制度体系改革提出一系列指导意见。医疗保障基金监管体系改革遵循四点原则：一是坚持完善法治、依法监管，保证基金监管合法合规、公平公正；二是坚持政府主导、社会共治，开创基金监管工作新格局；三是坚持改革创新、协同高效，不断提升基金监管能力与绩效；四是坚持惩戒失信、激励诚信，引导监管对象增强自律意识，营造良好氛围。到2025年，要基本建成医疗保障基金监督制度体系和执法体系，形成以法治为保障，信用管理为基础，多形式检查、大数据监管为依托，党委领导、政府监管、社会监督、行业自律、个人守信相结合的全方位监管格局，实现医疗保障基金监管法治化、专业化、规范化、常态化，并在实践中不断发展完善。医疗保障基金监管制度体系改革要重点建立完善六项制度：一是建立健全监督检查制度；二是全面建立智能监控制度；三是建立和完善举报奖励制度；四是建立信用管理制度；五是建立综合监管制度；六是完善社会监督制度。为积极稳妥推进改革，该意见对完善保障措施提出五方面要求：一是强化医疗保障基金监管法治及规范保障；二是加强医疗保障基金监督检查能力保障；三是加大对欺诈骗保行为惩处力度；四是统筹推进相关医疗保障制度改革；五是协同推进医药服务体系改革。该意见还要求，地方各级人民政府要充分认识推进医疗保障基金监管制度体系改革的重要性，加强领导、统一部署、协调推进。要建立激励问责机制，将打击欺诈骗保工作纳入相关工作考核。要大力宣传加强医疗保障基金监管的重要作用，积极回应社会关切，努力营造改革的良好氛围。①

（二）部门规章和规范性文件

除了以上全国人大和国务院发布的法律法规外，近年来，国家主管部门针对医疗保障基金监管出台了一系列规章和规范性文件，有效推动了医疗保障基金监管工作的开展。

1.《人力资源和社会保障部关于完善基本医疗保险定点医药机构协议管理的指导意见》（人社部发〔2015〕98号）

《人力资源和社会保障部关于完善基本医疗保险定点医药机构协议管理的指导意见》取消了"两定"资格审查（即基本医疗保险定点医疗机构资格审查和基本医疗保

---

① 国家医疗保障局.《国务院办公厅关于推进医疗保障基金监管制度体系改革》政策解读［EB/OL］. 2020-07-14. http://www.nhsa.gov.cn/art/2020/7/14/art_38_3341.html.

险定点零售药店资格审查），但是强化了监管工作，从重准入转向重管理，着重加强事中、事后监管，通过服务协议明确经办机构和医药机构双方的权利义务。该意见强调要加强行政监督，社会保险行政部门根据社会保险法等相关法律法规的规定，可以通过调查、抽查等多种方式对经办机构和协议管理的医药机构执行医疗保险政策法规、履行服务协议情况以及各项监管制度落实情况进行监督检查。发现违法违规行为的，应提出整改意见，并依法做出行政处罚决定。涉及其他行政部门职责的，移交相关部门；涉嫌犯罪的，移送公安机关。在监管方式上，该意见指出：拓宽监督途径、创新监督方式，探索通过参保人员满意度调查、引入第三方评价、聘请社会监督员等方式，动员社会各界参与医疗保险监督。畅通举报投诉渠道，及时发现问题并进行处理。

2.《关于当前加强医保协议管理确保基金安全有关工作的通知》（医保办发〔2018〕21号）

2018年11月，国家医疗保障局办公室印发《关于当前加强医保协议管理确保基金安全有关工作的通知》，提出协议管理是规范定点机构医药服务行为、维护参保人员基本权益、确保医保基金安全的根本管理措施和主要抓手。该通知明确了定点医药机构解除服务协议的行为、定点医药机构申请的要求、医保经办机构的审核机制、对定点医药机构的检查模式、定点医药机构的违约责任等内容。该通知还强调了监管责任：各级医保基金监管部门加强行政监督；督促经办机构建立内控机制；开展综合监管，医保基金监管部门与公安、卫生健康、药监等部门形成监管合力；鼓励社会监督，引入第三方力量参与监管；国家医疗保障局根据工作需要组织开展跨省联审互查和抽查复查。

3.《欺诈骗取医疗保障基金行为举报奖励暂行办法》（医保办发〔2018〕22号）

为切实保障医疗保障基金安全，鼓励社会各界举报欺诈骗取医疗保障基金行为，加大对欺诈骗保行为的打击力度，2018年11月，国家医疗保障局办公室和财政部办公厅联合发布了《欺诈骗取医疗保障基金行为举报奖励暂行办法》。该办法明确规定，公民、法人或其他社会组织对医疗保障经办机构工作人员，定点医疗机构、定点零售药店及其工作人员，以及参保人员等涉嫌欺诈骗取医疗保障基金行为进行举报，提供相关线索，经查证属实给予奖励。同时明确了定点医药机构、参保人员以及医疗保障经办机构工作人员主要的欺诈骗取医疗保障基金行为以及对举报人的奖励办法。该办法的推出调动了举报者的积极性，使社会各方主动参与打击骗保行为。

（三）地方法规制度

建立医疗保障基金监管的长效机制始终是各地医保工作的重中之重，各省（自治区、直辖市）的相关部门在国家法律法规的框架内，出台了一系列地方性法规、规章和规范性文件。例如，2019 年山东省出台《山东省医疗保障基金监督管理办法（试行）》（鲁医保发〔2019〕95 号），该办法就监管主体、监管对象、监管内容、监管方式等作出了详细具体的规定。2019 年 12 月，天津市通过了《天津市基本医疗保险条例》（津政令第 49 号），就医保参保与缴费、待遇与支付、医保基金管理、医保经办服务、医保监督检查、法律责任等方面作出了明确的规定。

一些地区还结合当地社会经济发展水平，以及医疗保障基金监督工作的实际需求，创造性地颁布了一些具有地方特色的法规和文件。

2019 年，河北省人民政府发布《河北省医疗保障基金监管办法》（冀政字〔2019〕28 号）。该办法规定，县级以上政府应建立医疗保障基金监管工作联席会议制度，明确工作职责，及时协调解决医疗保障基金监管工作中的重大问题，实现信息共享，开展联合检查，实行联合惩戒。医疗保障基金监管工作联席会议成员单位由医疗保障、卫生健康、市场监管、公安、财政、税务、民政、监狱管理、人力资源社会保障、扶贫、残联等部门和单位组成，成员单位间按照各自职责，协同做好医疗保障基金监管工作。市级以上医疗保障行政部门根据工作需要组织开展行政区域内飞行检查，县级以上医疗保障行政部门组织医疗保障基金监管工作联席会议成员单位开展联合检查。

2020 年，上海市颁布《上海市基本医疗保险监督管理办法》（沪府令 31 号）。该办法明确，各级医疗保障局负责辖区内基本医疗保险监督管理工作，发展改革、卫生健康、市场监管、药品监管、财政、审计、公安、民政、人力资源社会保障等部门应当在各自职责范围内，配合做好基本医疗保险监督管理工作。建立和完善定点医疗机构执业医师信息系统以及基本医疗保险费用结算系统，对定点医疗机构及其执业医师在提供医疗服务过程中发生的基本医疗保险费用进行实时监测，规范定点医疗机构执业医师的医疗服务行为，并对监督管理中发现存在违规行为的执业医师实行记分管理。此外，还对违反长期护理保险相关规定的法律责任作出了规定。

2021 年 6 月，内蒙古发布《内蒙古自治区医疗保障基金使用监督管理办法》，该办法规定了医疗保障行政部门的监管职责，旗县级以上人民政府医疗保障行政部门负责建立健全医疗保障基金使用监督管理制度，规范医疗保障经办业务，监督服务协议订立、履行情况，监督纳入医疗保障基金支付范围内的医疗服务行为和医疗费用，依法查处违法使用医疗保障基金的行为，以及法律法规规定的其他监督职责。同时还明确了医疗保障行政部门对医疗保障经办机构、定点医疗机构和定点零售药店的监管责任。

二、行政监管

医疗保障基金行政监管，是指医保部门对定点医药机构和经办机构及工作人员、参保人员等单位和个人在医疗保障基金使用和结算等环节开展的检查和督导。具体的方式包括制定规章制度，敦促、制止、限制行为等。

《社会保险法》和《医疗保障基金使用监督管理条例》明确提出，国务院医疗保障行政部门主管全国的医疗保障基金监管工作。国务院其他有关部门在各自的职责范围内负责有关的医疗保障基金监管工作。县级以上人民政府医疗保障行政部门负责本行政区域的医疗保障基金监管工作。县级以上人民政府其他有关部门在各自的职责范围内负责有关的医疗保障基金监管工作。《社会保险法》从国家法律层面规定了行政监督主体和被监督对象的权利与义务，社会保险行政部门对社会保险基金的收支、管理和投资运营情况进行监督检查，发现存在问题的，应当提出整改建议，依法作出处理决定或者向有关行政部门提出处理建议。社会保险行政部门对社会保险基金实施监督检查，有权采取下列措施：查阅、记录、复制与社会保险基金收支、管理和投资运营相关的资料，对可能被转移、隐匿或者灭失的资料予以封存；询问与调查事项有关的单位和个人，要求其对与调查事项有关的问题作出说明、提供有关证明材料；对隐匿、转移、侵占、挪用社会保险基金的行为予以制止并责令改正。被检查的用人单位和个人应当如实提供与社会保险有关的资料，不得拒绝检查或者谎报、瞒报。

为保障社会保险基金的安全，规范和加强社会保险基金监督，劳动和社会保障部于2001年发布《社会保险基金行政监督办法》（中华人民共和国劳动和社会保障部令第12号）。行政监督的内容包括：贯彻执行社会保险基金管理法律、法规和国家政策的情况；社会保险基金预算执行情况及决算；社会保险基金征收、支出及结余情况等。监督机构及其监督人员在履行职责时，享有下列权限：要求被监督单位提供或报送社会保险基金预算或财务收支计划、预算执行情况、决算、财务报告，以及其他与社会保险基金管理有关的资料；查阅被监督单位与社会保险基金有关的会计凭证、会计账簿、会计报表，以及其他与社会保险基金管理有关的资料；就监督事项向有关单位和个人进行调查，并取得有关证明材料；对被监督单位隐匿、伪造、变造会计凭证、会计账簿、会计报表以及其他与社会保险基金管理有关的资料的行为予以纠正或制止；对被监督单位转移、隐匿社会保险基金资产的行为予以纠正或制止；对被监督单位违反社会保险基金管理法律、法规的其他行为予以纠正或制止。

在行政监管的机构设置方面，设置各级基金监管部门，其主要职能包括：拟订医疗保障基金监督管理办法并组织实施；建立健全医疗保障基金安全防控机制，建立健全医疗保障信用评价体系和信息披露制度；监督管理纳入医保支付范围的医疗服务行为和医疗费用，规范医保经办业务，依法查处医疗保障领域违法违规行为等。

三、财务监督

财务监督是指国家通过财政部门，利用财政手段对医疗保障经办机构的资金运营活动实施的一种专业性的监督。[①] 根据《社会保险法》等有关法律法规规定，财政部门对社会保障基金的收支、管理和投资运营情况承担财务监督职责。对医疗保险财务监督的内容包括：监督医疗保险在征缴医疗保险费上有无违反规定随意征收的现象，在医疗保险基金的支出上有无违反财务制度的现象等。

为规范社会保险基金财务管理行为，加强基金收支的监督管理，2017 年 8 月，财政部与人力资源社会保障部、国家卫生计生委发布《社会保险基金财务制度》（财社〔2017〕144 号）。该制度明确基金财务管理的任务包括：贯彻执行国家法律法规和方针政策，依法筹集和使用基金，确保各项基金应收尽收和社会保险待遇按时足额发放；合理编制基金预算，强化收支预算执行，严格编制基金决算，真实准确反映基金预算执行情况；健全财务管理制度，加强基金核算分析，积极稳妥开展基本养老保险基金投资运营，实现基金保值增值；加强基金财务监督和内部控制，确保基金运行安全、完整、可持续。同时要求基金纳入社会保障基金财政专户，实行“收支两条线”管理。基金按照险种及不同制度分别建账、分账核算、分别计息、专款专用。基金之间不得相互挤占和调剂，不得违规投资运营，不得用于平衡一般公共预算。财政部门应当建立健全财政专户风险管理制度，定期向社会公告管理、存储结构、收益等情况，接受社会监督。社会保险基金管理中发生违法违规行为，财政部门采取以下措施：追回被截留、挤占、挪用、贪污的基金；退还多提、补足减免的基金；足额补发或追回违规支付的社会保险待遇支出；及时足额将收入户应缴未缴基金缴入财政专户；及时足额将财政专户基金拨付到支出户；及时足额将财政补助资金划入财政专户；停止违规投资运营行为，形成运营亏损的应向责任方追偿损失；国家法律法规和国务院社会保险行政部门、财政部门规定的其他处理办法。

四、审计监督

审计监督是指各级审计机关和审计人员以国家的财政金融制度、政策、法规为标准，对医疗保障经办机构的财务收支及经济业务活动所进行的监督检查、约束控制的管理活动。[②] 审计部门与医疗保障经办机构不存在直接的业务关系，仅仅是依法行使审计监督权，这使它具有很强的独立性。通过审计监督，可以及时查出各部门、各环节

---

① 仇雨临. 医疗保险［M］. 北京：中国劳动社会保障出版社，2008：327.
② 仇雨临. 医疗保险［M］. 北京：中国劳动社会保障出版社，2008：328.

在医疗保障基金运行中存在的问题，并提出整改建议。

根据《社会保险法》和《中华人民共和国审计法》等有关法律法规的规定，审计机关对医疗保障基金的收支、管理和投资运营情况承担审计监督职责，社会保险监督委员会可以聘请会计师事务所对社会保险基金的收支、管理和投资运营情况进行年度审计和专项审计，审计结果应当向社会公开。

《社会保险审计暂行规定》（劳部发〔1995〕329号），明确了审计监督包括下列事项：社会保险基金和管理服务费预算的执行情况和决算；各项社会保险基金的核定、收缴、支付、上解、下拨、储存、调剂及管理服务费和其他专项经费的提取、使用、上解、下拨；社会保险基金运营的经济效益；购置固定资产的资金来源、使用、保管及工程预决算的情况；国家财经法纪的执行情况和其他有关经济活动及会计行为的合法性；上级社会保险基金经办机构和劳动就业服务机构交办的以及国家审计机关委托的审计事项。劳动行政部门及社会保险基金经办机构和劳动就业服务机构具有以下审计权限：要求被审计单位报送有关的预算、决算、报告、报表和财务会计等资料；检查被审计单位有关的会计凭证、账簿、报表、资料和资产，参加被审计单位的有关会议；向有关部门、单位和个人进行调查；对被审计单位违反法律法规的行为有权制止，并由社会保险基金经办机构和劳动就业服务机构建议劳动行政部门给予行政处罚；构成犯罪的，提请司法机关依法追究刑事责任。社会保险审计应按以下程序进行：向被审计单位发出"审计通知书"；依据本规定第十三条规定的权限进行调查取证，调查时应当出示审计证件和审计通知书副本；提出审计报告，并征求被审计单位的意见。被审计单位应当在接到审计报告十日内提出书面意见。未提出书面意见的，视同没有异议；出具审计意见书和作出审计决定；审计意见书和审计决定经批准后发送被审计单位。

五、综合监管

医疗保障基金监管工作特殊，涉及多个部门和机构，除了医疗保障部门外，还有卫生健康部门、市场监管部门、审计机关、公安部门等。《国务院办公厅关于推进医疗保障基金监管制度体系改革的指导意见》（国办发〔2020〕20号）明确指出各部门的工作职责：医疗保障部门负责监督管理纳入医保支付范围的医疗服务行为和医疗费用，规范医保经办业务，依法依规查处医疗保障领域违法违规行为；卫生健康部门负责加强医疗机构和医疗服务行业监管，规范医疗机构及其医务人员医疗服务行为；市场监管部门负责医疗卫生行业价格监督检查，药品监管部门负责执业药师管理，市场监管部门、药品监管部门按照职责分工负责药品流通监管、规范药品经营行为；审计机关负责加强医保基金监管相关政策措施落实情况跟踪审计，督促相关部门履行监管职责，持续关注各类欺诈骗保问题，并及时移送相关部门查处；公安部门负责依法查处打击各类欺诈骗保等犯罪行为，对移送的涉嫌犯罪案件及时开展侦查。其他有关部门按照职责做好相关工作。在综合监管过程中，各部门间相互配合、信息共享、互联互通、协同监管，建立协同执法工作机制。对于欺诈骗保行为，建立健全行刑衔接工作。

部门之间的协同配合需要加强制度之间的衔接，建成包括公共卫生服务、基本医疗服务、现代医院管理制度、分级诊疗制度、药品供应保障制度等与基本医疗保障监管制度相互贯通、相互衔接、相互支持的制度体系，组成一张广覆盖的"密网"，真正实现"天网恢恢疏而不漏"，从制度上抵御和防范侵蚀医疗保障基金安全的行为。建立健全医保综合监管制度的基本原则是：坚持政府主导、综合协调；坚持依法监管，公开公正依法处置；坚持属地化全行业监管与社会共治、人人参与、人人尽责相结合；坚持科学监管、创新监管机制、运用现代科技丰富监管手段、提升监管效能。[①]

六、社会监督

医疗保险的社会监督是指在医疗保险监督机构之外的，非官方的、非专门的其他监督系统，它符合普通民众的需求与意愿，属于群众性的、社会性的、非强制性的监督。[②] 社会监督的方式灵活多样，使其成为医疗保障基金监管中不可缺少的重要组成部分。

社会监督的监督权体现在相关法律法规之中。《社会保险法》明确：县级以上人民政府采取措施，鼓励和支持社会各方面参与社会保险基金的监督。统筹地区人民政府成立由用人单位代表、参保人员代表，以及工会代表、专家等组成的社会保险监督委员会，掌握、分析社会保险基金的收支、管理和投资运营情况，对社会保险工作提出咨询意见和建议，实施社会监督。社会保险经办机构应当定期向社会保险监督委员会汇报社会保险基金的收支、管理和投资运营情况。社会保险监督委员会可以聘请会计师事务所对社会保险基金的收支、管理和投资运营情况进行年度审计和专项审计。审计结果应当向社会公开。社会保险监督委员会发现社会保险基金收支、管理和投资运营中存在问题的，有权提出改正建议。对社会保险经办机构及其工作人员的违法行为，有权向有关部门提出依法处理建议。《医疗保障基金使用监督管理条例》要求：县级以上人民政府及其医疗保障等行政部门应当通过书面征求意见、召开座谈会等方式，听

① 王东进. 健全综合监管制度 创新监管长效机制 确保医保基金完整安全和医保制度持续健康发展 [J]. 中国医疗保险，2019（11）：10-13.

② 仇雨临. 医疗保险 [M]. 北京：中国劳动社会保障出版社，2008：328.

取人大代表、政协委员、参保人员代表等对医疗保障基金使用的意见，畅通社会监督渠道，鼓励和支持社会各方面参与对医疗保障基金使用的监督。2012年人力资源社会保障部开展了社会保险基金社会监督试点工作，该项工作要求社会监督的主体包括：参保人员、参保单位、社会组织、新闻媒体以及专业人员。社会监督的途径包括：扩大公众参与权、加强信息披露、加强舆论监督、完善监督举报制度、聘请社会监督员以及落实和完善社会保险监督委员会制度。对于社会监督的意见，一方面健全社会监督意见反映和处理机制，另一方面要保护社会监督举报人的合法权益。

第二节　医疗保障基金监管方式

医疗保障基金监管的方式比较广泛，目前在我国医疗保障制度运行中所使用的监管方式包括现场监督、信息报告制度、信息披露制度、飞行检查、智能监控、网络化管理和专家审查。

一、现场监督

现场监督是监督机构对被监督单位社会保险基金管理情况实施的实地检查。现场监督的类型按照进行的时间间隔划分，可分为定期监督和不定期监督；按照现场检查的内容划分，可分为全面检查和专项检查。[①] 现场检查是保障医疗保障基金安全的重要监管方式之一。2003年劳动和社会保障部发布《社会保障基金现场监督规则》（劳社部发〔2003〕5号），明确了现场监督的原则、监督人员的条件、现场监督的流程等事项。

现场监督的监督机构是县级以上劳动保障行政部门基金监督机构。社会保障基金现场监督人员应具备下列条件：熟悉社会保障法律、法规和政策，掌握财政、金融和审计等专业知识，具有相应的调查研究、综合分析和文字表达能力，法律、法规规定的其他条件。现场检查的准备工作包括：组成检查组，确定检查对象，搜集相关资料，拟订现场监督实施方案，下达现场监督通知书。在现场检查实施中，监督机构及其监督人员可以运用监盘、观察、询问、记录、计算、复核、复制、分析等方法，审查被监督单位的银行开户、会计凭证、会计账簿、会计报表、业务台账、统计报表，查阅与检查事项有关的文件、资料、合同，检查现金、存款、有价证券，向有关单位和个人进行调查，并取得有关证据。现场检查后7个工作日内，检查组根据

---

① 宋明岷. 社会保障基金管理理论、实践与案例 [M]. 上海：复旦大学出版社，2019：210

现场监督工作底稿及有关法规、政策和资料，综合分析检查情况，及时提出现场监督报告。

现场监督的被监督单位包括社会保险费征缴机构、社会保险待遇支付机构、社会保障基金管理和运营机构。在现场监督过程中，被监督单位应当主动配合，全面提供与检查事项相关的资料，真实反映有关问题，并根据监督人员要求，就其真实性、完整性做出书面承诺。

二、信息报告制度

信息报告制度是一种非现场监督方式，在医疗保障基金监督管理中，各级医保行政部门基金监督机构要向上级基金监督机构报告情况，被监督的定点医药机构也要向负责监督的行政部门报告。信息报告制度分为日常报告制度和要情报告制度。

日常报告制度是各级医保行政部门的日常管理手段，具体包括：年度提供的年度工作总结报告，开展专项检查提供的检查报告，对上级交办事项提交的处理报告，向各级人民代表大会常务委员会做本级人民政府对医疗保障基金的收支、管理、投资运营以及监督检查情况的专项工作报告。

要情报告制度是医保部门为加强医疗保障基金监管工作总结，及时动态掌握医疗保障基金监管工作动态的建立的一种信息报告制度。2020 年，国家医疗保障局针对欺诈骗取医疗保障基金建立了要情报告制度。一些地方政府结合当地实际，制定了相应的医保基金监管工作要情报告制度。

三、信息披露制度

医疗保障信息披露制度，是指医保部门及其经办机构将医疗保障参保、经办服务有关情况以及医疗保障基金收入、管理、支出等信息向社会予以公开的行为。建立信息披露制度有利于促进医保经办机构及其工作人员依法履行职责、简化经办手续，建立行为规范、运转协调、公正透明、廉洁高效的经办管理体制和工作机制，充分保障参保对象的知情权，广泛接受社会监督，促进医疗保障基金的安全完整，维护广大劳动者的合法权益。

2007 年，《劳动和社会保障部关于建立社会保险信息披露制度的指导意见》（劳社部发〔2007〕19 号）规定，各级劳动保障行政部门负责本地区社会保险信息披露工作的组织、指导和监督工作，负责审批本级所披露的社会保险信息，社会保险经办机构具体向社会披露。《社会保险法》第七十条和七十九条提出，社会保险经办机构应当定期向社会公布参加社会保险情况以及社会保险基金的收入、支出、结余和收益情况。

社会保险基金检查结果应当定期向社会公布。

按照时间间隔来分，信息披露可以分为年度披露、季度披露、专项披露等三种主要形式。披露形式上，信息披露制度可以利用各种信息平台和资源，包括政府公报、政府网站、新闻发布会以及报刊、广播、电视电话等渠道，还可将信息披露的主要内容置于社会保险服务场所，供参保对象及相关利益人查阅。医保信息披露的内容包括：参保单位数、人数，享受医保待遇的人数以及享受医保待遇情况；各项医保基金收入、支出及基金管理情况；定点医药机构及其工作人员的医疗服务行为、医药费用、医疗质量等数据信息，定期公开曝光欺诈骗保典型案例等。

四、飞行检查

飞行检查简称飞检，是跟踪检查的一种形式，指事先不通知被检查部门实施的现场检查。在常规检查中，许多监管部门会预先发布检查通知，被检查单位可以提前做好准备，导致监管部门难以发现监督对象存在的问题。飞行检查是在被监督对象不知晓的情况下进行的，可以避免形式主义，了解被监督对象的真实情况。[①]

国家医疗保障局在《关于做好 2019 年医疗保障基金监管工作的通知》（医保发〔2019〕14 号）中明确，国家医疗保障局将建立飞行检查工作机制，逐步完善飞行检查工作流程和操作规范，不定期通过飞行检查督促指导地方工作。各省级医保部门接到飞行检查通知后，要严肃工作纪律，积极主动配合检查，并按要求完成飞行检查后续查处工作。国家医疗保障局通过随机抽调的方式，将全国各地基本医保管理相关机构的人员组成飞行检查组。飞行检查组成员此前彼此并不相识，在接到通知后集合，开会接受任务部署、明确分工、签署保密协议，统一前往被监督对象单位进行突击检查。检查组成员不得事先泄露检查行程和检查内容。

五、智能监控

医疗保险制度运行过程中产生了大量的数据信息，包括参保人就医信息、医生诊疗信息、药品及医疗服务费用信息等。对这些数据进行整理、分析和挖掘可以减少医保欺诈行为，保障基金的安全运行。美国、日本等国家采取医保智能监控手段，对于打击欺诈骗保以及人群风险管理等方面都形成了一套比较成熟的应用体系。

2005 年，劳动和社会保障部印发《关于开展社会保险基金非现场监督工作的通知》（劳社部发〔2005〕13 号），要求建立规范统一的数据库，依托金保工程网络，建

---

① 张卿，石萧妍. 论医保基金监管飞行检查制度的优化 [J]. 中国医疗保险，2020（4）：33-35.

设并应用监管软件系统开展基金非现场监督。为进一步落实该政策，2009年人力资源社会保障部组织开发了社会保险基金监管软件，经过试点运行并完善后，在全国省、市、县三级部署实施。为了更好地维护参保人员利益，保障基金安全，实现医疗保险可持续发展，2015年人力资源社会保障部办公厅发布《关于全面推进基本医疗保险医疗服务智能监控经办规程》（人社厅发〔2015〕56号），要求用两年左右时间在全国推开基本医疗保险医疗服务智能监控工作。

医保智能监控对象包括定点医疗机构、定点零售药店、为参保人员提供医疗服务的医务人员和参保人员。医保智能监控的目的是对门诊、住院、药店购药等进行全方位监控，综合运用监控规则，密切跟踪监控指标，发现疑似违规行为，进而查实和处理违规行为。医疗服务监控以事后监控为重点，对有明确特征的违规行为，在费用结算过程中给予事中控制；对医保政策、用药诊疗合理性等提示性信息，通过向定点医疗机构和零售药店前端传递，实现事前违规提醒。医疗服务监控以发现疑似违规信息为起点，对违规信息进行分析，对有重大违规嫌疑的信息，经办机构应向监控对象了解情况或到现场检查核实，检查结果向对方反馈确认，并接受定点医疗机构对检查结果的申诉，根据反馈确认情况对违规行为依据协议进行处理。通过协议管理，引导定点医疗机构建立医生工作站，将一些成熟的监控规则和指标嵌入医疗机构信息系统，第一时间发现疑似违规信息，阻止违规行为的发生和蔓延。

六、网格化管理

网格化管理，即根据属地管理、地理布局、现状管理等原则，将管辖地域划分成若干格状的单元，并对每一格实施动态、全方位管理，它是一种数字化管理模式。

网格化管理依据医疗保障工作职能职责及定点管理服务的需要，将工作人员划分为若干监管小组，将定点医疗机构按照方便管理、地域相邻的原则划分为若干网格，实施分片包抓监管机制，定员、定格、定责、定任务，"动态化""常态化"地对定点医药机构基金管理使用情况进行监督检查，开展业务指导和管理服务。网格化管理将传统的管理手段与现代信息技术相结合，建成综合性、集成式、共享性的信息管理系统，既可以提升办事效率和质量，又可以防止推诿扯皮现象的发生。

七、专家审查

专家审查是让专家深入参与基金监管工作，充分发挥专家深厚的专业知识，以提高基金监管的专业化水平。专家需要具备良好的思想政治素质，熟练掌握医保相关政策，对医保基金监管问题有一定的深度研究和实践经验。参与医保基金监管的专家包括高校的资深专家学者、医疗机构的专家骨干、医保基金监管一线的办案人员、医药企业的优秀人才等。

专家的工作职责包括：协助建立医保基金使用重点环节、重点领域的风险防控机制；参与医保政策法规的制定、咨询和向社会各界进行政策宣传和解读；针对医保疑难案件形成审定意见，确保结果权威公正；监督医生临床诊疗行为、医疗机构服务项目收付费；参与医保基金智能监管平台搭建；通过建议报送、总结交流等形式向政府提供有价值的政策建议等。

第三节　医保欺诈骗保行为的监管

医保欺诈是指违反医疗保险管理法规和政策，采用虚构事实、隐瞒真相等方法，向医保经办机构骗取医疗保险待遇或医疗保障基金的行为。欺诈骗保是造成医疗保障基金损失的主要因素，也是医疗保障基金监管的重点。实施医保欺诈的主体较为复杂，有参保人员、医药机构、医保经办机构以及用人单位等。在实施医保欺诈行为过程中，医药机构工作人员的作用十分明显，因此医保欺诈表现出参保人员与医药机构人员共同合谋骗保的特征。医保欺诈行为直接危害广大参保人群的切身利益，同时影响医疗保障制度的健康发展。

一、欺诈骗保行为类型

1. 定点医疗机构及其工作人员的欺诈骗保行为

定点医疗机构及其工作人员的欺诈骗保行为包括：（1）虚构医药服务，伪造医疗文书和票据，骗取医疗保障基金；（2）为参保人员提供虚假发票；（3）将应由个人负担的医疗费用记入医疗保障基金支付范围；（4）为不属于医疗保障范围的人员办理医疗保障待遇；（5）为非定点医疗机构提供刷卡记账服务；（6）挂名住院；（7）串换药品、耗材、物品、诊疗项目等骗取医疗保障基金支出；（8）定点医疗机构及其工作人员的其他欺诈骗保行为。

2. 定点零售药店及其工作人员的欺诈骗保行为

定点零售药店及其工作人员的欺诈骗保行为包括：（1）盗刷医疗保障身份凭证，为参保人员套取现金或购买营养保健品、化妆品、生活用品等非医疗物品；（2）为参保人员串换药品、耗材、物品等骗取医疗保障基金支出；（3）为非定点医药机构提供刷卡记账服务；（4）为参保人员虚开发票、提供虚假发票；（5）定点零售药店及其工作人员其他欺诈骗保行为。

3. 参保人员的欺诈骗保行为

参保人员的欺诈骗保行为包括：（1）伪造假医疗服务票据，骗取医疗保障基金；（2）将本人的医疗保障凭证转借他人就医或持他人医疗保障凭证冒名就医；（3）非法使用医疗保障身份凭证，套取药品耗材等倒买倒卖非法牟利；（4）涉及参保人员的其他欺诈骗保行为。

4. 经办机构工作人员的欺诈骗保行为

经办机构工作人员的欺诈骗保行为包括：（1）为不属于医疗保障范围的人员办理医疗保障待遇手续；（2）违反规定支付医疗保障费用；（3）涉及经办机构工作人员的其他欺诈骗保行为。

二、欺诈骗保行为的监管方式

（一）举报奖励

举报奖励是为鼓励社会力量举报医保欺诈骗保行为，根据举报人提供的线索或违法事实，对医保欺诈骗保行为查证属实后对举报人进行奖励的制度。当前医保部门受编制和经费限制，执法能力和效率不能满足当前医疗保障基金监管工作的需要，还需要充分发挥社会监督的力量。个人和社会组织对于欺诈骗保行为进行举报，为医保部门创建了一条重要的信息获取渠道，增强了医保部门的执法能力。对举报行为进行奖励，有助于激励个人和社会组织积极参与医疗保障基金监督工作。我国的法律法规，如《社会保险法》《欺诈骗取医疗保障基金行为举报奖励暂行办法》等，对举报奖励制度进行了明确的规定。

举报奖励的主体可以是任何社会组织、公民或者法人。举报奖励既包括违法违规行为的知情人，也包括违法违规行为的参与者。扩大举报主体范围，有利于最大限度地收集违法违规行为的线索，尽量挽回损失。举报人举报事项同时符合下列条件的，给予奖励：举报情况经查证属实，造成医疗保障基金损失或因举报避免医疗保障基金损失；举报人提供的主要事实、证据事先未被医疗保障行政部门掌握；举报人选择愿意得到举报奖励。具体举报奖励坚持精神奖励与物质奖励相结合。统筹地区医疗保障部门可按查实欺诈骗保金额的一定比例，对符合条件的举报人予以奖励，最高额度不超过 10 万元，举报奖励资金，原则上应当采用非现金方式支付。欺诈骗保行为不涉及货值金额或者罚没款金额，但举报内容属实的，可视情形给予资金奖励。举报人可实名举报，也可匿名举报。各级医疗保障部门依法保护举报人合法权益，不得泄露举报人相关信息。

医疗保障基金欺诈骗保行为的举报奖励工作由统筹地区医保部门负责。举报的对象和受理范围包括医疗保障经办机构工作人员，定点医疗机构、定点零售药店及其工作人员以及参保人员等，涉嫌欺诈骗取医疗保障基金行为。举报渠道包括：电话、网络、邮件、电子邮箱、App、当地公共服务信息平台等。医保部门对符合受理范围的举报案件，应在规定的时间范围内进行处理。

（二）司法手段

对于构成犯罪的骗保行为，《中华人民共和国刑法》第五章第二百六十六条规定：诈骗公私财物，数额较大的，处三年以下有期徒刑、拘役或者管制，并处或者单处罚金；数额巨大或者有其他严重情节的，处三年以上十年以下有期徒刑，并处罚金；数额特别巨大或者有其他特别严重情节的，处十年以上有期徒刑或者无期徒刑，并处罚金或者没收财产。

2014 年 4 月 24 日，第十二届全国人民代表大会常务委员会第八次会议通过关于《中华人民共和国刑法》第二百六十六条的解释，以欺诈、伪造证明材料或者其他手段骗取养老、医疗、工伤、失业、生育等社会保险金或者其他社会保障待遇的，属于刑法第二百六十六条规定的诈骗公私财物的行为。

（三）行政手段

行政手段是国家行政机构凭借行政权力，通过颁布行政命令、制定政策和措施，对经济活动进行宏观调控的手段。医保欺诈骗保监管领域，常用的行政手段包括罚款、没收违法所得、没收非法财物、准入退出制度、警告等。

罚款是行政机关对行政违法行为人强制收取一定数量金钱，剥夺一定财产权利的制裁方法。罚款还伴随着没收违法所得、没收非法财物。《社会保险法》第十一章第八十七条、第八十八条明确了欺诈骗保的法律责任，社会保险经办机构以及医疗机构、药品经营单位等社会保险服务机构以欺诈、伪造证明材料或者其他手段骗取社会保险基金支出的，由社会保险行政部门责令退回骗取的社会保险金，处骗取金额二倍以上五倍以下的罚款……以欺诈、伪造证明材料或者其他手段骗取社会保险待遇的，由社会保险行政部门责令退回骗取的社会保险金，处骗取金额二倍以上五倍以下的罚款。

医保基金监管的准入制度是指医保基金监督机构依据相关法律法规，对从事医药服务的机构所应具备的条件和资格的限制和认定。与之相对应的是退出制度，退出制度是指医保基金监管机构对于不能依照法律和相关协议履行义务，或是医保基金利益和安全受到威胁的医药机构及参保人，有权限制其部分活动甚至取消其资格。医疗保障基金监管机构通过建立适当的准入和退出制度，为保障基金安全建立了第一道关卡，保证定点医药机构具备良好的资质，降低医保基金损失的风险，为医保基金的运营营造一个安全的市场环境。

准入方面，统筹地区医保部门及时公开医药机构应具备的条件，包括医药机构规划布局、服务能力、内部管理、财务管理、信息系统等内容。医保经办机构开展评估要听取参保人员、专家、行业协会等方面的意见，探索通过第三方评价的方式开展评估，保证程序公开透明，结果公正合理。医保经办机构依据评估结果，本着公平、公正、公开的原则，选择服务质量好、价格合理、管理规范的医药机构签订协议，同时报同级医保部门备案。

当定点医药机构或参保人不能依照法律法规履行义务，并威胁到医保基金利益和安全时，监管机构有权采取措施，限制其行为活动甚至取消其资格。

（四）信用管理

从法律层面看，信用有两层含义。第一层含义是指当事人之间的一种关系，但凡契约规定双方的权利和义务不是当时交割的，存在时滞，就存在信用；第二层含义是指双方当事人按照契约约定享有的权利和履行的义务。[①] 从道德的层面来看，信用是指人们在日常交往中应当诚实无欺、遵守诺言的行为准则。[②] 信用管理是授信者对信用交易进行科学管理以控制信用风险的专门技术。在医保基金监管领域使用信用管理手段有助于褒扬诚信，惩戒失信，约束相关单位及个人行为。

为了建立健全社会征信体系，2014 年 6 月，国务院印发《社会信用体系建设规划纲要（2014—2020 年）》（国发〔2014〕21 号）。该纲要提出，在救灾、救助、养老、社会保险、慈善、彩票等方面，建立全面的诚信制度，打击各类诈捐骗捐等失信行为。建立健全社会保险诚信管理制度，加强社会保险经办管理，加强社会保险领域的劳动保障监督执法，规范参保缴费行为，加大对医保定点医院、定点药店、工伤保险协议医疗机构等社会保险协议服务机构及其工作人员、各类参保人员的违规、欺诈、骗保等行为的惩戒力度，防止和打击各种骗保行为。进一步完善社会保险基金管理制度，提高基金征收、管理、支付等各环节的透明度，推动社会保险诚信制度建设，规范参保缴费行为，确保社会保险基金的安全运行。

为加快健全社会信用体系，2016 年国务院发布《国务院关于建立完善守信联合激励和失信联合惩戒制度加快推进社会诚信建设的指导意见》（国发〔2016〕33 号）。该

---

① 安贺新. 信用管理概论［M］. 北京：首都经济贸易大学出版社，2007：1-3.
② 澍林. 对加快中国信用体系建设的思考［J］. 中共山西省委党校学报，2002（3）：36-37.

意见明确了健全社会信用体系的机制，包括褒扬和激励诚信行为机制、约束和惩戒失信行为机制、守信联合激励和失信联合惩戒协同机制，同时加强法规制度和诚信文化建设。

社会保险领域的信用体系建设需要多部门共同参与。2018 年，多部门联合签署了《关于对社会保险领域严重失信企业及其有关人员实施联合惩戒的合作备忘录》（发改财金〔2018〕1704 号），涉及的相关部门包括：国家发展改革委、人民银行、人力资源社会保障部、中央组织部、中央宣传部、中央编办、中央文明办、中央网信办、工业和信息化部、财政部、自然资源部、住房城乡建设部、交通运输部、水利部、商务部、卫生健康委、应急管理部、国资委、海关总署、税务总局、市场监管总局、国际发展合作署、医保局、银保监会、证监会、民航局、外汇局、铁路总公司等部门。备忘录明确了联合惩戒对象包括人力资源社会保障部、税务总局和医疗保障局会同有关部门确定的违反社会保险相关法律法规和规章的企事业单位及其有关人员。严重失信、失范行为主要包括以欺诈、伪造证明材料或者其他手段参加、申报社会保险和骗取社会保险基金支出或社会保险待遇等。人力资源社会保障部、税务总局和医疗保障局通过全国信用信息共享平台依法依规向签署本备忘录的其他部门和单位提供社会保险领域相关失信用人单位信息，并在"信用中国"网站、国家企业信用信息公示系统、人力资源社会保障部、税务总局和医疗保障局网站向社会公布。有关部门和单位按照备忘录规定实施联合惩戒措施，并根据实际情况定期将联合惩戒实施情况通过全国信用信息共享平台反馈至国家发展改革委、人力资源社会保障部、国家税务总局和医疗保障局。针对失信主体的惩戒措施涉及市场监管和公共服务的市场准入、资质认定、行政审批、政策扶持等多个方面。

《国务院办公厅关于推进医疗保障基金监管制度体系改革的指导意见》强调了信用管理建设：建立定点医药机构信息报告制度；建立医药机构和参保人员医保信用记录、信用评价制度和积分管理制度；创新定点医药机构综合绩效考评机制，将信用评价结果、综合绩效考评结果与预算管理、检查稽核、定点协议管理等相关联；加强和规范医疗保障领域守信联合激励对象和失信联合惩戒对象名单管理工作，依法依规实施守信联合激励和失信联合惩戒；鼓励行业协会开展行业规范和自律建设，制定并落实自律公约，促进行业规范和自我约束。

本章小结

　　医疗保障基金监管，是医保部门、医保监督执法机构以及社会公众等依据国家相关的法律法规和政策，对医保经办机构、定点医药机构、参保人员管理及使用医疗保障基金的过程和结果等实施监督、审核、分析和评价，以保证医疗保障基金安全，提高基金使用效率，维护医疗保障相关主体的合法权益的行为。医疗保障基金监管体制包括法律监管、行政监管、财务监督、审计监督、综合监管、社会监督等。医疗保障基金的监管方式包括现场监督、信息报告制度、信息披露制度、飞行检查、智能监控、网格化管理、专家审查等。针对医保欺诈骗保行为的监管方式包括举报奖励、司法手段、行政手段以及信用管理。

 复习思考题 〉〉〉〉〉〉〉〉〉〉〉〉〉〉〉〉〉〉〉〉〉〉〉〉

1. 阐述医疗保障基金的监管体制。

2. 试述在社会医疗保险的实际工作中，应该怎样对医疗服务的供需双方进行监督。

3. 医疗保障基金的跨部门监管涉及哪些部门，这些部门如何实现协同监管？

第十四章
全球医疗保障改革与发展

>> **学习要点**

通过本章学习，应当全面了解全球医疗保障制度发展所面临的风险与挑战，并在此基础上进一步知晓各国医疗保障制度主要的改革理念和举措，并理解发达国家与发展中国家医疗保障制度不同的改革趋势与侧重点。本章内容可以作为对中国医疗保障制度深化认识的一面镜子，在国际视野下来看待和思考中国医疗保障制度。

>> **关键概念**

全民健康覆盖　战略性购买　初级医疗保健网络　卫生系统的公平与效率

第一节　医疗保障制度面临的风险与挑战

第二次世界大战后，西方国家纷纷建立了普惠性和高福利的社会保障体系。直至20世纪70年代，医疗保障制度进入蓬勃发展时期，保障对象、保障范围和保障水平都得到明显扩大和提升。而未建立医疗保障制度的发展中国家也纷纷效仿发达国家开始建立医疗保障制度。随着医疗保障制度覆盖范围逐步扩大，越来越多的人摆脱了"因病致贫"的困境，免除了疾病的后顾之忧。这对于解决国民基本医疗需求，促进劳动力再生产，稳定社会环境均起到了积极作用。但是进入 20 世纪 70 年代中期以来，整个西方世界经历了国际货币体系的瓦解，能源、原料的危机，出现了通货膨胀加剧、经济增长停滞等一系列经济问题，随着经济承受能力的下降，使主要靠政府财政支持的社会保障制度出现了一系列问题。80 年代以来，特别是 2007 年美国次贷危机席卷全球，造成世界性的金融危机，以及随后的 2010 年欧债危机雪上加霜的连锁反应，导致世界主要经济体的衰退，动摇了医疗保障制度的经济基础，西方国家医疗保障制度存在的问题逐渐暴露且日益加深，各国掀起了改革热潮。人口老龄化，疾病谱变化，健康需求多样化，埃博拉、新冠肺炎疫情等公共卫生事件的暴发，给世界各国的医疗保障制度发展带来了日益严峻的挑战与压力。

一、人口老龄化带来的挑战

随着全球人口老龄化进程急剧加快，应对人口结构的转变、重视银色浪潮带来的各种问题已成为各国普遍关注的战略性问题。2015—2050 年，世界 60 岁以上人口的比例将增加近一倍，从 12% 上升至 22%；到 2020 年，60 岁以上人口的数量将超过 5 岁以下儿童的数量；到 2050 年，60 岁以上人口总数预计将达到 20 亿人（而 2015 年时该数字为 9 亿人），80 岁以上人口将达到 4.34 亿人。2050 年时，80% 老年人将生活在低收入和中等收入国家。[①] 与此同时，世界各地人口老龄化的速度也在急剧加快。法国用了近 150 年来适应 60 岁以上人口比例从 10% 升至 20% 这一变化，然而，中国、巴西和印度等国家仅用了 20 多年就经历了同样的变化。人口老龄化虽始于高收入国家（如 2018 年 30% 的日本人口已经超过 60 岁），但现在低收入和中等收入国家正在经历同样的变化。到 21 世纪中叶，智利、中国、伊朗和俄罗斯等许多国家的老年人口将达到与日本类似的比例。[②]

老龄化对就业结构、消费结构、产业结构乃至整个经济、社会的发展都会产生直接而巨大的影响，尤其是对医疗保障制度的发展产生长远且深刻的影响。患病人口中老年人所占比重加大，意味着高速增长的医疗护理费用会给医疗保障基金正常运行带来压力；同时老年人对于医疗服务、养老护理服务的需求明显高于其他年龄层段，这对医疗服务体系也带来了相应的挑战。根据世界卫生组织《全球卫生调查报告》的数据分析，高收入国家的卫生保健服务利用水平（特别是住院保健）随着老龄化程度的加深而增加，但这种趋势在中等收入国家并不明显，在低收入国家甚至完全消失。这

①② World Health Organization. Aging and Health ［J/OL］. ［2018-02-05］. https://www.who.int/news-room/fact-sheets/detail/ageing-and-health.

表明这些国家（地区）存在很大的服务缺口和未被满足的服务需求。① 从世界范围来看，老年人的健康程度并没有随着寿命的延长而增加；老年人的健康状况体现了明显的卫生不公平；现有的医疗卫生系统并不能满足老年人口对照护的需求，甚至在高收入国家也是如此；长期照护的模式既不充分也不能持久。② 如何妥善应对人口老龄化是现在及未来医疗保障制度发展面临的重大挑战。

二、经济形势产生的财政压力

2008 年全球性金融危机爆发以来，西方发达国家的经济形势出现了严重下滑，各主要经济体的经济指标大幅下挫。2019 年年底暴发的新冠肺炎疫情以惊人的速度给全球经济带来了巨大的冲击，许多国家经济急剧衰退。2020 年全球 GDP 平均下降 3% 以上——这是 80 年来程度最深的全球经济衰退，尽管这里还包含着各国政府前所未有的政策支持。针对疫情各国出台各种缓解措施，如封城、关闭学校和限制非必要的商业和旅行，以防止新冠肺炎疫情的蔓延，缓解医疗卫生系统的压力。但是这些措施大幅度抑制了消费与投资，限制了劳动力供给与生产。跨国金融与商品市场，全球贸易、供应链、旅游业均停滞不前，各国经济陷入低迷状态，如图 14-1 所示。③

在此背景下，全球公共卫生治理采取协调合作的措施以减缓疫情传播及减少经济损失。在短期内，新冠肺炎疫情的防治强调了各国政府在全球公共卫生协同治理时需要优先考虑及时的、透明的、准确的信息传播以遏制疾病的蔓延，建立公众的信任；从长远来看，它充分暴露了各个国家公共卫生系统乃至全球公共卫生治理的弱点，而疫情导致的经济低迷为今后医疗保障制度的改革与发展带来了巨大的财政压力。

三、健康需求多样化带来的冲击

伴随着科技水平的不断进步，生活水平的不断提高，人们的健康需求呈现多样化，健康标准不断提高，健康期望水平也在不断提升，生命周期的每一阶段均要求追求健康生活成为人们普遍重视的目标，这些均对医疗保障制度的改革与发展带来新的目标与要求。

健康需求的多样化又体现出对健康权的追求，在健康权的要求下，国家有义务以不具有任何歧视的方式提供适宜的医疗卫生设施，保证其可用性、可及性、可接受性

① World Health Organization. World Report on Aging and Health ［M］. Luxembourg：WHO，2015：90.

② World Health Organization. World Report on Aging and Health ［M］. Luxembourg：WHO，2015：17.

③ World Bank. Global Outlook, Global Economic Prospects. https://www.worldbank.org/en/publication/global-economic-prospects.

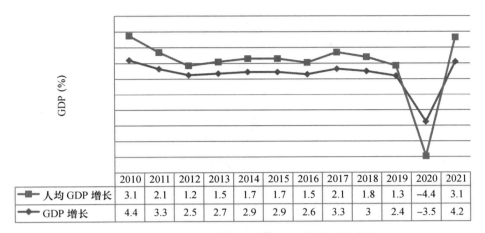

	2010	2011	2012	2013	2014	2015	2016	2017	2018	2019	2020	2021
■ 人均GDP增长	3.1	2.1	1.2	1.5	1.7	1.7	1.5	2.1	1.8	1.3	-4.4	3.1
◆ GDP增长	4.4	3.3	2.5	2.7	2.9	2.9	2.6	3.3	3	2.4	-3.5	4.2

图14-1　全球GDP增长及人均GDP增长百分比图

资料来源：Bolt J. R., Inklaar H. de Jong and J. L. van Zanden. Rebasing. Maddison：New Income Comparisons and the Shape of Long-Run Economic Development. GGDC Research Memorandum 174, University of Groningen, 2018；Kose M. A., N. Sugawara and M. E. Terrones. What Happens During Global Recessions？In A Decade after the Global Recession：Lessons and Challenges for Emerging and Developing Economies. edited by M. A. Kose and F. Ohnsorge. Washington, D. C.：World Bank, 2019：55-114.

和优质的商品与服务。[①] 这就要求各国政府应该倾听、采集民众对健康的要求，采取措施最大限度地利用现有资源向彻底实现人们的健康权目标迈进。这里的可用性是指拥有足够数量的、有效的公共卫生和医疗卫生设施、商品、服务和相关项目，最大程度地满足人们具体的卫生需求。可及性包含四个方面的内容：无歧视、可到达性、经济可负担性和信息可及性。可接受性的基本原则是医疗保障措施须符合医学伦理学标准，并采用了考虑性别因素及适合文化习俗的方法。即面对不同群体，应考虑其多样性，考虑不同健康风险和不同健康环境相应采取不同措施。健康权的第四个要素强调了优质的商品和服务的重要性。这些要求对医疗保障制度的发展与改革提出了新的目标，带来了新的挑战。

四、疾病谱变化带来的医疗体系反思

随着工业化、城镇化、人口老龄化进程不断加快，人们生活方式、生活习惯、生活环境等因素对健康的影响越来越深刻，疾病谱已经从以传统的传染性疾病为主转变

---

① World Health Organization. World Report on Aging and Health ［M］. Luxembourg：WHO, 2015：13.

为以慢性病为主，癌症、心脑血管疾病、糖尿病、呼吸系统疾病、循环系统疾病等慢性非传染性疾病已经成为各国死亡和患病的主要疾病种类，其中癌症和循环系统疾病是大多数国家死亡的两大主要原因。这反映了从传染病向非传染病的流行病学转变，这种转变已经在高收入国家发生，并正在许多中等收入国家迅速重现。① 2017 年在经济合作与发展组织国家中，1/3 的死亡是由心脏病、中风和其他循环系统疾病造成的，1/4 的死亡与癌症有关。人口老龄化在很大程度上解释了循环系统疾病死亡占主导地位的原因——50 岁以上死亡人数逐步上升。呼吸系统疾病也是死亡的主要原因，占经济合作与发展组织国家死亡人数的 10%，仅慢性阻塞性呼吸疾病（COPD）就占所有死亡人数的 4%。②

以高血压、糖尿病为代表的慢性病已呈现年轻化发展趋势，严重影响人们的生活质量和身体健康。③ 与此同时，慢性病为整个经济社会的发展带来了沉重的经济负担。

五、公共卫生事件带来的制度考验

新冠肺炎疫情暴发，全球公共卫生治理问题引起各国普遍关注。此次疫情传染速度快、范围广、程度深，给国际社会带来了巨大的安全隐患，阻碍了全球社会、经济的正常运行。

在全球化浪潮的影响下，发达的世界交通系统、频繁的国际交流、快速的人口流动都极大地提高了传染性疾病传播的概率。主权国家的地理国界对疫情来说已不是障碍，它可以迅速地扩散到世界各地。全球卫生治理涉及的范围广泛，不仅包括免疫、传染病防治、慢性病管理、疾病筛查，还包括公共健康环境的改善、职场安全与卫生、食品药品安全与管制、健康教育、健康素养提升、健康生活习惯促进等方面的内容。医疗保障制度在其中发挥着积极而重要的作用，但是公共卫生危机来临给医疗保障制度的发展带来了严峻的挑战。

第二节　医疗保障制度改革

纵观全球医疗保障制度改革，各国具体国情不同，采取的政策措施也各不相同，但大都聚焦在以下四个维度：一是理念目标准则，二是筹资支付机制，三是服务递送

---

① GBD. Global, Regional and National Age-sex-specific Mortality for 282 Causes of Death in 195 Countries and Territories, 1980-2017: A Systematic Analysis for the Global Burden of Disease Study 2017 [J]. The Lancet, 2017 (392/10159): 1736-1788.

② OECD. Health at A Glance 2019: OECD Indicators [M]. Paris: OECD Publishing.

③ 郑功成，桂琰. 中国特色医疗保障制度改革与高质量发展 [J]. 学术研究，2020 (4)：79-86.

机制，四是监督管理机制。后三者是紧紧围绕着改革理念、改革宗旨与目标进行的，依据各国国情，国际标准或纲领逐步推进改革。改革理念大都经历了从个别群体的疾病保障扩展到全民医保，再到健康促进、全民健康，把健康融入所有政策的一个过程，各国医疗保障政策随之进行调整改革。筹资支付机制包括筹资来源及其比例、覆盖面、支付方式、待遇水平、公平性与可负担性的衡量与评估等内容。服务递送机制包括医疗服务体系的整合与调整，资源配置的优化，服务质量绩效的评估、反馈与完善，医疗服务机构的改革与提升等内容。监督管理机制包括监管机构的设立与完善、监管权责的明晰与界定、质量安全与评估监测、医疗行为与费用的监管、药品的质量与安全、价格与谈判等内容。这四个维度下的改革措施并不是相互独立的，而是有机结合的。

一、改革目标、理念的转变

医疗保障制度的萌芽与建立时期，其理念是为普通国民特别是贫困脆弱群体提供基本的医疗服务以体现社会公平。其典型代表就是 1948 年英国的《贝弗里奇报告》中所体现的价值观与理念，报告中提倡的理念与原则至今仍在沿用。医疗保障制度的发展时期及改革初期提倡的理念是将医疗卫生服务扩展到全民医疗，以 20 世纪 70 年代世界卫生组织（WHO）倡导的"人人享有卫生保健"计划并被载入 1978 年的《阿拉木图宣言》为典型代表。

医疗保障制度改革时期还提出了健康促进的理念，1986 年《渥太华宣言》标志着健康促进运动正式全面施行。健康促进运动的主要内容是指通过健康教育、健康知识宣传普及、社区合作、政府鼓励支持等方式，改善个人的饮食、作息、运动等生活习惯，预防慢性疾病，提升健康水平，提高生活质量。日本、美国和欧洲多个国家纷纷加入健康促进活动。

所有人都可获得所需卫生服务的目标促使 2005 年世界卫生大会通过了一项决议，要求成员国的医疗卫生计划向全民覆盖过渡，以满足人们对卫生保健的需求，提高卫生服务的质量，消除贫穷，实现国际议定的发展目标。2005 年，世界卫生组织所有成员国作出承诺要实现基本卫生服务全民覆盖。该承诺表达了共同的信念，即所有的人都应该有获得他们所需要的卫生服务，且无遭受经济损失或陷入贫困的风险。

2012 年，联合国大会的一项促进包括社会保护和可持续筹资在内的全民健康覆盖的决议，重申了确保卫生服务和经济风险保护可及性的双重目标。这项决议进一步强调了全民健康覆盖在实现千年发展目标、扶贫和实现可持续发展中的重要性。《2013 年世界卫生报告：全民健康覆盖研究》更深入地提出了全民健康覆盖的两个方面：高品质卫生服务的提供和可及，以及为需要高品质卫生服务的人给予经济风险保护。① 2013年，WHO 世界健康促进大会通过了《实施"将健康融入所有政策"的国家行动框架》，呼吁各国重视健康的社会决定因素，为实施"将健康融入所有政策"策略提供组织和技术保障。与之前的健康促进政策框架相比，"将健康融入所有政策"更加强调国家、社会乃至全球协同卫生治理在推进健康中的作用。

各国也根据本国具体国情，围绕上述理念制定出医疗保障制度改革发展的目标，推进国民健康，提升健康水平。全民健康已写入多国的医疗保障制度发展规划中，全民健康意味着要向全体国民提供公平的、可及的、有质量的、可负担的预防、治疗、康复、护理等一系列健康服务，满足不同生命周期国民的多层次健康需求，全面维护国民健康。在追求健康的改革进程中，各国涌现出以患者为中心、优化资源配置、促进资源整合发展、维护医疗财政基础的稳定性与可持续发展、重视预防、公平与绩效并重、各体系协同发展、联动改革等各种改革措施。

二、医疗保障覆盖面的改革

世界卫生组织在《2019 年全民健康覆盖监测报告》中指出，从 2000 年到 2017 年，全民健康覆盖指数全球平均值从 45（最高值为 100）升至 66。所有区域和所有收入人群的情况都有所改善，但总体上，最贫穷国家和受冲突影响的国家远远落后。2017 年，只有 33%～49% 的人口享有基本卫生服务。在可持续发展目标时代（2015—2030 年），覆盖人数预计将增加 11 亿~20 亿人，但这一趋势将被人口增长抵消。因此，覆盖的人口比例可能上升较慢。如果在 2030 年前维持目前的趋势，预计全球 39%～63% 的人口将获得基本卫生服务。②

报告数据显示，在医疗保险服务覆盖面扩大的过程中，个人及其家庭为此付出了巨大代价。2000—2015 年，自付费用超过家庭预算 10% 的人口比例从 9.4% 升至12.7%，自付费用超过家庭预算 25% 的人口比例从 1.7% 上升到 2.9%。2015 年，约有9.3 亿人将 10% 以上的家庭收入用于卫生支出，约有 2.1 亿人的卫生支出超过家庭收入的 25%。按相对贫困线（即人均日消费或收入中位数的 60%）计算，2000—2015 年，因自付医疗费用而陷入贫困的人口百分比从 1.8% 升至 2.5%。③ 总体而言，在医疗保险

① World Health Organization. The World Health Report 2013：Research for Universal Health Coverage ［M］. Geneva：WHO，2013：6.

② World Health Organization. Primary Health Care on the Road to Universal Health Coverage：2019 Monitoring Report，Executive Summary ［R］. Geneva：World Health Organization，2019：2.

③ World Health Organization. Primary Health Care on the Road to Universal Health Coverage：2019 Monitoring Report，Executive Summary ［R］. Geneva：World Health Organization，2019：5.

服务覆盖面扩大的过程中，伴随的是财务保障状况的恶化，而不是在改善。在卫生领域投入较多公共资金的国家情况则较好。

从各国医疗保障制度改革进程来看，基础设施不足、人力资源短缺、服务质量差，以及对卫生从业人员和医疗机构的信任度较低仍是实现全民健康覆盖的障碍。此外，社会经济因素也对获得卫生服务和最终健康结果产生重大影响。即使在免疫接种、环境卫生和产前护理等基本服务方面，穷人的覆盖率也较低。就这些基本服务而言，农村覆盖率通常低于城市。

墨西哥于 2004 年设立了健康方面的社会保护系统（SSPH），扩大了医疗保险覆盖面，为所有没有资格享受社会保险的人（自营职业者、失业者或完全没有劳动能力的人）提供医疗保险，同时也提高了现有服务的质量和对健康风险的保护。①

2015 年 11 月，新加坡对其制度覆盖面进行改革，从现有的健保双全计划全面过渡到终身健保计划。② 此改革的最终目的是全民投保，所有国民无论健康与否，均需加入终身健保计划。虽然此制度从名义上看属于自愿投保，但是在规定缴费方面，缴费年龄越大缴费越多，缴费时间越长享受保费折扣越多，收入低的人获得补助的额度多。同时还有相应的惩罚措施，如果缴费中断，再次缴费时惩罚较重；患病后再参保也伴有较重惩罚。在这种鼓励与惩罚并重的激励下，新加坡实际上几乎全民投保。

《患者保护和平价医疗法案》（ACA）是迄今为止最重要的美国医疗卫生体系的改革成果之一。《患者保护和平价医疗法案》（ACA）于 2010 年签署成为法律。它的范围非常广，其主要目标是增加医疗服务的覆盖面，扩大医疗服务的可及性，主要是通过扩大商业和公共保险，还包括采取改善质量和控制成本的措施。在 ACA 中，几乎每个人都必须有保险，这被称为"个人任务"。不投保会有相应的惩罚措施，但也有豁免规定（如宗教反对、无力支付）。但是，在 2017 年，"个人任务"购买保险的方式被美国国会废除，个人自 2019 年起不再被强制购买保险；拥有 50 名或更多员工的雇主必须提供健康保险，否则将面临罚款，此规定于 2015 年生效。

三、医疗保障支付机制改革

在德国，采用按疾病诊断相关分组（DRG）付费的新支付制度是自 1972 年引入医院双重融资以来医院部门最重要的改革。2000 年的《国家健康保险改革法》要求自治机构（德国医院联盟、疾病基金会和商业健康保险公司）选择一种按疾病诊断相关

---

① Julio Frenk and Octavio Gomez-Dantes. Health System in Mexico. Health Care Systems and Policies，Health Services Research. Springer Science+Business Media，LLC 2016. E. V. Ginneken，R. Busse（eds.），2016：7-8.

② 丁一磊. 新加坡健康保障制度演变的特点及启示［J］. 中国卫生政策研究，2018（10）：34-36.

分组（DRG）付费的支付系统，它会考虑到疾病的临床严重程度并具有普遍性与可执行性。按疾病诊断相关分组（DRG）付费旨在支付医疗、护理、药品和治疗器具以及食宿费用。此外，在德国自治制度下的缔约方被授权通过对某些复杂或成本密集型服务和/或非常昂贵的药物的附加费用进行谈判，以获得按疾病诊断相关分组（DRG）付费所不包括的补偿。从 2004 年 1 月开始，要求所有急症医院逐步实施 DRG 支付体系的修改版，尽管从预算制度向价格制度的过渡是循序渐进的。2004 年之前还是完全基于预算（即 DRG 只充当薪酬单位）进行支付，其目标是在 2009 年所有单一付费制医院采用统一的联邦支付机制（除了精神、心理治疗和心身保健功能的医院）。

美国老年人和残疾人医疗保险（Medicare）也在尝试改革，力图从按服务付费向按价值付费转变，其中最具有成效的有两种改革方式，即按绩效支付（pay for performance，P4P）与向责任医疗组织（Accountable Care Organizations，ACOs）支付。按绩效支付在现行的按服务付费机制中加入了奖励和惩罚因子，考核对象既包括医院也包括医生，向责任医疗组织支付是指向由多个不同类型的服务提供者形成的联盟或组织进行捆绑式付费。[①]

法国医保支付机制改革集中在采取财政激励措施以提高医生执业的质量和效率以及降低额外收费水平。2009 年开始与全科医生签订个人合约，目的是按绩效指标支付薪酬，并于 2012 年扩展至专科医生。从 2012 年开始，旨在控制过度额外收费的措施开始实施，即全新的、自愿性的"获得医疗保健"措施。作为将额外收费维持在 2012 年水平的交换，医生会受益于财政补助。

四、医疗服务体系的整合

20 世纪末，以英国、法国、美国、日本等为代表的发达国家提出医疗服务体系整合的理念，即突破卫生体系碎片化管理、条块分割的现状，对医疗卫生服务体系进行整合，提高人们对医疗卫生服务的可得性与可及性，满足人们的多样化需求。2015 年，世界卫生组织提出了以人为本的一体化健康服务战略（PCIC），即以人的健康需求为中心，将各级各类医疗资源整合，提供包括疾病预防、健康促进、诊断治疗、康复服务、临终关怀等一体化服务，提升医疗服务的质量与效率。

美国涌现出的责任医疗组织即是医疗服务体系整合的典型代表。责任医疗组织将不同专业的家庭医生、专科医生、康复医生整合成医疗联盟或由医师、医院、康复机构、长期护理机构等多种医疗服务供方组成医联体，在组织内部将预防、治疗、康复、

---

① 顾昕，郭科. 从按项目付费到按价值付费：美国老人医疗保险支付制度改革 [J]. 东岳论丛，2018（10）：79-83.

护理等相关服务采取打包付费的形式进行收费，医疗联盟或医联体获得上述打包付费后再对组织成员按比例进行支付，减少了流通环节，共享成本节约带来了收益，同时医疗资源整合也给患者提供了问诊的便利与可靠的医疗服务。

法国最近 20 年的改革均集中在将治理及健康政策决策权限转移至地区级，从而更有利于资源整合，进一步满足服务需求，这种趋势在 2009 年达到顶峰。2009 年，法国通过了《医院、患者、健康和地区法案》（HPST），此法案将各利益代表机构合并（法定健康保险计划、医疗卫生专家及公共健康部门等），以进行"一站式服务"，这实现了区域整合，共成立了 26 个区域卫生机构（ARS）。① 此次整合改革打破了传统的卫生医疗部门、公共卫生预防部门以及专门针对残疾人和老年人的卫生和社会护理部门的界限，区域卫生机构在遵守国家医疗卫生支出总目标的前提下，通过协调门诊部与医院以及卫生和社会护理部门之间的服务，确保提供的医疗健康服务能满足人们的需求。

五、初级医疗保健网络的改革

在许多国家，初级医疗保健（PHC）是医疗卫生系统的基础，是改善人口健康的重要方式。即使不是在所有情况下，至少在大多数情况下，初级医疗保健能够带动全民健康覆盖，是实现全民健康覆盖目标道路上的一个重要里程碑。初级医疗保健网络将传染病与非传染性疾病医疗服务相结合，提供了处理大多数国家面临的人口和流行病挑战的平台，是就近满足家庭和社区综合健康需求的最具成本效益的方法，是大多数国家医改的重点。

据世界卫生组织统计，要实现初级卫生保健目标，每年需要新增投资大约 2 000 亿美元。要实现全民健康覆盖目标，每年需要新增 1 700 亿美元，用于提供更全面的一揽子服务。这些数额可能看起来很大，但实际上仅占全球每年 7.5 万亿美元卫生总支出的 5%。如果在低收入和中等收入国家中扩大初级卫生保健干预措施，到 2030 年，总共可以挽救 6 000 万人的生命，平均预期寿命将增加 3.7 岁；投资于更广泛的卫生系统总共将拯救近 1 亿人的生命。②

大多数国家通过筹集国内资金增加公共卫生支出，或通过向初级医疗卫生保健网络重新分配资金，或两者并用来实现这些目标。世界卫生组织于 2019 年监测报告中指

---

① Karine Chevreul and Karen Berg Brigham. Health System in France [M]. Health Care Systems and Policies, Health Services Research. Springer Science+Business Media, LLC, part of Springer Nature 2018：12.

② World Health Organization. Primary health care on the road to universal health coverage：2019 monitoring report：executive summary [R]. Geneva：World Health Organization Press, 2019：4.

出，各国医改首先应投资于强大的初级卫生保健服务，其中应侧重健康促进和疾病预防工作。二级和三级服务是每个卫生系统的重要组成部分，但是国家不能仅依靠治疗。通过增进健康和预防疾病，各国可以避免或推迟较昂贵的服务，这将提高卫生支出效益、拯救生命、延长健康预期寿命。因此，世界卫生组织明确呼吁各国政府将国内生产总值的1%用于初级卫生保健服务。[1] 为实现这一目标，必须增加投资，或提高效率和公正性。应汇集卫生资金，实行预付制度并进行有效管理，通过重点投资初级卫生保健服务，实现全民健康覆盖。

在瑞典，近年来市场导向在其整体医疗体系改革中的分量有所增加，特别是在初级医疗保健服务中。2008年通过了《公民自由选择法》，使公民能够在医疗机构和社会照护机构的不同部门中选择医疗服务提供者。2010年，《卫生和医疗服务法》（《Health and Medical Services Act》）进行了一项修正[2]，要求各地区和县议会允许公民选择他们的医疗服务提供者，并允许私人医生服务提供者在符合特定标准的情况下自由设立诊所。这一医院选择改革的目标是增加患者的选择权，扩大私营医疗服务的提供范围以增加获得医疗服务的机会，并通过提供者之间的竞争提高质量和创新。

在美国，专科医生比例比初级保健医生比例高很多（2012年约为初级保健医生的1.5倍[3]）。初级保健医师占当地人口的比例农村地区仅为城市地区的4/5，在护理方面，最大的资源分布上的问题是注册护士人数少，这就造成护理人员短缺。《患者保护和平价医疗法案改革》中把旨在改善与初级保健有关的供应和分配的机制问题纳入改革范畴，包括为初级保健医生提供奖学金及贷款还款计划、短期内增加医疗补助的护理费率，以及支持获得联邦资格认证的健康中心等措施，为更多无保险者和低收入患者提供基本的健康服务。

六、公立医院的改革

在德国，公立医院在国家医疗服务体系中占有重要地位。公立医院的改革也是德国医改的重中之重。第一，实行法人化改革，变革其管理体制，使公立医院逐步成为独立法人，实行董事会（理事会）下的院长负责制。第二，提高财务、行政的办事效率，节约成本，同时加强对所属医师的绩效评估工作，加强病人反馈的权重，重视提

---

① World Health Organization. Primary health care on the road to universal health coverage：2019 monitoring report：executive summary［R］．Geneva：World Health Organization Press，2019：2.

② Burström et al. Equity aspects of the Primary Health Care Chocie Reform in Sweden—A Scoping Review［J］．International Journal for Equity in Health. DOI 10. 1186/s12939-017-0524-z，2017：16-29.

③ Hing E. ，Hsiao C. State Variability in Supply of Office-Based Primary Care Providers：United States 2012［R］．US Department of Health and Human Services，2014：12.

高医疗质量。第三，改革医师的薪酬体制，采取激励考核机制以鼓励医师提供高质量的医疗服务，同时也保证医师良好的薪酬待遇，有利于医师队伍的稳定性。第四，重视医师的管理与培训工作，强调医师的终身学习。联邦和各州的医师行业组织负责医师的注册、登记、规范化培训以及继续教育等方面的具体工作。无论是自主开业的医师还是医院医师，都有培训等指标考核以促进其持续学习。

俄罗斯于 2008 年开始对医技人员进行工资体系改革。将改革前以岗位、工作年限、职级为基础的固定工资体系，改为混合型工资体系，加入对医疗技术人员的医疗质量和患者满意度在内的绩效考核等参数的考量。在新的工资体系下，医疗技术人员的收入水平能够提升 30% 以上，新增开支由联邦财政和地方财政按比例分担。同时，针对从事基本预防保健、急诊服务的医生和护士，建立了额外的津贴机制。①

七、监管体系的改革

法国医疗保障制度改革十分注重需方，即患者在监督管理与规划中的作用。尽管患者的参与度仍然很低，但近年来他们在监管方面的作用已经慢慢增强。2009 年《医院、患者、健康和地区自治法案》（HPST）明确要创建卫生和自治区域会议（CR-SA），患者及其代表可参与确定区域一级的公共卫生优先事项。在服务中，患者的监管力度更强。

在英国，对供方进行监管的机构是护理质量委员会（The Care Quality Commission），它主要是对英国的全民医疗保健系统以及私人服务机构进行注册、监控、检查和规范，以确保它们符合基本标准质量和安全性。它制定出旨在帮助患者作出选择的绩效评价，并设定最低、良好与出色的护理标准。如果服务质量低于最低护理标准，护理质量委员会有权对供方提出需要做什么以提高护理质量的改进方案，或者如有必要，可以限制供方活动，直到其做出必要的整改。它的监管权包括发布警告和罚款甚至可以起诉（若患者受到伤害或处于危险之中）。

英国的监控中心（Monitor）于 2004 年成立，负责授权和监管基金会信托（FTs）。但自 2013 年起，它还是所有供方的经济部门监管者，包括提供全国健康保健护理服务的私人和非营利组织。它确保如果供方遇到严重问题时，患者可得到必不可少的服务。此监控中心与护理质量委员会合作，确保供方的采购、决策和提供服务等工作均符合患者的最大利益，同时监控中心也是参与定价的机构之一。

---

① 关博. 俄罗斯医疗保障制度改革的经验与启示 [J]. 沈阳大学学报（社会科学版），2015（2）：40-43.

八、药品流通、控费制度的改革

以色列政府加大对药品流通、控费制度的改革力度，加强对药品的销售审批把关，对药品的最高价位进行限定，制定国家医疗保险药品目录，对药剂师的资证进行审核并规范药品市场。

在法国，药品由个体药剂师配药销售，法定健康保险目录内药品的价格由法定健康保险确定，药房垄断了药品的配制、分发。一般来说，零售药店必须由一名有资格证的药剂师或一家公司的一组药剂师联合拥有，这些药剂师或公司不得拥有多于一家药房。药店的数量是由法定原则规定的，该原则考虑了药店的规模、需要服务的人群以及到最近药房的距离。自 2008 年 6 月以来，药店被允许销售有限范围的非处方药。法国医改已经采取了一些措施，试图改善和限制医生的处方行为以及患者的消费模式。由于法国的药品价格相对较低，仿制药在很大程度上不存在。直到 20 世纪 90 年代法国才开始出现仿制药，最近开始以较快速度推广，从 2011 年的 76% 上升到 2012 年的83%。

英国药品的生产、许可和管理以及药品价格的控制都是掌握在国家级的部门手中。药品由医药产品管理局（MHRA）颁发许可证。医药产品管理局是卫生部的一个执行机构，负责批准药物的临床试验、评估试验结果、监控产品的安全性和质量。如果有足够证据表明产品不合格，MHRA 还可以将产品从供应链中移除。根据英国的法律，处方药不允许做广告，非处方药的广告受到严格管制。补充和替代药物（CAM）必须符合不同的标准或获得许可证，除非它们是针对个别病人配制和供应的草药。所有的药剂师、药房技术人员和药房场所都必须向总药物委员会（GPhC）注册并每年更新注册，每 5 年检查一次药房。药品价格监管计划（PPRS）是政府和英国制药工业协会之间自愿达成的非合同协议。该协议将持续 5 年，并控制在全英国出售给国民健康服务体系（NHS）的所有特许品牌药品的价格。该计划的目的是确保 NHS 以公平的价格获得药品，同时促进药品产业的强大。PPRS 对单个公司从向 NHS 提供药品中所能获得的利润进行了限制，同时规定了在一定范围内的资本回报率（ROC）。2014 年 PPRS 首次对 NHS 在品牌药品上的支出设定了一个固定的上限，超过这一水平的所有额外支出将由制药企业支付。

九、健康信息技术的改革

健康信息技术（HIT）改革已成为医疗保障制度改革的重要组成部分。对供方而言，病历保存、医疗诊断、成像和处方可以借助计算机和网络进行数据存储、组织和检索。对需方而言，互联网已成为医疗卫生的信息来源，患者能够通过电子邮件与医生进行沟通，还可以查看并在线添加他们的病历。健康信息技术正在慢慢整合供方和需方资源。

在美国，健康信息技术（HIT）一直发展缓慢。2013 年，有 78% 的以办公诊所为基础的医师使用电子病历（EHR），但仅有 59% 的医院拥有基本的电子病历系统。① 美国政府已将巨资投入健康信息技术的扩展中，2009 年《经济和临床健康卫生信息技术（HITECH）法》获得通过，规定将向医院提供 300 亿美元以采用电子病历，医院必须逐步建立所需的先进设备、系统，并且充分运用。②

法国医疗保障系统改革也注意卫生信息系统和技术的变革，旨在帮助医疗系统的监督与管理。法定健康保险跨方案系统成立于 2003 年，它包含了患者医保卡消费的相关信息，无论是何种形式的医疗服务（住院、自雇医生就诊、购买药物等），只要是法定医疗保险覆盖范围内申请的报销，其相关信息都会被传送到此系统。电子账单在 20 世纪 90 年代中期建立，它的实施促进了该系统的发展，电子账单是通过在门诊部个人医疗保险电子卡（需方）和电子身份证（医疗卫生工作者，供方）的实施发展起来的。另外，为了提高医疗服务的质量并减少不必要的消费，2004 年患者可自愿选择进入门诊和医院的电子病历（DMP）分组医疗信息和服务消费记录系统。但由于技术和患者对隐私的关注，此系统的实施进展不顺利，近年来有缓步上升的迹象。

墨西哥卫生部与其他公共机构合作，建立了国家卫生信息系统（SINAIS），包含关于出生、死亡、疾病、卫生基础设施、卫生服务以及财政和人力资源的信息。国家卫生信息系统有几个子系统，包括流行病学监测系统、授权出院系统以及国家和州卫生账户系统。③

第三节　医疗保障制度发展趋势

由于各国经济社会发展程度不同，其所采用的医疗保障制度、实施效果以及面临

---

① Adler-Milstein J, DesRoches CM, Furukawa MF, Worzala C, Charles D, Kralovec P, Jha AK. More than Half of US Hospitals Have at Least A Basic EHR, But Stage 2 Criteria Remain Challenging for Most [J]. Health Aff（ProjHope）. 2014；33（9）：1664-71.

② Andrew J. Barnes, Lynn Y. Unruh, Pauline Rosenau and Thomas Rice. Health System in the US [J/OL]. Health Care Systems and Policies, Health Services Research, 2018. https://doi. org/10. 1007/978-1-4614-6419-8_18-2.

③ Julio Frenk and Octavio Gomez-Dantes. Health System in Mexico. Health Care Systems and Policies, Health Services Research, Springer Science+Business Media, LLC 2016. E. V. Ginneken, R. Busse（eds.）, 2016：13.

的问题也不同，其结果是发达国家和发展中国家医疗保障制度未来走向和发展重点均存在差异。

一、发达国家

（一）发展理念与目标更强调公平、公开、有效性、安全性及连续性

发达国家的医疗保障制度的发展理念更加强调医疗保障制度的公平、公开、有效性、安全性及连续性。

实现医疗保障制度的公平性需要消除可避免的和不公平的医疗卫生条件差异，如由于无法充分获得服务、不健康的生活或工作条件，或由于健康不佳造成的社会向下流动的差异。这些差异往往与通过财富、性别、种族或民族表现出来的社会优势或劣势有关，因此，任何对公平、公正、公开性的衡量都必须考虑这些方面的因素。改善公平需要对改善穷人的健康状况作出更大的承诺。事实上，越来越多发达国家的政策专家敦促各国政府采取明确的有利于穷人的卫生政策，并通过评估对穷人而不是对全体人口的影响来衡量其卫生系统是否成功。

对个别患者而言，有效的医疗卫生系统能及时提供所需的全套服务、恰当和安全的护理，从而改善健康状况、保持护理的连续性并尊重患者的需求。[①] 虽然从理论上讲，这些有效性特征在各国都具有相关性，但在拥有全面的医疗保险及全民医疗或接近全民医疗的发达国家，有效性的衡量指标更多地聚焦在弱势群体。

安全性及连续性是衡量医疗卫生服务质量的重要因素。医疗服务的连续性是技术质量的一个重要方面，可定义为完成整个治疗过程或继续获得慢性疾病的护理。连续性可通过长期或慢性疾病的重复就诊次数（如妊娠期产前护理、艾滋病抗逆转录病毒护理），或一个疗程的完成情况（如直接观察短程治疗或结核、抗疟药物的短程化疗）来衡量。安全性是质量的另一个重要方面，安全性指标包括手术感染和并发症率、病死率、设施内髋部骨折率和28天内再入院率。[②]

（二）以患者为中心，注重提高服务质量与满意度

患者满意度经常被用来衡量患者所接受的医疗卫生服务体验效果，被用作医疗卫

---

① Institute of Medicine. Crossing the Quality Chasm: A Newhealth System for the 21st Century [M]. Washington, D. C.: National Academy Press, 2001: 13.

② Hurst J., Jee-Hughes M. Performance Measurement and Performance Management in OECD Health Systems [R]. OECD Labour Market and Social Policy Occasional Papers, 2001 (47): 10.

生服务系统有效性或质量性的评估指标，特别是在预期寿命长和总体健康状况良好的发达国家，患者满意度调查被认为是给国民机会以表达对重要社会政策的意见与建议，据此，以患者需求为中心，改善相关的服务递送。因此，在发达国家，患者满意度是衡量医疗卫生系统成功与否的一个重要独立指标。

患者满意度评估中常见的标准包括：以患者为中心的医疗服务的可获得性，提供医疗服务过程中与医护人员的交流和信息沟通、情感支持，获得的技术质量，服务的效率以及医院结构和设施。更具体的变量还包括健康服务的总体质量，与医生相处的时间是否充足，他们的住院经历的质量和住院时间是否充足。① 通过量化分析与质性分析，这些满意度的评估报告会直接传送给相关医疗卫生机构及主管部门以作为质量改革的重点依据。

（三）继续改革支付机制，构建按绩效支付、战略性购买等综合性支付体系

支付机制的改革是一个复杂、动态的过程，目前出现的按绩效支付、战略性购买等综合支付体系受到了关注。按绩效支付上文有提及，而战略性购买指的是主动高效地购买，即通过对国民的健康需求以及人群之间的差异评估与考量，在已有的可调配资源条件下最大限度地满足国民健康需求以及社会期望，来决定购买的内容与方式以达到健康促进、预防、治疗和康复的最佳组合。这有别于传统的购买方式，传统上供方按照其所提供的服务获得补偿，一般由政府根据上一年的财政预算向其他各级地方政府、部门和项目实施单位拨付预算。战略性购买的侧重点在于满足患者需求和期望，提高购买的质量和效率。②

（四）控制医疗卫生经费与提高效率并行

对于发达国家而言，提高效率与控制经费是应对庞大的医疗卫生支出的必需之策。目前发达国家改革的经验主要有以下五个方面。一是减少甚至是努力消除不必要的药品投入，完善处方规范，允许或提供奖励以鼓励仿制药品替代，降低患者的药费支出。第二，将处方开药与配药职能分开，规范药品的分发，同时严控药品质量。第三，改革激励机制，防止医疗卫生产品、服务或检查设备设施的过度使用。第四，加强卫生系统的监管与治理，完善问责制，实施严格的处罚机制，提高透明度，努力杜绝浪费、

---

① Donelan K., Blendon R. J., Schoen C., Davis K., Binns K. The Cost of Health System Chance：Public Discontent in Five Nations ［J］. Health Affairs，1999（18）：206-216.

② Kutzin J., Cashin C., Jakab M. Financing of Public Health Services and Programs：Time to Look into the Black Box. Implementing Health Financing Reform：Lessons from Countries in Transition ［M］. Copenhagen：World Health Organization Regional Office for Europe and the European Observatory on Health Systems and Policies，2010：110.

贿赂等情况的发生。第五，开展定期评估，将有关卫生干预、技术、药品和政策选择的投入、产出及造成影响纳入成本—效益分析评估报告，并影响到政策制定。

二、发展中国家

（一）发展理念强调公平与效率并重

卫生预算受到高度限制的发展中国家政府一般将提供基本而非全面的医疗卫生服务作为首要目标。基本的医疗卫生服务是针对造成各国死亡和残疾的主要因素而提供的医疗卫生服务，范围从儿童和孕产妇医疗保健服务到传染病的预防和治疗，以及对伤害和慢性病的基本应对。有效性的衡量指标一般是健康状况、服务的可得性。发展中国家经常选择的健康状况的指标包括：婴儿死亡率、产妇死亡率、围产期/新生儿死亡率、低出生体重和传染病发病率。

卫生系统公平的两个核心方面是服务提供公平和财务公平。因此，医疗卫生服务应根据需要（而不是社会地位）让使用者受益，医疗卫生服务的筹资应是渐进的，最低收入者的缴款应按比例减少，这种筹资累进性和有更多健康需求的人得到更多照顾的概念也被称为纵向平等。财务公平还包括保护穷人免受灾难性的卫生支出的冲击。

卫生系统的效率是指从一组投入中获得最大的卫生收益。[①] 这体现了技术效率、配置效率以及行政效率的概念，包括医护人员和病人时间的价值。配置效率指的是将资金用于将卫生收益最大化的活动。技术效率是指从资源（如医护人员、药品、设备）组合中获得的可能的最高持续产出。[②] 卫生投入的成本和生产力问题是讨论效率的中心问题。然而，最大限度地利用资源意味着卫生预算基本上是充足的。在许多发展中国家，特别是在撒哈拉以南的非洲，政府的人均卫生预算不足 20 美元——此数额太低，甚至无法提供基本服务。据世界卫生组织宏观经济和卫生委员会（Commission on Macroeconomics and Health）估计，提供基本的医疗服务至少人均 30~40 美元。[③] 因此，预算的规模本身就成为效率（以及公平）的决定因素。因此，对于发展中国家而言，提高效率、促进公平首先要扩大医疗卫生方面的预算，需要大量的前期投资，增加多元化资金的投入来扩大医疗卫生服务的提供。

---

① WHO. Report on WHO Technical Consultation on Fairness of Financial Contribution ［R］. Geneva：WHO；2001：10.

② Folland S.，Goodman A. C.，Stano M. The Economics of Health and Health Care ［M］. Upper Saddle River, New Jersey：Prentice Hall，1997：22.

③ WHO. Assessing Health System Performance in Developing Countries：A Review of the Literature ［J］. Health Policy，2008（85）：263-276.

（二）扩大覆盖面，增强医疗服务的可得性，响应全方位覆盖目标

在发展中国家，获得基本服务仍然是大多数人口改善健康状况的主要方式之一，因此也是决策者和分析人士关注的焦点。医疗服务的可得性和人口覆盖率分别从个人和人口的角度来看是同一事物的两个方面。可得性至少有三个组成部分：可用性、利用率和及时性。医疗服务的可用性是与每个国家的政策、筹资水平和组织安排相联系的过程指标。可用性衡量指标通常为每一人口或某一地理区域的投入水平（医生、护士、医院、诊所数量），如卫生诊所 5~10 千米以内的人口百分比。采取利用率指标的目的是为了鼓励各国制定医疗服务的目标并报告获得医疗服务的情况，以表明在实现医疗服务发展目标方面取得的进展。常用的衡量指标有：结核病病例检出率、使用疟疾蚊帐的情况、在出现症状 24 小时内获得抗疟药的情况、避孕覆盖率、产前护理率、接生率、基本和综合紧急产科护理设施的提供率、免疫接种率和基本药物的提供率。及时获得服务的概念日益被认为是可得性的一个重要特征，尽管在发展中国家衡量这一点的指标很少。及时获得治疗对于在某些情况下（如疟疾、出生并发症、急性心肌梗死）挽救生命和尽量减少其他情况下的痛苦和残疾（如慢性病）至关重要。扩大医疗保障制度的覆盖面，增强医疗卫生服务的可得性是发展中国家的努力目标。

（三）重视初级医疗保健网络在体系中的作用

发展中国家医疗卫生服务体系整合是否成功的关键在于能否建立以初级医疗保健网络为基础的高效医药卫生体系。初级医疗保健网络的建立是发展中国家实现全民覆盖，提高医疗服务的可得性与可及性的基本条件。发展中国家在这方面的改革趋势是加强初级医疗保健网络的医疗质量，支付方式上引导国民流向基层医疗机构进行首诊；在服务体系的设计上，严格控制大医院及综合医院的床位规模，同时医务人员下沉到基层，并相应提高基层医务人员的薪酬，改善其职业环境；由政府负担初级保健的培训及职业素质培养。

（四）提升医疗服务的可及性，整合医疗资源

发展中国家医疗保障制度发展的侧重点在于尽可能地提高医疗服务的可及性，这里衡量的主要指标是针对种族、居住地、教育、收入和就业等变量，在医疗服务获取方面的具体情况，包括全科医生、专家和医院就诊等利用率。在提高普遍可及性的同时，发展中国家日益重视贫困人口的可及性问题。在马来西亚，政府着重监测了最贫穷的1/5人口的医疗支出比例以及该部分人口对门诊设施的使用情况。哥斯达黎加的

研究人员利用地理信息系统和国家人口普查数据来测量农村和经济弱势社区距离最近的诊所和医院的距离,从而评估了获得医疗服务的可及性。

在整合医疗资源的过程中,发展中国家认识到卫生服务存在的一系列问题,如不适当的医院规模带来的基础设施利用率低、不适当的住院人数及住院时间带来的医疗资源浪费等问题,从而在整合医疗资源过程中采取相应策略来应对,如提供替代性医护服务、减少过剩床位与设施、控制住院时间、开展医院绩效监控、提高对高效住院服务的认识等,以提高整合效率。

(五)重视医疗从业人员的激励与培训

发展中国家认识到医务人员在整个医疗卫生体系的重要性,开始改革传统的人事管理机制,开展需求导向的评估与培训,改革薪酬政策,实行弹性合同并与绩效挂钩,从而实现技能与需求的匹配。第一,改革人事管理机制,增大医务人员的自主权,允许多点执业,尤其鼓励医务人员到初级医疗保健系统执业,在政策上对其予以优待。第二,在对医务人员的培训与培养过程中,政府加大对实际所需技能的调研力度,通过资金资助等方式引导或控制医务人员的技能培养方向,使得培养目标与实际需求相吻合,切实满足国民基本健康需求。第三,薪酬政策改革倾向于价值补偿,与绩效挂钩,提高医疗质量的权重,有的发展中国家还借鉴发达国家经验,引入患者满意度因子。

 本章小结

世界各国医疗保障制度的发展均面临着人口老龄化、经济财政压力、健康需求多样化、疾病谱变化、公共卫生事件频发等带来的困难与挑战,因此各国也进行了医疗保障制度改革,各国具体国情不同,采取的政策措施也相应不同。但大都聚焦在以下四个维度:一是理念目标准则,二是筹资支付机制,三是服务递送机制,四是监督管理机制。具体措施包括改革目标、理念的转变,医疗保障覆盖面的改革,医疗保障支付机制改革,医疗服务体系整合,初级医疗保健网络的改革,公立医院的改革,监管体系的改革,药品流通、控费制度的改革,健康信息技术(HIT)的改革。在此基础上分析了发达国家与发展中国家医疗保障制度改革趋势,使读者读过此章后对全球医疗保障制度的发展有一个更加全面的了解。

复习思考题 〉〉〉〉〉〉〉〉〉〉〉〉〉〉〉〉〉〉〉〉〉〉〉〉〉〉〉〉〉〉〉〉〉〉〉〉

1. 医疗保障制度的发展面临哪些挑战？

2. 各国主要医疗保险制度改革的主要措施有哪些？

3. 你认为全球医疗保障制度的未来发展趋势如何？对我国医疗保障制度改革有何借鉴？

第十五章
中国医疗保障制度改革与发展

>> **学习要点**

通过本章学习，了解我国医疗保障制度面临的风险与挑战，如人口老龄化、疾病谱变化、突发公共卫生事件、人口流动对我国医疗保障制度改革的影响；理解中国医疗保障制度高质量发展的内涵和方向；明确医疗保障制度从病有所医走向健康中国的内在机理机制和改革路径。

>> **关键概念**

高质量发展　健康中国　人类卫生健康共同体

第一节　中国医疗保障制度面临的风险、挑战与新要求

从 2000 年我国进入老龄化社会以来，老龄化程度不断加深。由于老年人群是医疗费用支出的主体，由此对医疗保障可持续运行带来较大风险。随着我国经济社会的发展，在实现全民医保后，人民对医疗卫生和健康的需求日益增加，而现行保基本的医疗保障制度体系也面临转型发展的内在驱动。我国不仅面临疾病谱转变带来医疗保障治理理念和方式方法的转变，同时全球性的传染性疾病又卷土重来，在全球化日益加深和国际交通工具日益便捷的作用下，突发的公共卫生事件如传染性疾病的影响范围

更广、影响程度更强，由此造成的医疗费用支出问题也给医疗保障的发展带来新风险。随着我国医疗保障水平的提高，相应医疗费用持续增加，而筹资主体缴费水平较低，筹资结构上个人和国家比例失衡等，又进一步影响医疗保障制度的可持续发展。在新的发展阶段，我国医疗保障制度体系面临许多新风险和新挑战，并且社会、民众对其有新的期盼和新的要求，这些都促使医疗保障从数量增长向质量发展转变。

一、我国医疗保障制度面临的风险与挑战

（一）人口老龄化加速带来的风险

1. 我国人口老龄化形势

国际上通常把 60 岁以上的人口占总人口的 10%，或 65 岁以上人口占总人口的 7% 作为国家或地区进入老龄化社会的标准。第五次全国人口普查数据显示，2000 年我国 65 岁及以上人口占总人口比重为 6.96%，接近 7%，因此研究者也把 2000 年作为中国步入老龄化社会的开始。随后我国老龄化速度开始逐渐加快，65 岁以上人口占比从 7% 到 8%，我国用了 7 年；从 8% 到 9%，用了 3 年。随后，每 3 年提高一个百分比，2020 年占比达到 13.5%。[①]

2. 人口老龄化对缴费带来的潜在风险

人口老龄化给医疗保障筹资带来风险。一方面，考虑到历史制度转轨的原因，我国职工退休后不用缴医疗保险费，并且社会统筹还需给其个人账户划拨一部分资金，随着 60 岁以上人口的不断增加，我国医保缴费的压力将增大，如 2020 年参加职工医保人数 34 423 万人，其中在职职工 25 398 万人，退休人员 9 025 万人，在职退休比为 2.81：1。另一方面，我国基本医疗保险中居民占比较大，虽然居民缴费中政府补贴占主要部分，根据国家政策，2020 年居民医保个人缴费 280 元、财政补助 550 元，但未来随着保障水平的持续提高，以及缴费结构的逐渐均衡化，个人和家庭缴费压力将越来越大，而人口老龄化程度的持续加深，不可避免地造成医保筹资风险的加大。

3. 人口老龄化对医疗保险支出的影响

随着人们年龄的增加，身体机能开始下降，这个下降过程往往伴随着各种疾病的出现，而各种疾病相互作用引发的并发症将导致老年人口疾病风险的提高以及医疗费用的显著增加。人口老龄化是世界也是我国医疗保险面临的重大问题。老有所养的关键在于老有所医，而老年人口最重要的支出是医疗费用的支出，因而在不考虑家庭经

---

① 根据历年《中国统计年鉴》数据计算得出。

济因素的情况下，医疗费用将直接影响到老年人口的生活质量。研究数据表明，老年人口医疗卫生费用支出占到国民医疗总费用的 80% 左右。从我国进入老龄化社会开始，我国医疗卫生支出呈快速上升的趋势，2000 年我国卫生总费用支出约为 4 587 亿元，占 GDP 的 4.62%，2020 年全国卫生总费用支出为 72 306 亿元、占 GDP 的 7.12%[①]，总费用支出增长超过 15 倍，在我国已经实现全民医保，且报销比例持续上升的情况下，医疗保险基金支出将面临巨大的风险。

4. 人口老龄化对高质量医养服务需求加大

人口老龄化不仅扩大了医疗费用支出，对医疗卫生服务需求也呈现出快速增长的特点，并且对医疗服务需求的内容、服务提供的方式都有很大的不同。老年人口的医疗服务需求带有医养结合的特点，在其养老中需要配套相应的医疗服务，因为老年人的疾病风险较大，且伴随不少基础性疾病；同时在医疗服务中又具有养老的特点，即不少疾病具有持续性或者长期性，和养老生活方式相统一。而目前不管是医疗机构的医疗服务供给，还是养老机构的养老服务供给，在人口老龄化大背景下，高质量的医疗机构和养老机构缺口大，采取养老服务和医疗服务协同供给模式的机构存在更大的缺口。

（二）疾病谱变化带来的风险

1. 我国疾病谱快速改变

随着我国经济社会迅速发展，疾病风险和发生模式也出现重大改变，风险发生概率也逐步上升。工业化发展导致自然环境遭受破坏，空气质量严重下降，水污染、噪声污染、雾霾天气增多，呼吸道疾病患者日益增加，由此导致的癌症患者也越来越多。同时现代化带来的智能化，以及大量长期的脑力劳动导致身体机能的退化，国民日常生活越来越依靠机械产品，而缺少必要的运动和锻炼。生活水平快速提升，人民饮食结构、饮食的方式方法也发生重大的改变，造成营养过剩，并由此产生了一系列新的疾病，尤其是肥胖患者快速增加，而肥胖是导致各种疾病的重要原因，如高血压、糖尿病等，由此引发的相关疾病风险增加。总之，随着经济社会的发展，我国疾病谱的内容发生巨大改变，人民对新疾病治疗需求的快速增长，远远超过了医疗保障制度改革的进程，应对这些需求变化明显缺乏有效应对机制。

2. 我国疾病谱变化的内容

随着社会、经济、医疗卫生事业的快速发展，我国疾病谱从传染性疾病向非传染

---

① 数据来源：国家卫生健康委. 2020 年我国卫生健康事业发展统计公报.

性疾病转变，非传染性疾病日益成为影响国民健康的重要因素。新中国成立初期，我国医疗卫生水平较低，由鼠疫、霍乱、天花、血吸虫病、疟疾等传染病和寄生虫病导致的死亡人数占据人口死因中的第一位。为消除这些疾病，改善人民健康，国家开展了全国范围内的爱国卫生运动、消灭传染病及接种疫苗等，使这些疾病得到有效控制。经过 70 多年的卫生和健康事业发展，我国甲乙类法定报告传染病发病率和死亡率显著下降，分别从 1955 年的 10 万分之 2 140，10 万分之 18.43，下降到 2018 年 10 万分之 221，10 万分之 1.67。[①] 如今导致城乡居民死亡的原因早就变为以非传染性疾病和慢性病为主，2018 年城乡居民疾病死亡率排前五的分别是恶性肿瘤、心脏病、脑血管病、呼吸系统疾病、损伤和中毒外部原因等。[②]

3. 主要疾病谱医疗费用支出

非传染性疾病中以慢性病为代表，一般治疗周期长，无法根治，有些甚至伴随患者一生，需要长期的药物控制和定期的检查，使患者长期承受经济负担的压力。而我国目前的医疗保障体系主要针对住院费用进行补偿，慢性病一般在门诊就医，不需要住院治疗，因而无法适用现有医保报销制度，导致对慢性病患者保障不足的问题。疾病谱的改变实质上是在向各种难以治愈、无法根治、医疗费用较高的疾病模式转变。而我们的经济社会环境、自然环境以及生活工作方式都更加容易面对这些疾病风险，如果没有充分的保障，慢性病患者的家庭医疗费用支出可能就超过其经济承受能力，从而影响到其他的基本生活费用支出，降低其生活质量。因此，当遭受慢性病的家庭不断增加，甚至成为普遍现象时，需要医疗保障制度改革来应对疾病谱的转变。

（三）突发公共卫生事件产生的挑战

1. 突发公共卫生事件及其影响

根据《突发公共卫生事件应急条例》中的界定，突发公共卫生事件（以下简称"突发事件"），是指突然发生，造成或者可能造成社会公众健康严重损害的重大传染病疫情、群体性不明原因疾病、重大食物和职业中毒以及其他严重影响公众健康的事件。传染病根据影响程度还可以分为甲乙丙级，2019 年，全国甲乙类传染病报告发病 267 万例，报告死亡约 2.6 万人，报告发病数居前五位的是病毒性肝炎、肺结核、梅毒、淋病和猩红热，占甲乙类传染病报告发病总数的 92.2%；全国共报告各类职业病新病例 17 064 例；共报告 7 073 起食源性疾病暴发事件，发病 37 454 人，死亡 143 人。[③]

---

①② 数据来源：国家卫生健康委员会. 中国卫生健康统计年鉴 2019 ［Z］. 北京：中国协和医科大学出版社，2019.

③ 数据来源：国家卫生健康委员会. 2019 年我国卫生健康事业发展统计公报.

全球气候变暖、环境恶化和滥用抗生素等正在破坏人和自然的平衡，导致新发疾病不断增加。国际交通日益便捷快速，促使传染病的全球蔓延日益加快，如 2009 年，H1N1 流感在美国大面积暴发，并蔓延到 214 个国家和地区，导致近 20 万人死亡。世界卫生组织也多次强调需要加强全球合作来应对传染病的全球蔓延。

2. 突发公共卫生事件的特点及其影响

突发公共卫生事件具有以下特征：首先是事件的突发性，不管是传染性疾病、不明原因疾病、食源性或职业中毒等，在一定程度上都显示了事件暴发的不可预见性；其次，有较大的影响范围，一般都会引起一定范围内的群体，或者某一个区域群体发生相同的风险事件，从而不管是事件本身还是处理事件过程都面临内外部较大的压力；再次，对当地医疗卫生资源供求带来较大影响，突发公共卫生事件尤其是重大级别的事件，往往瞬间造成大量医疗服务需求，而当地医疗资源供给一般处于相对稳态，短时间内无法相应增长，因而造成医疗卫生较大的供不应求；最后，对当地医疗费用支出造成较大的压力，因为突发公共卫生事件一般都会影响当地疾病风险概率，使疾病风险概率上升，相应的医疗卫生费用增长，如果单纯依靠基本医疗保险，不仅难以应对突发公共卫生事件造成的医疗费用，而且影响其他疾病医疗费用报销，可能造成次生的损害。

3. 突发公共卫生事件中公共卫生与医疗保障协同

突发公共卫生事件从事件本身来说具有典型的公共卫生的特点，涉及公共利益，同时应对公共卫生事件本身需要使用医疗卫生服务，这与个人一般疾病使用医疗服务具有一定的相似性。虽然我国《社会保险法》第三十条明确规定了应当由公共卫生负担的医疗费用不纳入基本医疗保险基金支付范围，但是对公共卫生负担的医疗费用没有明确的界定，因此在实践中医疗保险基金仍然按照政策进行了报销，以新冠肺炎疫情为例，疫情发生以来，国家医疗保障局先是出台"两个确保"政策，即确保患者不因费用问题影响就医、确保收治医院不因支付政策影响救治；对确诊和疑似患者全部实行先救治、后结算，对承担新冠肺炎救治任务的医疗机构拨付专项资金，缓解医疗机构资金压力，并及时与医疗机构进行结算。截至 2020 年 7 月 19 日，全国新冠肺炎确诊和疑似患者发生医保结算 13.55 万人次，涉及医疗费用 18.47 亿元，医保支付 12.32 亿元，支付比例达到 67%。① 虽然由医保按照政策支付符合民众期望，但是医保支付的学理和法理问题还需进一步明晰。在应对突发公共卫生事件中如何实现公共卫生经费和医保经费的协同，使其既符合学理、法理，又与民众期望一致，是应对突发公共卫

① http://www.gov.cn/xinwen/2020-07-28/content_5530699.htm.

生事件背景下，医疗保障面临的新的挑战。

（四）人口流动产生的风险

1. 流动人口及其特点

人口流动是劳动力资源再配置的一种表现，有利于资源利用效率的提高，我国经济社会的快速发展与大量农村劳动力向城市流动有密切的联系。流动人口是指人户分离人口中扣除市辖区内人户分离的人口后的人口。市辖区内人户分离的人口是指一个直辖市或地级市所辖区内和区与区之间，居住地和户口登记地不在同一乡镇街道的人口。目前我国城市人口已经超过农村人口，2020 年年末全国内地总人口 141 178 万人，其中城镇常住人口 90 199 万人，占总人口比重（常住人口城镇化率）为 63.89%。全国农民工总量 28 560 万人，其中，外出农民工 16 959 万人，本地农民工 11 601 万人。[①] 我国人口流动既有城乡之间流动，也有城市之间、地区之间等多维度的流动特点。

2. 人口流动对医疗保障协同治理的影响

人口流动带来基本医疗保险关系转移接续、异地报销等需求，由此产生的医疗费用报销政策差异以及基金监督管理等新风险对跨区域、跨省、跨统筹地医疗保险管理和服务带来新挑战。从世界经济社会发展和城市发展规律来看，由于农村人口尤其是年轻劳动力已经逐渐转移到城市，未来我国的人口流动除了城乡之间流动规模将放缓外，其他维度劳动力流动的规模和频率将进一步增加，并且流动的方式将日益多元化，由此带来医疗保障服务供给衔接等问题将凸显。随着我国对外发展加强，我国劳动力不仅在国内大规模流动，跨国流动的规模也将越来越大，由此产生跨境就医新需求和医疗保障新挑战。

（五）医疗需求和费用快速增长带来的挑战

1. 医疗需求快速增长

医疗服务需求来源于人们对健康的需求，随着我国基本实现全民医保，由此带来的保险效应，即医疗保险降低了使用医疗服务的相对价格，使个人支付医疗费用的数额相对降低，从而引起人们对医疗服务需求的增加。我国在 1998 年开始建立城镇职工基本医疗保险制度，2002 年在农村居民中实施新农合，2007 年在城市居民中实施城镇居民基本医疗保险，并且报销比例持续提高，由此带来的医疗服务需求也呈快速增长

---

① 数据来源：《2020 年农民工监测调查报告》。

的趋势。同时由于经济社会发展，尤其是国民收入的提高，人们对促进健康的医疗服务需求也相应地快速增长，尤其是从相对较低收入到相对较高收入转型时，健康的收入弹性系数较大，由此释放出较多的医疗卫生需求。2001 年全国城镇居民人均可支配收入 6 860 元，农村居民人均纯收入 2 366 元，到 2020 年城镇居民人均可支配收入43 834 元，农村居民人均可支配收入 17 131 元①，分别提高 6.39 倍和 7.24 倍，由此收入效应带来的医疗服务需求也随之扩张。在保险效应和收入效应下，医疗需求快速增长，诊疗人次数和入院人数分别从 2001 年的 20.87 亿人次、5 464 万人，上升到 2020年的 77.4 亿人次、23 013 万人，增长近 4 倍。②

2. 医疗费用增长的特点与原因

医疗需求增长不可避免带来医疗费用增长，我国医疗费用近年来呈高速增长趋势。其中既有合理的增长也有不合理的增长。一方面，合理的增长包括本身随着经济社会发展和物价水平上升带来的医疗服务价格相应上涨，以及人们正常医疗需求释放带来供给和需求调整下的价格上升；另一方面，医疗费用增长中也存在一些不合理的因素，例如，过度医疗行为，即由于医疗保险可以报销大部分医疗费用后，医患双方都有一定的动力来过度使用医疗卫生服务，从而增加了非必需的医疗服务使用，由此带来的医疗费用增长。同时不同级别医疗机构的服务边界和服务内容缺乏明确界定、分工和规范，导致医疗机构进行横纵向同质竞争，引发医疗设备、器械、医院规模、硬件设施等方面全面竞争。2009 年，我国医疗机构万元以上设备总价值 3 373 亿元，其中 100万元以上设备有 4.4 万台，到 2018 年分别为 12 844 亿元，19.4 万台。③ 由此带来的医疗机构运行成本上升引发医疗费用上涨，给医疗保障治理带来新风险。

3. 医疗费用增长对医疗保障带来的挑战

医疗需求的持续增加相应带来医疗费用快速上升，1995 年医院门诊次均医疗费用为 39.9 元、出院人均医疗费用 1 668 元，到 2020 年医院次均门诊费用为 324.4 元、人均住院费用 10 619.2 元，分别增加 8 倍、6 倍左右。现有研究显示，从 2000 年开始服务使用率成为住院费用增长的显著因素，2003 年后，价格和服务使用率都推动了门诊费用的增长。④ 医疗费用快速增长一方面使基金收支平衡面临较大压力，医疗保险基金支出大幅度增加，甚至出现基金收不抵支的情况；另一方面个人自付医疗费用快速增

---

① 数据来源：中华人民共和国国家统计局. 中国统计年鉴 2020［Z］. 北京：中国统计出版社，2020.

② 数据来源：国家卫生健康委. 2019 年我国卫生健康事业发展统计公报.

③ 数据来源：国家卫生健康委员会. 中国卫生健康统计年鉴 2019［Z］. 北京：中国协和医科大学出版社，2019.

④ 刘军强，刘凯，曾益. 医疗费用持续增长机制——基于历史数据和田野资料的分析［J］. 中国社会科学，2015（5）：104-125.

长，个人负担加大。虽然在卫生总费用中个人支付的相对比例在逐年下降，已经从2001年个人卫生支出占60%下降到2020年的27.7%左右，降幅超过50%；但是医疗费用的绝对数从2001年的人均394元上升到2020年5 146.4元，增加近13倍①，反过来又将影响医疗保险基金支付能力。

4. 医疗费用控制与医疗需求日益增长的矛盾

由于医疗费用增长中既有非合理因素也有合理因素，尤其部分属于人们医疗需求的正常增长和人们对健康需求的内在驱动，因此医疗卫生控费面临两难的困境。如果加强控制医疗费用增加，可以减少基金支付风险，但是人们医疗需求可能被抑制，医疗机构提供医疗服务不足，人们对医保制度满意度下降；如果控费不严格，在多因素作用下医疗费用收支平衡将面临较大风险，最终影响医疗保障制度的可持续发展。

二、我国医疗保障制度面临的新要求

新的时代背景下，医疗保障制度面临新任务和新期待。健康中国战略、社会主要矛盾转化、高质量发展等对医疗保障发展提出了更高的要求。这些要求驱动着新时代医疗保障改革不仅需要制度上的修补，还需要顶层设计上的长远战略规划，理念转型、体制机制创新等。

（一）健康中国战略对医疗保障制度的新要求

2016年，中共中央、国务院印发《"健康中国2030"规划纲要》，2017年党的十九大提出的"实施健康中国战略"，把人民健康放在优先发展的战略地位。建设健康中国的根本目的是提高全体人民的健康水平，人民健康也是社会主义现代化强国的重要指标，要建设人人共建共享的健康中国。

1. 以人民健康为中心

健康是美好生活的最基本条件，是促进人全面发展的基础。健康中国以人民健康为中心，从而实现经济社会发展的目标。以人民健康为中心与传统以经济增长为中心有本质上的差异。一方面，以人民健康为中心，提倡"青山绿水就是金山银山"的发展理念，形成健康促进经济社会发展的新模式；另一方面，在面临关系人民健康的重大决策中，各级政府各部门有明确的目标导向，如在新冠肺炎疫情中，我国坚持以人民健康为中心，不管付出多大代价都要保障每一位国民生命安全，全国上下一条心，从而有效地防控住了疫情。

---

① 数据来源：国家卫生健康委. 2020年我国卫生健康事业发展统计公报.

2. 从被动费用补偿向主动健康促进发展

健康中国建设中赋予医疗保障新的角色和任务，以往主要是化解疾病风险，是通过保险机制向医疗机构支付医疗费用，实质是被动费用补偿，医疗保障管理和服务聚焦于基金的收支平衡方面，对整体医疗卫生体系，如医疗、公共卫生、医患双方等多主体缺乏有效的约束激励机制。健康中国提倡以预防为主的新理念，需要医疗保障主动介入个人的健康，并且在医疗保障支付机制中有序引导资源配置到疾病预防领域，同时在全国药品集中采购中对医药产品和健康产业发展同样发挥引导作用，使社会重心，包括个人行为关注"治未病"，进而保持长期健康状况，降低疾病风险，形成健康的行为习惯和行为方式，减少不良生活方式导致的疾病。

3. 全方位全生命周期保障人民健康

健康中国从健康生活、健康服务、健康保障、健康环境、健康产业等五个维度都提出了明确的发展要求、目标和路径，这从横向上全方位保障了人民健康。并且各维度不仅存在内在的融合要求，而且在维度之间也需要协同，作为重要一环的医疗保障需要与各维度进行内外部协同，这样才有利于实现全方位的保障。同时，人群的全生命周期的保障，从出生到死亡，除了基本的医疗服务供给外，更加需要连续性的医疗保障，这凸显医疗服务传递中个人看病就医和医疗费用支付等信息流的衔接性、持续性、完整性和安全性，这对医疗保障管理和服务，尤其是医保经办机构服务能力提出更高的要求。

（二）新时代社会主要矛盾转化对医疗保障制度的新要求

1. 满足人民日益增长的美好生活需要

党的十九大报告明确指出，我国社会主要矛盾已经转化为人民日益增长的美好生活需要和不平衡不充分的发展之间的矛盾。人民日益增长的美好生活需要，当然包括了医疗卫生健康方面的需要，并且这种需要处于动态增长的阶段。随着医疗水平和技术进步，人们对医疗服务水平和质量有更高要求。而医疗保障保基本的特点以及医疗资源特别是优质医疗资源稀缺的现实，与人们在健康方面尤其是集中在高质量医药需求方面的矛盾不可避免。医疗资源的有限性和健康需求的无限性是任何一个国家都面临的问题，作为一个制度从其可持续发展来看，满足人们在健康方面日益增长的需要是一个世界性难题。

2. 化解医疗卫生资源总量不充分问题

从总量上我国医疗卫生资源不足，虽然近年来我国医疗卫生投入增长很快，如我国每千人口执业（助理）医生和注册护士从2000年的1.69人和1.02人上升到2019年的 2.77 人和 3.18 人。[①] 但是与主要发达国家相比，还存在一定的差距。2018 年主要 OECD 国家每千人口医生和护士数平均水平分别约为 3.45 人和 8.6 人，其中最高值每千人口医生 5.24 人（奥地利）和护士 17.74 人（挪威）。[②] 尤其我国具有"未富先老"等特点，不仅老年人口基数大且也在持续提高，未来医疗需求的缺口将进一步扩大，由此医疗卫生资源总量不足的问题也进一步凸显。

3. 改变医疗卫生资源不均衡问题

我国医疗卫生资源不均衡问题十分突出。一是城乡之间医疗资源的不均衡。城乡之间由于经济社会发展水平长期以来高低不一，医疗卫生资源配置也存在明显差距，优质医疗资源集中在大城市和大医院，农村地区"缺医少药"的问题一直没有得到根本解决。二是地区之间不均衡。东中西部之间存在显著的差异，大城市和小城市之间、老工业城市与新兴城市之间、发达城市与欠发达城市之间、省会城市与省内其他城市之间发展水平不同步问题突出。三是基层医疗资源和三级医疗机构的资源不均衡。在大城市、大医院的虹吸效应下，基层医疗机构人才流失严重，尤其是欠发达地区的优秀医疗卫生人才严重短缺，由此造成患者跨区域、跨统筹地看病就医现象增加，从而使患者看病就医直接成本和间接成本上升。

（三）医疗保障高质量发展对医疗保障制度的新要求

1. 提高医疗保障公平性

医疗保障高质量发展已经成为医保发展的基本要求，高质量发展从基本属性来看，首先需要提高医疗保障的公平性。医疗保障的公平性体现在缴费标准和待遇标准的统一，即参保人按照统一的标准（比例）缴费，所享受的待遇相同。在实践中，由于每个人的收入水平不同，按照统一费率缴费所征缴上来的医保费用也不一样，收入高者多缴，收入低者少缴。但每个参保人所享受的待遇是一样的，医保待遇差别只反映疾病（种类、严重程度以及治疗方法）的不同，而不与个人缴费多少挂钩。也就是说，参保人根据个人收入能力缴费，但待遇无差异，这是医疗保障公平性的表现。

2. 提高医疗保障效率性

医疗保障的制度效率、运行效率和配置效率还有待提升。一是制度效率表现在制度本身设计方面的效率水平提升。在医保统筹层次，制度衔接、转移接续问题，灵活就业者参保等方面都需要进一步优化。二是运行效率还没有充分实现制度价值。在经办管理制度、基金监管力量以及大数据和人工智能技术应用方面还存在短板，效率还

---

① 数据来源：中华人民共和国国家统计局. 中国统计年鉴 2020 ［Z］. 北京：中国统计出版社，2020.

② 数据来源：OECD 官网；医生数据来自 https://data.oecd.org/healthres/doctors.htm，2020-03-10.

有待提升。三是资源配置效率亟待提高。与养老保险不同，医疗保险更强调短期平衡，目前我国医疗保险同时存在保障不足和基金闲置问题，保障不足是大病患者风险还得不到充分化解，基金闲置主要是个人账户大量结余。根据国家医疗保障局发布的"2020 年全国医疗保障事业发展统计公报"，全国基本医疗保险基金（含生育保险）累计结存 31 500 亿元，其中个人账户累计结存 10 096 亿元，占比 32%。

3. 以价值为导向的医疗保障发展转型

随着人们对健康的重视和医疗卫生知识的增加，价值医疗成为人们的新追求。所谓价值医疗，就是以更好的健康结果为目标，全面提升医疗过程中的服务质量和病人安全。在医疗保障高质量发展要求下，医疗保障支付方式面临重大调整，从传统以项目和服务付费、侧重治疗，向以按疾病诊断相关分组（DRG）付费、侧重价值和绩效转变。高质量医疗突出医疗的价值，通过医保支付杠杆来引导医疗服务质量、医疗绩效和健康的真正提升。价值医疗本身也体现了以人民健康为中心，实现医疗成本收益的最大化，进而使患者满意。医疗保障在制度设计、"三目录"、药品谈判、医保药品价格形成、医保支付等多方面关注价值医疗，从而全面促进医疗保障高质量发展。

第二节　中国医疗保障制度高质量发展[①]

经过 20 多年的发展，面对医疗保障制度在新时期面临的风险、挑战以及新要求，未来医疗保障制度发展方向需要在制度理念、制度结构、基金持续、服务可及、协同治理等方面实现高质量发展。

一、医疗保障高质量发展的内涵与框架：理念、结构与主体

以党的十九大报告提出的社会主要矛盾的转变为背景，以健康中国战略为方向，基于医疗保障当前发展的成就与问题，医疗保障高质量发展意味着从以数量扩张为主的制度建设阶段向以质量提升为主的效率优化阶段转型，具体表现在医疗保障制度理念目标的坚守与创新、制度结构内容的优化配置和制度责任主体的合作共赢等方面。

（一）制度理念目标

立足于人民群众日益增长的健康需求与不平衡不充分的医疗保障供给之间的矛盾，要实现医疗保障的高质量发展，就需要在守恒与创新的思路下，树立医疗保障公平共

---

① 本节内容参见：仇雨临，王昭茜. 从有到优：医疗保障制度高质量发展内涵与路径［J］. 华中科技大学学报（社会科学版），2020，34（4）：55-62.

享、可持续发展的制度理念，明确医疗保障从基本保障到适度保障、从局部统筹到全面统筹、从形式公平到实质公平、从制度扩面到效率提升的制度目标。这些理念目标来源于医疗保障的基本原理，贯穿于医疗保障制度建设全过程，在新时代医疗保障发展的新阶段又被赋予新的内涵，即保持本身具有的护卫健康、维护公平的理念价值，再赋予适度保障、共享发展、提高效率等新的要求。具体表现在以下两方面。

一方面，坚守医疗保障固有的基本原理和主要原则，在保障公平性、促进可持续上坚守与发展。公平是医疗卫生领域以及整个健康治理体系的价值追求，对健康公平的关注是健康促进的核心价值取向，在健康促进中倡导公平是全球共识。医疗保障是医疗卫生领域的重要组成部分，能够补偿参保人获得医疗服务的费用，保障病有所医，维护健康，促进健康，因此公平是医疗保障持之以恒的理念追寻。当前城乡居民医保的统筹基本实现了城乡的形式公平，若要实现实质公平，就需要进一步弥合城乡之间、不同区域之间在医疗资源以及社会经济发展方面的差距，同时探索从城乡居民医保统筹走向职工和居民医保整合，真正实现全民医保的统一。在人人公平之外，要稳定地保障病有所医，便要依赖于医保基金的安全性，也就是可持续发展，否则参保人的健康保障便是无源之水、无本之木。总之，公平、可持续是医疗保障坚守的目标理念。

另一方面，根据新时代的新发展，适时作出创新性调整，从基本保障到适度保障，进一步提高制度效率，实现全民共享医疗保障发展成果。党的十九大报告提出"保障适度"的社会保障建设目标。对于保障水平，我们经历了从"低水平"到"保基本"，再到"保障适度"的转变，保障水平的确定机制更加理性。在新医改之前和新医改初期，医疗卫生的发展目标是人人享有基本医疗保健，医疗保障的发展目标是基本医疗保险全民覆盖，也就是实现从无到有。而新时代的医疗卫生健康强调全人群、全生命周期的健康管理服务，与此对应，医疗保障的目标也要提升为从有到优的高质量发展。

（二）制度结构内容

制度的结构内容也就是制度本身的组成部分，在医疗保障中包括筹资、待遇、支付、监管等具体的制度要素，各个制度要素优化组合与科学配置是高质量医保的内在条件。中共中央、国务院《关于深化医疗保障制度改革的意见》提出"1+4+2"的总体改革框架，即一个目标，到2030年，全面建成以基本医疗保险为主体，医疗救助为托底，补充医疗保险、商业健康保险、慈善捐赠、医疗互助共同发展的多层次医疗保障制度体系；四个机制，即健全待遇保障、筹资运行、医保支付、基金监管四个机制；两个支撑，即改革和完善医药服务供给侧和医疗保障公共管理服务两个支撑。首先，筹资运行和待遇保障是制度前端和末端的两个环节，决定了医保基金从哪里来、到哪里去，而医保支付则是连接这两个环节的纽带。其次，基金监管是医保基金安全、可持续运行的保障，确保医保制度远离风险。再次，医疗保障公共管理服务虽定义为支撑体系，但却是参保人获得医保的"最后一公里"，在某种程度上与筹资运行、待遇支付是一体的。如果说前面的四大机制是医疗保障制度的生产，那么医药服务就是医疗保障制度的递送。最后，医药服务供给既是医疗保障制度的外部环境，又是医疗保障的支付对象，无论是待遇保障还是医保支付，最终作用于医药服务的供给侧。如果说医疗保障通过作用于医药服务来解决"看病贵"的问题，那么医药服务供给本身更多是独立解决"看病难"的问题。总之，四大机制和两个支撑体系是一种"生死与共"的关系，只有科学配置，才能形成制度的合力。

（三）制度责任主体

由于医疗保障制度具有第三方支付的特征，因此围绕医疗保障制度的需求主体、供给主体与功能载体，即参保人、医保部门和经办机构、医药服务机构共同构成医疗保障制度的责任主体与利益主体（见表15-1）。而一项高质量发展的制度，不仅需要立足于自身的体制机制完善，更需要重视"客户体验"，着眼于不同责任主体的协同发展，实现多方利益主体的互利共赢。

表 15-1　　　　　　　医疗保障高质量发展的制度责任主体及发展方向

责任主体	功能角色	发展方向
参保人	制度需求主体	提高参保个体对医疗保险的获得感、满足感和期望，回应人民群众日益增长的健康需求
医保部门和经办机构	制度供给主体	提升医保部门和经办机构的能力建设
医药服务机构	制度功能载体	建立有效的激励约束机制，提高医疗、医药对医疗保障制度的支撑能力

首先，参保人是医疗保障制度的需求主体。医疗保障制度为了解决人民群众"看病贵"的问题，为参保人提供保障服务，参保人对制度是否满意、获得感如何、"看病贵"问题解决的程度，甚至可以决定整个医疗保障制度的成败。健康中国建设以人民健康为中心，医疗保障制度建设便是以参保人为中心，而在全民医保下也就是以全体国民的健康和疾病治疗费用为中心，以人民群众日益增长的健康需求和不平衡不充分的医疗保障制度之间的矛盾为依据。因此，医疗保障的高质量发展在制度主体之间，最要紧的就是需要提高参保个体对医疗保险的获得感、满足感和期望，引导个体的健康行为和健康改善，回应人民群众日益增长的健康需求。

其次，医疗保障部门和经办机构是医疗保障制度的供给主体。医疗保障部门和经办机构承担着医疗保障制度的设计、管理和服务等责任，包括各级医疗保障管理局、医保经办中心等机构，从制度构建到最终的服务递送，其角色贯穿医疗保障的全链条、全方位，其管理能力和效率引导着整个制度的走向。然而，在实践中，这一主体却很可能被"忽视"，因此，医疗保障的高质量发展需要关注医保部门和经办机构的能力建设，从机制设计、物质资源、人力资源、技术资源等方面予以全面支持。

最后，医药服务机构是医疗保障制度实现其功能的载体。医疗保障承担着护卫人民健康的重要任务，但医疗保障本身却不能独立发挥作用，必须通过医药服务尤其是医疗服务得以实现。没有有效的医药服务供给侧，医疗保障也只能是"巧妇难为无米之炊"。因此，医疗保障高质量发展便需要建立有效的激励约束机制，通过医疗、医药与医疗保障制度的良性互动，提高医疗、医药对医疗保障制度的支撑能力。

二、医疗保障高质量发展的实现路径

（一）立足基金的可持续性，优化筹资与待遇的调整机制

优化筹资与待遇的调整机制是实现医疗保障高质量、可持续发展的基础。我国医保基金在管理过程中采取的是"以收定支、收支平衡"的原则，但在待遇刚性增长、支付范围扩大、标准提高而筹资缺乏稳定的增长机制的背景下，完全意义上的"以收定支"是无法实现收支平衡，从而有效保障参保人权益的。基于保险是对风险的补偿的基本原理，以及可持续保障参保人权益的需求，在经济、财政、居民收入各方承受能力的约束条件下，合理确定支付范围和支付水平，从住院重大疾病到慢性病再到常见病、门诊小病，小步渐进扩大支付范围，建立全国统一的待遇清单制度，然后从低到高逐步测算医疗费用的支出比例，并据此设定稳定的、动态增长的筹资机制，即《关于深化医疗保障制度改革的意见》中提到的"尽力而为，量力而行"。

（二）明确制度定位，完善多层次医疗保障体系

建成以基本医疗保险为主体，医疗救助为托底，补充医疗保险、商业健康保险、慈善捐赠、医疗互助共同发展的多层次医疗保障制度体系是我国医疗保障制度深化改革的目标。但不同保障层次因资金来源不同、性质不同，其背后的保障逻辑和发展逻辑也不同，因此需要明晰不同制度在多层次医疗保障体系中的定位，进而畅通衔接机制，最终完善多层次医疗保障体系。

一方面，就基本医疗保险与医疗救助而言，在资金来源上，医疗保险来源于参保人、用人单位和财政的多方缴费或补助，医疗救助来源于财政的补助。在性质上，医

疗保险具有长期可预期性，是一种稳定的常态化保障，其支付规则反映的是权利与义务、缴费与待遇的匹配性；医疗救助是对因病致贫者的帮助，是一种兜底性保障，与医疗保险有所区别。二者应在目录内外、起付线、封顶线、个人自付比上做好衔接，医疗保险在统一的待遇规则下支付所有参保人的合规医疗费用，剩余的个人自付费用，如果是困难人群，则根据个人负担比例由医疗救助突破医保目录内外的限制，再次兜底保障。

另一方面，商业健康保险作为基本医疗保险的重要补充机制，商业健康保险需要规范和创新并存，除了原有的为企业和高收入人群提供补充医保外，政府还可以通过政策引导、税收补贴方式鼓励其开展针对其他社会群体的商业健康保险险种，以高效率的市场机制补充政府承办的社会保险的不足，实现商业健康保险市场利益与社会利益、精算原则与社会原则的平衡。而在衔接上，仍可以医疗保险没有覆盖的所有医疗项目和费用为目标，起到对医疗保险的重要补充作用。

（三）深化医保支付方式改革，建立多元复合型医保支付方式

多元复合型医保支付方式是当前医保改革的重点领域。支付方式的改革应从以单一的控制总额费用为目标到关注为参保人购买高质量、可负担、可及性的医药服务。在技术手段上，充分运用大数据、信息化等工具，完善支付方式的基础资源；在机制设计上，通过按病种、按疾病诊断相关分组（DRG）付费等重点支付方式的协同改革，在打包支付、重点领域倾斜支付等方面作出创新探索。例如，对于病情清晰稳定、需要长期诊疗的慢性病，考虑按人头、按单病种付费；对于病情复杂、并发症多的诊疗项目，采取精细化的按疾病诊断相关分组付费，同时辅助按服务项目付费，给予医生灵活处置权。通过多元复合型医保支付方式在不同人群、不同病种、不同医疗机构之间的综合配置，逐步推动支付方式改革在分级诊疗、慢性病管理乃至整个医疗服务领域发挥杠杆性、引导性作用。

（四）提高医疗保障经办管理效率，提供高品质的医保服务

《关于深化医疗保障制度改革的意见》中将优化医疗保障公共管理服务作为医疗保障的支撑体系，列为专项改革内容。因此，需要厘清和合理划分各级管理机构职责，从人员培养、经费投入、标准化、信息化、一体化等方面完善现有国家、省、市级医疗保障局的制度设计职能，提高各级医疗保障局的医药服务购买能力，做强基层经办机构的服务递送业务。医保经办机构不仅要履行医保报销职责，更要发挥能动者的作用，对医疗服务体系、药品供应体系和公共卫生体系都应发挥监督、调节和激励的作

用，小马拉大车的"小马"应具有更强的能力。

此外，可以创新经办管理发展模式，医保部门和商业健康保险公司可以合作，通过购买服务的方式，将医保非核心业务外包给市场机构，分担医保经办能力不足的压力，提高医保经办的专业化水平。例如，可以采取政府购买商业健康保险公司服务，商业健康保险公司派人到医保中心担任业务员，合署办公；或是直接将审核、监管等专业化更强的业务外包给商业健康保险公司等市场机构。

（五）创新医疗保障治理机制，从单一主体管理到多元主体协同治理

推进中国医疗保障事业高质量发展，全面建成中国特色医疗保障体系需要进一步丰富"三医"联动的内涵，加大加快实施融合创新、协同发展的力度与进度，新时代医疗保障改革发展需要把握全局性、整体性、系统性、协同性的特征。① 党的十九届四中全会提出国家治理体系与治理能力现代化的战略规划，基于此，在医疗保障领域，则需要创新医疗保障治理机制，构建共商共建共治共享的医疗保障多元治理格局。首先，任何一项可能涉及相关利益主体的政策出台，都需要各主体合作商议；其次，通过支付、监督等要素完善激励约束机制，立足医疗健康事业全局，以整体观构建医疗保障在医药服务供给侧改革中的作用体系；最后，在国家面临公共卫生、传染疾病等公共危机时，及时扩充"三目录"，提高支付标准，统筹医疗保障基金和公共卫生服务资金的使用。总之，我国的实践已经证明，没有医疗服务与医药流通的有效配合，医疗保险制度便失去了稳定的基础；没有医疗保险制度的支撑，医疗服务与医药行业发展也必定受到制约。高质量医疗保障应回应新医改方案"四位一体"的部署，强化与各种医疗保障支持系统的关联和合作，实现多元主体的合作共赢，最终助力全人群、全生命周期的健康服务。

第三节　从病有所医到健康中国②

中国医疗保障高质量发展的方向是从病有所医到健康中国。新医改十余年来，中国逐步建成了世界上规模最大的基本医疗保障体系，病有所医的目标基本实现。面对人民群众健康需求的日益增长，以解除人们疾病医疗后顾之忧、普遍提高人民健康水平为目标的全民医保制度，需要逐步从实现病有所医的城乡统一，走向推动健康中国

---

① 王东进. "三医"联动是全面建成医疗保障体系的关键一招 [J]. 中国医疗保险，2019（3）：1-4.
② 本节内容参见：翟绍果. 从病有所医到健康中国的历史逻辑、机制体系与实现路径 [J]. 社会保障评论，2020，4（2）：43-55.

的健康治理。习近平总书记强调，要把人民健康放在优先发展的战略地位。党的十九大报告明确指出，中国实施健康中国战略，完善国民健康政策，为人民群众提供全方位全周期健康服务。从宏观层面来讲，健康不仅是一种身体状态，也是一种重要的治理能力。[①] 作为一项系统工程，健康中国建设非一朝一夕之功，需要充分凝聚健康共识，稳步完善健康体系，持续推进健康治理，构建从病有所医到全民健康的卫生健康共同体，实现共享健康中国的美好愿景。

一、公共健康政策转型下从病有所医到全民健康的历史逻辑

人类应对疾病的公共健康政策经历了议题转化、理念转型和内涵升华的发展历程。19 世纪工业革命对自然环境与人类健康造成的负效应推动了法国流行病学和英美公共健康革命的兴起，此后整个 20 世纪福利国家逐步建立了社会经济治理与健康治理相契合的公共政策协同治理机制，由此公共健康及其政策被纳入全球视野。[②] 20 世纪 80 年代起，公共健康政策从以单一的临床流行病学、临床医学为核心向涵盖人口论、社会学、疾病预防等多元化、前瞻性的研究范式转变。[③] 促进健康意识觉醒[④]、逃离健康不平等[⑤]、提高健康资源可及性、推动公共健康体系可持续[⑥]，逐步成为公共健康政策的内容。基于公共健康政策转型的全球趋势和中国语境，从疾病治疗到预防保健的政策理念转型、从病有所医到全民健康的政策目标转化、从生存维持到生命自由的政策内容转换，以及从健康不均到健康公平的政策价值转变，构成了从病有所医到全民健康的历史逻辑。

（一）政策理念转型：从疾病治疗到预防保健

随着医疗技术的发展和健康需求的转变，公共健康政策理念经历了从疾病治疗到预防保健的转型。人类健康与医疗领域在工业革命之前属于垄断性行业，具有医疗资

---

① 杨立华，黄河. 健康治理：健康社会与健康中国建设的新范式 [J]. 公共行政评论，2018，11（6）：9-29+209.

② Simon Szreter. The Population Health Approach in Historical Perspective. American Journal of Public Health，2003，93（3）：421-431.

③ Lucy Gilson et al. A Health Policy Analysis Reader：the Politics of Policy Change in Low-and Middle-Income Countries. Geneva：World Health Organization，2018.

④ Damon Francis et al. How Healthcare Can Help Heal Communities and the Planet. British Medical Journal，2019（365）：12398.

⑤ Chentel Ramraj et al. Equally Inequitable? A Cross National Comparative Study of Racial Health Inequalities in the United States and Canada. Social Science & Medicine，2016（161）：19-26.

⑥ Harald Schmidt et al. Public Health，Universal Health Coverage，and Sustainable Development Goals：Can They Coexist? The Lancet，2015（386）：928-930.

历的医生享有对医疗与健康的解释权，此阶段出现的医疗资源浪费、医生误诊、种族及社会阶层的医疗不平等，将人类健康与医疗发展推入第二个时代，即基于政府主导、行业内部自律双重作用下形成的行业规范和公共医疗评价与管理体系，其相应政策核心立足于治病救人的传统诉求、医疗资源的有效供应和医疗技术的推进发展。目前在国际公共卫生组织的不断发展更迭中，人类健康与医疗正迈入以健康公平、健康人权、健康质量为核心的第三个时代。① 起初，由于医疗技术和健康知识的匮乏，罹患疾病的个体多关注于消除当下的各种不适症状，而对预防与康复环节了解甚少。因此，亚健康成为大部分人身心状态的现实写照，也形成了疾病繁衍的巨大风险源，但却未能得到应有的重视和正确的应对。尽管中国卫生投入规模逐年扩大，2019 年全国卫生总费用约为 65 196 亿元，比 2018 年增长 9.27%；医保经济负担持续下降，2019 年个人卫生支出占总费用的比例从 2018 年的 28.61% 下降到 28.36%。2019 年职工医保住院费用个人负担 20%，居民医保个人负担比例为 40%②，但个体在面临疾病侵袭时仍表现出了较高的健康脆弱性，因病致贫返贫问题时有发生。随着老龄化形势的加剧，目前中国 1/3 左右的疾病总负担来自 60 岁及以上老年人的健康问题，然而其中大部分健康问题都可以通过健康行为干预来预防或延缓其发生③，且预防是保障健康最具经济性的行为，控制医疗费用的重点应该在于控制疾病发生的苗头，做到少生病和生病后及时就诊，而不仅仅注重生病后的诊疗技术。④ 伴随人们对这一事实的广泛接受，以及对于疾病原因、治疗手段、健康价值的认识走向全面与成熟，疾病的前期预防与后期康复越加受到关注，医学模式由重治疗的"疾病医学"开始向重预防的"健康医学"转变，轻食健身、运动康复、生态养老等各类健康业态如雨后春笋般兴起，"不治已病治未病"的传统理念重获生机。目前，公共健康服务已涵盖预防、治疗和康复的全过程，公共健康政策理念也由疾病治疗深化至预防保健。⑤

（二）政策目标转化：从病有所医到全民健康

近年来，整体医学观的复兴与大健康理论的兴起，正在推动公共健康政策目标从病有所医的初级卫生保健走向全民健康的健康治理。传统公共健康的任务主要是由卫

---

① Danald M. Berwick. Era 3 for Medicine and Health Care［J］. The Journal of American Medical Association，2015，315（13）：1329-1330.

② 数据来源：国家医疗保障局. 2019 年全国医疗保障事业发展统计公报.

③ 世界卫生组织. 关于老龄化与健康的全球报告. 2015.

④ 王冬. 基于价值医疗的医疗保险支付体系改革创新［J］. 社会保障评论，2019，3（3）：92-103.

⑤ 翟绍果，王昭茜. 公共健康治理的历史逻辑、机制框架与实现策略［J］. 山东社会科学，2018（7）：95-101.

生部门承担，包括健康教育、预防医学措施（免疫接种、疾病筛查和治疗）以及卫生执法三大方面①，以病有所医为目标，公共健康政策的靶向始终是疾病本身。大量的人力、物力与政策资源被投入到与疾病治疗直接相关的领域中，用于大力发展医疗技术与提高医疗水平，属于"头痛医头，脚痛医脚"的阶段。健康是与疾病截然不同的一种状态，不仅仅是指身体无病，也不仅仅是公共卫生机构的责任，还包括了完整的心理、生理状态和社会适应能力。② 构建良好的健康环境与推行有效的健康政策，是一种有效的国家健康投资行为。针对健康中国的时代要求，公共健康的政策目标从运用日新月异的医疗技术被动纾解疾病后果，到开始以更加主动的姿态面对潜在的疾病风险，将健康融入万策，尽量消除威胁健康的各种因素，构建富有韧性的健康生态系统。

（三）政策内容转换：从生存维持到生命自由

由以传染病为主到以慢性病为主的疾病谱变化推动着公共健康政策内容从维持基本生存扩展至保障生命实质自由。实际上，传统公共卫生面临的主要挑战仍然是应对烈性传染病带来的生存危机，全球主要传染性疾病历年暴发次数见表 15-2。发端于传染病研究的流行病学长期占据着公共卫生研究的正统地位，传染病的防治成为延续数个世纪的卫生工作重点，控制发病率或死亡率往往成为衡量地方治理绩效的指标。20世纪 60 年代开始，中国先后消灭了本土的天花与脊髓灰质炎，成功培育乙肝疫苗，有效遏制了鼠疫、肺结核、麻疹、白喉、伤寒、血吸虫等历史上长期肆虐的传染病，取得了惠及全体人民的历史性成就。进入 21 世纪以来，高血压、心脏病、脑卒中、癌症等慢性非传染性疾病风险正在替代传染病成为影响人民生活的更普遍风险因素，截至2019 年 7 月 31 日，我国慢性非传染性疾病死亡人数占比为 88%，导致的疾病负担占总疾病负担的 70%以上，诸多环境污染引发的健康损害以及自杀、交通事故等意外伤害也正在成为不可忽视的公共健康议题。相应地，社会的风险化与预期寿命的不断提高，也使得人们更加重视不良健康状况带来的实际福利损失，公共健康在保护生命形式的基础需求之上更加强调保障生活质量，以确保全人群、全生命周期都可以享受到最大限度的生命尊严与实质自由。

---

① 谭晓东，彭塱. 预防医学、公共卫生学科概念探讨 [J]. 中国公共卫生，2005（1）：127.
② World Health Organization. What is the WHO Definition of Health? Constitution of the World Health Organization-Basic Documents. Forty-fifth Edition，Supplement，2006.

表 15-2　　　　　　2011—2017 年全球主要传染性疾病历年暴发次数　　　　　单位：次

传染病种类	2011 年	2012 年	2013 年	2014 年	2015 年	2016 年	2017 年
黄热病	17	12	8	2	4	10	4
基恐肯雅热	8	10	3	29	27	14	4
埃博拉病毒	1	2	8	11	4	3	1
克里米亚-刚果出血热	3	5	6	8	7	7	13
霍乱	62	51	47	37	44	42	25
伤寒	20	23	5	2	8	3	14
杆菌性痢疾	25	24	28	29	4	2	1
瘟疫	8	7	6	10	7	6	3
西尼罗河病毒	11	15	15	11	11	18	10
脑膜炎	14	20	19	19	19	23	23
中东呼吸综合征	0	3	10	17	12	7	8
甲流 H1N1	5	6	7	9	10	5	9

资料来源：以上数据来自美国华盛顿大学健康计量与评估研究所 2018 年报告和世界卫生组织。

（四）政策价值转变：从健康不均到健康公平

从健康不均到健康公平是公共健康治理的必然选择。健康不均来自与社会经济因素相关的健康不可及。[1] 健康公平关乎基于个人需求的健康资源分配和使用，而健康权益来源于伦理原则和人权原则，没有种族、社会地位、财富、权力差别之分。[2] 因此，人人有权享有能达到的最高标准的身心健康，是一项普遍的人权，正如全人类分担疾病的负担一样。依托中国强大的医疗保障安全网和基本医疗卫生体系，疾病引发的健康、经济与社会负担得到了一定程度的化解，无数曾经的病患得以消减或免受疾厄之苦，人民的生命财产安全得到保障。但健康不均现象仍然影响着健康服务的公平可及，导致健康权益在城乡、地区与人群间存在差异，健康资源的存量供给、结构配置与空间分布呈现着不平衡的特征，健康保障制度体系存在碎片化问题。习近平总书记指出，没有全民健康，就没有全面小康。《中国健康事业的发展与人权进步》白皮书指出，健康权是一项包容广泛的基本人权，是人类有尊严地生活的基本保证，人人有权享有公平可及的最高健康标准。保障人们享有基本可行能力的健康权，实现健康公平，需要通过健康中国建设，以完善城乡统筹的医疗保险制度为重点，稳固健康中国建设的基

---

[1]　Braveman P. Gruskin. Defining Equity in Health. Theory and Methods，2002，57（4）：254-258.

[2]　Angus S. Deaton. The Great Escape：Health，Wealth and the Origins of Inequality［M］. Princeton：Princeton University Press，2013.

础性制度支撑①；以健康扶贫为基点，缩小城乡基本健康服务和健康水平的差距，促进健康服务均等化②。

二、从病有所医到健康中国的健康共治机制

共建共享是社会成员间基本关系的内在需求，正是以此为基础的合作秩序不断实现与扩展，人类历史才得以演进。实现从病有所医的全民医保到健康中国的健康治理，需要基于共建共享理念，形成"共生健康风险—共识健康需求—共建健康秩序—共治健康行为—共享健康中国"的健康共治机制，构建共生共识共建共治共享的全民健康体系。

（一）共生健康风险

健康风险因素的共生来源于健康的正外部性和疾病的负外部性，以及健康资源有限性所带来的条件约束。社会成员总是生活在共同体的健康风险之中，包括疾病的传染性、健康信息的相互传递、健康资源的彼此依赖等。在面临外部健康风险时，会导致医疗费用增加、劳动收入减少、生活质量下降、身体不适及心理压力等不良后果。首先，天灾人祸等意外因素引致的疾病往往具有客观性特点，无法预知也不以人的意志为转移；其次，特定的生命周期更容易遭遇某一类特定的疾病风险，这是所有个体从生命准备到养老准备的过程中都无法逃避的；最后，健康具有极强的外部性，个体生活方式会作为一种文化理念对周围社群产生潜移默化的影响，而个体的疾病也可能会传染至群体。因此，健康既事关个人基本生存与发展权，也关乎整个社会的良性运行。伴随着社会交往的不断拓展与人口流动性的日益加剧，个体与全社会的健康联系必将更加密切。同时，健康资源有限性会为社会成员带来共同的内在约束，人们的各项健康决策实际上都是在约束性条件下进行的适应性选择。健康资源的供给状况极大地决定着健康需求的满足程度。因此，健康风险与健康资源相互作用、不可分割，共同塑造了某一生活环境下人群的总体健康水平，全体社会成员随之结成了健康共同体。

（二）共识健康需求

健康需求是从全民医保到健康治理转型升级的动力所在。人们对健康的需求不同于其他商品的需求，因为人们既可以生产健康又可以消费健康资本，同时增加了的健

---

① 郑功成. 健康中国建设与全民医保制度的完善 [J]. 学术研究，2018（1）：76-83+2+177.
② 申曙光，曾望峰. 健康中国建设的理念、框架与路径 [J]. 中山大学学报（社会科学版），2020，60（1）：168-178.

康资本又可以进行消费和生产的再循环。健康需求的拓展又能够促进个人健康投资，从而使个人能够反复享受健康投资的生产红利。[①] 健康需求并不简单等同于看病就医的需求，而是人民追求美好生活、实现健康长寿的内在需要，包含了疾病消除、健康维护与健康促进等多方面内容。其一，健康状况反映了生命的基本状态，从根本上影响着个体的主观生活感受，成为人民幸福与社会福祉的重要内容。健康权已在全球范围内被确认为一种基本人权，是全人类的基本需求之一。其二，作为不可或缺的人力资本，健康也是个体开展各类生产生活活动的基本支撑，奠定了个人追求美好生活的基础条件。以健康资本为纽带，个体才得以功能完好地扮演各类社会角色，不断积累经济、社会与健康资本，形成与社会系统的互动互惠。其三，健康能力也是劳动者素质的基本构成，劳动力群体的健康能够为社会生产提供更多合格的劳动力。国民预期寿命对劳动生产率具有促进作用，并且两者呈现螺旋式上升的相互关系。[②] 新时代人民健康需求日益增长，由以往主要追求生命安全扩展至更加强调生活质量，具体内容也呈现出了多样化、多层次的特点，但化解健康风险、改善健康状况和增进健康福利仍是社会成员的共同诉求，贯穿在全人群全生命周期。人类健康需求及威胁共同形成了公共健康的关注点，各个国家和族群的健康需求彼此密切相关。[③] 因此，对良好健康的需求是健康共同体内社会成员的共识，成为公共健康治理的思想基础和团结力量。

（三）共建健康秩序

从病有所医到健康中国的转型，需要政府、社会与市场等多元主体共建健康合作秩序。一般认为，健康状况受到先天禀赋与后天干预的共同作用。遗传因素及胎儿期间的营养、疾病预防等状况决定了个体幼年的生长发育质量，进而奠定了后天健康水平；家庭经济状况、营养、卫生习惯、体育锻炼、环境卫生、医疗水平等后天条件也直接决定了个体当期健康水平，并通过预期寿命、免疫能力和社会适应能力等间接调整着其未来健康水平。可见，影响健康的先天后天因素与整个社会环境息息相关，个体的健康状况是自身与社会互动的结果。因此，公共健康的治理责任需要多元主体共同参与分担。20世纪初期，欧美国家公共健康政策制定者开始关注不同公共健康体系参与者的角色定位和责任分担机制，去保护主义和去还原主义的逐渐发展进一步推动了公共健康体系治理的扁平化和主体参与的多元化，使政策更关注公共健康及个人健

---

① Frank J. Chaloupka, Rosallie L. Pacula. Economics and Anti-Health Behavior. Lawrence Earlbaum Associates, 2000：89-111.

② Samuel H. Preston. Mortality Patterns in National Populations ［M］. New York：Academic Press, 1976：123-130.

③ Theodore R. Marmor, Claus Wendt. Conceptual Frameworks for Comparing Healthcare Politics and Policy. Health Policy, 2012, 107（1）：11-20.

康本身。① 有学者呼吁国际公共卫生组织协调全球各国共同构建全球健康与安全网络，个人、社会、各相关组织与国家应就不同公共健康政策、管理与评估项目而形成项目—事业部制的合力。② 总之，实现健康的治理生态和合作秩序，需要社会成员的共同努力，集结人人参与、同向同行的协同行动，形成多方互促、责任共担的健康共同体。

（四）共治健康行为

健康不仅表现为体格上的健康，还有行为和社会意义上的含义。例如，过度吸烟、酗酒、不合理饮食、缺乏锻炼等被认为是导致慢性病的主要原因，对健康有着累积性的负面影响，尤其是已经固定化了的行为模式。③ 世界卫生组织曾将影响健康的因素总结为：健康＝60%生活方式+15%遗传因素+10%社会因素+8%医疗条件+7%环境因素。显然，日常健康行为所汇聚的生活方式属于健康的决定性因素，而其他因素也会在特定条件下受到健康选择与健康行为的影响。事实上，这些健康行为不仅来自个人，还会直接受到家庭单位的影响，关注家庭内部行为与健康的关系不容忽视。④ 作为社会治理格局的重要单元，社区等微观生活场域和企业等微观生产场域也存在自下而上的自主健康行为。⑤ 从更高的层面来看，公共健康风险的跨空间传播与影响以及健康资源的跨区域配置与流动日益频繁，使得不同具体环境间人群健康水平有了越来越强的关联性，区域内和跨域间公共健康行为同样应该得到关注。总之，公共健康是公众的集体行为，要共同创建维护健康的生活环境，不断提高健康素养，主动养成健康的行为习惯，传播健康的文明理念，形成广泛参与公共健康的集体行动，共同应对健康风险和增进健康福利。

（五）共享健康中国

通过健康风险的积极应对、健康需求的充分满足与健康治理的有效提升，能够为全体国民构筑健康的生活空间。在健康风险的约束下，个体健康会受到周围人及所处环境的影响，也能受惠于社会整体健康水平的提升。个体作为社会系统的鲜活细胞，

① Gill Walt, Jeremy Shiffman, Helen Schneider, Susan F. Murray. Doing Health Policy Analysis: Methodological and Conceptual Reflections and Challenges. Health Policy Plan, 2008, 23（5）: 308-317.

② Jale Tosun. Polycentrism in Global Health Governance Scholarship Comment on Four Challenges that Global Health Networks Face. International Journal of Health Policy and Management, 2018, 7（1）: 78-80.

③ 王甫勤. 地位束缚与生活方式转型——中国各社会阶层健康生活方式潜在类别研究［J］. 社会学研究, 2017, 32（6）: 117-140+244-245.

④ 维克托·R. 福克斯. 谁将生存? 健康、经济学和社会选择［M］. 上海: 上海人民出版社, 2000: 172.

⑤ 刘丽杭. 国际社会健康治理的理念与实践［J］. 中国卫生政策研究, 2015, 8（8）: 69-75.

既是自身健康的直接受益者，也会影响整个社会有机体的健康状况。可以说，健康个体的集结才能形成健康社会。健康需求是人民美好生活需求的基础要件，健康需求得到满足是全体国民的基本权益，也是社会可持续发展的基本要求。对此，健康中国战略作出了最好的回应。薄弱的社会健康治理会加剧人口健康脆弱性、经济脆弱性与社会脆弱性，降低个体应对风险冲击的健康能力、经济能力和社会能力，导致群体更易陷入健康贫困。与之相反，现代化的治理体系则能带来健康福祉。通过健康福祉的整体增益，保障人民不受疾病风险的侵扰，公平享受健康生活，完整维护生命尊严，无后顾之忧地为个人理想与国家梦想奋斗，充分实现自我价值与社会价值。从健康公民、健康家庭、健康社区、健康城市到健康中国的内涵式发展过程中，合力结成"我为人人、人人为我"的健康共同体。

三、从病有所医到健康中国的健康协同体系

公共健康治理目标体现在疾病消除、健康维护与健康促进等方面，立足于源头治理、过程治理与系统治理的全过程，从应急、治疗、预防、投资与保障等维度，构建从病有所医到健康中国的健康协同治理体系，包括针对突发公共卫生事件的临时性公共健康应急体系、针对患病人群的持续性医疗卫生干预体系、针对亚健康人群的常规性健康管理预防体系、针对健康群体的稳定性健康资本提升体系、针对全体国民的适度性健康保障支持体系。通过疾病筛查预防、慢性病健康管理服务、失能照护、认知心理调适等健康照护计划增强健康风险应对能力，通过医疗保险、医疗救助、大病保险等多重健康保障计划减少因病致贫发生率，通过个体参与、社会帮扶、政府引导的多重健康参与计划保障健康机会和健康权益，突出留守高龄人群健康支持、残疾残障人群健康援助、失能失智人群健康照护、慢性病人群健康管理等重点人群和关键病种的协同治理。

（一）完善突发性公共健康应急体系

公共健康应急以降低突发性公共健康危机对生命财产和生活质量的负面影响为重点，分析预测全国范围或特定地区可能面临的公共健康事件尤其是突发性公共健康危机。目前，我国已经建立世界上规模最大的法定传染病疫情和突发公共卫生事件网络直报系统[①]，在处于新冠肺炎疫情风暴中心之时也表现出了坚定的政治决心和快速的强效响应，但疫情初期暴露出的一些问题很值得反思。伴随着人口流动性的加剧，社会

---

① 国务院新闻办公室. 中国健康事业的发展与人权进步白皮书. 国务院新闻办官网. http://www.scio.gov. cn/ztk/dtzt/36048/37159/index.html，2017.

风险性与脆弱因子不断累积，需要制定包括公共卫生服务体系、卫生法律体系、疾病预防控制体系、卫生救援体系、医疗服务体系等方面的应急方案，完善能够应对各类严重事态的总体应急计划，重点推进高级别生物防护等级实验室与生物科技能力建设①，重点加强危害巨大的传染性疾病、核辐射、中毒等应急队伍与制度的建设，重点推进有针对性的、常态化的应急培训计划，重点支持市（区、县）级公共卫生应急核心能力建设。② 还要运用互联网技术建立全国公共健康危机事件信息库和监测体系，建立公共健康风险应对的预警防范机制，最终建成"以防为主、防治结合、综合治理"的公共健康应急体系。

（二）健全持续性医疗卫生干预体系

医疗卫生干预体系是疾病消除和健康治理的有效手段。当前，病有所医的实现依赖于医疗卫生体系，尤其是基本医疗卫生制度的建设，而在健康中国的建设过程中，持续性的医疗卫生干预体系仍需要稳定地发挥其重要作用。对健康的无限需求和有限医疗资源之间的矛盾是医疗卫生体制改革的根本矛盾和核心问题，也是全球医疗卫生体制改革的难点所在。结合我国国情进行循序渐进的改革与探索，建设公共卫生、医疗保障、医疗服务与药品保障四位一体的制度体系，有助于实现持续性医疗卫生干预体系的稳定发展。要加强医疗卫生体制改革的联动，巩固城乡卫生服务网络，完善城乡居民医疗保险制度，发展社区卫生服务，控制严重危害人民身体健康的疾病，进一步改善医疗卫生设施条件，不断提高医疗服务水平。总之，通过医疗卫生干预体系的统筹配置，实现从"病有所医"到"病有良医"。

（三）整合常规性健康管理预防体系

健康管理通过常规性健康体检、慢性病跟踪、疾病筛查等健康管理服务，对个体或人群的健康危险因素进行全面监测、分析、评估，调动个人及集体的积极性，以全生命周期的健康干预前移为关口，有效利用有限的资源来达到最大的健康改善效果。《柳叶刀》杂志上发表的一篇论文分析了 1990 年到 2017 年的数据后指出，中风、缺血性心脏病与肺癌已成为中国最主要的死亡原因。③ 但实际上，超过 50% 的慢性疾病都可以通过改变生活方式、控制行为风险加以预防。因此，在人群健康管理的链条上，需

---

① 徐彤武. 埃博拉战争：危机、挑战与启示 [J]. 国际政治研究，2015，36（2）：33-60.

② 王超男，米燕平，杨健，王志锋. 中国卫生部门 IHR（2005）公共卫生应急核心能力现状分析 [J]. 中国卫生政策研究，2014，7（12）：56-61.

③ Maigeng Zhou et al. Mortality, Morbidity and Risk Factors in China and its Provinces, 1990-2017: A Systematic Analysis for the Global Burden of Disease Study. The Lancet, 2019（394）：10204.

要建立城乡居民、公共卫生部门、医疗服务机构、药品供应厂商、医保经办机构、社区卫生服务中心、社会第三部门等多方参与的健康管理体系。通过综合性健康管理服务系统的建立，实现覆盖全民全程健康管理与服务。针对高脆弱性人群，增强其抵御健康风险的能力，降低健康风险的冲击概率，尤其是脑卒中、高血压、糖尿病等需要长期进行医疗照护和大额医疗费用支出的人群，需要通过持续性的综合干预缓解其弱势状态。同时，还应通过健康讲座、定期体检、保健咨询等方式，开展健康知识教育，强化健康责任意识，宣传健康生活理念，帮助国民形成有益健康的生活习惯，提高全人口健康素养。

（四）扩展稳定性健康资本提升体系

健康资本提升体系主要针对健康人群，通过对个体健康影响因素分析而提前采取健康促进手段进行早期干预，以达到减少疾病发生、提升健康资本的目的。稳定性健康资本提升体系可以包括健康宣传培训、日常健康促进、定期健康体检以及家庭健康保障等内容。首先，通过健康教育，宣传普及常见疾病的预防与干预知识，引导个体及时预防健康风险，明晰健康风险事件发生后如何及时止损。其次，政府通过制定适合不同人群的健康改善计划，包括饮食营养、行为习惯、家庭计划、体能活动与心理健康等，引导居民养成正确的健康观和良好的健康习惯。再次，通过定期健康体检收集居民健康信息，多方面、多层次评估与判断个体陷入疾病状态的可能性与发展态势，为个体建立健康档案，制定个性化的健康管理方案。最后，家庭成员要充分发挥作为彼此健康主要守护者的作用，及时发现并控制家庭成员周围的健康风险因素，引导并陪护患病成员及时就医。总之，稳定性健康资本提升体系是致病风险因素管理和健康不良状态矫正的手段，作用于全人群、全流程、全周期的健康资本提升。

（五）优化适度性健康保障支持体系

全民医保制度作为健康中国建设的基础性制度支撑，也是我国健康保障体系的基本内容。要坚持以人民健康为中心，全面实施全民参保登记计划和制度统一的公平医保体系，逐步缩小城乡、地区、人群间医疗保障公共服务和待遇标准差异，最终实现以一个统一的医保制度覆盖全民，促进普惠公平。要坚持科学筹资、合理分担的权责匹配原则，逐步建立与经济社会发展水平、各方承受能力相适应的可持续筹资机制，建立个人缴费标准与居民收入相挂钩的动态调整机制，建立权利与义务相结合的缴费待遇机制，均衡各方主体缴费负担与费用分担，明确医保待遇清单，理性引领医保预期。此外，通过公共卫生、医药供应、医疗服务与医疗保障等健康保障体系内部的要素整合、相互间的协同配合与整体的结构优化，组合出优质可及、经济可支付的健康服务产品，通过大健康的共建共治共享，激励参保人提高健康意识和医护人员的健康管理水平，以及改善利益相关者的健康促进行为，从而推动健康中国建设。

四、从病有所医到健康中国的健康支持网络

通过资源整合、服务融合和网络耦合等路径，推动健康资源均衡化配置、健康服务结构性改革和健康网络协同性治理，实现从全民医保的结构性改革走向健康中国的高效优质发展。

（一）健康资源互联互通

健康资源的有效配置是健康服务水平提升的基础，也是居民提升健康能力的重要保障，有利于提高健康资源利用效率，真正保障国民健康权益。基于健康风险的特性，合理配置和系统整合健康资源，构建协同化、网状型、参与式卫生健康体系。例如，应对新冠肺炎疫情过程中卫生健康资源的条块化分割和链条式分布，在疫情初期带来了不利影响。随着疫情防治过程中联动机制的构建和应用，通过协同化合作和网状联结，结成了卫生健康资源整合的公共卫生整合体系。向上是国家医疗卫生应急体制与政府联防联控机制，向下是落实到个体、家庭和社区的集体防疫与公共健康参与行动，形成了公共健康协同治理的合作秩序。此外，随着互联网、物联网、大数据、云计算和人工智能的发展，技术进步带来的结构性改革成为健康治理创新的重要动力。通过数据互联倒逼资源互通，带来健康共治，达成技术进步、结构改革与政策创新，为健康治理提供基础和保障。

（二）健康服务结构性改革

高质量的健康服务是实现良好健康不可或缺的重要因素，需要基于健康需求的共识，有效提升和全面融合健康服务，推进全人群、全方位、全周期健康服务行动。首先，将人群精准分层分类，将应急与预防、保健与护理、治疗与康复、健康教育与健康管理等不同模块，以嵌入、合作、共享等融合方式，不同主体、不同类型、不同层次健康服务的深度融合，在服务主体、服务内容、服务水平、服务递送、服务监测等方面实现政策协同；其次，通过重构三级卫生服务网络，实现各级各类健康服务融合；再次，通过签约购买、政府补助等多种方式实现健康服务包"从近家到进家"的转变，从而提高国民享有健康服务的可及性，满足国民多方面、多层次、多样化的健康服务需要。此外，要依托现代信息技术，完善"互联网+医疗健康"服务体系，推动大数

据、物联网、人工智能等与健康产业相结合，进一步释放技术资源优势，使城乡居民更便捷地享受常见病诊断治疗、健康咨询、预约挂号、康复护理、养生保健等各类健康服务。

（三）健康网络协同性治理

健康网络协同性治理要求在微观上以个体健康管理和家庭网络为支撑基点，在中观上以社区健康服务和社群网络为靶向，在宏观上以政府健康行动和政策体系为抓手，从而推动实现健康中国的全民行动。

医疗卫生体系是健康网络的承担载体，从"强医院"到"固基层"，提升医疗卫生网络耦合水平。在健康网络的构建路径中，除了医疗服务体制机制优化外，还需要通过多个网络实现治理合力。首先，强化健康法治网络。要以公共健康利益为导向，健全公共健康法治，以法律规范促进社会各领域参与健康治理。其次，突出健康产业网络。通过"资源圈—服务带—产业区"的扩散结构，实现以点带线带面的跨越式增长，打造不同区域各具特色的健康产业发展模式。最后，健全健康社区网络。发挥互惠互助的志愿者作用，鼓励与培育社会组织提供健康服务，尤其注重发挥社区的健康治理功能，维持社区为基本单位的公共健康治理模式。总之，将公共健康作为一种理念融入所有政策设计，不断健全和深入完善健康网络，构建共享"健康中国"的健康共同体，全方位全周期地保障全民健康。

（四）以"三医"联动改革助力健康中国建设

以加强医疗、医药和医保"三医"联动为抓手，建立多层次、多来源、科学支付的医疗保障制度；鼓励医疗服务市场公私竞争，整合各级医疗资源协同合作，完善医疗资源均等配给，优化医疗服务质量；强化药品生产、供应、流通、使用等各个环节的控制，完善药品质量和成本管理。通过医保与医药间医保药品目录谈判优化医药质量与价格，通过医保与医疗间医保费用支付机制提高服务效率，通过医疗与医药间药品招标采购制度治理药价虚高。在此背景下，结合健康中国战略，进行"三医"内部的要素整合、"三医"之间的结构优化与"三医"外部的协同联动，最终实现健康治理。总之，从"三医"联动的结构性改革到健康治理的高质量发展，体现的是基本医保标准化、基本服务均等化、基本健康质量化的理念，是健康中国战略下为实现健康保障功能提升、促进健康服务均衡、优化健康绩效的联动治理，本质上体现了健康共生共识共建共治共享。

五、从健康中国建设到构建人类卫生健康共同体

中国在基本实现"病有所医"的全民医保基础上，创造性提出了健康中国建设的宏伟蓝图，并实施了健康中国的行动计划与治理方案。健康福祉是人类的共同目标，在应对全球重大公共卫生事件面前，中国又提出了"打造人类卫生健康共同体"的议题，尤其是在应对新冠肺炎疫情方面更是为世界防疫贡献了中国力量。因此，基于共建共享健康中国战略，要将健康融入万策，通过公共健康在政府、社会与市场等方面的跨域跨界合作治理，在参与全球健康治理、构建人类卫生健康共同体的过程中，形成全球健康合作治理网络，形成促进人类健康的全球合作行动，实现从健康中国建设到构建人类卫生健康共同体。

公共卫生危机是人类面临的共同挑战，疾病是全世界的共同威胁，健康福祉是人类的永恒追求，健康促进是国际社会的共同责任。由于工业化、城镇化、人口老龄化的发展趋势，加之疾病谱、生态环境、生活方式的不断变化，不断迎接健康问题的挑战和促进健康生活的可持续是人类社会的共同使命。全球化背景下，随着世界各国之间多层次、多领域交往的日益深入，环境污染、气候变化、传染性疾病等问题在世界范围内无国界传播，全球健康治理格局不断多元化与复杂化，全球的健康合作行动成为必需。更多的国家越来越认识到全球重大流行病和非传染性疾病对健康和社会经济发展的影响，特别是发展中国家也认识到有必要逐步实现全民医保，通过合作与创新建立人类卫生健康共同体，实现全民健康。西方国家也曾历经从以"治病就医"为核心的医疗体系到以"全民健康"为核心的健康治理理念及相应机制设计的转变。① 当前，国际公共健康目标向构建全球分享式健康治理模式转变，该模式以规划公共健康世界路线图、聚焦公共健康核心议题、强化公共健康紧密联系为目的，优化全球健康合作执行力，促进全球健康平衡。② 随着全球人口流动、经济互动和社会联动的日益增进，公共健康将影响世界发展格局。健康全球化将汲取各国相关研究范式和政策推行经验，共同解除不同地区面临的具有可传性、可透性的公共健康威胁。③ 世界卫生组织协同全球各国抗击西非蠕尾丝虫症、巴西 HIV、非洲埃博拉病毒的成功案例充分证明

---

① Nora Y. Ng, Jennifer P. Ruger. Global Health Governance at the Crossroads. Global Health Govern, 2011, 3 (2): 1-37.

② Jennifer P. Ruger. Global Health Governance as Shared Health Governance. Journal of Epidemiol Community Health, 2012 (66): 653-661.

③ Dodgson Richard, Kelley Lee, Nick Drager. Global Health Governance—A Conceptual Review. Global Health, 2017 (8): 22-24.

了全球公共健康治理的必要性。① 2019 年年底暴发的新冠肺炎疫情在全球蔓延，各国共同应对，充分佐证了国际公共健康应走向多组织合作、多部门协调、多国家协同治理的必然道路，更加需要构建共生共识共建共治共享的人类卫生健康共同体。

作为全球最大的发展中国家，中国以强有力的治理能力应对着纷繁复杂的健康风险，在完善基本卫生服务体系、开展健康扶贫行动、推动健康中国建设、提升人民健康水平等许多领域取得了卓越成果，也积累了丰富的实践经验。事实上，中国人民在共同建设健康中国的同时，也一直致力于深化卫生国际合作、促进全球健康行动。因此，推进健康中国建设既是提升中国人民民生福祉的路径措施，也是参与全球健康治理的重大举措。在人类命运共同体理念指引下，从健康中国建设到构建人类卫生健康共同体，将健康中国作为全球医疗卫生事业发展的"中国行动"，为提高人类健康福祉做出贡献。

 本章小结

　　本章聚焦于中国医疗保障制度的改革与发展议题。中国自 1998 年建立城镇职工基本医疗保险制度起，开启了医疗保障制度建设和改革的新征程。20 多年来取得了举世瞩目的成就，同时也存在不足和问题。未来中国医疗保障制度要立足于现实基础，理性应对一系列风险和挑战，顺应新时代为医疗保障制度提出的新要求，在健康中国战略引领下，推动我国未来医疗保障制度进入高质量发展阶段。

 复习思考题 ≫≫≫≫≫≫≫≫≫≫≫≫≫≫

1. 我国医疗保障制度面临的风险和挑战有哪些？

2. 如何理解医疗保障高质量发展？

3. 健康中国战略与医疗保障制度有什么关系？

---

① Kelley Lee, Adam Kamradt-Scott. The Multiple Meanings of Global Health Governance: A Call for Conceptual Clarity. Global Health, 2014（10）: 28.